JIAN KANG
YUAN DING

医院公益性专题报告

健康园丁

广州市中西医结合医院改善医疗服务的生动事例和真实故事

刘瑞华　主编

团结出版社

图书在版编目（C I P）数据

健康园丁 / 刘瑞华主编 . -- 北京 : 团结出版社 ,
2023.1
ISBN 978-7-5126-9724-9

Ⅰ . ①健… Ⅱ . ①刘… Ⅲ . ①中西医结合－医院－概况－广州 Ⅳ . ① R199.2

中国版本图书馆 CIP 数据核字 (2022) 第 182819 号

出　　版：团结出版社
（北京市东城区东皇城根南街 84 号　邮编：100006）
电　　话：（010）65228880　65244790
网　　址：http://www.tjpress.com
E-mail：65244790@163.com
经　　销：全国新华书店
印　　刷：四川科德彩色数码科技有限公司
装　　订：四川科德彩色数码科技有限公司

开　　本：170mm × 240mm　16 开
印　　张：26
字　　数：411 千
版　　次：2023 年 1 月第 1 版
印　　次：2023 年 1 月第 1 次印刷

书　　号：978-7-5126-9724-9
定　　价：98.00 元

编　委　会

长风破浪这10年

广州市中西医结合医院高质量发展纪实

“五个国字号一个省字号，这是一个怎样的10年！”在广州市中西医结合医院老干部座谈会上，一位年长老干部无不动情地说。是啊，10年弹指一挥间，市中西医结合医院相继囊括国家三级甲等中西医结合医院、国家重点中西医结合医院、国家中医住院医师规范化培训基地、国家中药临床药师培训基地、中国胸痛中心、广东省中医名院等六个品牌，荣膺“中国医院质量奖”、国家“改善医疗服务示范医院”“医疗扶贫贡献奖”，广东省“医疗诚信3A医院”“医院管理优秀团队”，广州市“医疗价格诚信单位”“平安医院”“爱婴医院”“青年文明号”，花都区“文明单位”“诚信服务窗口”“综治维稳先进集体”等多项荣誉。

这10年，市中西医结合医院负着振兴发展中医药的光荣使命，踏着改革开放的青春节拍，以“让老百姓看上病、看好病、有体面地看病”为己任，以“建设高水平医院，惠及更多老百姓”为愿景，走的是一条质量强院之路。

三轮等级评审　三次华丽蜕变

广州市中西医结合医院创立于1984年12月，由原新华镇卫生院改制而成；曾冠名花县中医院、花都区中医院、花都区中医院，于2009年成功转型为中西医结合的综合性医院。

2009年3月，广州市中西医结合医院第一次通过三级中西医结合医院评审，成为区内第一家三甲医院，从此进入发展快车道。医院注重强化学科内涵及软实力建设，先后被国家中医药管理局纳入全国重点中西医结合医院创建单位，肿瘤科被纳入国家重点专科建设单位，脑病科、骨伤科、肾病科被纳入广东省中医药管理局重点专科建设单位。

2012 年 6 月，医院再次顺利通过国家中医药管理局三级医院复审，进入医院三甲历程的第二轮周期。期间，医院先后通过评审，建成国家重点中西医结合医院、国家中医住院医师规范化培训基地，国家中医临床药师培训基地等，2017 年成为区内首家标准版“中国胸痛中心”。肿瘤科成为国家重点专科，脑病科、骨伤科、肾病科成为广东省重点专科。

2018 年 12 月，医院第三次接受国家中医药管理局等级医院评审，顺利进入医院三甲历程的第三轮周期，成为颇具实力的综合性三级甲等中西医结合医院，为建设高水平现代化医院打下坚实基础。

该院三次通过三甲评审，缘于坚持以《三级中西医结合医院评审标准》为医院建设和管理的蓝本，以发展重点学科建设为引擎，以住院医师规范化培训为支撑，推进中医药传承创新，突出中西医结合特色优势，坚定让老百姓看上病、看好病、有体面地看病；致力于将医院建设成广州北部区域中西医并重的花园式综合性医学中心和医疗集团。

三十五年来，该院从一座寂寂无闻的县级规模中医院实现华丽蜕变，发展成为国家级综合性三级甲等中西医结合医院，以广州中医系统领军形象备受赞誉。它见证几代中医人的孜孜追求，承载着花都的光荣与梦想，堪称花都社会经济发展的缩影。

构建医疗高地　展示综合实力

形成医疗综合服务能力强的健康保障体系。按照现代医院管理制度，医院开设内、外、妇、儿、骨伤、针灸康复等一级临床科室 14 个，特色专科门诊 50 余个，服务项目涉及中西医各个学科，其中部分学科达三、四级分科。近年来，医院着眼医学发展前沿，着手培育尖端学科及跨学科整合发展，为老百姓提供更贴切的服务。如开展 DSA 介入手术，由皮肤、口腔、烧伤整形等学科整合成皮肤外科中心等。医院连续多年年服务病人超百万人次，服务住院病人近三万人次。医院在 2017 年全省中医系统质量排名疾病相关诊断（DRGs）组数达 645，其名列全省第六，DRGs 能力 2.44，列全省第十一位。CMI 值 1.131，11 月获中国医院质量管理卓越奖。

打造“以患者为中心”的全生命周期健康管理体系。该院着力挖掘传统

中医药瑰宝，做到西为中用，中为西补，彰显中西医结合特色。将中医“简、便、廉、验”与西医“短、平、快”有机融合，实现西医应急治“已病”，中医治“未病”与防治“未病”。医院跨年龄段多学科逐步涌现，关注生命早期健康领域；形成针灸康复、治未病调养、体检筛查相结合的康复疗养体系；关注老年病学科，推进心内科发展，推动脑病科再上台阶，持续强化急诊科救治能力，逐步打造胸痛中心、卒中中心、创伤中心为一体的急救体系。无论临床诊疗还是临床研究，覆盖人群均可从 -1 岁覆盖至 100 岁 +，打造全生命周期健康管理模式。

打造“名医下沉、上下联动”的紧密型医疗集团。该院积极响应深化医改，以强基层为己任，推进卫生工作重心下移和优质医疗资源下沉，广州市中西医结合医院医疗集团于 2018 年 8 月正式成立并运作。集团在各乡镇卫生院设置名医工作室，根据需求定期选派各科骨干开展名医坐诊、带教、查房等服务；乡镇卫生院选择当地多发病种与市中西医结合医院共建联合病区，两级医生共同管理、治疗病人。集团目前在基层各成员单位设立名医工作室 10 个，向基层单位派出专家 261 人次，安排广东省名中医、花都区名医每周定期下基层，自医疗集团成立以来接诊总人数达 586 人次，开展专业知识培训讲座 61 场，实现患者不出镇就能享受到三级医院的名医专家诊治服务。

打造“关键时刻顶得住”的高素质团队。2018 年 3 月，广州市中西医结合医院作为赛事第一定点救治医院，承担花都摇滚马拉松医疗保障任务，现场救治伤员 29 人，收治伤员 17 名，采用先进中西医医疗技术将三名重症中暑昏迷病人成功治愈，圆满完成保障任务。2018 年，“山竹”强台风来袭，该院出车救援 17 次，紧急处置车祸、外伤、骨折及突发心衰等多例突发疾病，应急救治工作高效开展。2018 年 12 月，广乐高速一辆大巴车发生事故，该院在半个小时内同时接收 17 名伤者，急救能力得到验证。今年 1 月，花都城区发生一起重大车祸，患者庞某伤情严重，血型为罕见的 RH 阴性（俗称熊猫血），该院一边分派各地取血，一边开展抢救工作，经过 15 个昼夜的接力抢救，患者闯过休克等多道难关，正逐步脱离呼吸机辅助呼吸。

2017 年 12 月，医院率先上线花都区区域智慧医疗数字化医院项目，短短两个月时间，将一个三甲医院的 HIS、LIS、PACS 和电子病历全部更换，创造系统上线奇迹，引起同行广泛关注，对推进花都区智慧医疗建设产生重大影响。

创新现代管理　彰显公益担当

实施“头雁”工程，激励党员干事创业。医院党委注重发挥基层党组织政治核心作用，不断激发党员先锋模范作用。支部书记邵军，从“一房一人一牙椅”起步，带领团队将科室发展为亚专科齐全的口腔医疗中心，被誉为“新时代的劳动者，口腔科的引路人”，荣获2018年“广东省五一劳动奖章”、“广州榜样”、“羊城最美工匠”等荣誉，其先进事迹被广州市委组织部拍成专题栏目《红棉璀璨》。支部书记蒋守涛率领团队一次性通过国家级胸痛中心认证，为医院新添一张“国字号”金名片。在党员干部带领下，社工部、骨二科成功创建市级青年文明号，脑病科护理单位和骨二科护理单位获得 “市巾帼文明岗”称号，进一步彰显了党员的先锋模范作用。

打造诚信建设新医院管理体系。新医改背景下，市中西医结合医院将诚信作为高质量的标签，在经营、纳税、用工、医疗质量、环保、社会服务等方面投入人力、物力，建立了一套较为完善的诚信管理体系，在信息公开、医务监督、药品耗材购销、费用控制、抗生素控制、对口帮扶、志愿服务等方面取得明显成效。建立员工、党员的诚信档案，设立员工、党员正、负面行为清单，通过落实守信激励、失信惩戒、限时整改和预警四个机制，让员工形成自我约束力。这一探索引导医院诚信体系建设从道德约束向制度规范转型。医院推进诚信建设制度化、常态化，先后获评“广州市价格诚信单位”、“信用AAA级认证”。

打造“公益导向”的新医院文化体系。医院主动发声，主动亮剑，自2014年起连续5年编制年度公益性报告，在回归和重塑公立医院公益性上做了有益的探索。《公益性报告》倡导、宣扬公益，通过持续的引导和发酵，在员工中营造出人人讲公益、时时做公益，自觉参与公益的良好氛围，并形成颇具特色的公益文化。目前该院注册志愿者人数多达854人，累计开展志愿服务51287小时，惠及患者和群众110622人次；承担包括新疆、西藏在内的7个县级医院，3个卫生院的对口帮扶任务，2018年派出对口帮扶医务人员19人累计帮扶105个人月数。医院获得全国医疗扶贫先进单位。作为广州市儿童龋齿防治项目定点医疗机构，该院一直承担着区内14所学校儿童的口腔健康普查和窝沟封闭任务。项目执行人陈翔医生带领团队3年累计为6000余名儿童学生封闭2万余颗牙，获得“花都好人”等多项荣誉。

优化人文环境　改善患者体验

该院陆续建成极富中医药文化特征文化景观，中医药文化长廊位于医院门诊大厅通道，使患者一进医院就徜徉于中医药文化的博大精深之中；“荟春园”占地1.3万平方米，种植超过120种岭南特色中草药，设置文化浮雕、中医摆件、草药石刻、中医药诗廊等，让患者在轻松环境下耳濡目染中医药和中国传统文化。该院主动担起传承发展中医药事业的重任，积极“推动中医药文化进校园”，自2017年起持续举办10期“传承中医药文化再启航”学生夏令营，员工化身中医药文化宣讲员，带领同学们通过参观、听授、游戏等形式体验中医药应用和发展，近400名中小学生参与该活动。荟春园文化景观先后被核定为广东省青少年科技教育基地和广州市科学技术普及基地、广州科普游自由行项目承担单位。

今年初，该院新住院大楼落成投入使用，在医疗布局上，新住院大楼充分体现“以人为本”的服务理念，呈现动静分区、洁污分流、流程便捷的科学布局。待全面完成搬迁后，广州市中西医结合医院病床规模可达1100张，可较好地满足当前花都老百姓的医疗需要，为广大人民群众提供一个优质的医疗环境。

为方便患者，该院推出微信预约挂号、门诊缴费以及检验检查报告查询等一系列全流程的便民服务功能，设置近100台“自助一体机”设备，患者可自助完成病人挂号、缴费、预约、查询等业务，再结合其他预约，大大提高工作效率。

该院注重后勤管理，实行人车、人物、洁污等分流，采取厕所革命、环境整治，推进社会化服务，让专业人干专业事，在就诊条件和就诊环境上大力改善，为患者提供了良好的就医体验。该院获评全国后勤管理示范医院。

（2019年3月25日《中国中医药报》第4版专题/ 刘瑞华）

奋楫之旅

刘瑞华

世纪疫情还未消停，途上有激情，有精彩，也有终点。

改善医疗服务行动，途上有艰辛，有感动，还有远方。

医者和患者是一对相互依赖、相互协作、相互信任的共存体，但有时也是一对矛盾体。“求医”蜕变为“买服务”，是时代进步的结果，服务者与服务对象、供需方和需求方之间发生不和谐成为文明发展中的必然。

曾经，我们只是一所寂寂无闻的县级规模中医院，成天为着生存焦虑挣扎徘徊，视患者为衣食父母。

如今，医院发展成为国家三级甲等中西医结合医院、全国重点中西医结合医院、国家中医住院医师规范化培训基地、国家中药临床药师培训基地、中国胸痛中心、国家卒中中心、广东省名中医院、广州市疑难病中西医协同示范中心，年门诊患者超百万。

近年来，广州市中西医结合医院发展大致经历两个阶段。首先得益于国家频频利好政策刺激，在患者需求急增的情况下，医院走出一波快速扩张阶段，同时走出发展低谷。与此同时，我们看到，底蕴撑不起发展速度，服务跟不上患者需求，将直接导致看病难、看病贵、服务差和医患关系紧张问题发生。基于此，医院实时调整发展战略，由做大做强转变为做精做专，开启了第二阶段的改善医院服务之旅。

发展中的问题在发展中解决。

“让老百姓看上病、看好病和有体面地看病”是广州市中西医结合医院服务发展总方针，也是改善医院服务的具体遵循。这句话可理解为三个层次：让老百姓看上病是基础层次。这一层次立足于老百姓有病可看、病有所医、方便看病。医院借助发展增强底蕴，并根据患者需求适时增设科室、专病或调整延长工作时段，方便老百姓有病当地看、当天看，中病以内不出区。让老百姓看好病是中级层次。该层次立足于提升病患治愈率，减少病患往返医院次数。医院在发展中着力提升危急重症和疑难杂症救治能力，让一般的大病患者在区内就能得到及时稳妥地救治。让老百姓有体面地看病是高级层次。这一层次的理想状态是，患者得到温馨的呵护和尊重、悉心的救治和关爱，有着舒心地诊疗过程和诊疗环境体验，到医院宾至如归，有良好的就医体验。医院做到急患者所急，想患者所想，行三级医院该行之事，诊疗水平得到患者高度认可，服务流程规范合理，让患者享受文明礼貌和贴心周到的服务，行业知名度显著提升。

让老百姓看上病、看好病和有体面地看病三个层次一脉相承、相互并存、相互依赖、相互促进，须同步发展。三个层次始终都要协调解决好，否则，改善医院服务无从谈起。

本刊较为系统地记录了广州市中西医结合医院在响应国家号召“改善医疗服务行动”中的主要做法和过程，所选载文章基本上来源于广州市中西医结合医院发表在媒体上的文章以及该院官网动态新闻。

改善医院服务事关民生和社会稳定大局，是党和国家实现健康战略的必然要求，是老百姓向往美好生活健康需求的强烈呼声，也是医院管理者推进医院健康可持续发展的普遍共识。

改善医院服务不在事情大小，关键在于即时发现问题即时改善。改善医院服务不可能一蹴而就，关键在于抓住问题不放松，反复抓、抓反复，问题不解决不放过。

改善医院服务，永远在路上。

◎目录 CONTENTS

◎第一章 改善医院服务行动背景

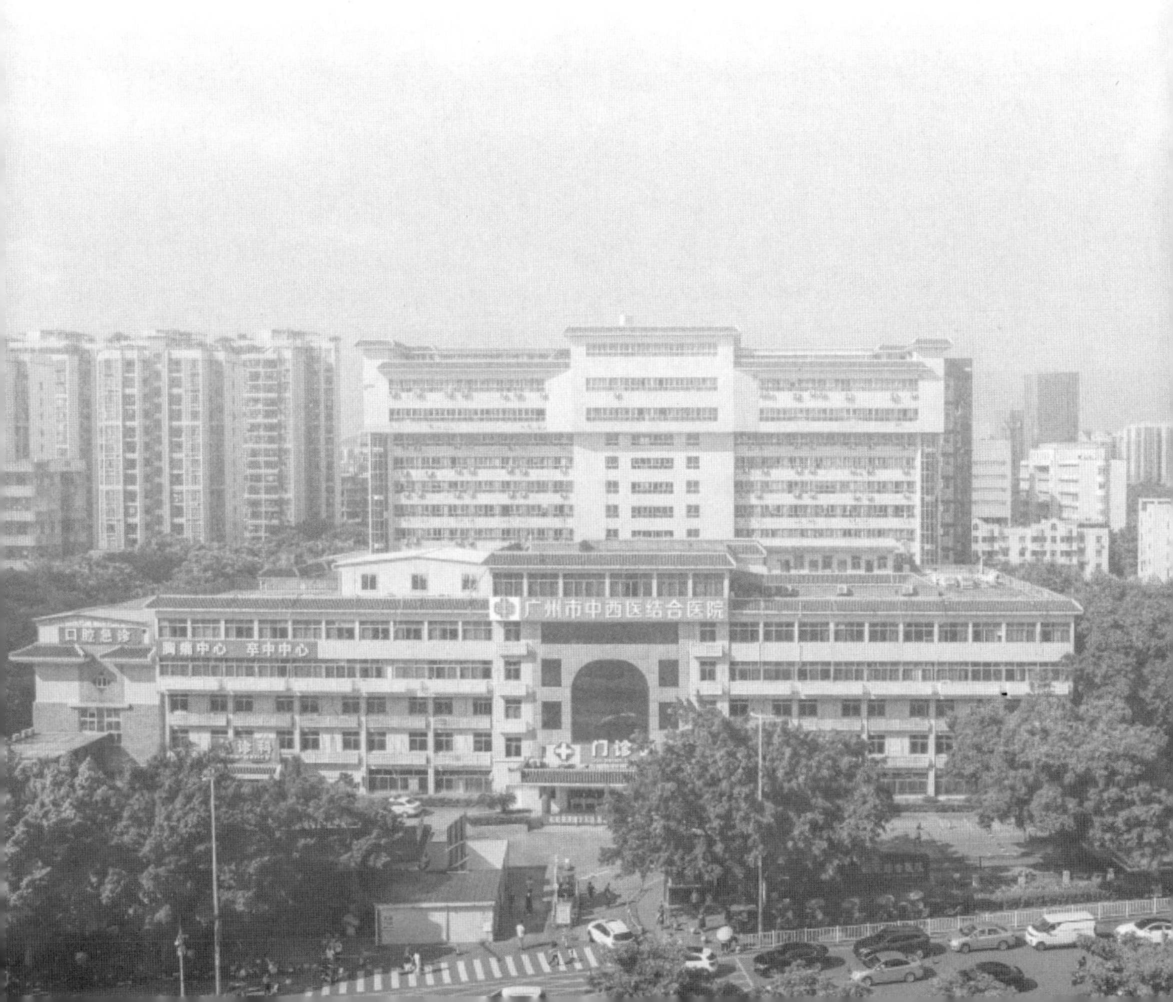

医疗服务工作事关民生福祉，事关群众健康，进一步改善医疗服务，为群众提供安全、有效、方便、价廉的基本公共卫生服务，是深化医药卫生体制改革的必然要求，是广大人民群众的热切期盼，是各级党委政府的殷切希望，更是医疗卫生系统的责任担当。

依据国家卫生计生委、国家中医药管理局《关于印发进一步改善医疗服务行动计划的通知》（国卫医发〔2015〕2号）和省卫生计生委《关于印发广东省改善医疗服务行动实施方案通知》（粤卫函〔2015〕264号）文件精神以及广州市、花都区卫生主管部门通知要求，广州市中西医结合医院于2015年着手开展改善医院服务行动，至今延续三个阶段。

第一阶段：2015—2017年

目标要求：弘扬“不畏艰苦、甘于奉献、救死扶伤、大爱无疆”的行业精神，以解决群众看病就医中出现的突出问题为导向，通过改革创新，推动体制机制变革，不断提升医疗服务质量，确保医疗安全，调动医务人员积极性，增进和谐医患关系，落实深化医药卫生体制改革各项目标任务要求，努力做到让人民群众便捷就医、安全就医、有效就医、明白就医，医疗服务水平明显提升，人民群众看病就医感受明显改善，社会各方对看病就医的满意度和医务人员行医满意度得到明显提升，保障群众健康权益。

主要内容：全面贯彻落实《行动计划》提出的十大方面内容，包括优化诊疗区设施布局、推进预约诊疗服务、合理调配诊疗资源、发挥信息技术优势、改善住院服务流程、持续改进护理服务、规范诊疗行为、注重医学人文关怀、妥善化解医疗纠纷、落实政府管理责任等十方面35项具体工作任务，以及省卫生计生委、省中医药管理局《实施方案》提出的十大目标任务，坚持问题导向，科学决策，以实际行动解决群众就医过程中的突出矛盾和问题，积极回应群众关切，切实改善人民群众就医体验和医务人员的行医感受。

第二阶段：2018—2020 年

目标要求：紧紧围绕全面建立优质高效的医疗卫生服务体系的目标，进一步巩固改善医疗服务的有效举措，将其固化为医院工作制度，不断落实深化。进一步应用新理念、新技术、新模式，不断满足人民群众医疗服务新需求，形成诊疗更加安全、就诊更加便利、沟通更加有效、体验更加舒适的医疗卫生服务新模式，逐步形成区域协同、信息共享、服务一体、多学科联合的新时代医疗服务格局，推动医疗服务高质量发展，基层医疗服务质量明显提升，社会满意度不断提高。

主要内容：总结 2015—2017 年改善医疗服务行动计划经验，推进巩固成绩形成制度和创新模式满足需求两大方面 15 项具体工作任务，建立完善制度，充分运用新理念、新技术，创新医疗服务，促进医疗服务高质量发展，保障医疗安全。方便群众看中医，解决群众看病就医的难点、痛点，堵点，加快实施优化流程，改善服务的措施，不断提升患者看中医的获得感和满意度。

第三阶段：2020—2022 年

目标要求：满足老年人日益增长的健康服务需求及医院高质量发展，基本建立老年健康服务相关制度、标准和规范。老年健康服务共给与需求基本相匹配，医院服务内容更加丰富，服务质量明显提升，服务队伍更加壮大，资源配置更加合理，综合连续、覆盖城乡的老年健康服务体系基本建立，老年人的健康服务需求得到更好满足，医院得到高质量的发展。

主要内容：开展健康教育、预防保健、疾病诊治、康复和护理服务、长期照护服务、安宁疗护服务等六项具体工作任务，确实解决老年人健康服务需求。

重点内容: 一是设立老年人快速预检通道; 二是提供多渠道预约挂号服务; 三是优化线上线下的服务流程；四是提供便利的药事服务；五是推行出院一站式服务；六是加强住院老年患者管理；七是安排专人提供导医服务；八是构建舒适化就医环境；九是加强老年人运用智能技术就医的宣传引导。

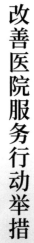

◎第二章 改善医院服务行动举措

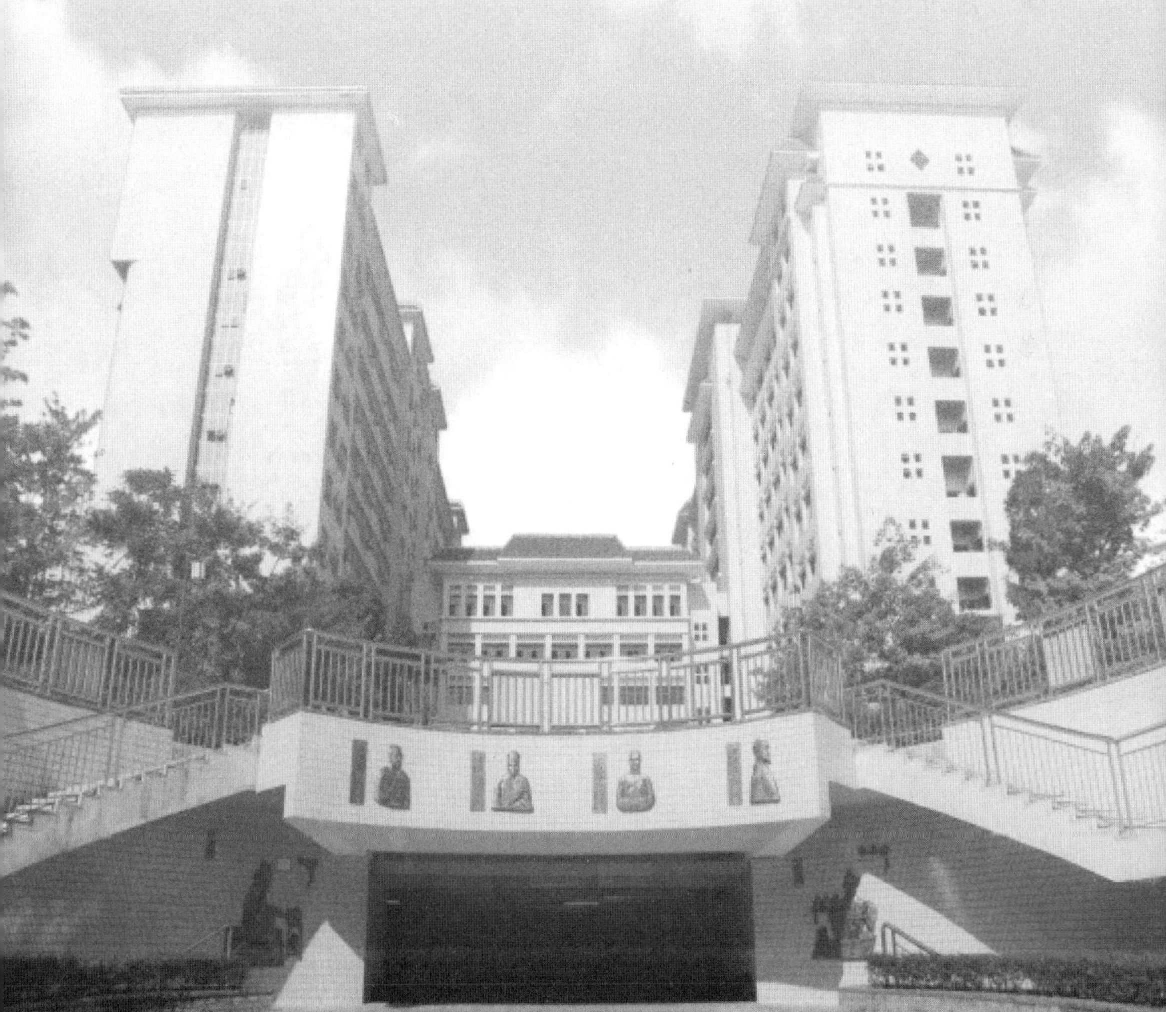

01 改善医院服务的首要任务
——让老百姓看上病

党的十九届四中全会提出，必须健全病有所医等方面国家基本公共服务制度体系，保障群众基本生活。让老百姓看上病，是老百姓基于健康生活需求的热切期盼，也是医疗卫生机构可持续发展的动力源泉。

① 坚持病有所医，在满足患者看病需求上下功夫

随着医疗业务的快速发展，医疗空间越来越小，医院积极挖掘潜力，拓展业务用房。让老百姓看上病有两层含义：一是让老百姓有地方看门诊，方便看病；二是让有需要住院的病人能够住上院。医院必须立足于解决这些问题。

当然，作为三级医院还应发挥更大的作用，除了解决医院的问题，还应主动担负起区域的健康保障责任，以医疗集团及专科联盟等形式帮助基层医疗机构。同时作为国家三级医院还应担负对相对医疗资源薄弱的地区，进行对口帮扶，服务更广的区域，一起完成全民健康保障的重任。

医院层面

★ 2015 年

1. 业务科室建设。急诊科投入 210 万元重新装修并于年底搬迁投入使用，新急诊科面积 1800 平方米，按照广州白云机场区域急救网络医院的要求建设。

功能分区包括：分科诊室、抢救室（配抢救床6张）、EICU（病床5张）、24张留观病床及宽敞的候诊休息区，保留一定的扩展能力，能提高医院急救能力及中医参与抢救水平。以往急诊科因条件和功能不足一直受到社会的诟病，各级人大代表一直关心关注该科的建设，随着急诊科的搬迁和人员设备状况的改善，该科将有别于平诊需求，成为我区急诊急救医学的重要阵地。

2. 停车场建设。12月16日，地下停车库试用泊车。该停车场628个泊位，加上地面停车位，未来医院总停车位可达到800个，适应今后开设的1100张病床医院规模的停车要求。目前为我区公有建筑最大型停车场，停车及通行便捷，分区及画线清晰。该停车场极大方便病人就诊，缓解周边交通压力。

3. 就医区域改善。改建搬迁B超室、增设肛肠科诊区，扩大针灸科诊区，调整便民门诊区域、验单打印区域，扩大检验采血区域，在部分区域增加叫号系统、在中药房增设电子显示屏等工作。

4. 专业设备引进。2015年医院共投入2756万元购置医疗专用设备。医院投入近1400万元新引进DSA，开展血管介入诊疗技术，大大提升了医院临床各专业的急诊救治水平。医院医学影像与介入诊疗可提供24小时急诊服务。

★ 2016年

1. 改造门诊大厅。9月，医院新门诊大厅完成改造搬迁，将原来分散的挂号、收费、中药房、西药房集中到开阔的中庭，富于人性化设计大幅度减少患者来回奔走时间。中庭与前期完成的急诊大厅连成一片，使门诊一楼的候诊区间达到700平方米。

2. 优化就医环境。医院投入五万余元，大力改造门诊公共厕所通风设施，增加专职保洁人员，解决医院厕所脏臭的问题，为患者提供一个更整洁的就医环境；全年免费为患者提供厕纸，合计约十余万元。

3. 改善就医体验。统一报废旧款的病人服、床单、被套，更换为统一颜色规格的被服，提高住院病人的舒适度，共花费约三十万余元。

4. 规范医疗废物管理。统一更换全院医疗废物收集桶，规范医疗废物的分类、暂存、运输管理工作。

5. 中药房升级改造。新中药房安装智能化发药系统、取药排队电脑叫号系统，实施信息化管理、优化取药流程，创新服务模式，方便患者取药，缩短患者候药时间。门诊中药房安装了药房引进智能化中药颗粒调配系统，有效降低药房工作人员的工作强度，提高药房配药效率，避免人工抓药差错。

6. 取得职业病健康体检资质。8 月，医院通过广州市医师协会职业健康检查机构资质评审认定，承担区域内企业就业人员的职业健康体检工作，有效预防和控制职业病危害，保护劳动者职业健康。

7. 急诊救治能力大幅度提升。医院继续对急诊科进行微改造，探索急诊分级分区诊治，医院急救效率、能力及中医参与抢救水平大幅提升，成为我区急诊急救医学的重要阵地。成功救治钢筋穿身患者，协作一次性抢救七名煤气爆炸烧伤患者。

★ 2016 年

医院顺利通过职业健康检查机构资质认定

近日，广州市医师协会关于职业健康检查机构资质认定结果的公示，广州市中西医结合医院顺利通过评审取得职业健康检查机构资质，成为我区唯一获得此资质的三级医院。

一个月前广州市医师协会组织专家对该院进行了为期两天的职业健康检查机构资质认定评审工作。经过两天严格细致的评审，专家组充分肯定该院在创建职业健康检查资质工作中做出的努力及取得的成绩，也指出了评审中发现的不足之处，该院针对专家组提出的整改意见进行了充分积极有效的整改和补充。

下一阶段，医院将进一步加强专业技术人员和岗位工作培训，严格按照职业健康检查相关法律法规，逐步开展职业健康检查工作，尽早承担区域内企业和广大就业人员的职业健康体检工作，保护劳动者职业健康。（9 月 12 日《今日花都》/ 通讯员：兰丽琴）

★ 2017 年

1. 胸痛中心建设。2016 年医院成立胸痛中心。通过急诊等多学科协作的方式，优化诊疗流程，缩短救治时间、改善预后和减少医疗费用支出等。2017 年 9 月医院一次性通过国家级（标准版）胸痛中心认证工作。成为省内中医系统第一家，花都区首家、广州地区第二家胸痛中心。手术量增长了 30%，急诊抢救并成功救治胸痛患者 180 余人，门球时间缩短了近 40 分钟，慕名而来的患者较前明显增多，收到了同行和患者的一致好评。

2. 成立花都区蛇伤救治中心。2017 年广州市花都区卫生和计划生育局批准医院成立花都区蛇伤救治中心，至今共收治 30 余例蛇伤患者。填补区内技术空白，同时承担区内蛇伤救治宣传培训等任务。

3. 开展具有中医特色的护理治疗、调养体系，如八段锦运动以调节身心、中药热敷包以减轻疼痛、穴位注射以增加疗效、耳穴压豆减轻眩晕、拔火罐以活血通络等。

4. 医院首个护理门诊诞生。发挥中医药特色优势，积极挖掘中医护理治疗特色项目，2017 年开展中医护理技术操作 23 项，相比 2016 年增长 21.7%，治疗 134389 人次，治疗效果得到患者好评。

★ 2017 年

口腔科增加接诊时间

近年来，为满足群众的就诊需求，口腔医疗中心采取了中午值班、节假日全天工作制及开设口腔急诊等一系列措施优化服务，医护人员加班加点，以奉献精神主动服务群众。在改进服务的同时，科室不断提升诊疗技术并积极引进专科人才，通过派遣医护人员到全国著名的口腔医院进修，使医护人员的业务水平得到了提高，也使科室的人才结构得到优化。下一步将加大柔性人才引进工作力度，为科室技术提升奠定坚实基础。

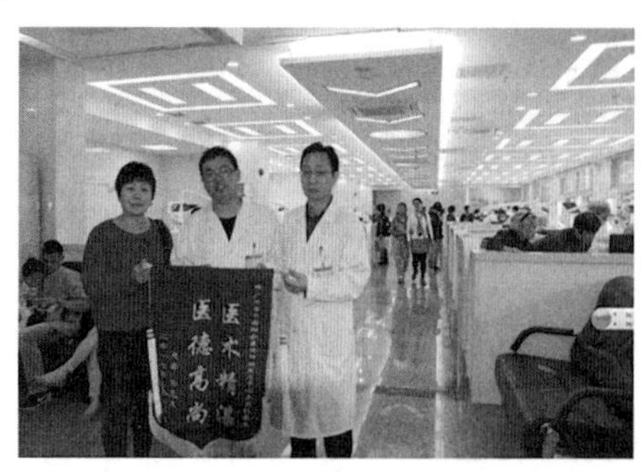

服务的改进、人才的储备、技术的提高，使群众获得了满意的优质口腔诊疗服务，也使医院口腔专科赢得了口碑、赢得了赞赏。（医院动态 / 通讯员：甄恩明）

★ 2018 年

1. 改善诊疗条件。改善门诊环境。门诊楼布局进行改造，将外科、骨科、乳腺科整合于四楼集中区域，分二次候诊区，让患者就诊更具私密性。建立皮肤中心，将皮肤科、皮肤美容科及整形美容科整合，打造整形、美容激光中心，让花都人民享受更高端美容服务。

2. 推广门诊预约及自助服务。推广微信及自助机挂号、缴费，自助打印验单，减少患者挂号缴费排长队现象。积极推进名医及专病工作，扩大名医影响，基本实现专科化就诊。

3. 新住院大楼项目。新住院大楼项目总建筑面积 4.7 万平方米，项目投入使用后业务用房面积将增加至 7.4 万平方米，病床规模可达 1000 张。室内二次装修工程于 2018 年 10 月 19 日已完工，相关办公物资已安装到位，满足投入使用条件。2018 年 12 月起陆续安排部分科室搬迁至新住院大楼。

★ 2019 年

1. 推广预约就诊。响应国家号召，继续大力推广预约就诊。预约就诊减少患者在院等候时间，提升就医满意度。2019 年预约率为 67%。2019 年非人工窗口挂号 545225 人次，较去年相比提升 39%。

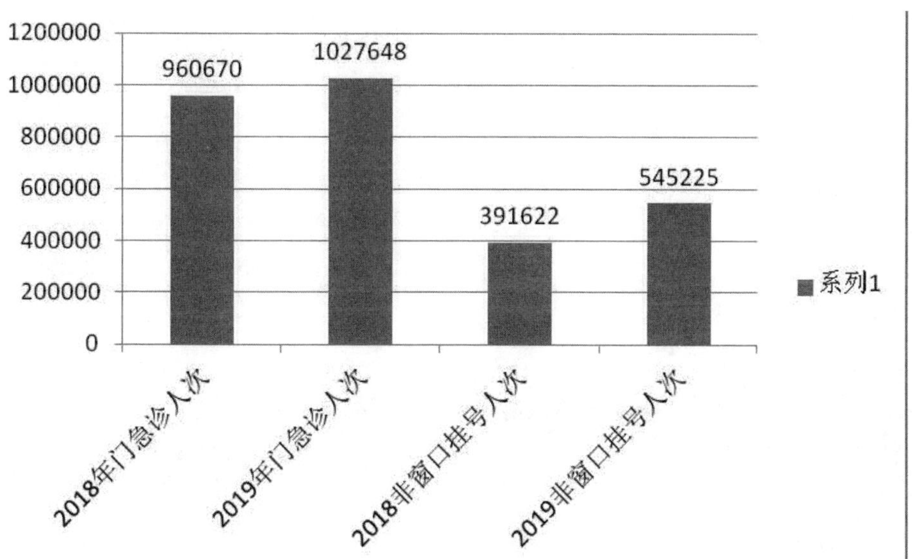

2. 开展线上支付。推动线上支付业务开展，包括自助机及手机支付，免去患者窗口排队等候时间。2019 年使用线上支付人次达 12.04 万人，较去年提升 610%。医院《利用 PDCA 增加线上支付比率》项目获全国门急诊管理会议优秀文案奖。

3. 探索弹性预约。提出增加弹性预约号概念，更加方便患者和非门诊出诊医生的联系，提高预约率。

4. 建立日间手术中心。日间手术中心经过半年的筹备，于 11.1 正式启用，为花都区首个独立日间手术中心。

5. 提高抽血效率。整合抽血中心，引进智能抽血系统，患者排队等候环境更好，缩短等候抽血时间。

6. 新增门诊科室。新增干部保健门诊，让区管及市管干部、离休干部等人群就医体验更佳，取药更方便。新增心理睡眠科，通过中西医结合治疗，有效调节患者精神、心理、睡眠方面的问题。新增慢病门诊，专人管理慢病患者。

★ 2019 年

内科新设亚专科呼吸科

2019 年广州市中西医结合医院迎来了建院 35 周年生日，新住院大楼正式投入使用。春风送喜事，盛世谱华章。在院领导的大力支持下，呼吸内科于 2019 年 2 月 28 日独立建科。运作 3 周以来，井然有序，床位使用率接近 100%。

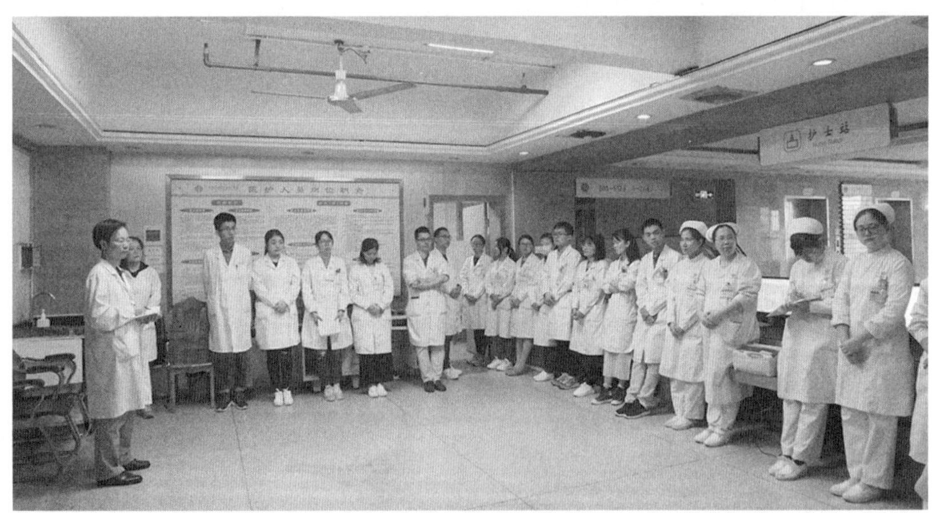

呼吸内科目前开放床位 48 张，技术力量雄厚，人才梯队结构合理，包括副主任医师 2 人，主治医师 3 人，博士 1 人，硕士 4 人，设备精良，专科特色突出。多人曾在广州呼吸疾病研究所、广东省中医院、中山大学附属医院等单位工作或进修。科内拥有多台（套）有创 / 无创呼吸机，纤维支气管镜、肺功能仪、血气分析仪、睡眠监测设备。常规开展呼吸道病原微生物、呼吸

病理、气道功能检查评估，及经纤维支气管镜肺活检、支气管肺泡灌洗、胸腔置管闭式引流术、经皮肺穿刺活检等有创检查治疗。

作为与广州中医药大学第一附属医院缔结肺病医疗联盟的合作单位，呼吸内科依托大学雄厚学术支持，充分发扬中医药优势，开展多项如穴位贴敷、药物竹罐、中药封包、耳穴埋豆、穴位注射等中医特色疗法。（医院动态 / 通讯员：邱峻）

★ 2019 年

为满足患者需求　脑病科再扩展

8 月 30 日，广州市中西医结合医院脑病科再增设一个病区，分为脑病科一区、脑病科二区、NICU，床位数由 65 张，扩张为 92 张。

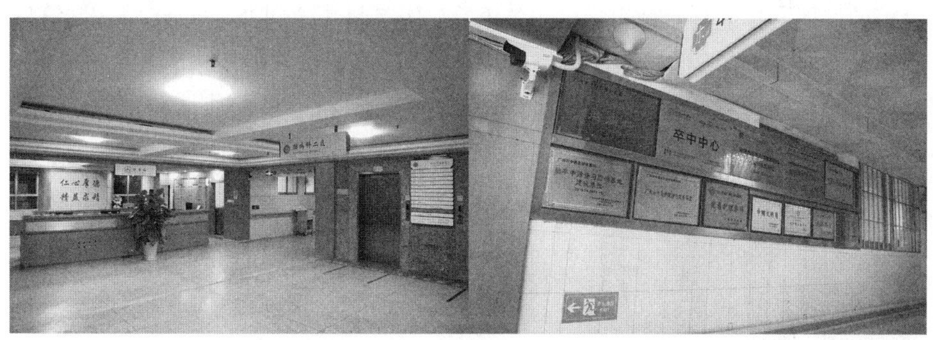

脑病中心建科于 2003 年，设置病床 40 张，逐渐扩展为 65 张。团队在广东省名中医、博士生导师陈朝俊教授的带领下，通过多年的努力，中心目前为广东省十二五、“中医强省”及广州市十三五中医脑病重点专科、十三五广州市“中医脑病护理重点专科”建设单位、广州中医药大学硕士及江西中医药大学博士教育点。

2018 年，脑病科年收治患者 2300 余人次，年均增长速度超 50%，是目前医院内规模最大，业务发展最好，内涵建设最扎实的科室之一，是省、市，乃至全国有一定影响力、学科建设最为成功学科之一。

此次将住院部 3 楼划拨给脑病科，进一步扩大脑病科的规模。

脑病科一区（含 NICU，卒中单元），以脑血管病及脑病重症为主，设置病床 45 张，NICU7 张；脑病科二区主要侧重于运动障碍性疾病、癫痫及神经—

肌肉病等，并作为一区的拓展，以满足脑病患者救治需要，设置病床40张。（医院动态 / 通讯员：罗康瑞）

★ 2019年

新开外三病区　缓解住院难

广州市中西医结合医院党委及领导班子成员，就最近花都区住院病人增多，病床出现一床难求的问题，想方设法人民群众排忧解难，根据科室病人构成情况，决定整合整形与创面修复科、眼科、耳鼻喉科与整形美容颌面外科等几个科室，在新住院楼一楼组合成外三科病区，解决以前外科住院病人经常要住在走廊的问题。

从11月29日院领导班子会议决定组建新科室，到12月6日实施，只有短短的一周，真正是“时间短、任务重”！医务科、护理部、信管科、设备科、总务科等职能部门竭尽全力、克服各方困难，做好物资及设备供应等保障工作。医务科、护理部顶着人员配备紧张的压力，积极做好人员调配工作，确保新科室顺利搬迁组合完成，在关键时候，充分体现出这些党员干部敢于担当、攻坚克难的先锋模范精神，真正体现出共产党员为人民做实事、办好事的准则。

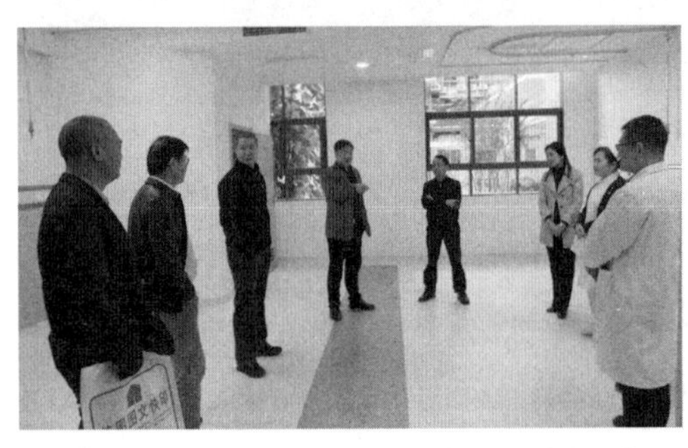

刘瑞华院长带领班子成员检查病房配备情况

广州市中西医结合医院党委时刻牢记，全心全意为人民服务是我们的根本宗旨，到一线科室进行现场办公，切实为临床一线科室解决实际困难，让职能部门从以往单纯的管理角色，向管理与服务临床的角色转变，努力践行初心，避免脱离群众、轻视群众的现象，促使医院精细化管理更上一层楼。（医院动态 / 通讯员：熊妙华）

★ 2020年

1. 继续大力推进门诊预约诊疗，预约率达74.35%较2019年提升39%。

2. 继续推动线上支付服务，人次达到 33.12 万，较上一年增加 175%。

3. 新建杏林阁纯中医门诊，让花都人民真正享有纯中医治疗。

4. 增加李常威中医正脊工作室，扶持中青年医正骨中医生特色专科发展。

5. 自建微信挂号平台，挂号、缴费、查询验单等界面更加清晰。

6.2020 年度疫情突发，投入 1300 余万元，建设规范化发热门诊。

★ 2020 年

增设节假日专科门诊

目前我院门急诊量基本为 9~10 万人次 / 月，比之前明显增多，目前特别是节假日病人就诊增加，目前工作方式难以满足群众需求，多次造成患者投诉。院方对此非常重视，责成门诊部和医务科落实整改，提高人民群众满意度。

2020 年 9 月 20 日下午，由黄华副院长主持门诊部节假日协调会，门诊部召集医务科和各大科室主任。会议确定，各科室主任必须配合门诊部做好周末及节假日排班，属地管理机制。各个科室应须完善各自排班体系，起码保证早上号源，并动态调节。希望各个科室主任作为管理干部带好头，以身作则。（医院动态 / 通讯员：郭雄图）

★ 2020 年

优化标识指引。医院为解决随着医院规模扩大，专科越来越多，医院的设施趋于复杂，病人到医院看病寻找、等候时间长，经常出现多次询问才可找准。医院确定对所有医院的房屋、房间按一定规律进行阿拉伯数字编号，并增加标识指引，使病人来到医院可以更快地找到服务项目区域，节省了在医院停留的时间。医院也同时推进了病区也按数字编号，方便查找，设立病区主任制，有效地提升了病区的管理水平。

★ 2021 年

1.2021 年门急诊量突破 110 万人次（未包含核酸和体检人次），较 2020 年增长 20%。

2.2021 年门急诊量 110 万的情况下，预约率近 90%。

3. 医院在建设智慧医院方面投入大量人力及物力。自建预约挂号平台，使用自助机报到，支持自助机打印验单，检查检验单，发票、清单，使用处方扫码支付，支持医保及自费患者，自助机支持区属医保刷脸支付及报销。线上支付率达到 52%，明显减少患者排队时间及人员积聚。

4. 扩大康复科、针灸科、推拿科等中医门诊治疗场所，继续发挥花都区中医药龙头单位作用，扩大中医治疗的影响力。

5. 增加中医治疗特色手段，鼓励医生少开药，多使用中医治疗。

6. 院区环境改善。为确保疫情期间环境安全。对发热门诊和临时隔离设施进行改造，将发热门通道与进入院区的通道隔离开，提高疫情防控隔离功能；为了缓解区域看病难，医院利用医疗集团延伸医院服务，将名医放到离群众更近的地方，在家门口都能享受三级医院的服务。

区城内层面

★ 2018 年

率先试点。花都区成立两大医疗集团及两大专科联盟，我院成为两大医疗集团之一的牵头医院，主要负责西部片区的医疗健康保障。（2 月 8 日《广州日报》、大洋网、花都政府网）

★ 2018 年

以医联体之通　破解群众看病之难

医院组织到新华社区卫生服务中心调研医联体工作

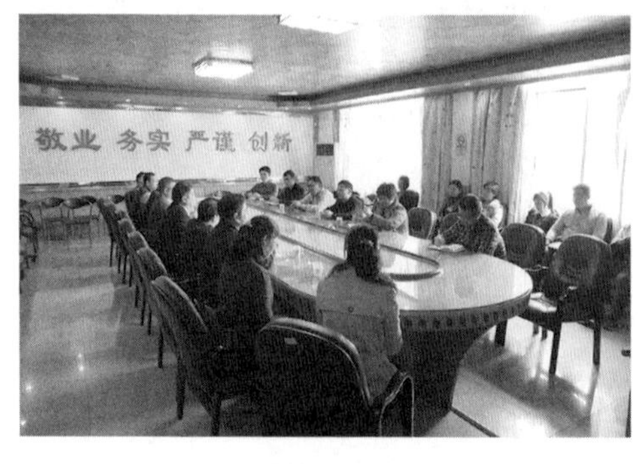

花都区经过前期调研、广泛征求意见，确定了以“医疗集团 + 专科联盟”齐驱并进的多形式医联体建设。作为两大医疗集团之一，广州市中西医结合医院承担花都西部医疗建设任务，积极探索医联体发展之路。2 月 28 日上午，刘瑞华院长一行到新华社区卫生服务中心调研医联体工作。

医联体是将同一个区域内的医疗资源整合在一起，目的是为了解决老百姓看病难的问题。有利于调整优化医疗资源结构布局，促进医疗卫生工作重心下移和资源下沉，提升基层服务能力；有利于医疗资源上下贯通，提升医疗服务体系整体效能，更好实施分级诊疗，最终实现就近就医、便捷看病、全面服务、节省费用的目的，和满足群众健康需求。

“我们并不是单纯看病，要保一方平安。”刘瑞华院长指出，医联体是一项重大民生改革举措，要通过医联体让优质医疗资源上下贯通，提升基层医疗服务能力。广州市中西医结合医院与新华社区卫生服务中心各有优势，通过医联体让优质医疗资源上下贯通，实现资源共享、优势互补，提升基层医疗服务能力，破解群众看病之“痛”。

“使命胜过要求。”作为花都区中医龙头单位，医院同时肩负着传播中医文化的使命，刘瑞华院长指出，希望能借医疗联合体建设东风，在中医药工作方面与新华社区有更多的交流合作，推广中医药适宜技术、中医护理门诊、中医康复等技术，提升中医药服务能力，做更有价值的事情。（医院动态 / 通讯员：王晓彤）

★ 2018 年

广州市中西医结合医院医疗集团授牌

我区医联体建设深入推进

8 月 31 日， 由广州市中西医结合医院牵头的医疗集团正式授牌，省卫计委副主任、省中医药局局长徐庆锋，市卫计委副主任欧阳资文，副区长李荣渝等参加了授牌仪式。

近几年，我区不断加大力度引入优质资源，推进交通、教育、医疗等基础设施建设，提升城市发展品质，满足人民日益增长的美好生活需要。2017 年底区内启动医疗联合体组建工作，区人民医院医疗集团对花都医联体模式进行了初步探索。市中西医结合医院医疗集团的启动建设，是区医联体建设的进一步深入推进，对我区调整优化医疗资源结构布局，促进医卫工作重心下移和资源下沉，更好实施分级诊疗，破解不合理就医问题具有重要意义。

据了解，党中央和国务院高度重视医联体建设，做出一系列决策部署。广东省积极出台了相关文件，对医联体建设做出顶层设计。我区于 2017 年 12 月 19 日举行了医联体的揭牌仪式，标志着我区多模式医疗体建设的正式启动。经过大半年的探索，区人民医院医疗集团建设取得初步成效。在今年 6 月举行的全省基层卫生综合改革推进现场会上，省卫计委主任段宇飞对基层医改花都模式予以高度肯定，并提出“罗湖模式”是城市医改的主要方向，花都则是基层医改的模范样本。

目前，我区在区人民医院医疗集团成功试点的基础上，进一步扩大改革试点，对广州市中西医结合医院医疗集团建设进行完善，新增 6 家基层医疗机构，实现了紧密型医疗集团对政府办基层医疗机构的全覆盖。

徐庆锋希望我区以医疗集团建设为载体，不断保障和改善民生，强化医疗、医保、医药联动改革力度，形成改革合力；紧紧围绕管理、责任、服务、利益四个共同体的目标，落实不同等级医疗机构功能定位，加快集团内资源整合，促进优质资源下沉和共享，实现区镇村一体化，打造集预防、治疗、康复、健康促进等为一体的整合型医疗服务体系，加快建设分级诊疗制度。他要求市中西医结合医院要发挥医疗集团牵头单位引领作用，坚持中西医并重，大力发展中医药事业，完善中医药服务网络、提升服务能力，充分发挥中医药在治未病、疾病治疗、康复保健中的重要作用。

欧阳资文代表广州市卫计委祝贺集团的成立，并表示将继续大力关注和支持花都区卫生健康事业发展，加大指导力度。

李荣渝要求我区相关部门要统一认识，切实增强推进医疗集团建设的责任感，要大胆探索，重点突破，切实加强医疗集团建设各项保障。

区卫计局、区编办、区发改局、区财政局、区人社局、区民政局、区食药局相关负责人、广州市中西医结合医院，新华、新街、秀全 3 家社区卫生服务中心，炭步、赤坭、梯面 3 家卫生院中层以上干部职工共 150 人参加了活动。（2018 年 9 月 3 日《今日花都》/ 通讯员：叶锦坚）

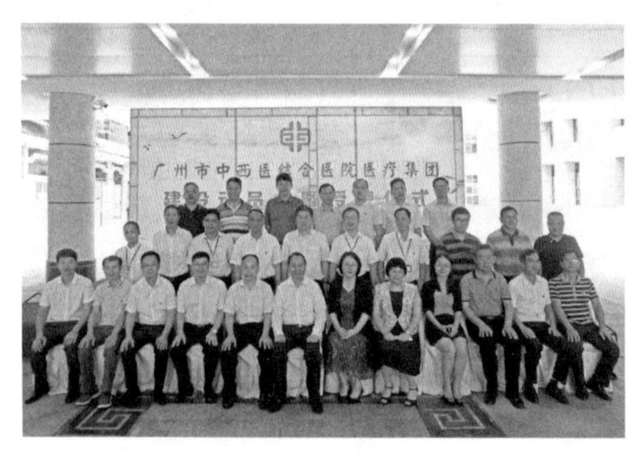

★ 2018 年

名医进社区　携手促健康

11 月 21 日，医疗集团徐丽华名医工作室在秀全社区卫生服务中心举行了相关启动仪式，黄华副理事长、秀全社区卫生服务中心曾宏理事、广州市中西结合医院医务科陈小平科长、陈珂副科长、名医工作室负责人徐丽华主任及双方相关工作人员参加了此次活动。

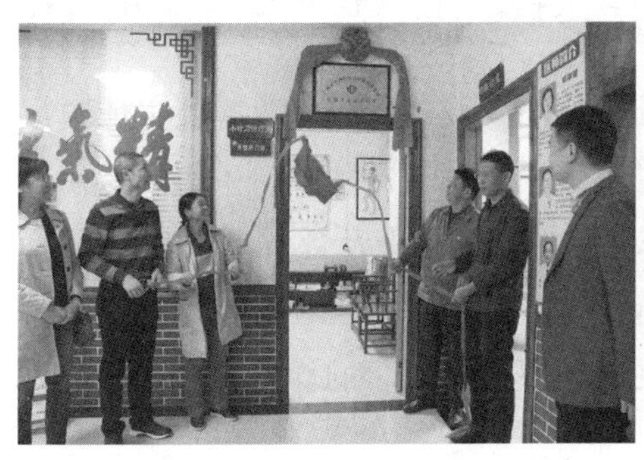

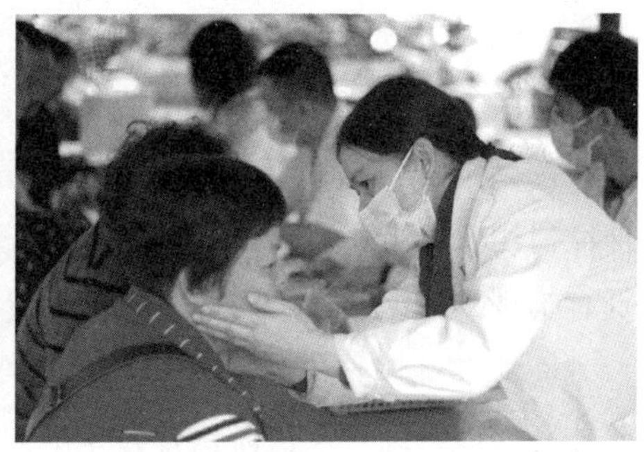

黄华副理事长、曾宏主任、徐丽华主任医师等人共同为名医工作室揭牌。启动仪式后，徐丽华主任与其名医团队成员为现场的患友开展了“名医进社区，携手促健康”为主题的健康义诊活动。

“名医工作室”由广州市中西医结合医院针灸康复科徐丽华主任及其专家团队成员组成，徐丽华主任医德高尚、医术精湛，其专业技术水平在专业领域内具有较高的知名度和影响力。徐丽华主任表示将以“名医工作室”为平台，尽其所能扎实推进临床带教工作，促进并提高基层的医疗服务水平。做到基层百姓在家门口就能享受到三甲医院知名专家的诊疗服务，将公立医院的公益性落到实处。（医院动态 / 通讯员：胡赛赛）

★ 2018 年

黄智胜名医工作室落户炭步镇

11 月 22 日上午，广州市中西医结合医院医疗集团炭步镇中心卫生院“黄智胜名医工作室”举行启动揭牌仪式并开展“呵护关节，乐享生活”关节炎义诊活动。

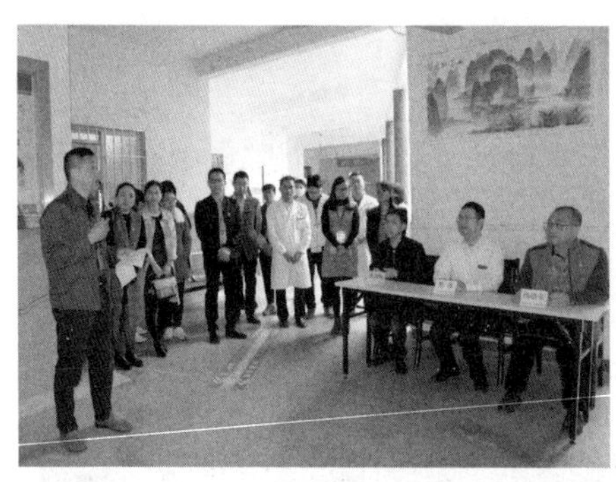

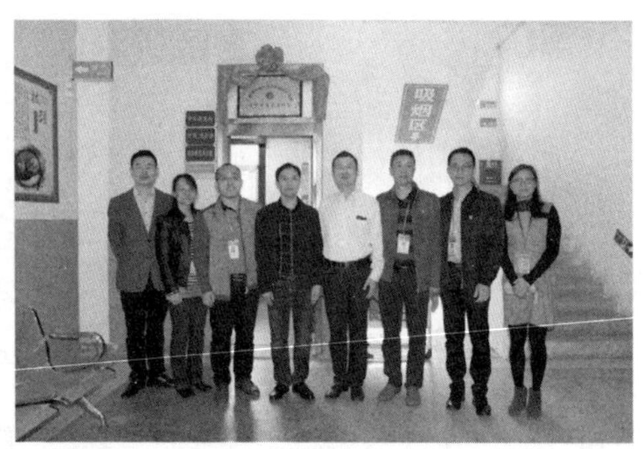

名医工作室由黄智胜主任医师及其专家团队成员组成。黄智胜主任医师为花都区名医，擅长运用针灸结合整脊手法治疗颈肩腰腿痛、中风后遗症、神经损伤、类风湿关节炎、强直性脊柱炎、痛风性关节炎及骨质疏松症等疾病，具有丰富的临床、科研及教学经验。黄智胜主任表示，名医工作室落户基层，一方面能够让当地老百姓在家门口享受到三甲医院优质的诊疗服务，另一方面能有力地带动基层医院医疗技术的。

焦锋副理事长、杨铭荣院长、黄智胜主任医师等共同为名医工作室揭牌。仪式之后，名医工作室的专家们在现场举办了关节炎义诊活动，为50余名患者提供了义诊与咨询服务。热情的微笑、贴心的服务、精湛的技术，让前来就诊的每一位患者满意而归。（医院动态 / 通讯员：李凌子）

★ 2019年

名医巡诊下新华社区卫生服务中心

11月15日，为充分落实医疗优质资源下沉，缓解基层民众看病难的问题，广州市中西医结合医院院长、医疗集团理事长刘瑞华率医院名医专家巡诊团一行11人赴新华社区卫生服务中心开展了医疗巡诊活动。此次巡诊团开展了病房查房、疑难病例讨论、门诊坐诊等多形式的巡诊活动，名医专家们用自己的专业知识和实际行动服务基层民众，获得了一众好评。

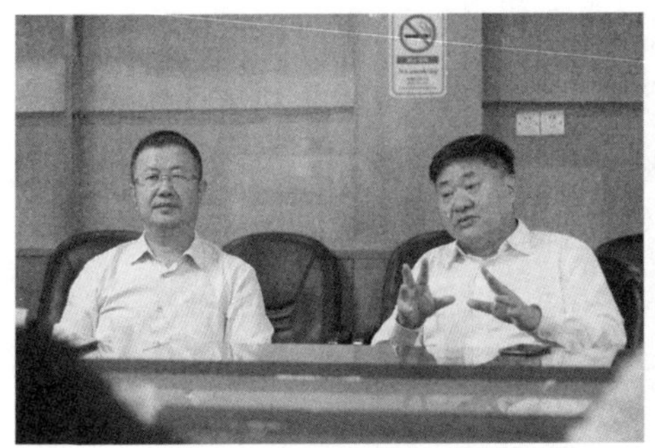

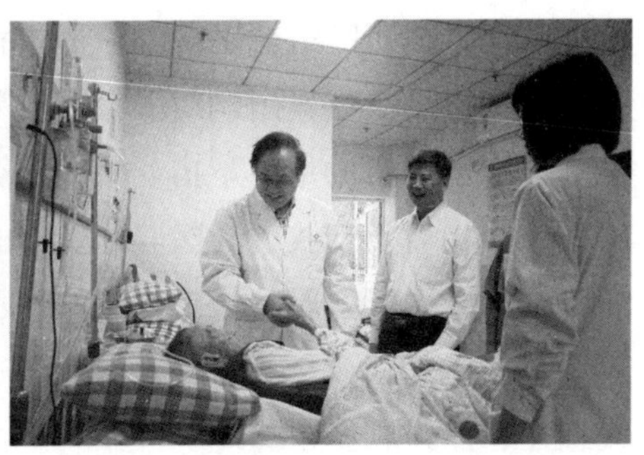

座谈会上，双方就现阶段医疗集团分级诊疗、名医工作室、联合病房及贵州对口帮扶等工作的开展情况进行了交流。新华社区卫生服务中心主任李锦表示通过专家下基层坐诊、带教查房、规范培训等日常工作的开展，基层单位在学科建设、人才培养、新技术开展等方面都有了较大幅度的提升。

刘瑞华理事长指出提高医疗集团基层单位自身医疗服务能力的同时要不忘初心，牢记使命，精准帮扶贵州省结对帮扶单位，携手助力其医疗综合能力的提升。医疗集团要根据结对单位提出的帮扶需求进行统筹调配，扎扎实实地做到对点帮扶，精准帮扶。

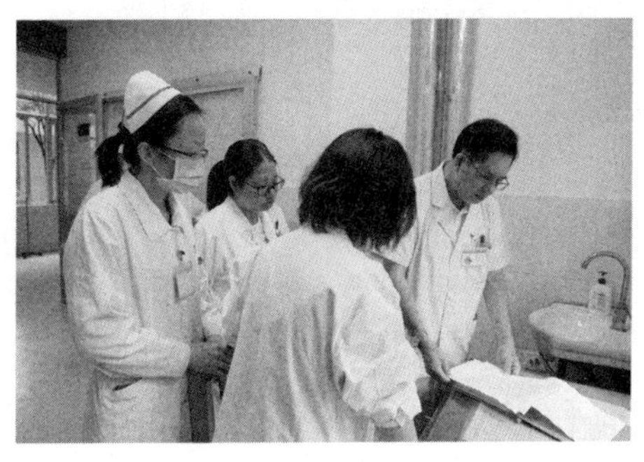

据了解，此次医疗集团名医巡诊团涵盖普外科、骨伤科、脑病科、内科、针灸科、儿科、产科等多门学科。为基层医疗单位医护人员分享宝贵的临床知识，也让基层民众切身感受到国家医改政策带来的实惠，全面提升基层的医疗服务能力。（医院动态 / 通讯员：胡赛赛）

★ 2019 年

名医驻基层　助力建设“医养结合”康复养老新模式

近日，广州市中西医结合医院医疗集团名医工作室在梯面镇卫生院举行启动仪式，这对进一步优化医疗资源配置，推动优质医疗资源下沉，加快医疗集团分级诊疗建设将起到积极的促进作用。

广州市中西医结合医院医疗集团相关负责人介绍，在梯面镇卫生院设立名医工作室是医疗集团响应国家医改号召，强化基层医疗服务水平、推进分级诊疗制度落实的重要举措。根据上级部署和规划，广州市中西医结合医院医疗集团将肩负起我区“医养结合”的试点任务，而梯面镇卫生院紧邻区养老院，有着得天独厚的地理自然条件，医疗集团特别针对老年人的医疗需求在该院设立陈朝俊、黄智胜、徐丽华三个名医工作室分别涉及老年脑病、康复理疗、针灸推拿等领域。

活动中，梯面镇卫生院相关负责人希望以名医工作室为契机，借助医疗集团的名医专家资源，通过医疗集团省级、区级名中医团队的传帮带，使漆面镇卫生院的医疗技术水平得到全面提升。三位名医表示将会积极响应国家政策，在今后工作中将因地制宜制定相关工作计划，利用各领域的专业知识进行针对性的带教帮扶，实现技术共享，传承中医文化。

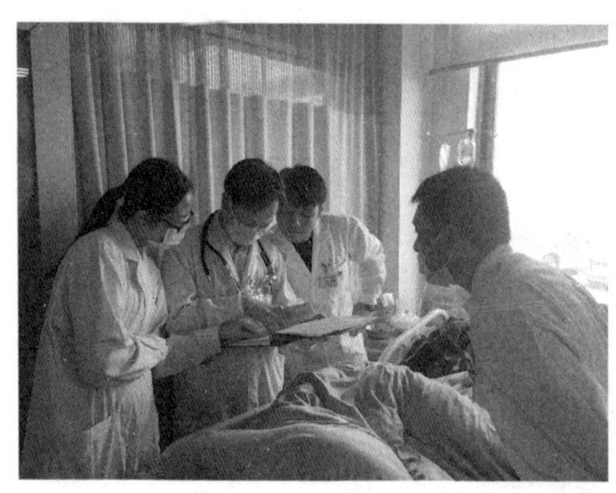

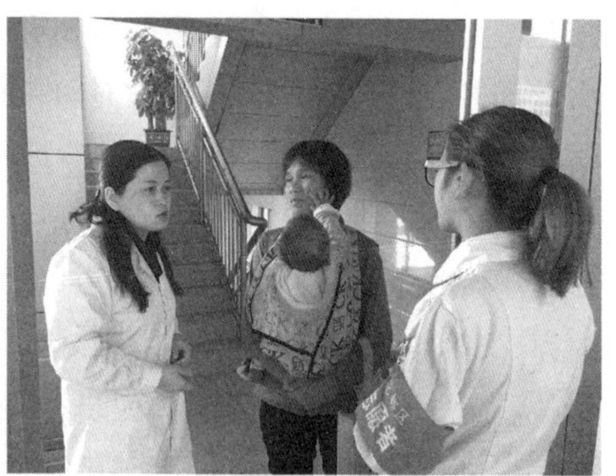

揭牌仪式后，名医工作室的专家们还在现场举办名医讲座和“名医驻基层，携手促健康”主题义诊活动，为患者提供中医针灸、理疗推拿与咨询服务。（2018年12月10日《今日花都》/通讯员：陈珂、胡赛赛）

医院（医疗集团）除解决本区域的百姓看病难的问题外，积极响应国家、省、市、区政府的号召，积极跨区域协助当地解决百姓看病难的问题，以实际行动与担当，先后为省内外八个县（市）中医院、二个镇卫生院及西藏林芝等地提供对口帮扶工作，让更多的百姓就近能看上病、看好病。

区城外辐射

★ 2018 年

精准施策，着力解决看病难！

——记广州市中西医结合医院（医疗集团）对口扶贫工作

2020 年是全面建成小康社会目标实现之年，也是脱贫攻坚的收官之年，扶贫攻坚工作是党中央、国务院做出的重大战略部署。为落实国家中医药管理局《关于请支持贵州省中医院对口帮扶工作的函》、广东省中医药管理局《关于印发进一步开展对口支援县中医医院工作实施方案的通知》精神，充分发挥医疗集团的资源优势，实施医疗卫生对口支援，帮助基层医院调整管理架构、实行持续质量改进、提高综合服务能力、满足群众就近就医需求、切实解决群众看病难的问题，广州市中西医结合医院（医疗集团）自 2017 年起，成立了由理事长刘瑞华担任组长的对口帮扶领导小组，完善《广州市中西医结合医院医疗集团对口帮扶基层医院工作方案》，确立帮扶对象、明确帮扶任务、制定帮扶目标。省内帮扶对象包括梅州市平远县中医院，兴宁市中医院，清远市佛岗县中医院、清新区禾云镇卫生院、清远市阳山县七拱镇中心卫生院；省外帮扶对象包括贵州织金县中医院、瓮安县中医院、黔西县中医院及西藏自治区林芝市人民医院、新疆喀什疏扶县吾库萨克镇卫生院等。

所谓授之以鱼不如授之以渔！在脱贫攻坚工作中，如果只输血不造血，这些专业技术人员一经撤退，对口帮扶单位又会出现返贫现象，为了解决这个问题，广州市中西医结合医院（医疗集团）在三年多的扶贫工作中，慎终如始、坚持不懈地从造血层面做好技术帮扶工作，不断派出精兵强将、齐心戮力执行技术扶贫工作，从医院顶层设计、综合管理、医疗服务领域拓展、重点学科发展、人才梯队建设等全方位对扶贫单位进行了造血式帮扶，使各对口扶贫医院综合实力大大提升。

广州市中西医结合医院（医疗集团）在过去的三年多里，共派出驻院帮扶管理人员及专科医师近 70 人次，每位医师驻院帮扶时间均在 6 个月以上；免费接收来院进修医护药人员 80 余人次，为进修人员免去进修费用及发放伙食补贴约 110 余万元；组织了组团式帮扶 10 余次。通过优秀管理人员挂职院长助理、副院长或科主任等职位，传授先进的管理理念和经验；通过座谈交流、手术示范、理论讲课、教学查房、疑难重症病例分析及义诊等活动，提升了医务人员的专业技术水平，惠及当地更多的老百姓。经过 3 年多的长期奋战，各被帮扶对象均获得不同程度的长足发展，其中瓮安县、织金县中医院脱颖而出、交出一张亮眼的成绩单。

为确保帮扶质量和检验帮扶成效，集团扶贫组组长、广州市中西医结合医院刘瑞华院长，以身作则，先后二十余次组团式到各定点扶贫单位进行工作指导，单单 2019 年到访贵州就高达 6 次。贵州织金县中医院被确立为 2020 年广东省东西部扶贫协作“5+2”组团式帮扶的重点对象，是广州市 12 家医院帮扶建设县医院中的唯一的中医医院，集团在 3 年间共选派出 23 名优秀管理及专业人才进驻帮扶，免费接收了 32 名医务人员来院进修，是广东省目前率先按规范完成了“5+2”组团式帮扶任务的中医医院，织金县中医院的门诊人次从 2017 年到 2020 年增长率为 52.30%，住院病人从 2017 年到 2020 年增长率 69.10%，医疗业务收入从 2017 年到 2020 年增长率为 186.10%，预计 2020 年业务可达 1.5 亿元，目前该院已被当地政府部门确定在三级中医院创建单位。瓮安县中医院已通过了三级医院的评审。

为积极推动中医药事业的蓬勃发展，除了选拔优秀的中医针灸康复人才到院驻点帮扶，手把手教会当地医务人员中医适宜技术外，广州市中西医结合医院还不定期到对口帮扶单位通过组团式帮扶的形式，开展中医适宜技术培训班，用小讲课、现场中医操作示范、教学查房及义诊等方式，不断提升当地的中医诊疗技术水平，使中医适宜技术在当地得到积极的推广，为当地人民群众提高质优价廉的中医治疗服务。同时为了解决基层医院缺少设备药物等问题，广州市中西医结合医院向部分对口帮扶单位无偿捐献了 G E 全数字化 B 超及一批价值 30 万余元的中医诊疗设备、自主研发的中药制剂等，积极推动中医诊疗技术在当地发展。

在帮扶工作期间涌现出众多优秀的共产党员及感人事迹，毕学志在主持贵州帮扶工作期间表现出色，荣获贵州毕节市 2020 年优秀共产党员称号。援助医生刘显信、白艳甫等深受平远县百姓喜爱，曾获当地电视台、媒体多次报道他们的先进事迹，获花都区十佳医护事迹荣誉称号。刘礼胜医生、曾月玲和黄靖晖护士援藏期间利用个人休息时间，积极参加公益活动，曾月玲护士获得了“优秀志愿者”称号。

刘瑞华理事长表示一定会认真落实中央的指导精神，在脱贫攻坚路上要保持政策的总体稳定，建立防止返贫监测和帮扶机制，采取有效举措巩固脱贫攻坚成果，避免脱贫后又返贫的现象；从攻坚期的超常规举措向常态帮扶转变，使扶贫措施和效果都具体可持续性，积极探索建立解决贫困长效机制才是我们的最终目标。目前取得的成绩，主要有赖于政府政策的支持、集团员工的配合及对口帮扶单位的努力；但我们的目标绝不会止步于前，下一步我们将仍会继续按照国家、省、市的扶贫工作思路，为对口扶持单位实现同质化医疗水平作更进一步的努力。（通讯员：熊妙华）

② 坚持运行高效，在优化诊疗服务流程上下功夫

★ 2017 年

改善服务流程，杜绝交叉感染

医院交叉感染关系着患者的生命安全。近日，浙江省卫计委通报了一项重大医疗事故，广州市中西医结合医院领导小组高度重视，组织检验科全科员工认真学习相关文件、详细讨论，进行了全面杜绝医院交叉感染的自查。

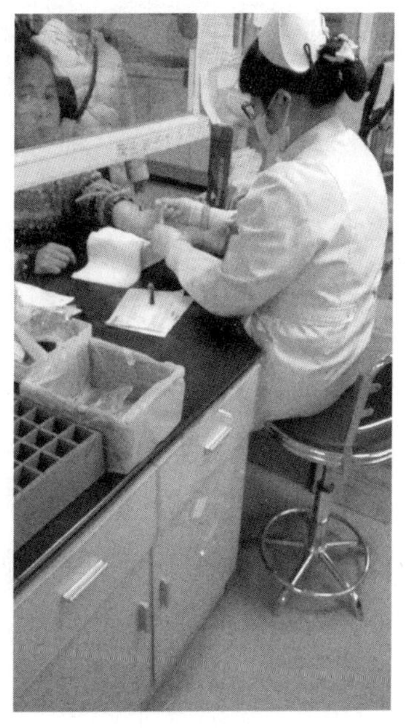

为解决抽血处如何严格执行“一人一针一管一垫巾一扎带二棉签”的抽血规范，大家踊跃献计献策，其中抽血垫巾使用一次性纸面巾作为抽血垫巾成为这次自查整改的亮点。将整包一次性纸面巾用橡皮筋固定一端后作为抽血垫巾，每抽一位患者撕下一张纸面巾，既做到了杜绝患者之间的交叉污染，又避免了使用一次性治疗巾作为抽血垫巾的浪费。检验科护士

一点微小的改进，既是对医护人员为改善医患关系提高的服务意识，更体现出的是医护人员对患者的人文关怀。（医院动态 / 通讯员：黄艳明）

★ 2018 年

男子突发心梗　全靠这张“救心高速网”

日前，一名患者家属给广州市中西医结合医院内二科送来了一面锦旗及一封感谢信，信中提到：“在目前医患关系很紧张的时候，我们在这家普通的医院里，感受到了浓浓的人情味，感受到医德的弘扬，感受到高度负责任的专业精神。”

1 月 31 日傍晚，64 岁男子黄某忽然感到心脏不舒服，胸闷且有紧缩感，家属立即将其就近送往花山医院，经检查诊断为心肌梗塞。关键时候，覆盖全区的胸痛急救网络发挥了作用，按照 2017 年构建的胸痛急救网络新模式，广州市中西医结合医院派救护车将病人接回救治，实现多机构、多学科“无缝接力”。

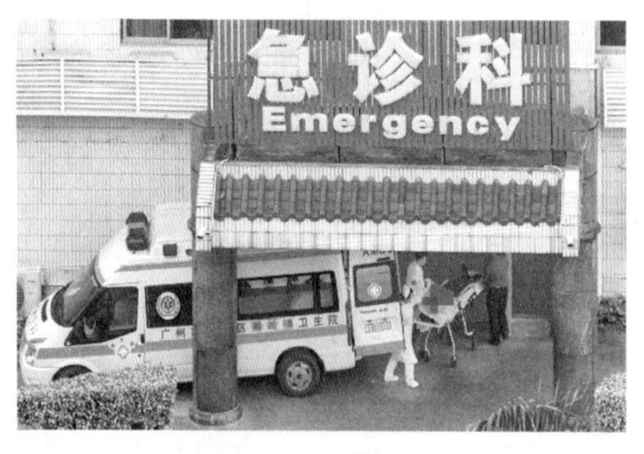

在转诊路上，随车医生向家属解释了病情的严重性和处理方式，争取家属的理解和配合，这样的沟通为病人的治疗争取了时间。

一到广州市中西医结合医院，患者就被送往导管室，根据症状体征及心电图动态改变，判断为急性前壁心梗，随时可能出现心源性猝死。医生反复跟患者家属沟通病情，建议患者立即施行急诊冠脉造影，必要时植入支架，获得家属理解后，立即准备手术。“当无助的我着急她询问如何办手续，怎样交钱的时候，聂医生又安慰我‘不要急，交钱以后再说，救病人要紧’。很快我在签署了十几份文件后，病人迅速被送进了手术室抢救。这时才安排人带我去办手续和缴费。对比某些医院不收到押金不治疗的现象，真是天渊之别。”家属朱某来信称赞胸痛中心“先诊疗后收费”的诊疗模式。

随后，在胸痛中心蒋守涛主任指导下，叶少强医生及聂鹏飞医生为患者开展手术，最终患者转危为安。术后第二天，本是休息日的聂鹏飞专门回到医院探望患者，了解术后情况。“真是很难碍的负责任精神，在目前医患关系很紧张的时候，我们在这家普通的医院里，感受到了浓浓的人情味，感受到医德的弘扬，感受到高度负责任的专业精神。病人在这里治疗、住院都感到安心放心。”患者家属朱某如是说。（广州日报大洋网 / 通讯员：王晓彤）

★ 2018 年

医院召开诊疗预约专题分析会

4 月 19 日下午，刘瑞华院长在体检中心会议室主持召开质量管理委员会暨改善服务委员会联席会议，专题研究如何提升诊疗预约率问题。医院实现信息系统切换后目前预约率过低，与三级医院评审标准相关指标要求相去甚远，必须加大力度予以解决。会议对当前诊疗预约中存在问题进行梳理和分析，并讨论和提出改进建议。

会上，各职能部门负责人分别发言提出当前诊疗预约中存在问题：一是基础条件问题。包括平台可选择性不够，只有微信“趣医院”、自助机，且自助机陈旧、功能单一并经常故障，未开放诊间预约；WIFE 信号不好，网络连接不稳定等。二是技术支撑问题。患者不乐意接受操作自助机，除了故障、信号、功能受限等问题外，嫌自助机操作烦琐，自助缴费功能单一，不能实现一次性完成注册手续。三是医生爽约问题。医生因交班、手术、会诊等情况出现空岗、不能按时上岗等诚信问题，导致患者享受不到应有的预约服务，甚至预约患者排队时间比现场挂号患者所用时间还多。医院放出的号源少，想看的医生预约不上，患者预约体验差。四是宣传推广问题。病人到医院直奔挂号窗口的习惯短期难以改变，对诊疗预约流程不了解，就连部分医务人员也不大关心。预约中对疾病分类指引不明确，病人不知道预约哪个医生看病。

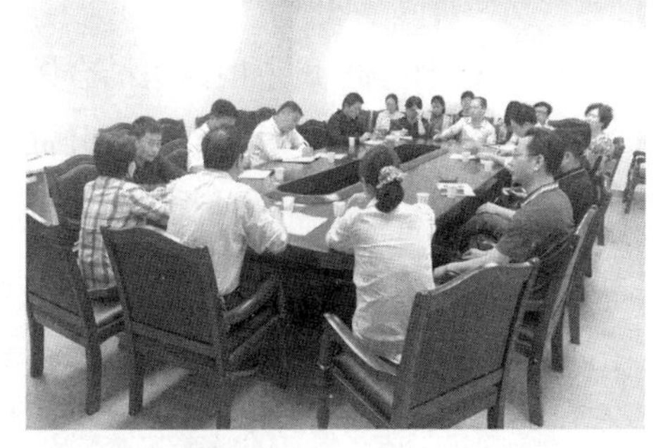

会议就以上问题展开讨论、各抒己见，提出以下整改措施：一是加快推进基础环境建设。在充分运用好现有平台的基础，拓宽预约平台，加快开通诊间

预约、官网预约，提升操作人性化、智能化，推进一程通、支付宝、健康通等平台建设。以方便为主，建设后台汇总平台，便于预约数据收集整理。自助机实现挂号、预约、多种支付方式的缴费、查询、打印清单等一站式服务，医院正与协作银行商讨更新换代自助机平台，必要时引进新的银行合作伙伴。医院正推进 WIFE 建设，招标采购意向已挂网。在口腔科试点扫码支付。二是加强门诊医生管理。责成医务部门出台管理规定，对医生固定人员、固定时间进行规范，要求病房主治医生以上人员每周轮流固定出门诊，形成病人群。树立公立医院思维，找准定位，不允许医生随意停诊，可探讨门诊手术日，要求职能部门在安排会议上要充分考虑门诊情况，除重大政治学习或者政府指令的重要会议外，原则上医生出门诊优先。针对诊室不足问题，应打破“画地为牢”的传统习惯，采取不固定诊室但相对固定专病的做法，多名医生可使用同一诊室，避免医生休息，诊室上锁。三是推进精准预约、精准挂号。从病人角度考虑，优化服务流程，规范和完善信息库，做到预约流程中的医生介绍简洁、明确、一目了然，病种指征易懂易辩。规范号源管理。由门诊部和医务科协同管理和分配放号，不应以医生个人喜好确定放出的号源数，原则上门诊医生开放号源应超八成。四是加强预约诊疗宣传。在病历上印制预约途径、须知、二维码等；在出院小结上提示下次预约诊疗；在收费窗口上方醒目位置增设 LED 电子显示屏，宣传诊疗预约；志愿者加强引导。（医院动态 / 通讯员：朱勇武）

★ 2018 年

铺筑绿色通道　医护谱写生命乐章

5 月 31 日于广州市中西医结合医院急诊科的医生护士来说注定是忙碌的一晚，23：55 至 0 时短短不到五分钟的时间里，两位腹痛的女患者被送进急诊科抢救室，其中一名患者已经是休克血压。面对这两位腹痛患者，急诊科值班医生在了解病人的相关病史和情况后，高度怀疑两位患者是宫外孕。紧急请妇科医生会诊的同时，3 名值班护士迅速给患者抽

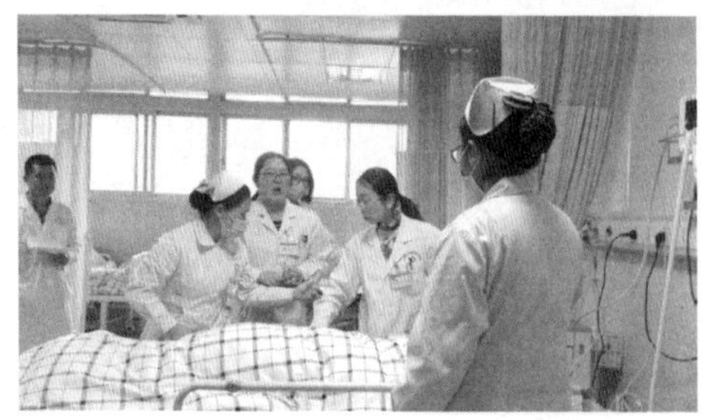

血、建立静脉通道双管补液、导尿验尿等术前准备。在对患者进行妇检确定了两位病人都是宫外孕后，妇科医生令下开通急救“绿色通道”。护士急而不乱的为患者打开了一条由抢救室到手术室的绿色通道，在做完紧急处理后，医生和护士迅速将患者推进手术室，保证了患者得到及时有效的救治。在整个过程中，医护人员秉持着“先救人后交费”的救人原则对患者优先进行施救，为挽救生命争取了宝贵的时间，两名患者术后恢复良好。

同样的抢救在同一个晚上抢救室还上演了一次，凌晨两点多，又有两名车祸的患者被紧急推进急诊抢救室，由于两名患者病情危重，生命体征极不稳定，且一时间无法联系上家属，医护人员又再一次为他们开启了绿色通道，在建立静脉通道、包扎伤口、抽血、完善检查的同时，又请了多个科室进行协助，针对其中一名患者血气胸的情况优先进行胸腔闭式引流术，在稳定了两位患者的生命体征后，两位患者被医护人员护送至 ICU 和 EICU 住院治疗。（医院动态 / 通讯员：黄西寅、徐蓉）

★ 2018 年

PDCA 活动成果频现改善医疗服务新招

6 月 14 日，医院召开 2018 年第一期 PDCA 活动成果汇报会，经前期由各职能科室专家初评，选出 10 个优质活动组将活动阶段成果进行分享汇报，会议邀请广东省中医院医教处陈全福副处长对各组的汇报进行点评，医院中层干部、各科室业务骨干及医疗集团成员单位的同事参加会议。

本次汇报的活动组涵盖医、护、技、药、行政职能等科室，改进内容涉及医院职能管理、临床医疗实践、患者服务改善、流程优化等方面。作为医院总第三期管理工具应用活动，本次活动各组在步骤实施、工具运用、逻辑陈述、汇报文档制作上都做得相对到位，甘特图、帕拉图、二八定律、鱼骨图等各种管理工具都得到灵活的运用。

林培顺院长对十个汇报材料的完成度表示肯定，认为各汇报组的数据、措施都是“有血有肉”，经过踏踏实实地实施，但医院员工的参与度还有待提高，涉及质量改进、考核指标等方面的选题稍有欠缺，很多在目前工作中尚未达标的三甲标准应该作为选题的重要方向之一，希望下半年的活动能有更多员工参与，促进医院实现医疗质量持续改进和精细化管理。（医院动态 / 通讯员：叶锦坚）

★ 2018 年

医院研讨改善门诊服务及流程

6 月 28 日下午，广州市中西医结合医院召开改善门诊服务及流程再造研讨会，会议由刘瑞华院长亲自主持，全体院领导、职能部门负责人及部分临床科室负责人参加。

近年来医院非常重视医疗服务的改善按照国家卫康委《进一步改善医疗服务计划》的要求改善医院服务，先后对急诊科、门诊药房、门诊候诊大厅进行改造，使患者就诊更加方便舒适，受到社会各界的好评，本次研讨会的主要针对门诊外科诊区流程改造及服务提升征询意见，参会人员就医院门诊服务改善和流程再造广泛发表意见。刘瑞华院长提出新的外科诊区建设要充分考虑到舒适、安静、方便人性等特点，打造成医院门诊就诊流程合理、服务优质的样板诊疗区域。

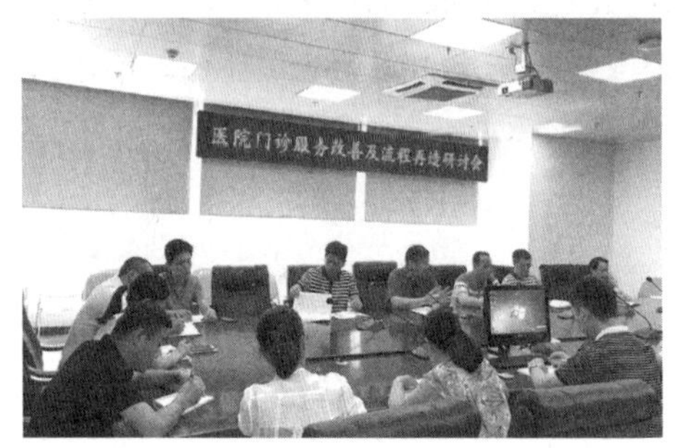

（医院动态 / 通讯员：陈小平）

★ 2018 年

优化门诊服务　我们一直在路上

就诊流程简约化是落实“以人为本”服务理念的必然要求。如何满足广大患者就诊需求和充分体现“以患者为中心”的服务理念，近期，医院采取了一系列措施：连续两个周六搬迁骨科及乳腺专科，诊区内采用新的就诊模式，实行患者一入一出，更好保护患者的私隐；使用无声叫号，减少诊区噪音。同时，将外科及骨科名医工作室迁到四楼，更方便教授作骨科治疗及外科治疗。本周三内科实行专科化，推出呼吸门诊、心血管门诊、脑病门诊、内分泌门诊、消化门诊、肝病门诊、肾病门诊、肿瘤门诊，让患者得到更专业的治疗。作为中西医结合医院，医院护理部强势推出三个中医护理门诊：刮痧护理门诊、儿科护理门诊及妇科护理门诊，获得广大患者一致好评。

门诊推会继续推出更多便民服务：充电宝业务、自助租借轮椅服务、免费派发纸巾等服务。针对预约率偏低情况，门诊办下一步会继续加强对患者的宣教及加强医护人员的推广，并大力推广及提高线上支付比例，减少患者排队时间，增加患者满意度。

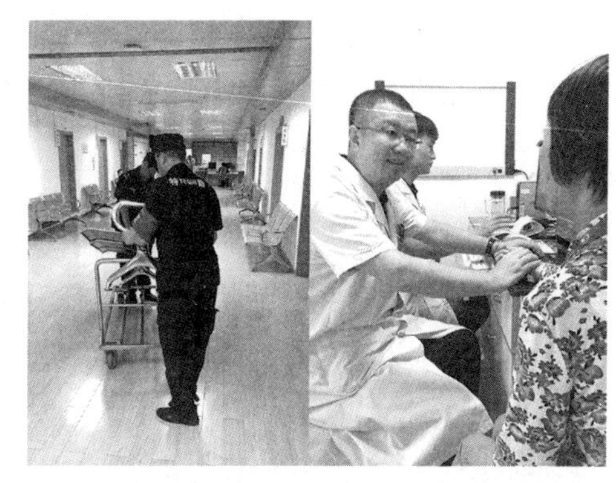

针对专病门诊及名医馆推广不足，下一步也继续将其专科化。考虑诊室更好地合理运用，也将打算将专病门诊地点属地化，这样管理可以让出部分诊室，方便以后开展纯中医门诊及护理门诊的开展。优化门诊服务，提高了门诊医疗服务质量，我们一直在路上。（医院动态 / 通讯员：郭雄图）

★ 2018 年

用品管圈工具优化门诊抽验血流程

为加强医院管理，提高患者就医体验，缩短患者抽血候诊时间，广州市中西医结合医院开展了以降低门诊患者抽血排队时间为宗旨的品管圈活动，并在 8 月 8 日 17：00，于附属二楼会议室召开了圈内首次会议，并进行了步骤确认和任务分配。

该品管圈主要由急诊科、门诊、检验科、信管科、护理部、外二科等多个部门组成，共 11 名圈员。会议前医院护理部结合时事政策与院内实际状况确定了研究方向，并由圈长——急诊科护士长钟嫔建立微信群，进行团队品管圈知识普及，并完成甘特图时间节点计划，为品管圈会议做好准备工作。会议中急诊科护士长钟嫔，综合各圈员职能、特长和能力分配了任务，并确定各项步骤负责人。同时组织圈员进行头脑风暴，

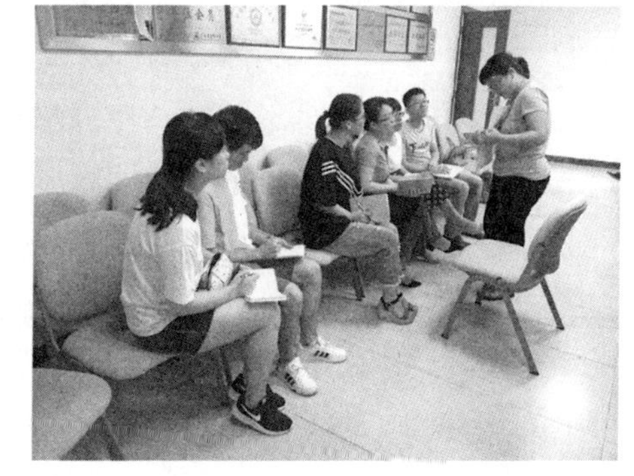

探讨现况把握重点、难点。讨论中气氛活跃，各圈员积极思考、发言，充分发挥了头脑风暴的优势特点，此次会议取得圆满成功。（医院动态 / 通讯员：赵丹）

★ 2019 年

急诊“分级”　优先处理急重症

急诊科是救治危急重症患者的场所，但每逢节假日就诊高峰，轻症患者挤满了急诊室，重症患者无法得到更好的急诊救治。

为解决“急诊不急”的问题，广州市中西医结合医院提高急诊的“准入门槛”，实施预检“分级”就诊，按病情危机程度将患者分为四级。Ⅰ级属红区，为危急重患者，需要立即进行积极干预；Ⅳ级属绿区，为亚急症或非急症患者；科学安排患者就诊顺序，优先处理急重症。每位患者的分诊级别不是固定不变的，分诊人员会密切观察患者的病情变化，尽早发现影响临床结局的指标，并有权限及时调整患者的分诊级别和相应的诊疗流程。（医院动态 / 通讯员：王晓彤）

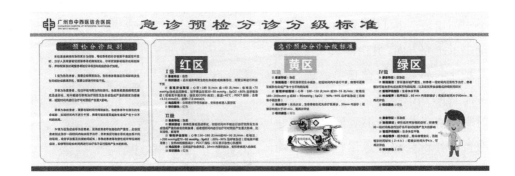

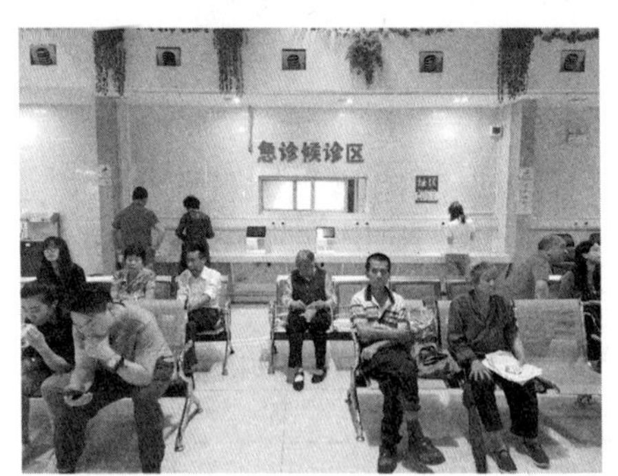

广州市中西医结合医院　急诊预检分诊分级标准

预检分诊级别

急诊预检分诊分级标准

红区

黄区

绿区

★ 2019年

骨外手术支部召开“让患者少跑一次路”征求意见会

让患者少跑一次路，可以是少跑一次楼梯，可能是少请半天假，可以节省来回医院的时间，或者在医院等待的时间，可以提升患者就医获得感和满意度。那怎么才能让患者少跑一次呢？不妨由我们党员干部带头抓突破、抓改革、抓落实。

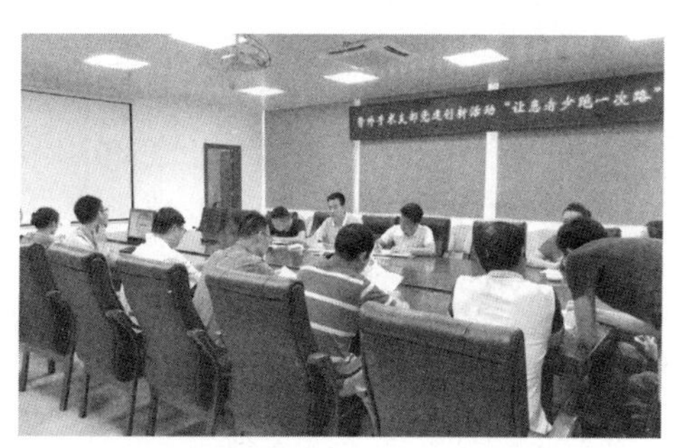

在工作实践中，哪些环节可以“让患者少跑一次路”呢？8月20日，医院骨外手术支部开展8月主题党日活动，号召全体党员围绕“让患者少跑一次路”的主题，提出有建设性的改进措施和建议，征求意见会共收集了12条经验，8条改进措施。

艰巨的工作，医院全体党员同志将以此为己任，充分发挥先锋模范作用和战斗堡垒作用，从小事做起，增强服务意识，转变服务理念，带头构建就诊更为便利、沟通更为有效、体验更为舒适的服务新模式。

附：

一、经验汇总

1. 淋病确诊患者，可由专科医生直接开具静脉用抗生素医嘱。

2. 合并高血压、糖尿病等多种疾病患者开药问题，引导患者到慢病门诊就诊。已挂号引导医生为患者一起开具药物。

3. 患者就诊时医生发现合并其他疾病比较严重，医生可以利用“科间会诊”为患者挂号转诊。

4. 患者到住院部看急诊，如果是卡鱼刺、简单换药等，可以利用手机缴费完成就诊，不用跑一楼交费，省时省力。

5. 利用志愿者服务，导诊分诊，向患者解释就诊流程，减少无谓的跑动。

6. 床位紧张时，医生开单后与住院部沟通，留下患者姓名及电话。患者不用跑去住院部登记。

7. 患者拍片后可以到医生诊室，由医生自行看片，结果可以稍后取，大大减少患者等候时间。

8. 体内留置双 J 管患者，护士主动电话随访，或留电话给患者随时咨询，减少患者因恐惧而到医院复诊。

9. 出院患者带药，有明确指引，护士多叮嘱一句患者在一楼有出院带药，减少患者上下楼跑动。

10. 疮疡科独立换药室，专人换药，一次挂号开单多次换药，不用多次挂号及交费。

11. 对于肿瘤患者建立微信群，群内医生解答常见问题，减少患者来回跑动，提高满意度和信任度。

12. 对于长期复诊的甲状腺患者，一般下午才出甲功结果，给患者留下微信，可以通过微信指导患者用药。

二、改进措施

1. 建议住院收费处设立复印机，为患者复印身份证，减少患者跑动。

2. 建议设立出院验单打印处，方便患者打印。

3. 建议推行计划性出院，前一天应该准备好出院患者病历，开好医嘱，特别是出院带中药。

4. 门诊布局存在不合理地方，需要进一步改进。

5. CT/MRI/B 超／心电图需备注院内地址，字体应该较大。

6. 乳腺钼靶能否上午出结果。

7. 建议 10 点前抽血的生化结果可以在 11 点前出结果，不用患者等到下午再来一次。

8. 弹性预约门诊（准备实施）：方便患者复诊。患者与医生沟通好后，可以在医生非门诊时间就诊。医生也可以直接帮患者挂号，减少排队挂号一次。（医院动态／通讯员：郭雄图）

★ 2019 年

医院启用智慧绿色通道

近日，广州市中西医结合医院“智慧绿色通道系统”正式启用。

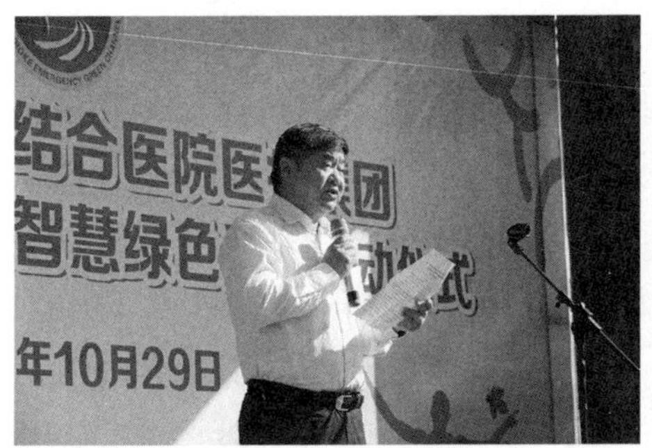

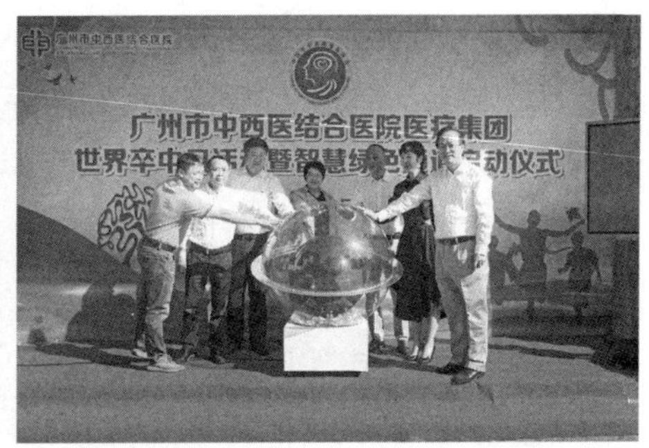

开发该系统的主要目的是最大程度缩短卒中等疾病的救治时间，解锁绿色急救“新通道”。院前急救医师可利用手机端上传数据，共专科医师提前预判，做好应急准备；系统专用感应器及接收器会将运送路径及时间点上传至网络端，形成时间轴，优化流程，持续改进；每台急救车都安装有北斗卫星定位接收设备，实时发送位置，做到人员及资源最佳调度。

近年来，该院致力于提升急救能力，改善服务，在以急救为切入点的基础上打造胸痛、卒中、创伤的院前急救体系以及院内的绿色通道。（11 月 4 日《中国中医药报》《今日花都》/ 通讯员：王晓彤）

★　2020 年

专题研究发热门诊流程

广州市中西医结合医院新冠疫情防控指挥部，分别于 3 月 9 日和 3 月 11 日召开了新型冠状病毒肺炎防治领导小组第十九次和第二十次会议，部分职能科室及临床科室负责人参加了会议。

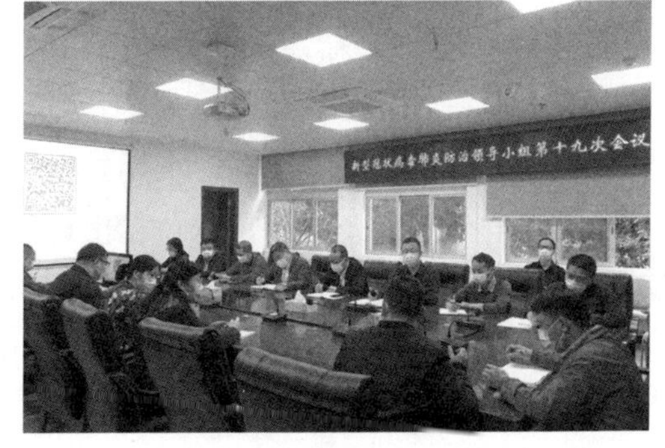

会议上汇报和讨论了目前发热门诊的运行状况、关于进一步做好发热门诊新冠核酸检测大筛查工作落实情况、标本采集运送和及时送检、目前急诊和住院病人安排、关于使用“穗康码”加强重点人员管理、修改新冠肺炎疑似病例初步筛查登记表、过渡

病房管理、防控物资供应和使用、自主开发中药产品捐赠援鄂发货情况、发热分诊预检系统部署、目前防疫宣传等问题。

刘瑞华院长指出，落实近期疫情防控工作，要根据疫情的实际情况及时调整防控策略，目前国内防疫形势好转，要重点关注输入性病例的排查情况。根据上级相关制度，落实免费新冠核酸检测的相关管理制度。达到留观标准的患者必须转定点医院，绝不能漏诊，也绝不能放过一个新冠肺炎可疑患者入住病房，以确保其他在本院就诊患者的安全。继续完善预检分诊及发热门诊的管理，尽可能采取信息化手段处理问题，但要避免机械执行，逐步探索出简便高效的工作方式。在疫情期间，医院要抓住契机充分发挥中医药特色，此次广东省支援荆州医疗队反应医院中药产品效果好，医院要加强对央视中华医药抗击疫情特别节目、门急诊大厅使用艾条消毒等多元素展现中医疗效方式的宣传。总结抗疫管理经验，逐步完善医院空白及不完善的管理制度，加强医务人员培训，强化轮科制度，提升医院的整体水平。（医院动态 / 通讯员：熊妙华）

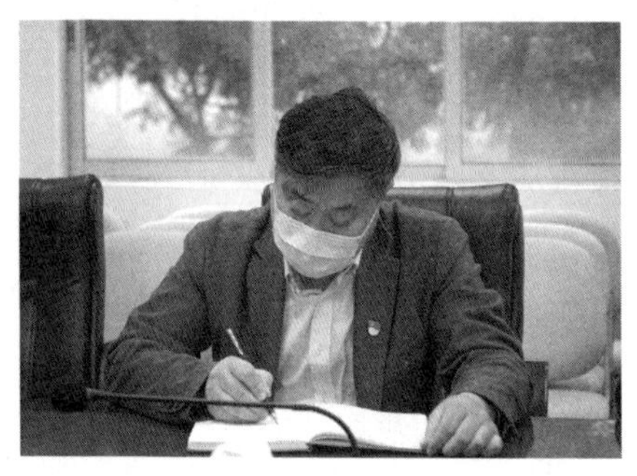

★　2020 年

“一招三步”优化预出院管理

“护士，我的出院办好了没有？”“护士，出院手续怎么办理，为什么还不通知我？”……每天早上 10 点至 11 点半，脑病科的护士站总是交织着南北口音，或焦虑或急躁或催促。护士焦头烂额，双手疾飞，恨不得一目十行，一分钟办理一个出院手续。

脑病科床位使用率较高，长期处于满床状态，而出院患者普遍离院的时间太晚，导致不能及时腾出床位，出现假性满床状态，使门、急诊病人不能及时住院。新入院患者集中在下午及晚上医护人员人手较少的时候办理住院，大大加重了值班医护人员的工作量，增加医疗风险。

传统出院模式存在出院手续流程复杂、工作分配不合理、出院指导不到位、

出院 病历未及时书写、电脑对账时间过晚等问题。为了解决传统出院模式带来的问题，脑病科采用“一招三步”措施，使出院患者离院逗留时间明显缩短，取得明显效果。一定程度解决“疫情管控下入院难”的问题。

一是优化预出院措施，提高计划内出院患者人数。出院前一天完成三准备，医生准备预出院计划，出院小结、病情证明、医患沟通等相关资料的准备；护士落实第二天的输液计划及出院宣教；患者准备，包括出院单据，健康知识掌握等。

二是预先给拟出院患者输液治疗。控制出院当天补液量，当班护士根据预出院登记，优先在交班前开始给预出院病人进行静脉补液，缩短护理晨交班时间，内容简明扼要，不影响患者的治疗。

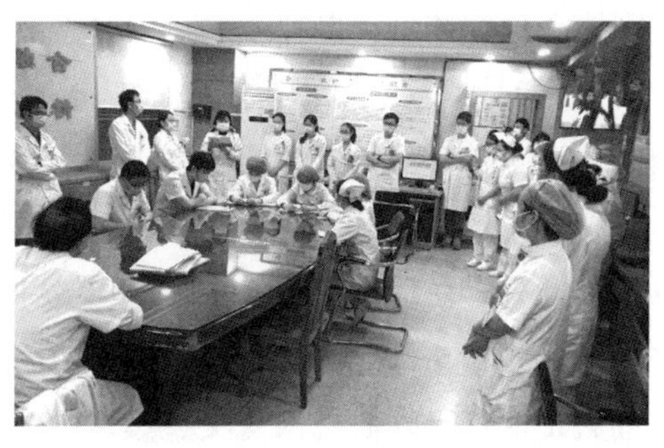

三是预先电脑对账。电脑班护士根据患者住院期间开具的医嘱审核患者住院期间发生的治疗费用、检查费用、药物费用的发生情况，及时与相关科室协调解决记账问题，整理患者出院相关资料，告知患者办理出院的流程。

脑病科患者办理出院及离院的时间较前大大提前，根据统计，11 点前离院患者比率从 24% 提升至 92%。 通过一个措施，实现两个缩短（患者出院等候时间缩短、新收患者等候入院时间缩短），三个提升，患者及医护人员的满意度得到提升、改善医护人员的工作模式及人力资源得到更合理的分配、减少值班医护人员的工作量。（医院动态 / 通讯员：张美琪）

★ 2020 年

多科室联动推广自助服务

6 月 12 日上午，广州市中西医结合医院院办、门诊办、社工部、信管科、财务科及宣传科等多科室联动，组织一批业务骨干到门诊大厅推广自助服务，受到现场患者好评。

医院充分利用信息化手段，开展便民服务。一方面，线下推行自助服务机。

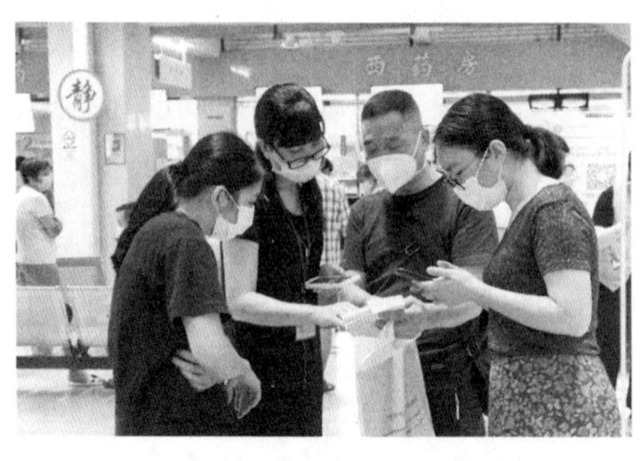

医院采用海鷂自助机分别置于门诊各个楼层，该批自助机功能强大、操作简单，患者只需携带身份证或医保卡，就能实现包括：办卡、挂号、预约、报到、缴费等功能，自助机支持微信、支付宝两种付费方式，相当于一个小型的挂号与结算窗口，患者可实现无现金全流程就诊，方便快捷。

另一方面，线上推行在线问诊、问药、缴费。自费患者可通过“互联网医院”“医保就医（医程通）”“趣医院”及“信用就医”等任意平台，实现线上预约挂号、自助缴费、查看验单等功能；慢病患者通过“互联网医院”可在线问诊、智能问药、药品快递到家，有效缓解缺医少药的问题；广州医保患者可以通过“医保就医（医程通）”，在线绑定医保卡，使用医保统筹缴费。

此外，医院还专门安排志愿者站岗医院大门、门诊大厅等多个服务点，为患者提供现场咨询与操作指引，有效减少在医院逗留时间，减少疫情期间的人员聚集，降低院内交叉感染风险。（医院动态 / 通讯员：王晓彤）

③ 坚持需求导向，在拓展诊疗延伸服务上下功夫

★ 2015 年

建设移动互联网医院患者就诊更方便

移动互联网医院就是通过移动服务平台将医院与患者随时随地的连接起来，即到医院就诊患者，只需在智能手机上轻轻点击，即可完成预约挂号、候诊、缴费取药、查看检查报告、医患互动等环节，无须多次排队等候，既解决患者看病“三长一短”的问题，又将医务人员从固定、僵化的工作环境中解脱出来。近日，我院正式启动移动互联网医院建设项目。

据介绍，移动互联网医院实现四大功能：一是手机挂号高效便捷。二是诊断后无须再次排队缴费。三是实时了解费用信息与检验信息。四是实现医患互动提升医院管理。

据悉，该院移动互联网医院建设项目在我区尚属首家，将于2015年6月底完成并正式启用，届时患者到我院看病，就诊排队时间将大幅缩短。（医院动态 / 通讯员：朱勇武）

★ 2016年

智能化中药颗粒调配系统投入使用

“现在给小孩吃中药不用煎，每次一小盒颗粒，冲了就能喝，新奇又方便！”一位患病孩子的家长前来我院中药房取药时由衷的赞叹。今年，我院为了加快中医药现代化的进程，充分发挥中医药特色优势，方便群众服用中药，在花都地区首家引进智能化中药颗粒调配系统，近日已正式投入使用，深受广大患者的好评。

该智能化中药颗粒调配系统集处方下载、颗粒识别、称重、自动调剂、封装、处方信息打印、处方和库存管理、在线语音提示、智能纠错等功能于一体，能够按医生处方或患者所需的用药剂量、剂数等配方参数，实时自动完成处方信息核对、称重、计量、储放于药用包装容器内并自动密封等动作，具有调配速度快、计量准的特点，同时该系统能自动监测配伍禁忌，有效降低了中药师的工作强度，提高了我院中药房的配药效率，避免了人工抓药可能出现的差错，提升了医院中药房的现代管理水平。（医院动态 / 通讯员：梁欣健）

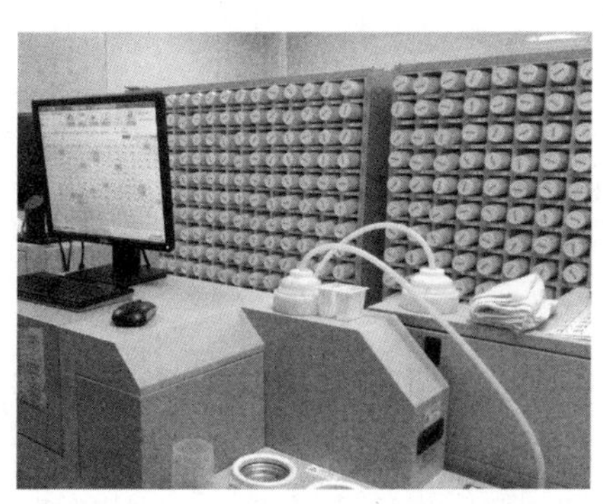

★ 2017 年

推行微信预约挂号患者看病更省时

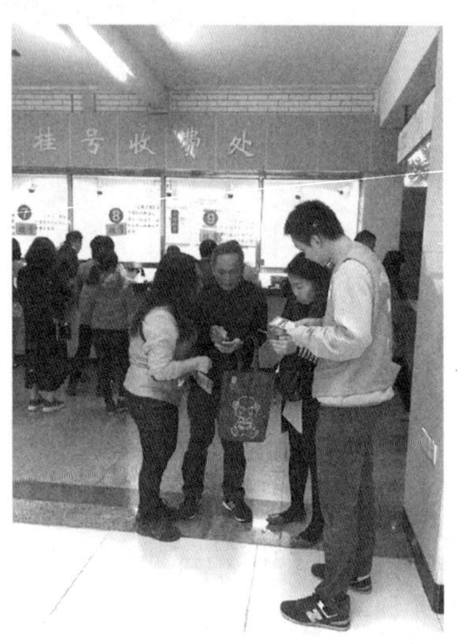

近日，广州市中西医结合医院正式推广微信预约挂号服务，通过多渠道挂号服务缓解病患挂号难、排队长的就医不便之处。

为更好的协助患者熟悉了解医院的微信预约挂号平台，医院组织行政职能部门人员参加移动平台操作的培训会，在人流密集时段积极推广并引导患者正确使用医院移动平台的预约挂号功能。方便了患者自行预约、挂号，明显减少患者往返排队、等候时间，也改善了患者来院就医感受。通过单页宣传、口头解说、现场操作及协助绑定账号等一系列推广工作的开展，微信移动平台的注册粉丝与日俱增，收效甚优。

据初步统计，开通微信挂号平台的一周时间内，广州市中西医结合医院公众号关注粉丝上涨 5000 余人，目前该院微信服务号绑卡总数已达 3390 余张，成功预约挂号约 1528 人次。（医院动态 / 通讯员：胡赛赛）

★ 2020 年

自动发药分包　提升药房效率

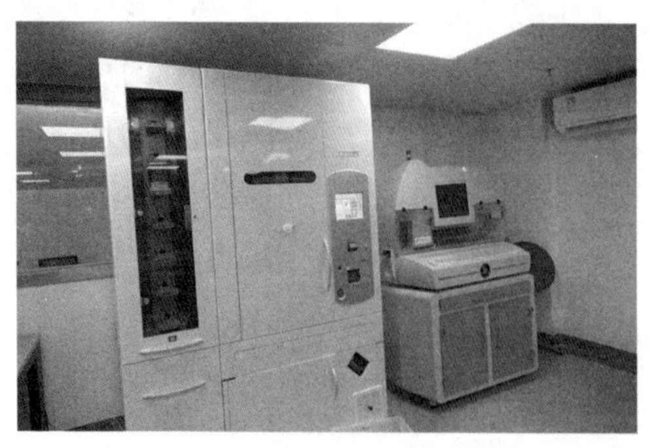

日本汤山自动摆药机

广州市中西医结合医院中心药房于 2020 年 3 月 18 日启用全新日本进口的口服药自动药品分包机和药品核对机，全院住院科室口服药调配告别了人工调配方式，进入了自动摆药时代。

快速启动中心药房自动分包摆药机系统接入，经多次会议研讨及现场确证考查，确定了 HIS 业务流程优化和改造方案，推动 HIS 系统、集成平台、摆药机三方厂商工程师完成开发，经相关部门密切配合测试流程符合本院实际业务使用情况后，提前一周在心内科、骨二科、外一科、脑病一区、脑病二区、内分泌消化科等六个业务具有代表性的科室试用，以解决实际业务中遇到的各种问题，实现过程逐步优化，确保摆药、核药的医嘱执行确认安全的情况下，再在全院推广使用。为帮助临床一线的护士同事更加顺利地切换到分包机摆药的业务模式，护理部专门整理和编写了《智能摆药护士站长期医嘱发送操作指引》。

全自动药品分包机包装出来的药品完整地显示了患者和药品的信息，提高患者对自己服用药品的了解，从而提高了患者的依从性，也方便护士及时督促患者按时服药，避免漏服、多服和错服。每个药袋都打印了一个条形码和唯一的二维码。条形码用于自动核对机扫码核对，二维码则可用于 PDA 扫码口服药执行确认。（医院动态 / 通讯员：王建英）

★ 2020 年

医院代煎中药，快递到家

为进一步提升药学服务品质，让市民享受中医服务更加便捷，日前，广州市中西医结合医院上线“代煎中药快递到家”服务系统。

一些上班族或者家里没有煎药条件的患者，在就诊完毕可向开方医生提出代煎中药的需求并及时完成缴费后，只需要到医院门诊一楼中药房发药窗口，与药房工作人员联系登记好个人联系电话、收货地址等配送信息，就可以回家安心等待快递公司把煎煮好的中药配送

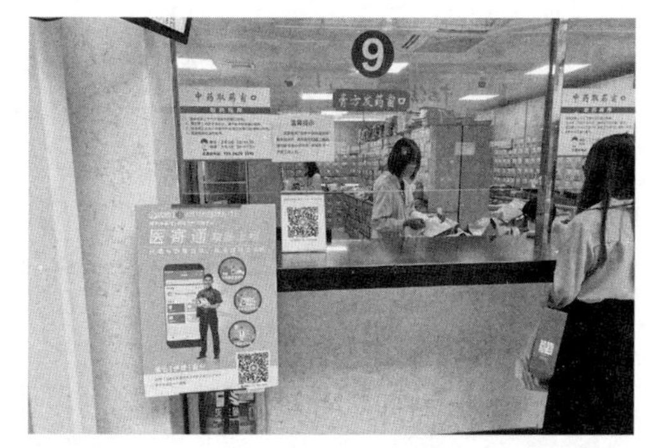

到家。据介绍，上午看完病，花都城区内患者最快当天晚上就可以收到煎好的中药，一般最晚也能在次日中午前收到 煎好的中药了。（4 月 17 日《广州日报》/ 通讯员：王晓彤）

★ 2020 年

卒中中心宣教直播间“开业”

提起这两年最热门的行业，那非得属线上直播这一新兴行业，老少咸宜，都喜欢拿起手机刷刷“抖音”小视频。赶着这波火热的潮流，咱广州市中西医结合医院卒中中心的小伙伴们也开起自家“直播间”来了。

这医生护士们能直播些啥？那必须是妥妥的福利，这次精神（SHEN JING）小伙伴们给老百姓们带来的都是卒中相关的科普知识，现场划重点，让群众更好地了解卒中这个中国“头号杀手”，一方面，控制好中风的高危因素，做到防微杜渐，将“杀手”扼杀在摇篮中。另一方面，做到秒识中风，在最短的时间内看出自己或是身边的亲人是否中风了，了解第一时间就医的重要性。还有就是，中风之后，需要怎样提高生活质量。

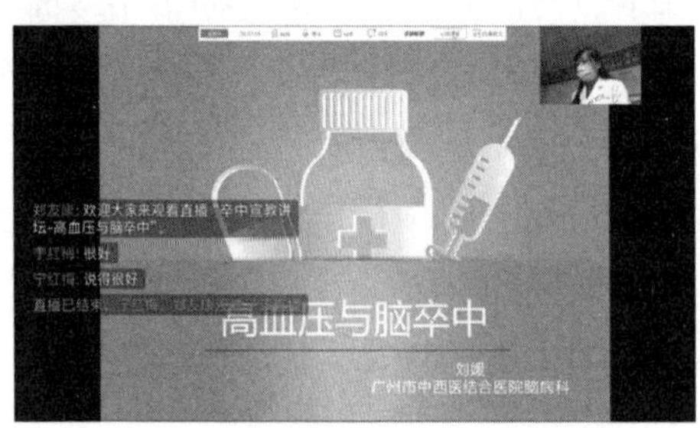

为了让更多人可以随时观看这次的卒中宣教视频，卒中中心将会把视频发布到“广州市中西医结合医院脑病中心”公众号上，希望能让更多的老百姓从中获益。（医院动态 / 通讯员：郑友康）

★ 2020 年

医院举行互联网医院揭牌仪式

广州市中西医结合医院积极推进“互联网 + 医疗”，驱动医疗向健康新时代迈进，5 月 26 日，医院举行互联网医院揭牌仪式，“互联网医院”正式启用，目前该项目涵盖治未病科、心血管内科、内分泌科、脑病科、慢病门诊等多个科室，未来还将扩大覆盖范围，这是区域内首家互联网医院，医院也同时启用广州市中西医结合医院互联网医院的名称，线上、线下同步为群众看病，方便市民。

“互联网医院”，就是在线问诊、智能问药、药品快递到家。它带有咨询、随访、慢病管理等功能，它有实体医院作强有力的支撑，线上方便病人，就是简单的问题不需要到医院，在网上就可以进行。如一位高血压病人需继续用药，就可以在网上进行。实际上是线上跟线下紧密结合，满足病人多元化的需求。（医院动态 / 通讯员：王晓彤）

★ 2020 年

互联网医院揭牌智能送药机器人启用

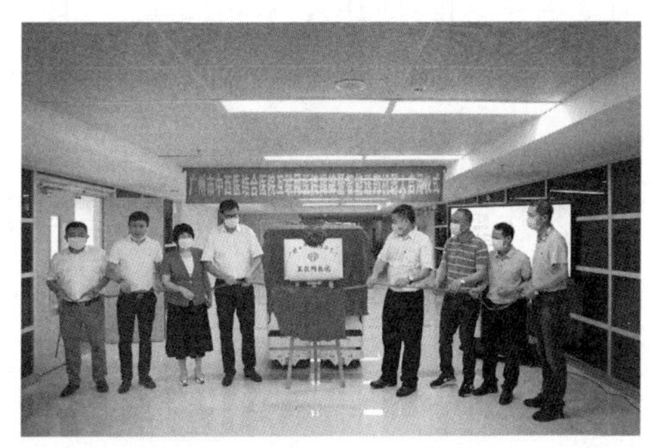

5 月 26 日，广州市中西医结合医院举办互联网医院揭牌暨智能送药机器人启用仪式。花都区副区长蒋福金、区卫生健康局局长曹扬、院领导班子和相关科室业务骨干参加了本次仪式。

据了解，此次投入使用的机器人主要用于中心药房往各个病区配送药物，每次的载重可达 150 公斤，持续导航可达 18 小时。机器人配备导航功能并能自主乘坐电梯，通过使用红外光学感测技术和声学感测技术使机器人能在复杂的医院环境下穿梭自如。另一方面，相比传统的人工配送，使用机器人配送更为清洁并能有效降低人为错误带来的风险。（5 月 29 日《今日花都》/ 通讯员：黄力君）

★ 2021 年

专题研究推进线上支付

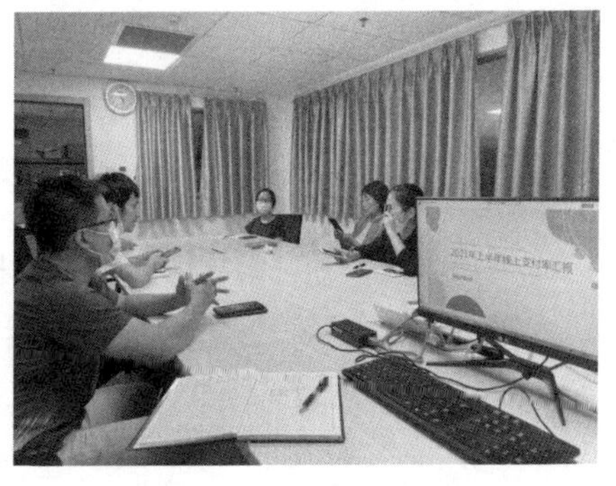

广州市中西医结合医院已经开通自费患者自助机、手机扫码，公众号等多个模式缴费，缴费后可自动生成电子发票，或者在自助机打印发票及清单，无须窗口排队。然而，仍然未能满足医保患者需求。

门诊部郭雄图主任组织信息科、

财务科、设备科、社工部等多个科室，进行头脑风暴，各抒己见，全力加快医保线上支付。

信息科谢科表示，医保线上支付已经进入调试阶段，测试过几个患者，均能对账成功，可能下周就可以推出。但建议先院内职工先运行调试。社保科袁科也强调了实名制的意义。患者建档办卡选择费用类型也是关键一环，必须要收费窗及导诊要选择好费用类型。总会计师周云风总结：患者使用医保缴费是一大群体，做好这项工作是利民便民的大事，大家必须全力以赴，尽快推进此项工作进展，让患者减少排队时间，效率更高。（医院动态 / 通讯员：郭雄图）

④ 坚持中医药科普，在培养群众信、用中医上下功夫

★ 2016 年

广州市中西医结合医院开展中医药文化宣传

为发挥传统中医药特色优势，助力和实现“健康中国”战略，连日来，广州市中西医结合医院组织开展“健康中国健康你我”系列中医药文化宣传活动。

在刚建成投入使用的大型中医药文化景观——荟春园里，该院组织专家开展义诊活动，现场为患友提供诊病咨询；进行手健康宣传，开展洗手舞竞赛，加强手卫生意识，防止感染传染病；开展首届冬季养生膏方节活动，展示膏方传统制作工艺，提供特色膏方体验，邀请治未病及养生名家现场讲座献方；组织太极拳、瑜伽表演等，受到患者及群众好评。（2 月 23 日《中国中医药报》/ 通讯员：朱勇武）

★ 2017 年

弘扬中华传统文化 打造中医药科普基地

3 月 22 日，区科协主席黄兆祥、区旅游协会秘书长温长明一行参观市中西医结合医院荟春园，就医院申报广州市以及花都区科学技术普及基地进行

实地考察指导。

据刘瑞华院长介绍，荟春园占地 1.3 万平方米，分为中草药种植区、中医药文化展示区、康乐健身区三部分。其中，种植区种植中草药植物近百种，主要由医院员工及社会热心人士捐赠种植；展示区设置名家雕塑、文化浮雕、中医摆件、草药石刻、中医典故、科普宣传、芙蓉诗社诗词联展和中医药诗廊等，极富中医药文化特征。作为新住院大楼建设项目的配套项目，荟春园正下方是地下三层大型停车场，可容纳 627 个车位，部分已投入使用，其人行通道均位于荟春园内，行人出入即能感受中医药文化熏陶。

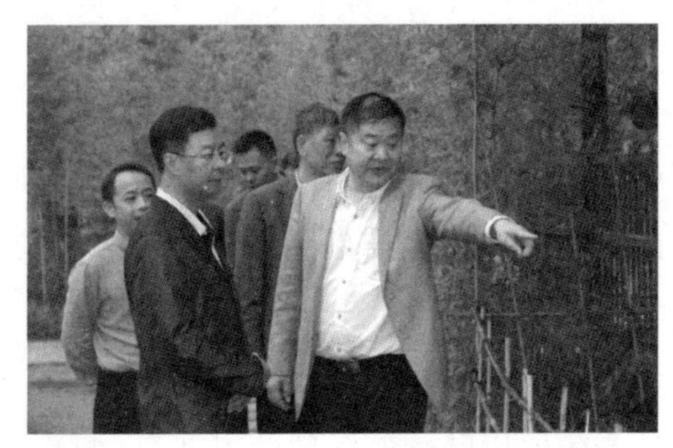

黄兆祥对市中西医结合医院在开展好繁重主业（医疗服务）的同时，还注重中医药科普宣传表示赞赏。荟春园是普及中医药知识，弘扬中华传统文化的理想场所，申报卫生类科学技术普及基地，在区内尚属首家，他将全力指导和配合医院开展好申报工作。（医院动态 / 通讯员：朱勇武）

★　2017 年

中医药文化宣传进校园

5 月 31 日，医院社工部组织志愿者赴校园开展中医药宣传讲座志愿者宣讲员在花都区圆玄小学介绍常见中草药生长环境、药理作用等，引起了学生们的兴趣。“有一些药我见过，听奶奶说这些草药啊，作用很大的，有口服的，也有外用的，治病效果很好，还能省好多钱”，有同学发言说。班主任老师表示，由专业人士介绍传统中医药知识，让孩子增长见识，开阔视野，在孩子们幼小的心灵种下弘扬传统中医药的种子。宣讲活动中还穿插游戏、互动等环

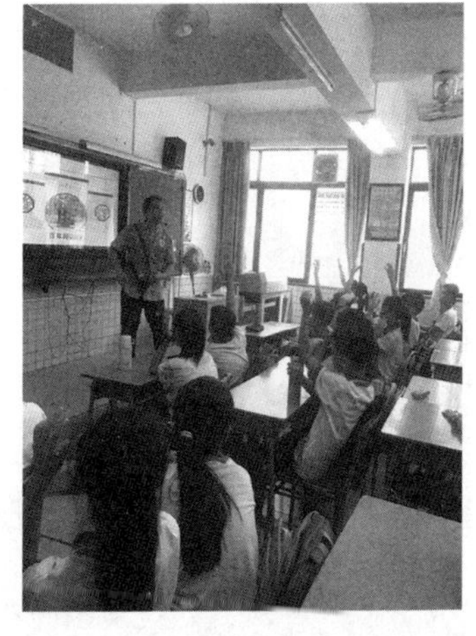

节，受到了同学们的热烈欢迎。（医院动态 / 通讯员：冯秀莲）

★ 2017 年

广东：弘扬“大医精诚”打造中医药强省

“习近平总书记在党的十九大报告中提出，坚持中西医并重，传承发展中医药事业，这为中医药发展指明了方向，对中医药振兴寄予了厚望。”近日，广东省卫生计生委副主任、中医药局局长徐庆锋出席广州市中西医结合医院“中医中药中国行——传播中医药健康文化”暨治未病中心迁建揭牌时表示。

徐庆锋表示，“十三五”是广东中医药强省建设的决胜阶段，广东中医药系统要以弘扬大医精诚为动力，力争到 2020 年，实现卫生服务体系完善、医疗水平全国一流，中药制造产业规模大、竞争力强，中药现代物流业高度发达的目标。形成一支规模大、结构优、水平高的中医药人才队伍，使中医药自主创新能力增强、国际化程度高提高、知识产权得到有力保护，中医药优秀文化得到继承和弘扬。（11 月 19 日《中国中医药报》/ 通讯员：朱勇武）

★ 2018 年

广州市中西医结合医院组织中医药夏令营

日前，广东省广州市中西医结合医院启动中医药科普夏令营活动，中小学生老师及家长参加了手机活动。

活动中，夏令营成员参观了该院的荟春园、中医药文化长廊、针灸康复科治疗区等。在中医药文化宣讲员的介绍下，成员们辨识中草药、学习中药

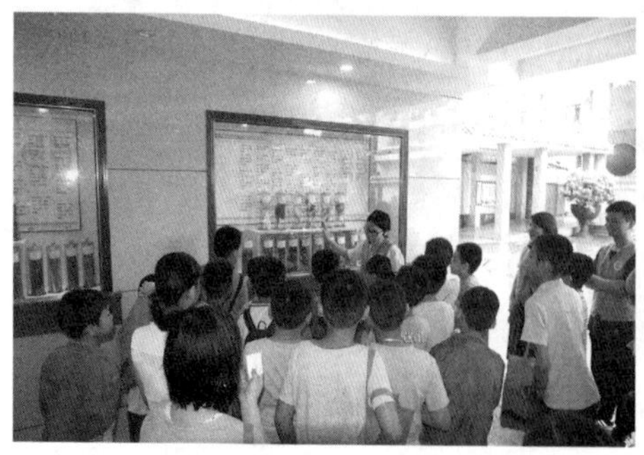

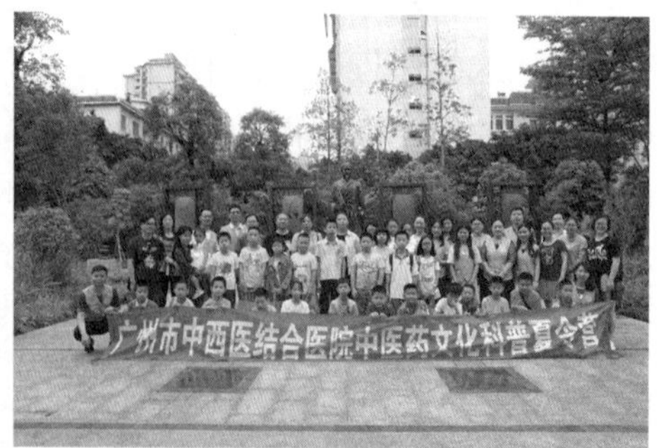

材知识，体验针刺、艾灸、推拿等特色中医技术。

该院是广东省青少年科技教育基地、广州市科学技术普及基地，每年组织暑期夏令营活动，让中小学生在轻松愉悦的环境中学到中医药文化知识。（6月21日《中国中医药报》/ 通讯员：冯秀莲）

★ 2018年

医院举办第四届膏方节

11月7日时至立冬，广州市中西医结合医院举办了第四届膏方节，让市民亲身感受中医药在医疗保健和治未病中的独特功效。区卫计局党委书记局长曹扬女士、副书记符惠女士，花都区文广新局社文科何圣科长，花都区文化馆党支部陈艳副书记，非遗办周蓉副主任，花都区作家协会文丽俊副主席等领导出席了开幕仪式。

区卫计局曹扬局长和医院刘瑞华院长鸣锣标志着本次膏方节正式开始。活动邀请了省名中医以及多位资深膏方养生保健专家到场免费义诊，为前来参加活动的市民讲解冬季养生及膏方的相关知识。活动现场免费提供本院制作的凉茶和养生膏方供市民品尝，还有五禽戏养生操表演、中医经典朗诵、中药鉴定知识讲解、有奖问答、免费制作固元膏等活动供市民参与，全方位让市民亲身体验中医治未病理论体系的独特魅力，引导市民建立正确养生保健意识。

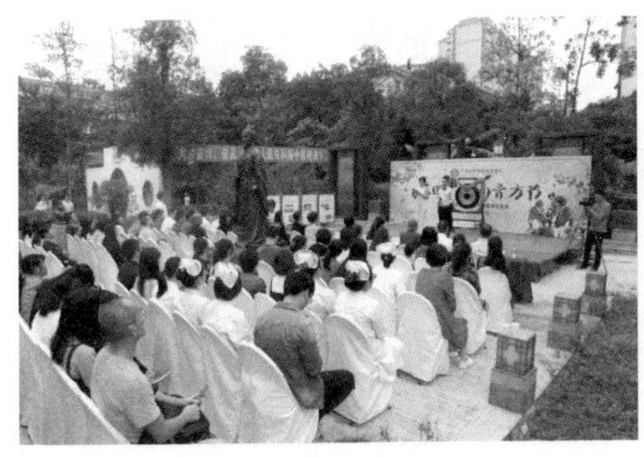

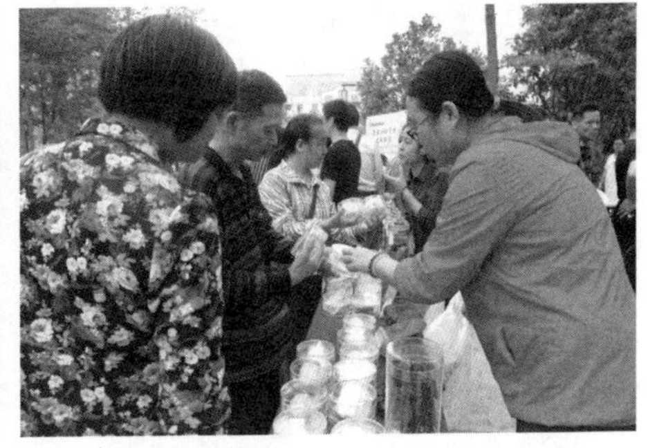

当天下午医院药学部成功举办了国家级继续教育项目《传统中医膏方在基层医院的推广应用培训班》（项目编号：Z20181928005），邀请全国优秀中医临床人才徐国良教授系统讲解膏方养生的推广与应用，吸引了全国各地

及周边单位的医疗卫生专业人员前来学习交流，对于促进医院全面发展，提高医院社会影响力，提升医院综合实力起到积极的作用。

自2015年成功举办首届膏方节以来，医院每年冬令时节举办膏方节普及膏方养生知识，并借此机会推广、普及《中华人民共和国中医药法》，不遗余力弘扬中医药文化。（医院动态 / 通讯员：黄力君）

★ 2019年

科技开放日　领略中医药文化魅力

5月18日的广州科技开放日，广州市中西医结合医院荟春园科普基地面向市民开展了一场普及中医知识，宣传中医药文化的科普活动，共有二十余名市民参与。

活动当天，报名参加活动的市民早早地便来到指定地点集合，领取活动资料后便分为两组，在讲解员的带领下开始了探索中医药学文化之旅。

在当天的活动中，讲解员带领市民参观了医院的荟春园和南药园，实地介绍药用植物的特性和功效，并结合小学课本的知识，介绍了张仲景、扁鹊、华佗等中医大家的历史故事，引起了众多青少年学生的兴趣与共鸣。随后，市民跟随讲解员的步伐来到中医药文化历史长廊，通过传统中医治疗器具的展示、医院自有制剂和膏方的介绍等，展现中医药学的新发展。接着，市民来到医院的煎药房参观，了解煎药房的运作，学习中药煎煮的知识。

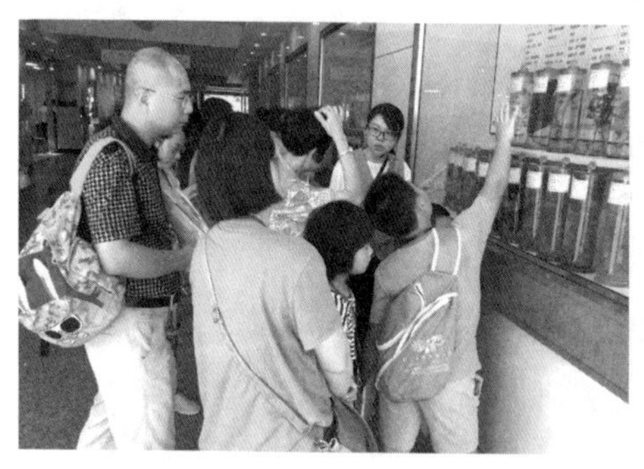

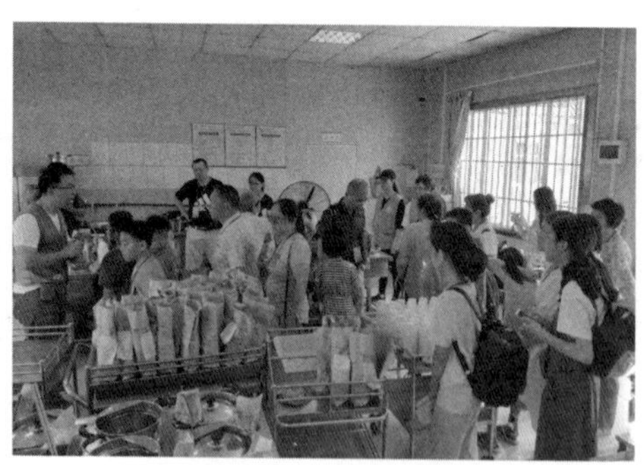

最后，为市民安排了一场“肺气之衰旺，关乎寿命之短长”的中医知识讲座，以互动讲学及有奖问答的形式，从中医的角度介绍实用的药疗和食疗知识，受到市民的热烈欢迎。（医院动态 / 通讯员：陆珊珊）

★ 2019 年

举办杏林学堂　科普中医药

5 月 24 日，在广州科技活动周之际，广州市中西医结合医院推出杏林学堂中医药科普系列活动。杏林学堂计划每月一期，每期安排数名专家开展讲座，主要结合季节特点以及常见病多发病防治等进行中医药科普。首期组织开展“脂肪肝——中西医防治常识”科普讲座，由医院肝病科卢慕舜主任为市民科普脂肪肝的知识，从中医的角度介绍调理和预治的方法。

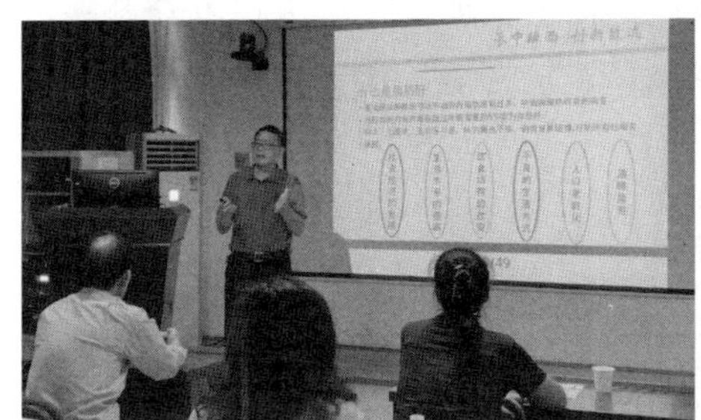

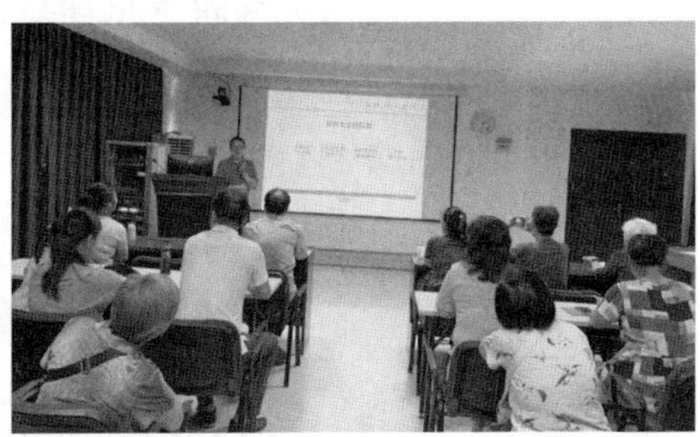

通过本次的讲座，市民不仅了解到脂肪肝的形成与危害，还掌握了实用的防治知识，收获满满。（医院动态 / 通讯员：陆珊珊）

★ 2019 年

“传承中医药文化再启航”冬令营开启

10 月 26 日上午，广州市中西医结合医院面向市民及青少年学生开展了 2019 年首期“传承中医药 文化再启航”的科普冬令营活动，让市民走进荟春园科普基地，学习中医药知识，了解中医药文化。活动吸引了 20 余名小学生

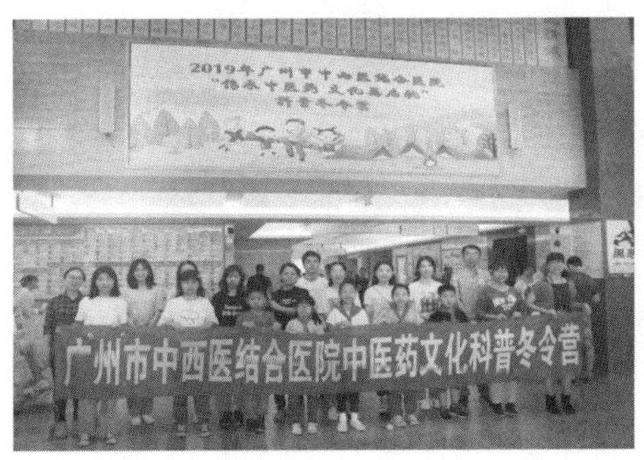

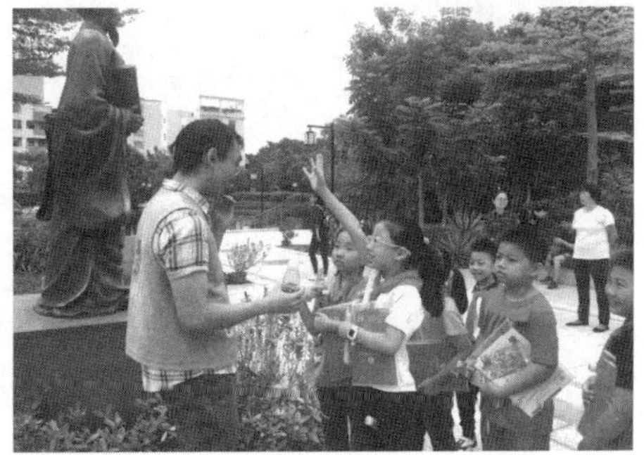

及家长前来参与。

活动中，科普志愿者带领参加者走进荟春园、南药园，了解“双花”的由来，观察五指毛桃的叶子特征，用嗅觉感受肉桂的特殊香味……学生和家长惊叹原来中医药知识这么有趣。之后，透过园内的雕塑和摆件，科普志愿者讲述了扁鹊、华佗、孙思邈等中医药学大家的故事，用语言生动展现中医药历史的发展进程，加强了参加者对中华传统优秀医学文化的认同。最后，大家跟随科普志愿者的脚步，来到了中医药文化长廊，通过橱窗内的展品感受中医药学的发展。

医院荟春园科普基地将立足社会发展的需要，面向广大人民群众开展更多形式多样的科普活动，推动中医药学的传承和发展，为实现健康中国贡献力量。（医院动态 / 通讯员：陆珊珊）

★　2021 年

脑病科赴梅花社区开展卒中宣教活动

4 月 22 日下午前往梅花社区组织开展卒中宣教活动。

脑病科谢丽英博士为前来参加活动的市民进行理论讲述、现场康复锻炼指导及健康宣教。义诊小组现场派发了卒中健康小册子并为市民免费测量血压、血糖。针对市民对卒中的认知模糊又恐惧的特点，义诊小组对卒中患者的生活习惯、饮食习惯等问题进行答疑解惑。通过本次科普宣教活动对脑卒中概念、危险因素、临床表现、健康宣教等的详细的讲解，让大家充分认识到了脑卒中可防可治。（医院动态 / 通讯员：谢丽英）

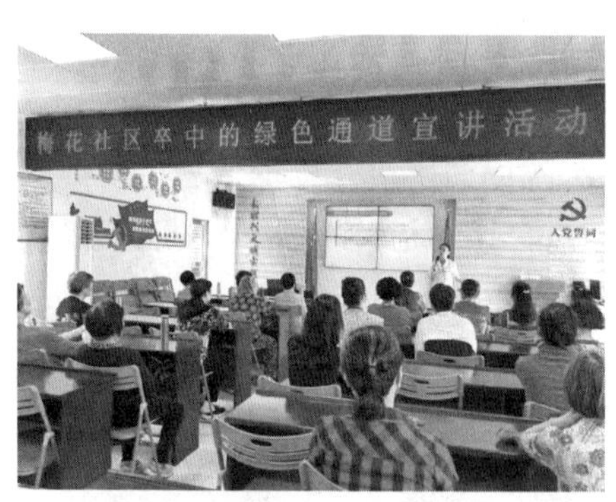

★ 2021 年

中医保健进社区

让社区居民学习慢性病知识及中医日常保健常识，学会管理自身的健康，5 月 14 日广州市中西医结合医院联合秀全街社工服务站携手走进学府社区文化活动中心，由广州市中西医结合医院治未病中心庄晓鸣主任为该社区居民们开展杏林健康学堂［正确面对“三高”］的健康知识讲座。

讲座中，庄主任针对社区居民最常见的高血压病、糖尿病这两个疾病，分别从情志、饮食、运动及中医保健疗法四方面用通俗易懂的语言进行了细致地讲解，让居民对中医慢性病养生健康知识听得懂，学得会，用得上。讲座结束后，庄主任还为在座的居民进行面对面咨询，提供个性化疾病预防的指导，受到居民的一致好评。（医院动态 / 通讯员：王乐）

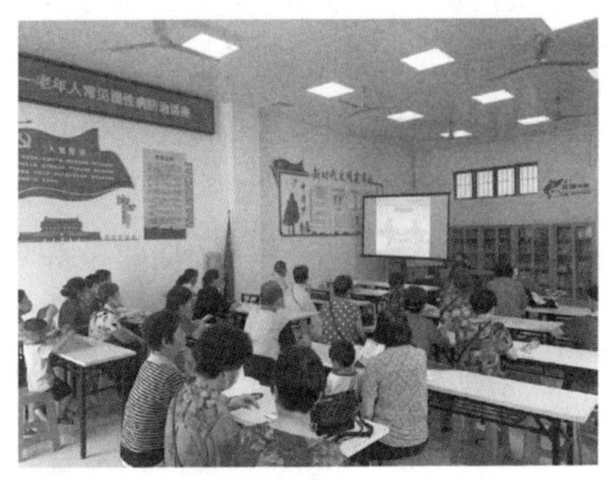

★ 2021 年

医院举办第五届中医药文化节活动

7 月 11 日上午，广州市中西医结合医院举办第五届中医药文化节活动，花都区人大常委会姚晓群副主任，花都区人民政府蒋福金副区长，花都区卫生健康局党组书记曹扬局长、任伟俱副局长、花都区卫健系统医疗单位领导和广州市中西医结合医院班子及骨干参加，活动开幕式由医院黄红柱书记主持。

活动在“大医精诚”诵读中拉开帷幕，两位诵读者通过经典向在场人员道出至真至诚方为大医的精华信念。

随后活动发布了医院 2020 年度《公益性报告》，作为系列报告的第七期刊物，除继续通过公益性指标，讲述医院的年度工作外，还重点呈现抗击疫情和中医药责任方面内容，广州市中西医结合医院作为广州北部地区中医药工作龙头单位，担负起弘扬中医药文化的责任，2020年医院在抗击疫情的同时，积极落实培养中医药人才、传承中医药技艺、创新中医药文化载体等举措。

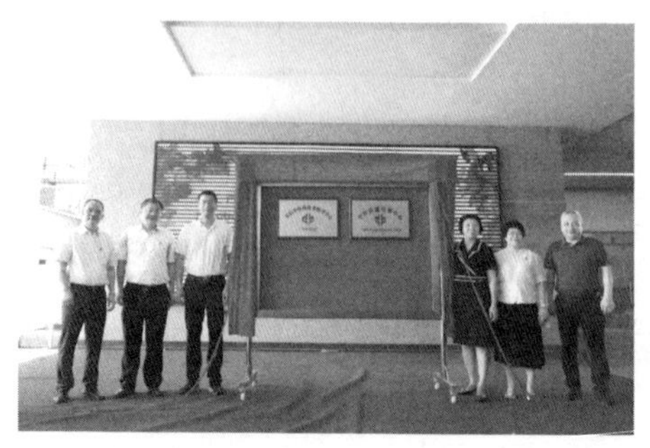

活动还为广州市花都区基层中医药技术指导中心、广州市中西医结合医院医疗集团中医技能培训中心揭牌。

曹扬书记、局长首先对参与抗疫工作的医务人员以及保障人员表示亲切慰问，充分肯定中医药在抗击新冠肺炎中的中药作用，提出广州市中西医结合医院要积极发挥中医药龙头单位作用，建立完善三级中医药服务网络、健全中医药服务内容、加强中医药人才队伍建设、发挥中医药在公共卫生服务中的作用、突出中医药文化建设和巩固中医药保障措施，扎实做好全国基层中医药工作先进单位复审准备工作。

活动现场设立了中医治未病体验区、中医理疗体验区、中医护理技术体验区、中医针灸体验区、药膳汤及养生茶饮体验区、中药产品展示区、中医猜谜活动区，让群众全面深入了解中医药，不拘一格培育信中医、爱中医的铁杆民众，释放中医药在新时代、新形势中的新活力。（医院动态 / 通讯员：叶锦坚）

★ 2021年

中医药文化进校园交流

8月25日，广州市中西医结合医院应广州市花都区秀全街雅正学校邀请，由药学部欧阳勇主任、社工部冯秀莲主任一行四人前往雅正学校参加“中医药文化进校园”交流活动，指导雅正学校“以中医药草本种植为抓手，营造中医药文化景观校园，推动校园文化建设工作”的开展。雅正学校杨美英校长携学校班子成员、教职工代表陪同出席此次交流活动。

活动中，在雅正学校校领导和教职工代表的陪同下参观了校园景观建设，在听取杨美英校长有关中医药草本种植推动校园文化建设的工作设想后，就

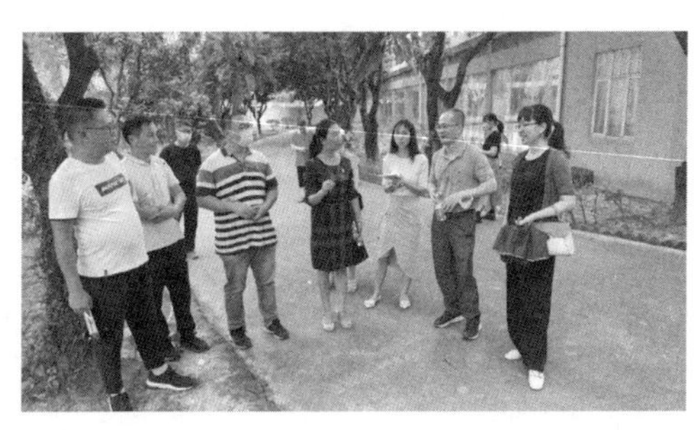

选取适合校园种植的中医药草本植物做了现场介绍。

杨美英校长认为，中医药文化是优秀传统文化的代表，选其推动校园文化建设，不仅可以促进学生对中医药文化的了解，更能提高学校文化素质教育水平。

冯秀莲主任表示，希望借此机会可以将医院社会服务与雅正学校的发展需求进行有效链接，不仅可以发挥医院优势为其提供中医药专业技术的支持和指导，还可以与其共同探索“医院科普＋学校教育”的合作发展模式，拓宽医院社会服务的发展路径，助力校园文化建设的开展。（医院动态 / 通讯员：孙武）

02 改善医院服务的本质要求
——让老百姓看好病

对于患者来说，看好病才是硬道理。生病有轻重，诊治有难易，对于医院管理者和医务工作者来说，须努力提升诊治能力水平，科学施治，尽可能让患者少受一点病痛折磨，少跑几次医院，少花冤枉钱。

① 坚持技术突破，在提升诊疗综合能力上下功夫

★ 2015 年

疝外科手术跨入“微创时代”

近日，一名 81 岁大爷因患左腹股沟疝在我院普外科接受腹腔镜全腹膜外腹股沟疝修补术 <TEP>，术后三天无不适治愈出院。

据介绍，腹腔镜疝修补术只需在腹壁上作 3 个约 0.5cm 小孔即可完成手术，具有创伤小、出血少、恢复快、复发率低的独特优势，它还能以一种手术同时治疗斜疝、直疝、股疝三种疾病，并适用于双侧疝（不增加切口）、复发疝的治疗。

据了解，医院目前是广州以北地区首例能开展腹腔镜成人疝修补术的医院，自本月开始开展此术式以来，已先后成功为多名成人疝患者实施腹腔镜疝修补手术。此术式的开展填补了我区在该项技术上的空白。（4 月 25 日《今日花都》/ 通讯员：朱勇武、陈元岩）

★ 2015 年

黄荷博士骨关节病项目获省自然立项

日前，广东省科技业务管理阳光政务平台公示 2015 年度省基础与应用基础研究专项资金（省自然科学基金）分配方案，市中西医结合医院《淫羊藿甙干预骨关节炎炎症免疫反应 MAPK 信号通路 TDP-43 分子机制的研究》项目通过立项，并获支持经费 10 万元。该项目填补了我区医疗卫生领域在省自然科学基金立项上的空白，是迄今为止市中西医结合医院获得的最高级别的科研立项。

据了解，骨关节炎是一种常见的骨骼系统致畸疾病。在我国 50 岁以上人群中，骨性关节炎的患病率仅次于心血管疾病，位居第二位。最新研究发现骨性关节炎类似于类风湿性关节炎，呈现出一种涉及免疫的炎症环境，这种环境是一种持久的障碍，潜在的限制了软骨组织工程的应用，因而，如何克服这种涉及免疫的炎症环境可能是有效治疗骨性关节炎的方法。由市中西医结合医院骨伤科黄荷博士申报的《淫羊藿甙干预骨关节炎炎症免疫反应 MAPK 信号通路 TDP-43 分子机制的研究》正是基于以上发现而开展的进一步研究。（医院动态 / 通讯员：朱勇武）

★ 2016 年

多学科协作切除颅内巨大肿瘤

近日，我院神经外科、介入科、重症医学科、麻醉科、医学影像科等合作，经过三个多小时手术成功地为 52 岁男性患者江明（化名）完整摘除颅内巨大脑膜瘤。

患者江明今年春节前出现头痛、头晕、呕吐等不适症状，在其他医院诊疗效果不明显，病情不断加重，转入我院诊疗。经 CT 和 MRI 检查，确诊为颅内巨大脑膜瘤，肿瘤范围大小 7x8 厘米。

在麻醉医生的配合下，雷震主任主刀与助手合作，经过三个多小时手术，巨大肿瘤完整地被切除。手术出血量只有 100 多毫升。术后一周，江明上下肢活动自如，行动稳健，痊愈出院。（2016 年 6 月 6 日《今日花都》/ 通讯员：

黄力君）

★ 2016 年

首例主动脉夹层动脉瘤介入术填补我区技术空白

近期，广州市中西医结合医院重症医学科和介入科成功施行胸主动脉夹层动脉瘤支架植入术，救治一名主动脉夹层（De-Bake Ⅲ型）患者。

患者骆先生，45 岁，因“突发胸背部疼痛 4 小时”收入我重症医学科，入科后经镇痛、镇静和降血压治疗后，病情略稳定。通过 CT 造影检查发现患者患有主动脉夹层破裂 De-Bake Ⅲ型，内膜破裂口位于主动脉弓，左锁骨下动脉开口远端。

重症医学科刘宁主任与介入科曹野主任会诊商议后，经慎重考虑、严格检查和反复评估后，决定为患者施行胸主动脉夹层动脉瘤支架植入术，手术顺利，效果良好。在重症医学科全体医护人员的精心护理下，患者目前病情稳定，术后恢复良好，业已出院。

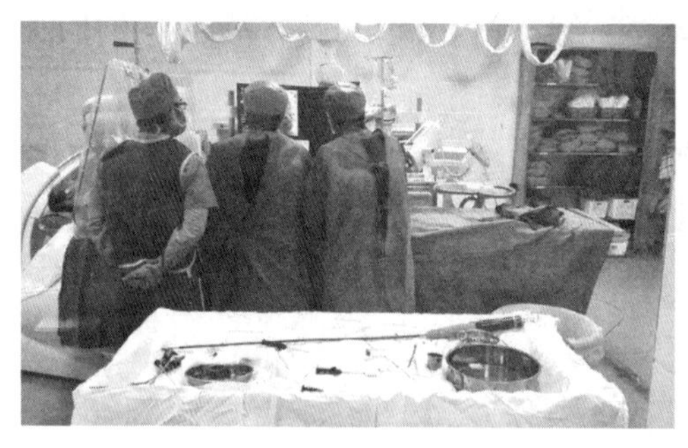

首例主动脉夹层动脉瘤支架植入术取得成功。既是我院历史性技术突破，也填补了花都区主动脉介入手术的空白，标志着重症患者救治水平又上了一新台阶。（7 月 11 日《今日花都》/ 通讯员：黄力君、许智伟）

★ 2016 年

口腔医疗中心获 3 项专利授权

近日，从国家知识产权局传来好消息，广州市中西医结合医院口腔医疗中心自主研发的 3 项实用新型专利（专利号 201620029949.9.201620029851.3 和 201620029977.0），通过国家知识产权局审查，获得国家专利授权。这是口腔医疗中心在实用技术领域的零突破，也是我院科研创新工作的又一飞跃。

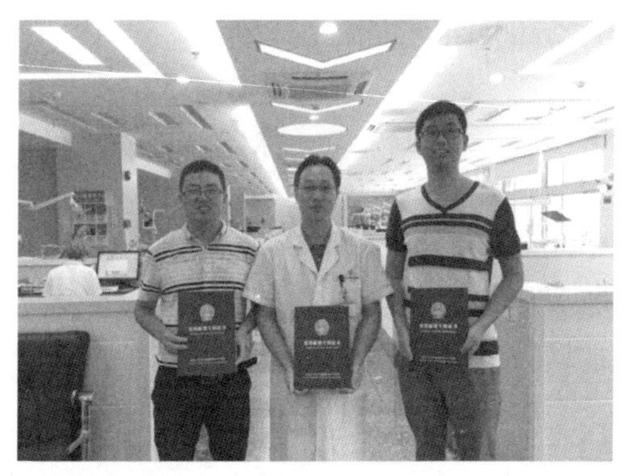

为响应关于创建学习型、创新型医院的号召，口腔医疗中心积极组建科研小组，以日常诊疗为依托，鼓励医护人员从工作细节中发现问题，研究问题并解决问题，在科室内营造了浓厚的学习氛围。在院领导的鼓励和支持下组织科室骨干外出交流、学习新兴技术，进行自主创新，扎实推进本科室的科研工作。

三项专利成果是口腔医疗中心科研能力的具体体现，也标志着医院科研工作进入崭新阶段。（医院动态 / 通讯员：甄恩明）

★ 2016 年

首例腔镜甲状腺手术获成功

近日，医院普外科陈元岩副主任医师成功为一名双侧甲状腺肿物的患者实施了腔镜下双侧甲状腺大部分切除 + 峡部切除术。患者丁某某，女性，37 岁，确诊双侧甲状腺肿物 2 年余。术前陈元岩副主任医师组织对该病例进行了充分讨论，制定周密的手术方案。手术采用完全乳晕入路，仅在患者的双侧乳晕部位切开 3 个 1.0 厘米左右的小孔，完全在腔镜下完成了颈部操作空间的建立、甲状腺的显露、血管离断、喉返神经的保护及标本的取出，术中出血量约 10ml，术后患者恢复良好，已康复出院，患者及家属十分满意和感激。

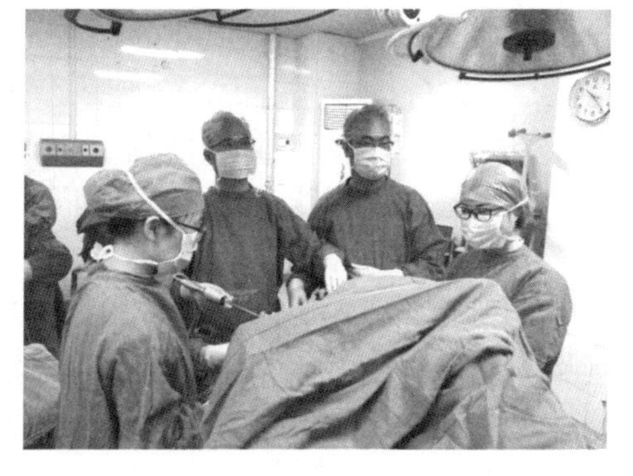

甲状腺位于人体颈部，诸多神经和大血管与之相伴，手术空间极小，腔镜甲状腺肿瘤切除术可以说是精准度要求较高的手术。手术的成功实施，标志着我院普外科在治疗甲状腺疾病方面达到了国内先进水平，也让更多的患者享受到优质、高效和满意的医疗服务。（医院动态 / 通讯员：陈显国、陈元岩）

★ 2017 年

冠脉介入团队成功完成高难度手术

2 月 3 日，鸡年正式上班的第一天，广州市中西医结合医院心内科介入团队成功为一例冠状动脉三支血管堵塞的患者进行了手术，在为患者带来福音的同时，也标志着医院的心脏介入水平再上了一个新的台阶。

当天下午，医院接收了一个中年男性患者，冠脉造影结果提示冠脉三条血管完全闭塞（心脏共有三条血管），他仅仅靠近段的微弱血流维持生命，结合病史，考虑三支血管都为 CTO 病变。这种病例十分罕见，能生存下来也是个奇迹，随时都有猝死的风险，手术风险高，难度大。在向患者家属详细告知病情后，医院心内科介入团队制定了详细的手术方案及处理策略。披着重重的铅衣，历经 4 个小时，成功为患者实施了手术。

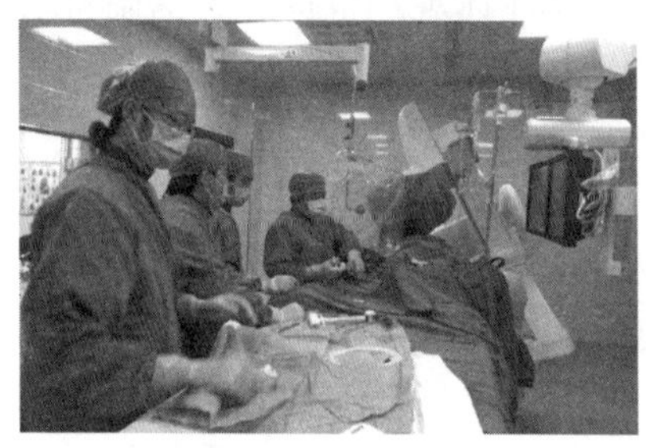

看到家属笑容的那一瞬间，介入团队忘却了那湿透的手术衣，忘却了那饥肠辘辘的肚子，忘却了 5 位数的辐射量。坚守岗位，不懈的努力只为更好地服务花都老百姓。（医院动态 / 通讯员：李幸洲）

★ 2017 年

首例支气管动脉栓塞术获成功

2 月 14 日，医院首例支气管动脉栓塞手术获得成功，标志着医院对因气管动脉引起的咯血的治疗又上了一个新的台阶。

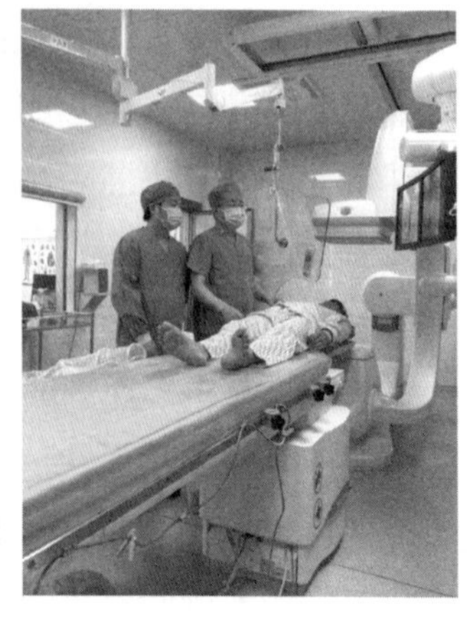

众所周知，呼吸系统有 9%~15% 可引起咯血，其中大咯血的死亡高达 60%~80%，其中 90% 以上的咯血来自支气管动脉。本周医院就收治这样一个中年女性，反复咯血入院，行 CT 提示支气管扩张，经内科积极治疗效果不佳。介入科曹野主任医师会诊后，决定行支气管动脉栓塞术。随后以曹主任和李幸洲医师组成的介入团队制定了详细的手术方案及治疗策略，实施急诊介入手术。

手术圆满成功，用时 40 分钟，患者术后无不适，未再出现咯血。此例手术的成功，具有重要意义，它为内科咯血治疗提供了新的治疗方法，开辟了医院大咯血治疗的新时代。（医院动态 / 通讯员：李幸洲）

★ 2017 年

介入治疗为妇产科保驾护航

近日，一名女患者因引产后胎盘残留收入广州市中西医结合医院妇科，在治疗过程中出现大出血，深夜中被立即送介入室行栓塞术，术程顺利，没有造成大出血，病人的子宫得以保存。

患者收入医院后，诊断考虑人流不全残留，在治疗当中发现大出血，若不及时处理将会危及生命，医院及时送介入室行双侧子宫动脉栓塞术，有效解除病人大出血。据妇科覃秋萍主任介绍，部分患者遇到这种情况会接受最根本的治疗，即切除子宫，但大部分年轻的病人有强烈的生育希望，希望接受保守治疗，尽量保留子宫。介入治疗具有不开刀、创伤小、恢复快、效果好的特点，它借助导管、导丝延长了医生的双手，拓展了妇产科急诊医疗的治疗新途径。（医院动态 / 通讯员：陈曼玉）

★ 2017 年

妇科完成一例腹部巨大包块切除术

近日，妇科顺利为一名腹部巨大包块的患者实施手术，术后患者恢复良好，已康复出院。

患者汤某某，女性，43 岁，4 年前 B 超检查发现左侧卵巢小囊肿，未重视，未定期复查。因近半月腹胀不适就诊，就诊时查体腹部膨隆如孕足月，腹部包块上届达剑突下，双侧界达腋前线，CT 检查提示腹部巨大囊性包块，大小约 32cm × 25cm × 16cm，包块考虑来源于左侧卵巢。汤女士一直以为自己中年发胖，当得知因腹部长大包块而使腹部膨隆时，忧心忡忡，生怕自己长恶性肿瘤。术前覃秋萍科主任组织院内专家对该病例进行了充分讨论，从包块良恶性的判断、手术方式的选择、手术切口的设计、术中出血的预防、术中麻醉监测、术前备血和无菌沙袋的准备、预防感染和术后深静脉血栓等方面做了详细讨论，制定周密的手术方案。

6 月 30 日上午，覃秋萍主任为该患者施行了腹腔镜探查 + 经腹左侧附件切除术。术中缓慢间断吸出包块内液体 7500ml，切除左侧附件，冰冻病检结果为卵巢良性肿瘤，测量包块囊壁及囊内液体重达 8kg。全程患者生命体征平稳，手术顺利。术后恢复良好，如期出院。（医院动态 / 通讯员：郑颖惠）

★ 2017 年

微创椎间孔镜技术填补我区治疗椎间盘突出空白

近日，广州市中西医结合医院骨科脊柱团队开展创新技术，引进先进微创设备，已顺利开展微创椎间孔镜技术，为广大深受腰椎间盘突出困扰之苦的患者带来福音，填补了我区微创内镜下治疗椎间盘突出医疗领域的技术空白。开 7 毫米的术口，就能解决腰椎间盘突出。

椎间孔镜技术是目前脊柱微创外科技术中创伤更小、技术更好、安全系数更高的椎间盘突出微创技术。椎间孔镜不破坏脊柱骨关节韧带结构，不影响脊柱稳定性。手术过程不需要牵拉神经和硬膜囊，对椎管内神经血管组织无明显干扰。该技术不但能治疗椎间盘突出，解除神经压迫，而且手术创口小，只有 7 毫米左右，放大镜摄像头可视化完成手术，几乎无出血，术后贴上创可贴即可，住院时间一周左右。（8 月 26 日《今日花都》/ 通讯员：刘栋华）

★ 2017 年

急诊科蛇伤治愈率 100%

近日，一位 45 岁徐姓先生上山采集盆栽植物被毒蛇咬伤，送至我院急诊科，伤口位于左踝部，可以见到毒蛇牙齿咬伤的两个流血伤口，周围开始红肿。病人现场拍摄毒蛇为 60 厘米长的竹叶青蛇，经医生辨认后注射足量抗蝮蛇蛇毒血清，清理伤口，收入病房住院，给予抗过敏、消肿等对症治疗四天，病人痊愈出院。

自从今年急诊科配备抗蛇毒血清以来，已成功救治 30 多例毒蛇咬伤病人，由于得到及时治疗，无一例死亡，在我区造成良好影响。近年来我区农村山野甚至公园草木丰茂，毒蛇繁殖有所活跃，每年 6 至 11 月是毒蛇咬人高峰期，毒蛇咬伤病人逐渐增多。蛇餐馆的员工工作中也容易被咬伤。因此我区的街坊干农活或者逛公园，尤其是夜间，最好还是稍稍远离茂密灌木草地，避免发生被蛇咬伤的情况。

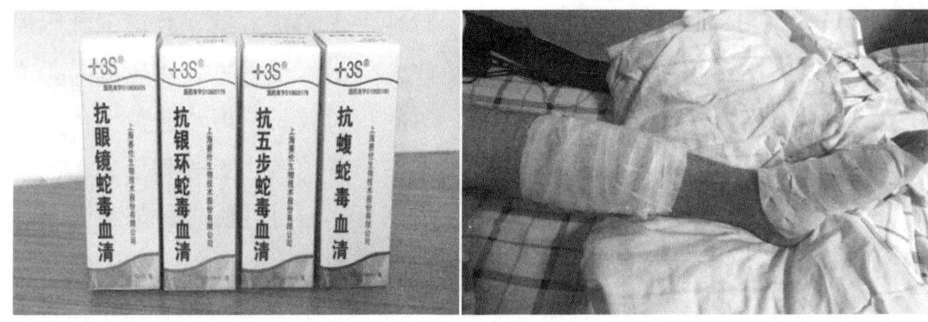

一旦被蛇咬，首先应保持冷静，不要乱跑，不然会导致毒素侵入更快。尽可能记住蛇的特征，如有手机在身边，能拍照更好，便于医生对症下药，同时需喊他人帮忙将自己“搬走”，尽快到医院就医打破伤风和抗蛇毒血清。抗蛇毒血清尽量在 4 小时之内足量注射，越早越好。若是在边远地区被咬，可就近先对局部伤口进行处理，再赶往医院治疗。因蛇毒主要通过淋巴管扩散，可在伤口 3 至 5 厘米的肢体近心端轻轻结扎。需要注意的是，捆扎伤口的时间不能过长，一般每扎 15~20 分钟要松开绳子 1~2 分钟，以免肢体长时间缺血而坏死。（医院动态 / 通讯员：林培顺、练志明）

★ 2018 年

首例腔镜乳腺癌根治术填补花都区技术空白

“本以为这次要命了，没想到还能恢复的这么好！真是太感谢你们医院乳腺外科的大夫们了！”一名乳腺癌患者在广州市中西医结合医院出院时由衷感叹。医院乳腺外科运用腔镜技术为患者实施了乳腺癌根治术。据悉，这也是花都地区首例腔镜乳腺癌根治术成功案例。

该患者右侧乳房肿物已生长40余年，一直忌讳就医，没想肿瘤越长越大，严重威胁到了身心健康和生活质量。就诊时肿瘤已大致有8cm×7cm大小，侵犯皮肤及胸壁，并伴有腋窝淋巴结肿大和融合。经过穿刺活检证实为乳腺癌。

经过四个疗程的周期性化疗，患者的乳房肿瘤及腋窝淋巴结逐渐缩小至

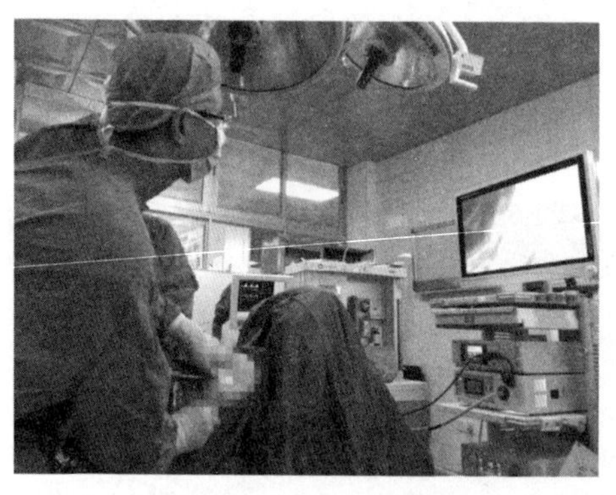

5cm×4cm大小，与胸壁无粘连，腋窝淋巴结缩小无融合。经过医院乳腺外科医生的综合评估，制定可行性手术治疗方案。腔镜下乳腺癌改良根治术虽手术费用较高，手术时间相对较长，但却避免了传统手术的一些弊端，更有利于患者的术后恢复。通过乳腺外科胡玉萍主任等医师的分析评估，并与患者家属多次沟通交流，决定为患者实施腔镜根治术。

乳腔镜手术以其独特的技术优势和治疗效果，在乳腺外科领域中体现了良好的应用价值，获得病员及家属的满意评价。（医院动态/通讯员：郭雄图）

★ 2018年

专科护理门诊完成首例PICC置管术

1月19日，广州市中西医结合医院护理专科门诊完成开科以来首例B超引导下PICC置管术。

B超引导下PICC置管技术能够让操作者在进行操作之前清晰看见上肢血管详细解剖结构，从而极大地增加了穿刺血管定位的准确，这对于血管条件

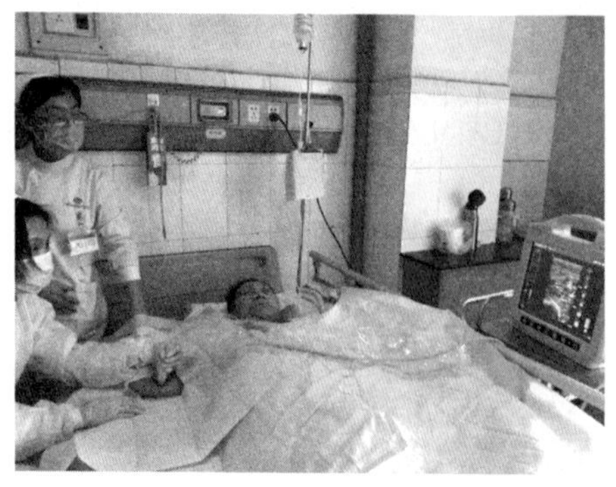

不是特别好的患者非常有利，它极大地提高了穿刺的成功率。

此次置管患者是一位75岁男性患者，由于长期静脉输液，该患者的外周血管已经非常差了，左侧手臂已经形成静脉炎，对于这种情况家属十分担忧，考虑到患者还要进

行长期输液，我们建议患者留置 PICC 管，在征得患者同意后我们护理专科的成员们开始着手准备，此次置管是自 1 月 16 号开设 PICC 护理专科门诊以来的第一例 PICC 置管术，此次置管由任贤崧护士长操作，其余成员在一旁学习观看，置管过程非常顺利。患者及其家属十分意，术后又再次对患者进行了健康宣教，患者及家属对我们表示了极大的感谢。（医院动态 / 通讯员：黄燕）

★ 2018 年

这个春节不得了

骨二科在春节期间成功为 9 名高龄患者行髋关节置换手术。

“受天气改变等多方面因素影响，春节期间科室收治 9 名髋部骨折的高龄患者，且春节期间收治的病人总数及手术台数居整个骨伤科中的榜首。”陈宝玲护士长介绍道。

今年春节期间，由多名医生联手，成功为 9 名髋关节骨折、活动受限的高龄患者进行了人工股骨头假体置换微创手术。

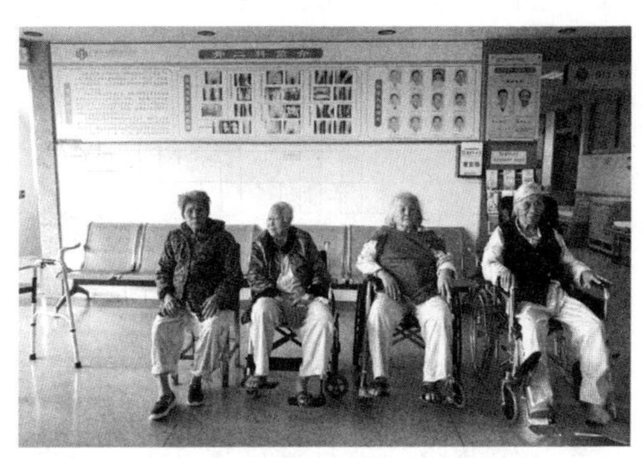

置换术后患者在大厅晒太阳

人工股骨头假体置换微创手术的成功开展，标志着我院在骨科创伤技术更加成熟。在骨二科罗东斌主任的带领下，他们突破一个又一个技术屏障，积累了丰富的临床经验，创造了良好的业绩，为了患者早日康复他们仍在不断进取，不断探索中！（医院动态 / 通讯员：刘淑娴）

★ 2018 年

重症医学科成功开展血浆置换

近日，广州市中西医结合医院重症医学科成功开展血浆置换疗法，为肝硬化患者减轻了病痛，延续了生命。据重症医学科邱峻副主任医师介绍，血浆置换疗法可治疗 200 余种病症，是很多患者的福音。

患者钟某，现年 49 岁，5 年前曾因酒精性肝硬化、消化道出血住院治疗，经对症处理后症状好转出院。之后一直在中山三院等待肝源行肝脏移植手术，此次，因肝硬化病情加重于 3 月 6 日住进了广州市中西医结合医院重症监护室，入科时已处于深昏迷状态，全身的皮肤黏膜重度黄染，经会诊确诊为严重的肝性脑病。如果不能将胆红素及血氨降下来，患者基本不能等到肝脏移植那一天。

鉴于如此危重的病情，重症医学科科内立即对其进行全面评估，全科会诊，最终决定采用血浆置换治疗来降胆红素及血氨，血浆置换治疗帮助其净化了血液中的毒性物质，从而起到了辅助性肝支持的作用。

经过医护们的治疗与护理，患者病情大有好转，很快神志转清，已经转到中山三院准备行肝脏移植手术。此次血浆置换的顺利完成，不仅为患者争取了肝脏移植手术的机会，还填补了广州市中西医结合医院治疗性血浆置换技术空白。（医院动态 / 通讯员：向蕾）

★　2018 年

内镜下止血又添新技术

——胃底曲张静脉组织黏合剂栓塞术

近日，广州市中西医结合医院邱李华、李清峰等内镜团队在南方医科大学第三附属医院岳辉教授指导下为患者罗某完成了医院首例“内镜下胃底静脉曲张组织黏合剂栓塞术”，患者罗某多次因胃底曲张静脉出血住院治疗，本次住院采用内镜下组织黏合剂栓塞术治疗了严重曲张的胃底静脉，安全有效地预防了胃底曲张静脉再次破裂出血。目前，患者恢复良好，已出院。该技术填补了医院内镜下治疗胃底曲张静脉组织胶注射术的空白，使医院内镜治疗技术上升到新的水平，给广大肝硬化失代偿期并发胃底静脉曲张的患者带来了福音。（医院动态 / 通讯员：李清峰）

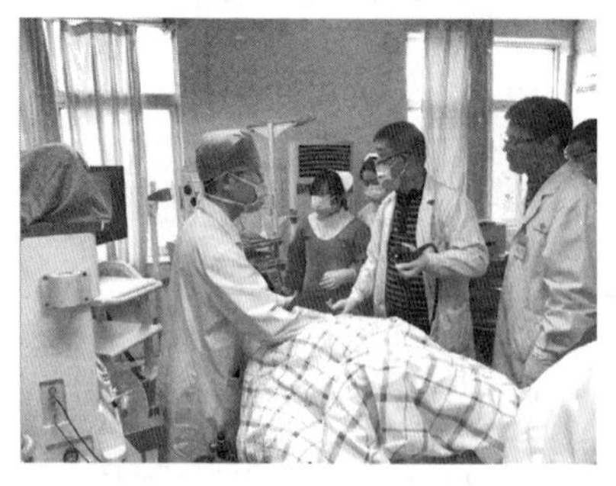

★ 2018 年

医院 3 年获 22 项专利授权

近日，广东省广州市中西医结合医院养生膏方包装袋及礼品袋二项外观设计获国家专利授权。3 年来，该院累计通过 22 项国家专利授权，其中发明专利授权 1 项、实用新型专利 6 项、外观设计专利 15 项，涉及药剂、口腔、骨伤、急诊、心血管、泌尿、治未病等多个科室。

近年来，广州市中西结合医院积极开展科研创新，采取激励政策、专题培训等措施，鼓励医护人员开展科研创新并积极转化为临床应用，特别是重视知识产权保护，在推动医教研全面发展上取得丰硕成果。（5 月 31 日《中国中医药报》/ 通讯员：朱勇武、王晓彤）

★ 2018 年

耳鼻喉科开展耳内镜新技术手术

10 月 12 日，耳鼻喉科耿娟娟主治医师和赵翠青副主任医师通力协作下，开展了医院首例耳内镜手术——鼓室成形术，笔者有幸亲临现场观摩手术。手术现场对于耳内镜无死角的成像显像效果无不赞叹不已，更被形象逼真的显示技术所折服。

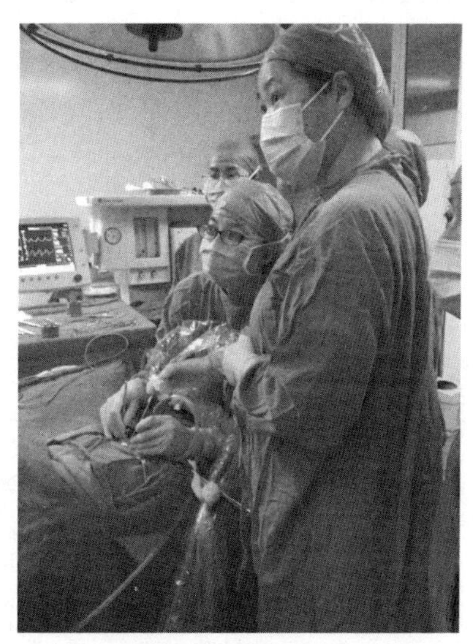

双手操作耳内镜下耳科手术

耳内镜技术下耳科手术，比传统显微镜下耳科手术，除了成像明显优越之外，而且更加接近于微创手术的效果。传统耳科显微镜手术，除了创伤大，愈后时间期长之外，假如做耳后切口，这就给患者术后留下一道长长的耳后切口疤痕，一般体质者半年左右疤痕可以基本消除，对于疤痕体质者，则没有那么幸运，耳后切口疤痕将会如影随形，困扰不堪。

耳内镜则改变了手术皮肤入路，手术创伤小，创面疤痕小，以及术后康复快等优点。传统耳科手术，术后住院少则一周，多则两周，而耳内镜技术手术大大缩短了住院时间，术后三天左右就可以达到出院条件。（医院动态 / 通讯员：陆奇胜）

★ 2019 年

医院 DRG 能力指数连年提升

最近，广东省卫生健康委召开了全省医疗质量分析工作会，对广东省二级以上医院（1483 家）医疗能力即 DRG（疾病诊断相关分类）能力进行全面的分析、评判，并对全省医院进行分类排序。

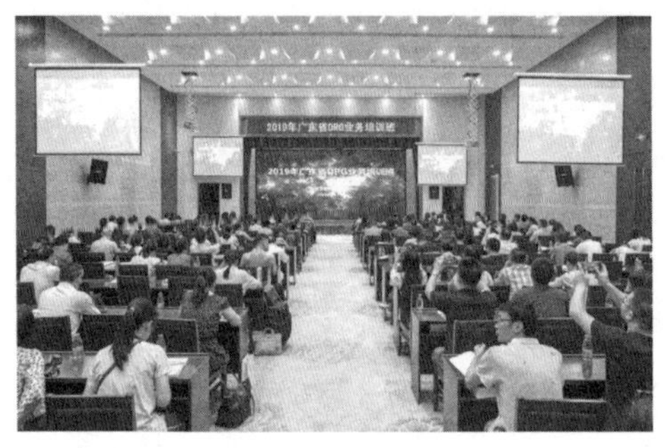

会上发布了全省各医院 2018 年 DRG 能力指数，并对各序列医院进行了分类排名。2017 年广州市中西医结合医院 DRG 能力指数为 2.44，在全省中医系统医院排名十一位；2018 年医院 DRG 能力指数上升到 3.01，名列全省中医系统医院第八位，较去年有较大的进步。另一方面，医院 DRGs 组数连续两年位居全省中医系统医院第六位，2018 年 DRG 组数达 656 组。医院的学科建设指数由 2017 年的 2.99 上升到 2018 年的 3.5，其在全省排名也由原来的第十二位上升到 2018 年的第八位。

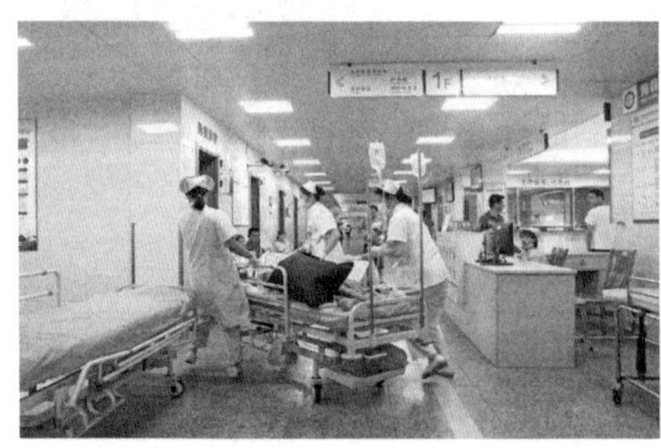

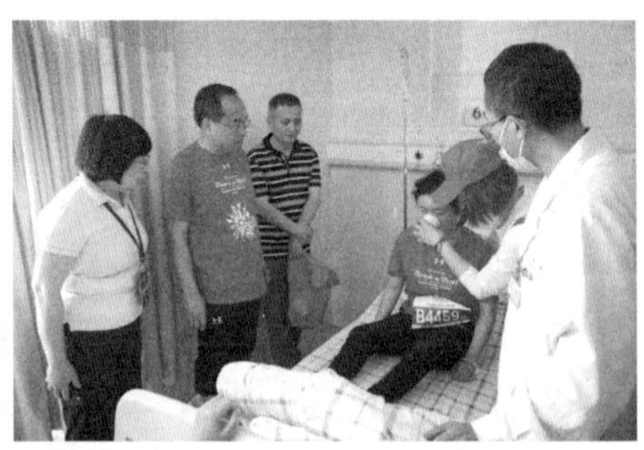

医疗安全是医院的第一要务，此次医疗安全指标体系采用对住院病人低风险组病死亡率评价，广州市中西医结合医院在 2018 年低风险组死亡率为零，位列全省并列第一。（医院动态 / 通讯员：叶锦坚）

★ 2019 年

消化内科独立开展内镜下黏膜剥离术（ESD）

患者李先生，由于大便异常，在广州市中西医结合医院行结肠镜检查发现直肠肿物，考虑直肠侧向发育型肿瘤（LST），直径约 2.5cm~3.0cm，病理提示管状绒毛状腺瘤，遂入住消化内科。术前，邱李华主任领衔的消化内镜团队经充分讨论与准备，且与患者及家属沟通后，决定为患者实施 ESD 术。手术历时约 1 小时余，病灶被完整切除，过程顺利，目前患者已出院。

ESD 术是近年来发展起来的治疗消化道浅表病变的内镜微创技术，其具有微创、不改变消化道结构、避免外科手术创伤、术后恢复快、生活质量高等优点。但是其操作相对复杂，要求设备条件高，只在省市级以上医院科可完成该类手术。（医院动态 / 通讯员：李清峰）

★ 2019 年

打破超高龄手术禁区 114 岁老人重获新生

12 月 4 日广州市中西医结合医院骨二科来了一位特别的患者——114 岁高龄的陈婆婆。陈婆婆当天不慎摔伤，家里人立马送往急诊就诊，陈婆婆属于超高龄患者，急诊医师立刻开通快速绿色通道，马上安排 X 光片检查，诊断为左侧股骨粗隆间骨折。急诊医生电话联系当天骨二科值班的张宏艺主治医师，安排陈婆婆住院进一步治疗。

对于老年人髋部骨折的患者，手术是目前公认首选的治疗方案，陈婆婆已经 114 岁，为超高龄患者，身体各项机能均已衰退，麻醉、手术风险极高，但手术能固定骨折，减轻疼痛，早期离床功能锻炼，便于家人护理照顾，减少卧床并发症。如果保守治疗，需长期卧床，随着时间推移可能会出现心脑血管意外、褥疮、肺部感染、泌尿感染、栓塞性疾病等比骨折本身更致命的并发症。

罗东斌副主任医师亲自向患者家属交代病情及相关风险，家属同意科室制定的手术方案。由焦锋副院长带领，经过精心的术前准备和严格的术前评估，12 月 07 日麻醉科钱伟民及王福涌主任为陈婆婆实施麻醉，骨二科罗东斌主任

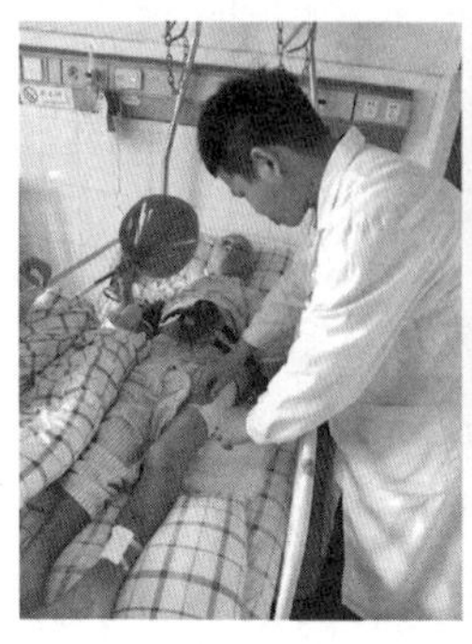
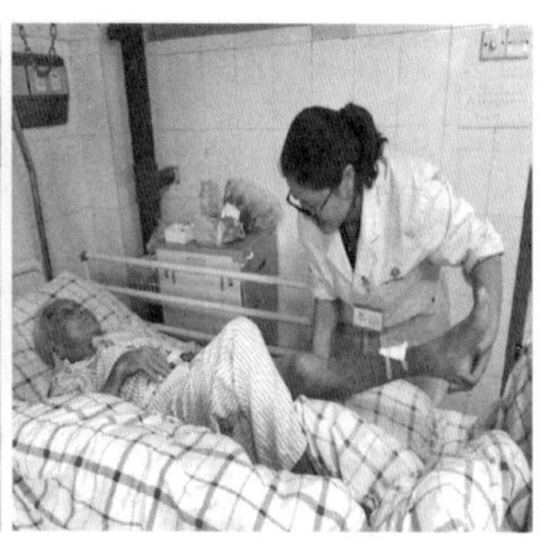

主刀、唐东鸣副主任医师、张宏艺主治医师为助手，为此例超高龄患者施行“左股骨粗隆间骨折闭合复位 PFNA 内固定术”。术中麻醉平稳，整个微创手术时间 20 分钟，手术出血约 20 毫升，术后陈婆婆病情稳定，顺利回病房观察。在罗东斌主任带领下，经张宏艺主治医师及护理团队精心护理，配合中医药康复治疗，目前陈婆婆已能自行坐起。（医院动态 / 通讯员：张宏艺）

★ 2020 年

跖骨骨折精准复位，实现完美微创

跖骨骨折占成人骨折的 5.1%，占足部骨折的 37.5%，在足的第五个跖骨中，第一跖骨最粗大，发生骨折的机会较少。第二至第四跖骨发生骨折机会最多。第五跖骨基底，由于松质骨，常因腓骨短肌猛烈收缩而发生骨折。

跖骨骨折可发生在跖骨基底部、跖骨干、跖骨颈部。在大多数情况下跖骨骨折为直接暴力引起，如重物打击、车轮碾轧、高处跌落等。少数情况下，有长期慢性损伤。如长跑、行军、快走，致第二或第三跖骨干发生疲劳骨折。

近日，广州市中西医结合医院骨二科住院部收治一名高处坠落患者，利某，男性，29 岁，不慎从高处坠落。当时左足部着地，随即左足部疼痛、活动受限，立即由家属送至急诊就诊；急诊医师予拍片示：左足第 2–4 跖骨多发骨折，予办理住院。当时由住院部张文佳医师接诊患者，详细询问患者病史情况。与患者及家属交代病情，患者左足多发骨折，移位明显，若保守治疗，骨折端难以复位及固定，患者需长期卧床制动，可能造成骨折不愈合或畸形愈合，远期影响足部负重、行走功能。目前患处仍会继续肿胀，2~3 天达到肿胀高峰期，待肿胀消退、皮肤出现褶皱，完善术前相关检查，排除手术禁忌症建议手术治疗；患者及家属同意手术治疗。

手术由张永医师主刀，张文佳医师一助，彭忠海医师二助，术前张永医师查看完患者的 X 光片后说，我们尽量不切开复位，减小患者的二次创伤。患者高处坠落，不仅伤到了骨头，周围的软组织也受到了极大的创伤；切开复位损伤大，影响软组织及骨折端的血运，有可能导致骨折端延迟愈合甚至不愈合。闭合复位损伤小，减少软组织的损害，不影响周围组织的血运，为骨折端愈合创造良好的条件。手术正在有条不紊地进行，先经皮肤定位左足第 2 跖骨头位置，将克氏针自第 2 跖骨头向近端骨髓腔钻入，接着定位第 3 跖骨骨折端处，自足背皮肤插入克氏针经骨折端髓腔从第 3 跖骨头穿出，手法复位第 3 跖骨骨折端，逆行钻入克氏针至跖骨近端固定。同样方法固定第 4 跖骨骨折端，经 C 臂机透视后见第 2–4 跖骨骨折复位良好，伤口极小，无须缝合，达到完美微创。

术后患者还询问医生为什么做完手术没有刀口，医师说："我们给你做了微创,闭合复位固定,虽然增加了手术难度,但是对你是极好的。对骨折愈合、软组织恢复创造了良好地条件"。由于微创、无切口，患者术后第 3 天就顺利出院，并对手术非常满意。（医院动态 / 通讯员：彭忠海）

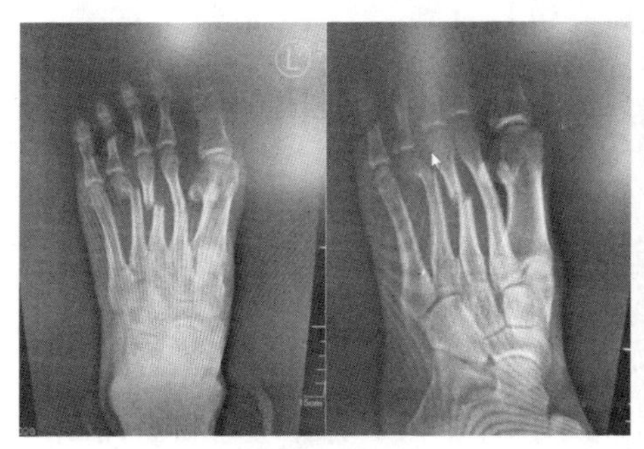

患者术前左足正斜位 X 光片

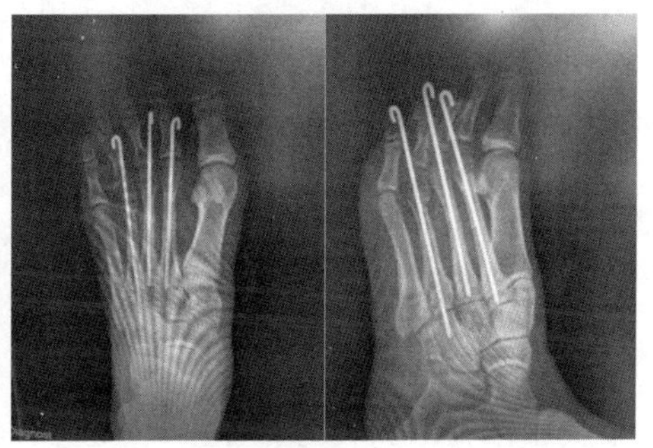

患者术后左足正斜位 X 光片

★ 2020 年

重症医学科（ICU）完成首例"人工肝"治疗

4 月 18 日，在重症医学科主任刘宁副主任医师及王震奎副主任中医师的指导下，科室刘成焯、胡乐琼护士完成了广州市中西医结合医院首例双重血浆吸附系统治疗操作，开创了花都区人工肝治疗的先河。

患者潘某，男性，51岁，因“腹痛伴大便带血1.5小时”于2020年4月12日07:11入院，当天下午13:30即转入重症医学科，转入诊断为脓毒血症、肝硬化失代偿期合并肝肾综合征。患者入院后各项肝功能检查表明：肝细胞解毒功能极差，需行人工肝治疗。经两次的人工肝治疗后患者复查黄疸指标较前明显下降，病情渐趋稳定。

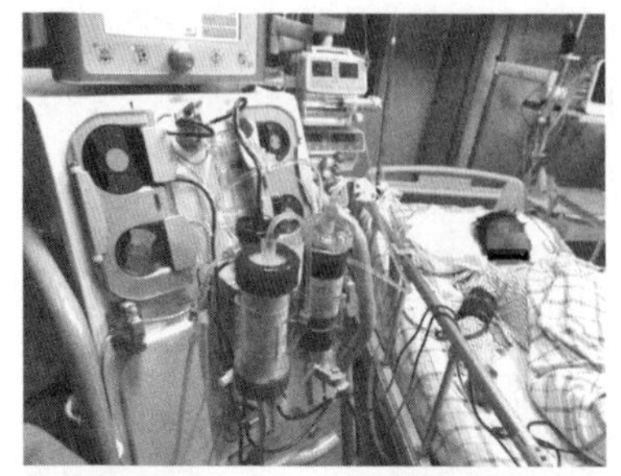

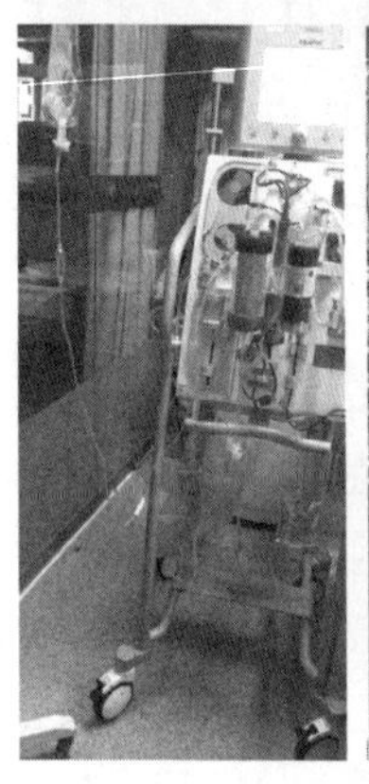

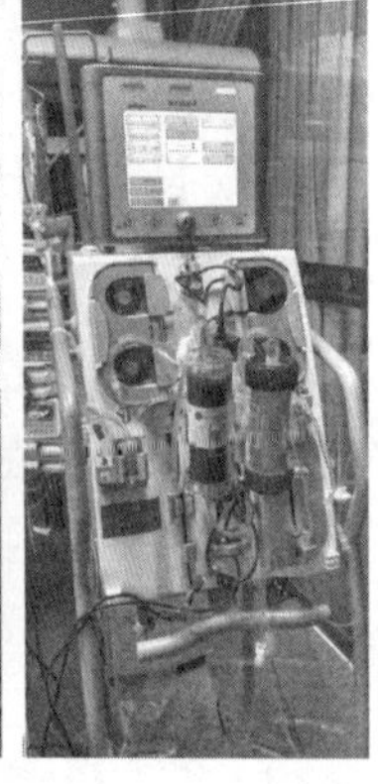

双重血浆吸附系统（DPMAS）利用离子交换树脂和中性大孔树脂两种吸附剂联合应用，协同增效。迅速改善黄疸症状的同时清除炎性介质等有害物质，不耗费血浆，提高救治成功率，改善患者预后。从技术发展来看，DPMAS是以后血液净化治疗急危重症的发展方向。（医院动态 / 通讯员：陆奕双）

★ 2020年

骨二科运用“骨搬运手术”治疗骨髓炎

近日，广州市中西医结合医院骨二科成功完成第三例纵向骨搬运治疗骨髓炎手术并取得良好效果。骨搬运术是利用拉伸牵张成骨原理，将游离断骨端搬运至骨缺损处的方法，适用于骨髓炎导致的感染性骨缺损。能有效提高患者生存质量，造福广大花都区甚至广州周边地区患者。

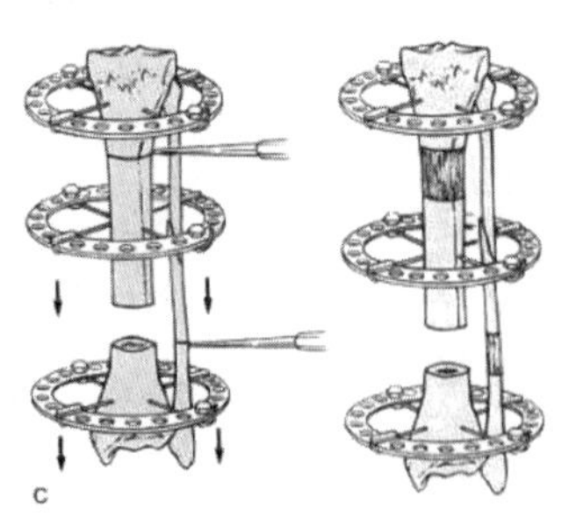

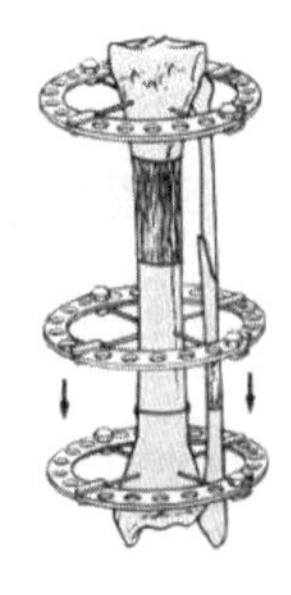

患者黄某，男，56岁，2018年08月因外伤致右股骨干骨折、右胫腓骨骨折。在院外多次手术治疗后伤口无法愈合，长期流脓伴死骨排出。

2019 年 12 月 24 日前往广州市中西医结合医院门诊就诊，经检查初步诊断为骨髓炎，收入骨二科进一步治疗。

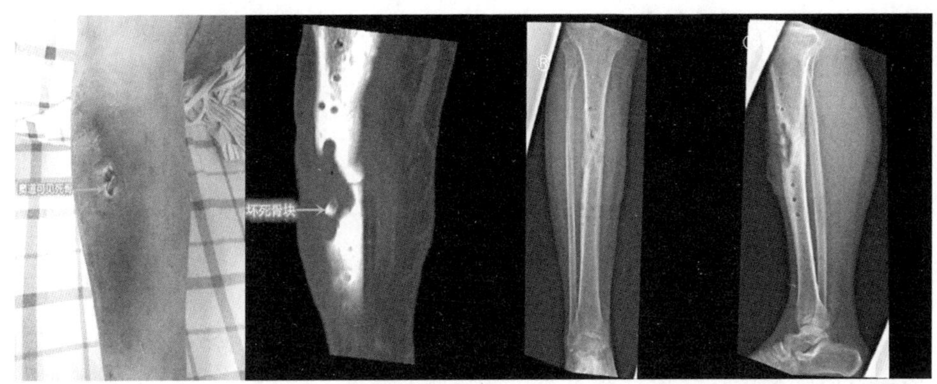

术前外观照　　术前 CT　　术前 X 线片

经过 CT、抽血等检查后，在焦锋副院长及罗东斌主任主导下进行病例讨论及对患者做充分术前交流沟通，提前进行心理干预，增强信心，确诊其为慢性骨髓炎。综合考虑病人情况，为其制定了疗效可靠的“骨搬运术”。并由汤永南、张小海副主任医师、侯大标、葛辉医师治疗组完成该手术操作。此次骨搬运术，术中把感染的一段 5.6cm 长度的感染骨从小腿中取出，形成一个 5.6cm 骨缺损，病灶完全切除，在胫骨的远近两端安上单边外固定支架，并在胫骨近端胫骨结节下一期截骨。

术后 7 天等切口愈合良好，开始将近端截骨段向远端运输，每天移动 1mm，分为 4 次进行。患者出院后，每二周复查 X 照片，以调整力线及搬运速度。骨搬运 60 天后，复查 X 线照片见搬运区成骨良好，见远端骨接触，患者再入院作骨接触端取自体髂骨取骨植骨术，促进骨接触端愈合，减少外架固定时间。术后搬运 4 个月后进入固化期，复查 X 线照片。

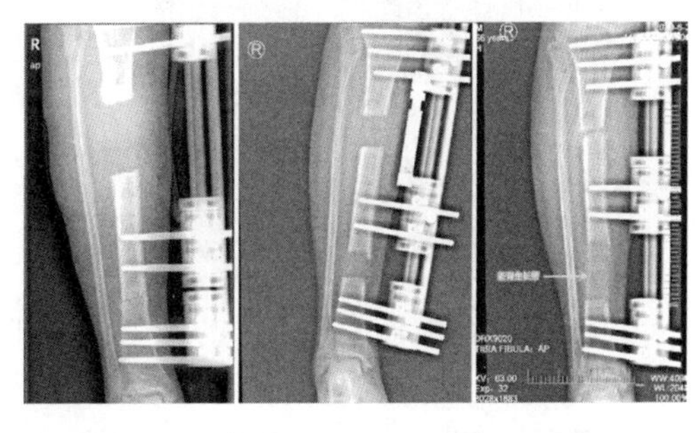

见搬运区成骨良好，见雾状新生骨形成，骨接触端也有骨痂生长，进展顺利。在此治疗过程中，病人能辅助拐杖走路，生活能自理，10 个月后即能恢复。

据了解，随着交通事故等高能量损伤增加，开放性骨折和内固定术后感染所致慢性骨髓炎发病呈逐年上升的趋势，严重影响患者的生活质和身心健康。

骨搬移技术是目前临床上治疗骨缺损、骨不连、骨感染、膝关节僵直等棘手的“骨折病”最有效的方法。骨搬移还可以对骨缺损、骨不连伴有骨感染、骨短缩、足下垂等多种合并症的患者同时进行治疗。（医院动态 / 通讯员：侯大标）

★ 2021 年

百岁老人骨折　手术转危为安

常婆婆，身份证显示 99 岁，今年实际年龄 104 岁了，3 周前在家中突发中风不慎跌倒，导致右上臂肿痛，伴活动受限，被家人紧急送往广州市中西医结合医院就诊，经检查诊断为“右肱骨干骨折”，同时合并“丘脑出血”的急症。

入院后，常婆婆首先住进神经内科治疗，经过两周的时间治疗，常婆婆的脑中风症状得到控制和明显好转，然后转入骨一科（上肢骨科）继续治疗右肱骨骨折。经骨一科曾洁明主任会诊讨论，现在面对的是位 104 岁的超高龄患者，患者 3 周前才脑出血，术前准备、麻醉耐受、感染康复，每一道都是难关。手术治疗绝对是项极大的挑战，考验的是医院综合诊疗水平。

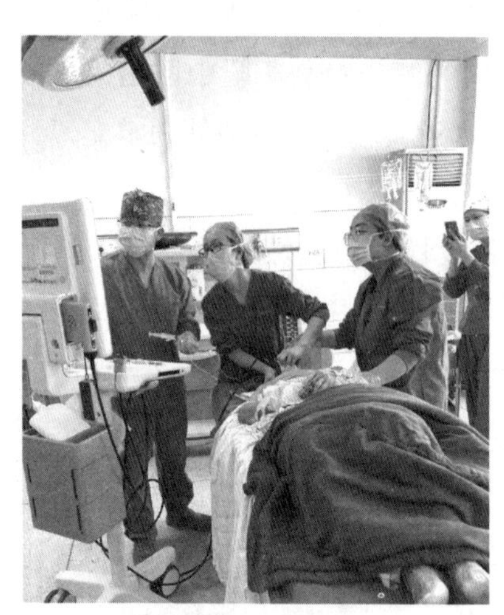

麻醉师们 B 超下精准麻醉

手术具有巨大的风险，然而，若仅予以保守治疗，常婆婆日后面对的困难并不比接受手术少，这也不是其家人愿意看到的，经过与患者及家属充分沟通，获得他们的信任后，决定选择手术治疗。

1 月 20 日，常婆婆被送进了手术室。麻醉科阮洛阳主任与马泳丽医生在 B 超的引导下，精准的给常婆婆实行安全性较高的臂丛麻醉，严格控制麻醉药品的用量及浓度，严密观察病情变化，监测各项生理指标，确保老人在手术中生命体征平稳。骨一科曾洁明主任亲自主刀，刘显信副主任，罗志恩副主任医师配合给患者实施精湛、娴熟的手术。（医院动态 / 通讯员：刘显信）

★ 2021 年

花都首例动脉穿刺解除内瘘堵塞

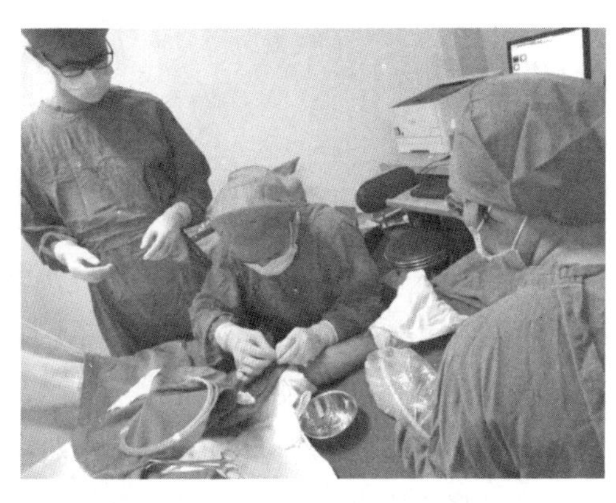

76 岁的温婆婆今年 9 月刚在外院行左上肢动静脉内瘘成形术，近期在我院的透析过程中，医护人员发现其左上肢内瘘震颤消失，立即行血管彩超检查发现，温婆婆的左上肢动静脉内瘘血管头静脉段已经重度狭窄，同时合并血栓形成，最狭窄处仅 1.1mm。

肾内科主治医师伍浩文联合彩超室于 11 月 8 日成功为温婆婆实施了花都区首例超声引导下动脉入路的动静脉内瘘球囊扩张术。经彩超评估显示，温婆婆的狭窄段血管扩张良好，头静脉段重度狭窄段已扩至 4.1mm，血流量达 230ml/min 以上，查体内瘘震颤强烈，血管杂音明显。

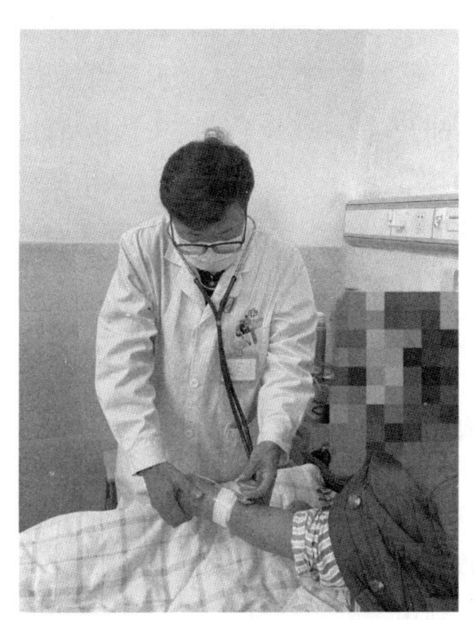

马振主任介绍，动静脉内瘘球囊扩张术是目前透析患者改善动静脉内瘘狭窄 / 闭塞最先进的方式，通常因回流静脉穿刺简单、止血容易等特点将其作为常用入路部位。然而当部分内瘘近心端动脉严重狭窄、闭塞或回流静脉与吻合动脉夹角较小等特殊情况时，穿刺难度大、止血 难度大的动脉入路成为最佳选择。（医院动态 / 通讯员：伍浩文、黄静瑶）

② 坚持患者至上，在改善医院诊疗环境条件上下功夫

★ 2016 年

我院新中药房正式投入使用

9 月 12 日，经过近一年时间的改造建设，我院新中药房正式投入使用。新中药房位于医院门诊大楼一楼东侧，与门诊西药房的遥相对应。

通过安装智能化发药系统，实施信息化管理，新中药房优化取药流程等方式，缩短了患者的候药时间。门诊中药房安装了药房取药电脑排队叫号系统，改善了患者在中药房等候取药的环境。医院在中药房引进安装 6 套智能化中药颗粒调配系统，目前正在调试阶段。该系统集处方下载、颗粒识别、称重、自动调剂、封装、处方信息打印、处方和库存管理、在线语音提示、智能纠错等功能于一体，有效降低了药房工作人员的工作强度，提高了药房配药效率，避免了人工抓药可能出现的差错，提升了医院中药房现代的管理水平。（医院动态 / 通讯员：梁欣健）

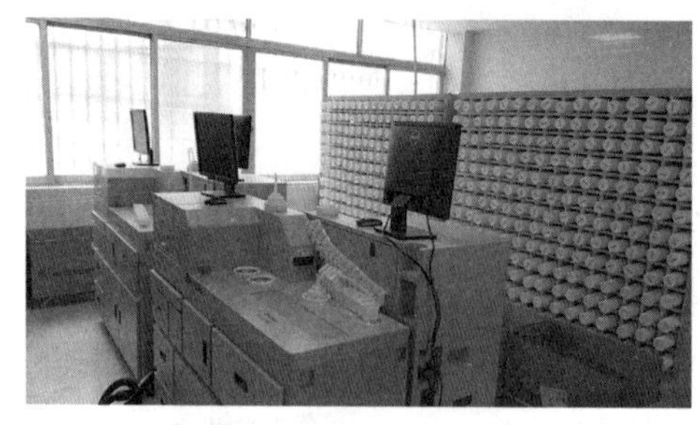

★ 2016 年

我院神经重症监护室（NICU）正式启用

9 月 29 日，广州市中西医结合医院神经重症监护室（Neurologic Intensive Care Unit, NICU）开始试运行。NICU 主要以神经重症患者为收治对象，与综合 ICU、EICU 优势互补，形成更为完整的重症患者管理体系。

我院 NICU 现开放床位 7 张，拥有大型呼吸机、多功能中央监护系统、电除颤仪、静脉注射泵以及 Motermed 康复仪等先进仪器设备，可进行多项有创及无创生命监测。前期科室选派骨干医师及护士在广东省人民医院、珠江医院、

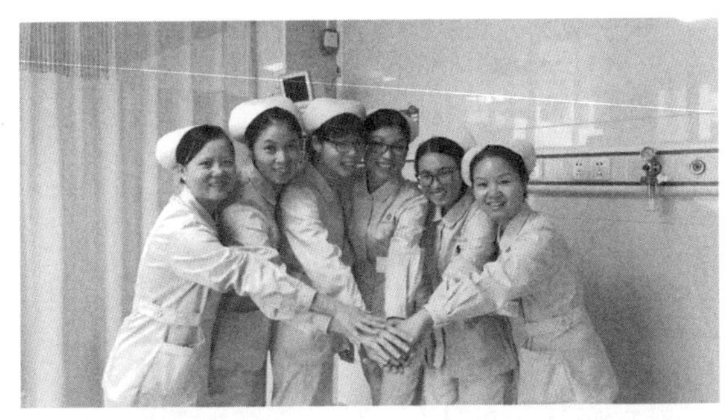

南方医科大学附属医院、广东省中医院、我院中心 ICU 等进行了系统的培训学习，确保了 NlCU 的顺利运行。

神经重症监护室(NICU) 的成立，将为神经重症患者提供更规范、更专业，更精准高效优质的服务。从而使我院脑病学科体系及卒中单元更为完整，将为脑病学科的发展注入新的活力。（医院动态 / 通讯员：谢丽英）

★ 2017 年

肾内科引进自动化腹膜透析机

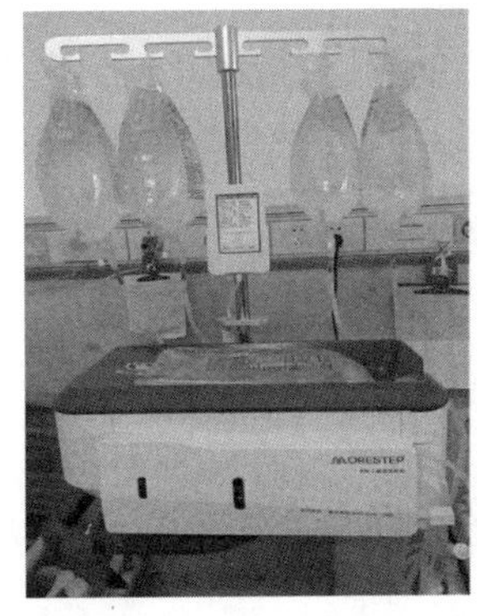

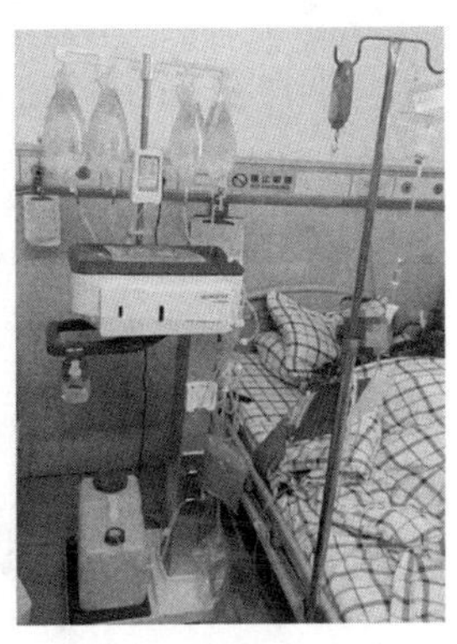

广州市中西医结合医院肾内科于 2017 年 3 月引进了“自动化腹膜透析机”应用于腹膜透析患者的临床治疗。自动化腹膜透析（Automated Peritoneal Dialysis，APD）是一项近年来飞速发展的腹膜透析技术，其操作过程由一台全自动腹膜透析机完成。自动化腹膜透析机此项新技术的开展，不仅有效地减轻了医护人员的负担，提高了临床工作效率，而且有利于提高腹膜透析患者的透析质量和生活质量，标志着医院肾内科腹膜透析治疗达到了较高的水平。（医院动态 / 通讯员：杨国文）

★ 2017 年

省名中医工作室揭牌投入使用

为推进医院四名工程的建设，充分发挥中医药特色优势，提升名中医诊

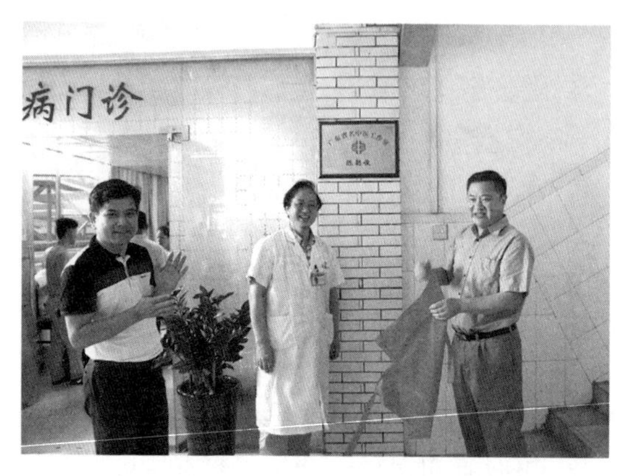

疗服务水平，广州市中西医结合医院整合优质医疗资源，筹建广东省名中医工作室。5 月 9 日，广东省名中医工作室正式揭牌并投入使用。

随着医改不断推进，未来三甲医院的门诊患者结构将发生结构性改变，广州市中心结合医院今年陆续推出专病门诊、老干部门诊与省名中医工作室等特色服务，满足不同人群的就医需求。省名中医工作室由医院陈朝俊教授坐诊，陈教授为南方医科大学博士研究生，硕士研究生导师。有扎实的专业理论知识和丰富的临床经验，擅长于中西结合诊疗各种内科急危重症及疑难病症。在中西结合治疗心病脑病方面具有独特的学术思想和创新性思维。

据医院刘瑞华院长介绍，省名中医工作室是落实医院四名工程战略部署的第一步，未来医院将进一步整合优质医疗资源，打造医院名医诊区，充分发挥医院名老中医的优势，服务市民。（医院动态 / 通讯员：黄力君）

★ 2017 年

我区首台世界顶级牙科 CT 落户医院

日前，广州市中西医结合医院口腔医疗中心引进全区首台意大利 NEWTOM 三合一牙科 CBCT，并已投入使用。

据口腔医疗中心邵军主任介绍，普通 CT 定位不够精准，细节还原度低。新引进的牙科 CBCT 放射剂量极低，相当于普通 CT 的 1/30~1/40，而分辨率却是普通 CT 的 5~6 倍。牙科 CT 又称三维数字全景，是目前牙科最尖端的设备之一。它是将口腔影像以立体的形式展现在医生眼前，充分解决了普通 X 片及传统的全景片所不能展现的包括牙根的准确长度、牙槽骨的宽度、病变区域的大小范围等一系列问题，为医生的诊断和操作提供了更为安全的保障。另外，牙科 CT 配备了超强的软件系统，为种植牙设计、牙齿矫正设计、埋伏智齿及多生牙拔除、根管治疗等要求精确治疗的操作保驾护航，堪称牙科设备中的“航空母舰”。

据了解，牙科专用 CT 装备是目前花都区第一台世界顶级品牌的牙科 CT，在广东省范围也只有广州市等几家大型医院才配备。多年来，广州市中西医结合医院口腔医疗中心在加大人才储备、提升科研能力等软实力的同时不断与时俱进的更新高科技设备、改善就医环境，从而提升患者就医满意度，此次顶级设备的引进将为广州北部地区的广大口腔患者提供精准的数字口腔服务，也必将大大提升广州市中西医结合医院口腔医疗专家团队的诊疗水平，造福一方百姓。（医院动态 / 通讯员：甄恩明）

★ 2017 年

医院名医馆揭牌投入使用

8 月 1 日上午，广州市中西医结合医院名医馆举行揭牌仪式，标志着该诊区正式投入使用。名医馆位于门诊二楼显著位置，整体采用中医药传统元素布局，设立独立的候诊区，努力为病人建立优质的诊疗环境。

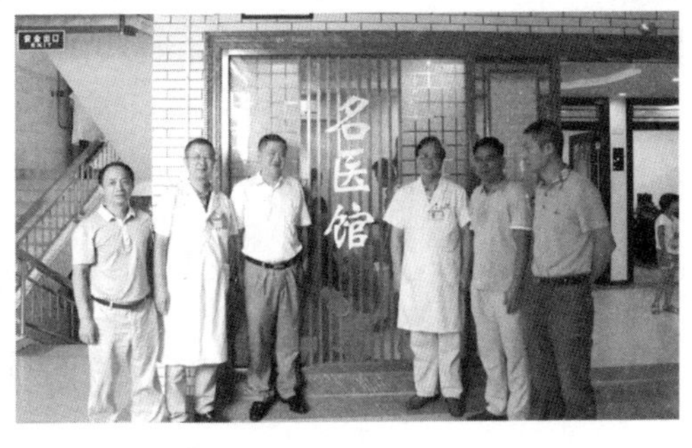

医院积极响应医改分级诊疗相关政策，继今年 3 月推出专病门诊服务后推出名医馆专家诊疗服务。现有广东省优秀中医临床人才焦锋主任中医师、广东省名中医陈朝俊主任中医师、国家重点肿瘤专科建设单位学科带头人龙德主任中医师、花都区名医黄智胜主任中医师和胡建芳主任中医师等专家出诊。根据医院柔性引才相关政策，医院将与柔性引才团队合作，以名医馆为平台，邀请包括国家级重点专科带头人在内的专家定期在名医馆坐诊，向特定人群提供针对疑难杂病的高端门诊服务。

刘瑞华院长表示，在新的医改形势下，着力打造优质载体，集聚更多优质的医疗资源，吸引更多的高端卫生人才是医院未来发展的重要举措，医院将进一步加快、完善名医馆配套建设，让患者在家门口享受到国内顶尖专家的医疗服务。（医院动态 / 通讯员：黄力君）

★ 2017 年

体检中心开展驾驶员体检业务

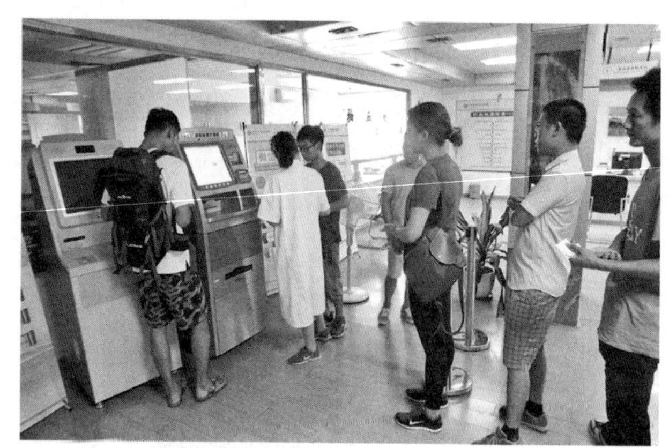

8 月 14 日下午，广州市中西医结合医院体检中心正式开展驾驶员体检业务。当天，体检中心共完成驾驶员体检 88 人次，其中大部分体检者在体检中心工作人员的引导下，持本人二代身份证使用体检中心自助终端机下单及缴费，同时有效缓解了医院门诊收费处的压力。少部分因年纪较大等原因不能使用网上下单及交费的体检者，体检中心专门开通门诊通道对其进行手工开单并引导到收费处缴费。（医院动态 / 通讯员：骆逸妮）

★ 2017 年

医院 I125 粒子植入建设项目放射防护竣工验收

“放射性粒子植入治疗技术”，是一种将放射源植入肿瘤内部，让其以摧毁肿瘤的治疗手段。由于 I125 是植入式治疗，而且是放射源，所以要严格把握适应症，该项目一直是医院的建设重点。8 月 17 日，广州市中西医结合医院的 I125 防护项目接受广东省卫生监督所、广州市疾控中心、南方医科大学和中大一附院联合组织的竣工验收。

专家组视察了医院的粒子储藏室、粒子植入操作间、粒子植入仪和防护病房。在本次验收中，专家组对医院过去的工作给予充分肯定，同时检查专家结对医院今后的持续改进提出建议。（医院动态 / 通讯员：邓栩明）

★ 2019 年

花都这所日间手术中心启用

日间手术是指当天住院、当日手术能在 24 小时内达到出院标准的一种手术新模式。记者了解到，近日，广州市中西医结合医院日间手术中心正式启用。

据介绍，与传统手术相比，日间手术时间短、花费少、恢复快，还可免去患者家属在病房陪护的不便，节省部分住院费、护理费。同时，有助于实现床位的合理利用，提高床位的利用率，缓解医疗资源紧张，成为解决百姓“看病难、看病贵”的重要手段。

相关负责人表示，目前广州市中西医结合医院日间手术中心配套有预约接待中心、手术室 6 间、麻醉复苏室、病床 6 张、护士站、麻醉评估门.诊、等候休息区等，提供一站式服务模式。日间手术的收诊对象主要为 i 诊收治的日间手术患者，患者年龄小于 65 周岁；具体病种包括内固定取出术、四肢及躯干肿物（大于 2cm）、白内障、腋臭手术、乳腺纤维瘤等。（11 月 8 日《广州日报》/ 通讯员：花宣）

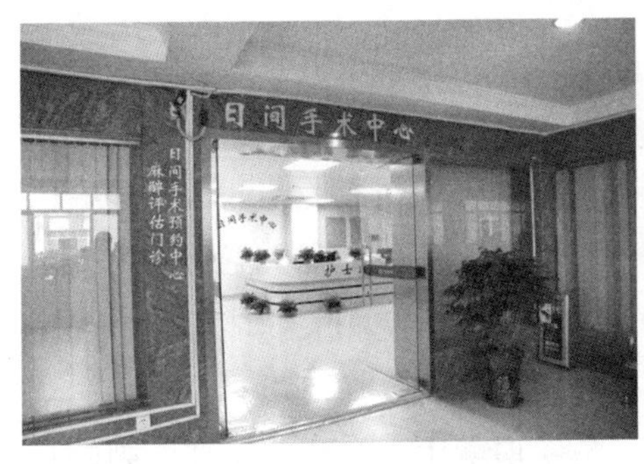

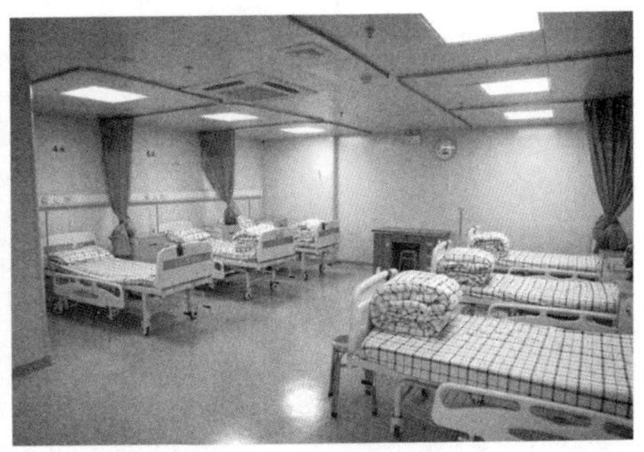

★ 2020 年

医院负压救护车交付使用

为进一步提高疫情防控处置能力，医院首辆负压救护车于 5 月 22 日正式交付启用。院领导和相关科室负责人以及急诊科业务骨干参加了交付启用仪式。

刘瑞华院长表示，现阶段疫情防控工作进入常态化，区卫生健康局高度重视疫情防控工作，专项拨款 52 万补助医院购置负压救护车，医院将负压救

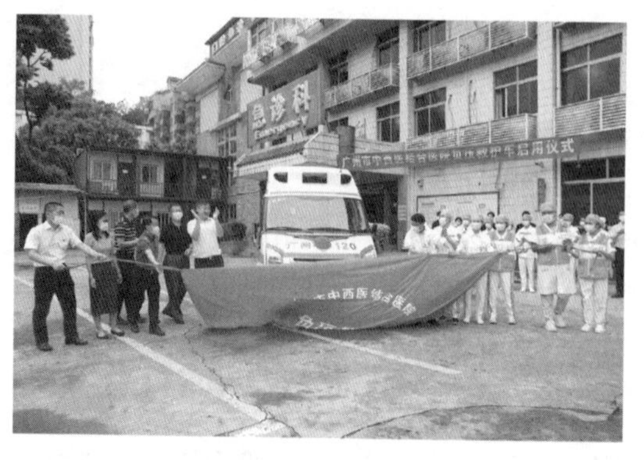

护车纳入急救体系，有效提升医院疫情防控常态化应对能力，为广大市民提供更安全的就诊环境。

据了解，作为转运传染性病人的重要装备，负压救护车是本次抗击疫情的重点需求物资之一。负压救护车原理是在救护车内部增加负压舱或负压设备，使救护车内部空气压力小于外部，空气只能流进，不能流出，进入救护车的空气经过过滤和消杀后排出车外，避免了细菌和病毒的扩散，最大限度减少了交叉感染的概率，有效地防止病毒进一步扩散。（医院动态 / 通讯员：黄力君）

★ 2020 年

医院房颤中心建设正式启动

11 月 20 日下午，我院召开广州市中西医结合医院房颤中心启动会，我院院长刘瑞华、副院长蒋守涛，中山大学孙逸仙纪念医院谢双伦教授以及心血管内科负责人王锐副主任出席会议，医院相关职能部门、临床科室负责人参加会议。

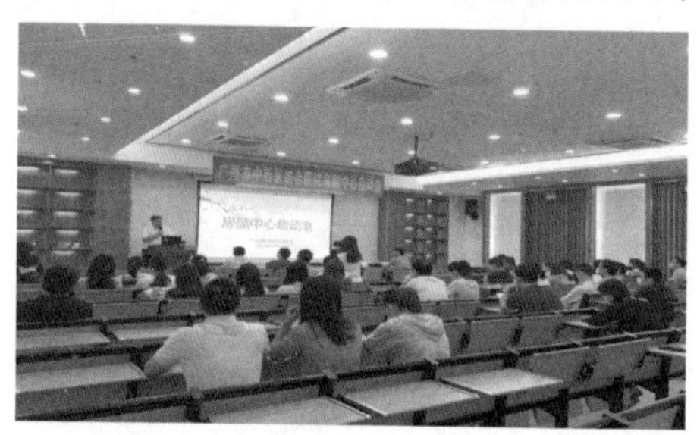

房颤中心医疗副主任、副院长蒋守涛介绍了房颤中心建设工作计划，目前已开展的中国房颤中心建设单位工作情况，房颤患者规范抗凝治疗及房颤射频消融术。同时也梳理了房颤中心建设的主要工作任务，对全院医技护培训教育工作，对区域协作医院医护培训教育工作，进社区的培训与健康教育及房颤筛查服务，帮助参会人员明确了各部门、单位如何开展相应的工作。

在培训课上，中山大学孙逸仙纪念医院的谢双伦教授分享了中山大学孙逸仙纪念医院的房颤中心建设经验。

心血管内科副主任王锐讲解了房颤遇到 PCI，如何规范化抗栓这一临床最棘手的问题，结合最新抗栓指南解读，权衡缺血与出血获益及风险，给予规范化抗栓方案。（医院动态 / 通讯员：聂鹏飞）

★ 2021 年

肛肠科病人转迁总院新病区

2021 年 3 月 30 日，在福宁分院开科长达 10 年的肛肠科搬到总院新住院楼七楼，钟庆国主任表示，搬迁后大大改善了病人的住院环境，下面我们来看看漂亮的新病区。

广州市中西医结合医院一直致力于解决患者住院难问题，此次新住院大楼 25.26 病区启用，也是广州市中西医结合医院党委在建党 100 周年活动中，为人民群众解决问题、办实事的又一体现。（医院动态 / 通讯员：熊妙华）

③ 坚持承中融西，在发挥中医药特色优势上下功夫

★ 2016 年

药学部推出“端午香囊”

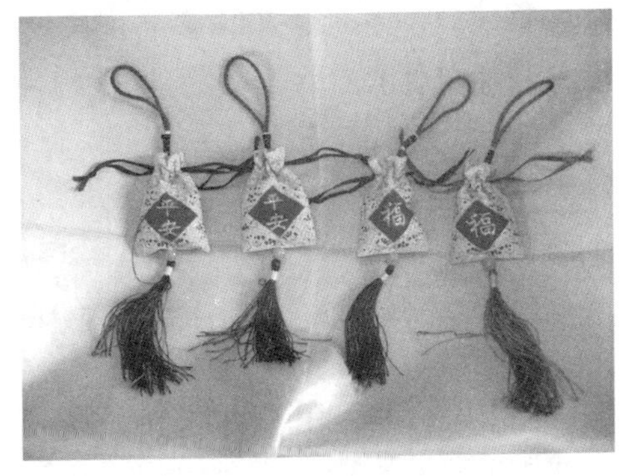

端午节前后，正是初夏时节，暑中有湿，气温陡升，气候炎热，虫疟恣肆，各种病菌易于衍生繁殖，疫病始发，妇女儿童以及体弱多病者则容易染上疾病。因此民间就想出各种办法驱病祛邪，如在门上悬挂菖蒲、艾叶，佩戴香囊等以祛病防疫。根据时令节气特点，借鉴民

间办法，广州市中西医结合医院药学部特推出“端午节香囊”。

“端午节香囊”共推出两款，分别具有预防流感和驱除蚊虫的功效，是在名中医验方的基础上，由药学部精心加工制作而成。香囊制作精巧雅致、赏心悦目，适合佩戴于胸前或置于上衣口袋中，或放于枕边或手提包内，亦可悬挂在车内或室内，使人在享受药味芳香的同时，还起到清心健脑、养生怡神的保健作用。（医院动态 / 通讯员：梁欣健）

★ 2016 年

针灸康复科开展头伏天灸

7 月 17 日清晨，指针刚过 7 点，广州市中西医结合医院一楼天灸候诊区已有不少病人在安静地排队等候天灸。早班工作人员准时到位，开单登记、做药备膏、准备胶布、协助指引……准备工作紧张忙碌而又有条不紊地进行着。八点不到，整个急诊候诊区已被等候天灸的患者挤得水泄不通。十几位负责天灸贴药的工作人员提早就位，马不停蹄地为患者贴药治疗。从早到晚，患者络绎不绝，期间还出现了几次排队小高峰。晚上 9 点多，针灸康复科在全院多科室共同协作支持下顺利完成头伏天灸工作。

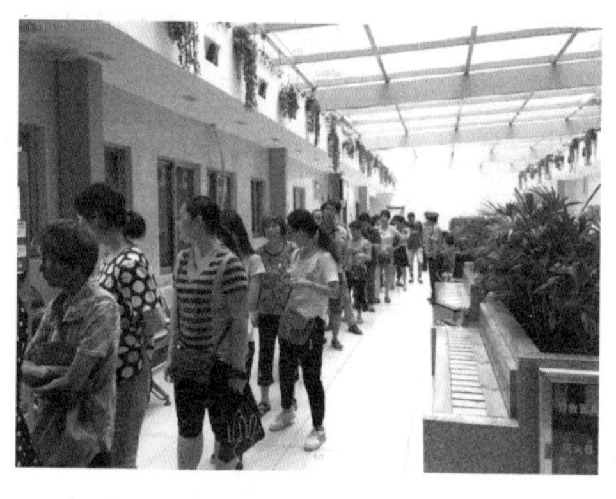

据统计，当天近 2000 多名市民到我院进行了天灸疗法。（医院动态 / 通讯员：徐丽华）

★ 2017 年

2017 岭南中医膏方交流会

4 月 19 日，广州市中西医结合医院药学部举办“2017 岭南中医膏方交流会”，广州市第一人民医院、广东省第二中医院、广州市中医院、佛山市高明区中医院等医疗兄弟单位的专家齐聚医院，学习膏方在临床实践中的应用，交流膏方在广东地区的传承和发展经验，探讨膏方在医改新形势下的诊疗服务模式。

医院一直坚持中医药的传承创新，致力突出中西医结合治疗的特色优势，弘扬中医药文化，开展膏方治疗技术已有 8 年的历史，独特的粤派膏方文化一直就是医院发挥中医药特色与优势的亮点之一。在膏方的制作工艺上，广州市中西医结合医院一直坚持传统古法，从明火加热，铜锅煎煮，竹铲炼膏，从药材浸泡、煎煮、到浓缩、收膏步骤，每一步都一丝不苟，真正做到了“黑如漆、亮如镜、食之无渣、一拉成丝”的优良膏方，其品质过硬、疗效独到更是受广州人民群众的喜爱。

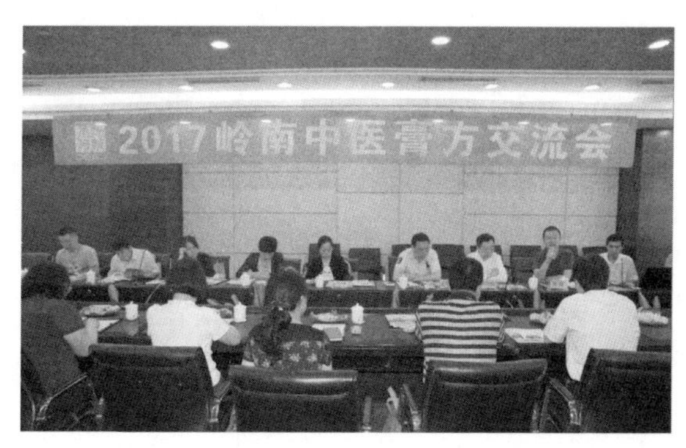

此次交流会的成功举办，对于促进广东地区膏方诊疗技术，提升临床水平和医疗服务质量，继承和发扬中医膏方治病养生的特色传统文化，促进“粤派”膏方的发展具有重要的意义。（医院动态 / 通讯员：梁欣健）

★ 2017 年

内二科开展中药封包治疗

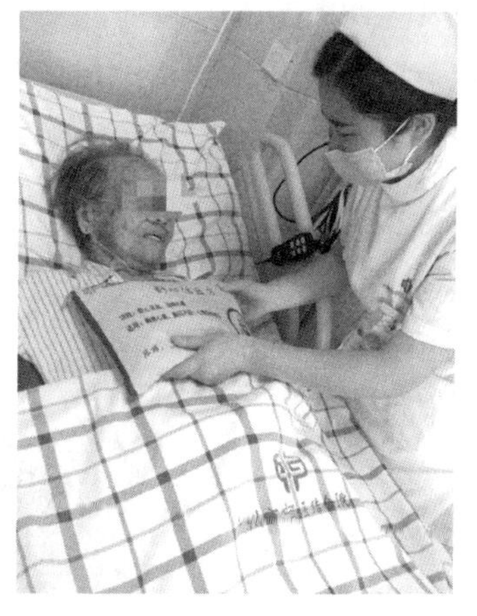

自 2016 年 7 月起，内二科在科主任及护士长的带领指导下，顺利开展了中药封包治疗。

中药封包作为我科中医护理特色治疗之一，每月治疗量可约达 1500 人次，治疗率达 90% 以上。我科根据疾病种类，辨证施治、对症下药，配制出四种特色中药封包配方（舒心活血方、止咳消喘方、通痹止痛方、外感风热方）。中药封包疗法是外部治疗方式，具有安全有效，毒副作用小，可适用各年龄段患者等优点，深受患者喜爱，得到广大患者的好评。再者，中药封包大小适宜，治疗过程操作简单，可向出院患者及其家属交代使用方法及注意事项后，可携带药包院外治疗。然而，中药封包治疗也有禁忌症，对应中药过敏者、皮肤菲薄损伤者、热敏感差者、孕妇等禁用，注意观察治疗后有无出现水泡、烫伤等。（医院动态 / 通讯员：汤倩文）

★ 2017 年

针灸康复科邀您体验督脉灸

日前，广州市中西医结合医院针灸康复科护理组开设督脉灸简易门诊，开启病房转入门诊治疗的护理新模式。

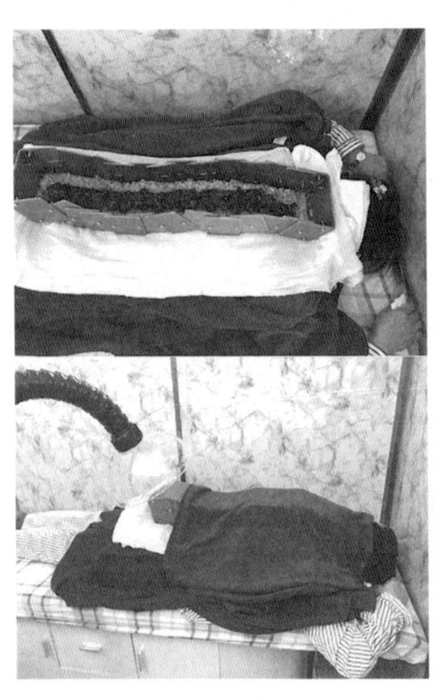

“督脉灸”又称铺灸、长蛇灸，“督脉”中医称之为“阳脉之海”，总督一身之阳，暑夏三伏天、冬季三九天是“督脉灸”祛病的最佳季节。冬季养生法重在阳气内藏，三九天是冬季最寒冷的日子，在此时科学地进行艾灸保健可以达到温通经络，祛除寒湿，补益阳气，调和气血的目的。

“脉灸”适用于督脉诸证和慢性、虚寒性疾病，如慢性支气管炎、支气管哮喘、类风湿性关节炎、风湿性关节炎、强直性脊柱炎、萎缩性胃炎、慢性肠炎、慢性腹泻等。

目前，督脉灸在临床住院病房已成功开展，因其临床效果好，得到广大患者一致好评。（医院动态 / 通讯员：赵娜）

★ 2017 年

针灸康复科护理组开设脐灸简易门诊

广州市中西医结合医院针灸康复科通过对祖国传统医学的深入挖掘、整

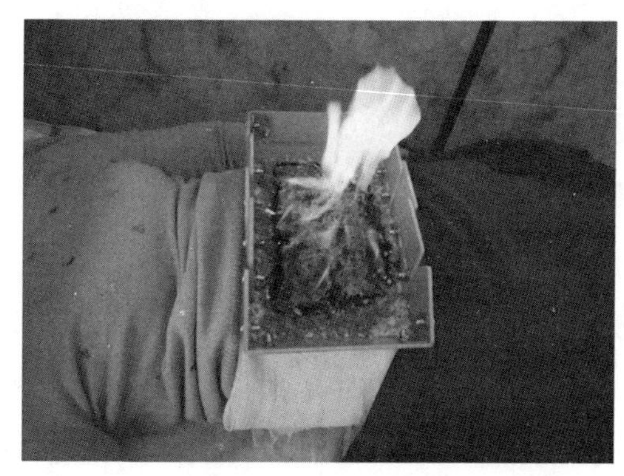

理、继承和创新，现开设脐灸简易门诊，特邀您来体验传统的中医特色疗法——脐灸。

脐灸主要是利用肚脐皮肤薄、敏感度高、吸收快的特点，在肚脐上隔药温灸，借助艾火的纯阳热力，透入肌肤，刺激组织，以调和气血，疏通经络，从而达到防病健体的目的。脐疗能增强人体抗病能力，有活化细胞、润肤驻颜、紧致肌肤的作用，对胃痛、反胃、呕吐、泄泻妇女月经不调、痛经自汗、盗汗、惊悸、失眠等均有较好疗效。此方法绿色自然、简单易行、效果突出，是一种不可多得的现代绿色养生方法。也是医院再次深化优质护理服务内涵，持续提升医院中医护理服务质量的创新举措。（医院动态 / 通讯员：赵娜）

★ 2018 年

徐丽华针灸工作室举行揭牌开诊

1 月 11 日下午，广州市中西医结合医院徐丽华针灸创新工作室进行简单而隆重的挂牌仪式。花都区总工会副主席毕桂珍、区卫计局副书记符惠、工会副主席邓晓红，医院院长刘瑞华、工会主席朱勇武以及徐丽华工作室全体人员出席了本次仪式。

徐丽华针灸创新工作室团队 2012 年开始运作，现有诊室 2 间、灸法治疗室 2 间，总面积 110 平方米。设备总值约 100 万元，工作室成员 6 人，其中正高职称 1 人，副高职称 1 人，中级职称 3 人，全部为本科以上学历，含研究生 2 人，平均年龄 37.9 岁，均为女性医务工作者。

作为医院的中医骨干工作室，针灸工作室在工作室硬件建设、制度建设、工作室成员科研、教学、绩效考核、进修学习等方面一直得到医院的支持，资金投入一直能够得到优先保障。开展针灸项目 20 余种，开展了独具特色的天灸、热敏灸、督脉灸、麦粒灸、悬灸、隔物灸、百会压灸、神阙灸、温针灸等灸法和腹针、火针、耳针、皮内针、醒脑开窍针法、平衡针法、靳三针、

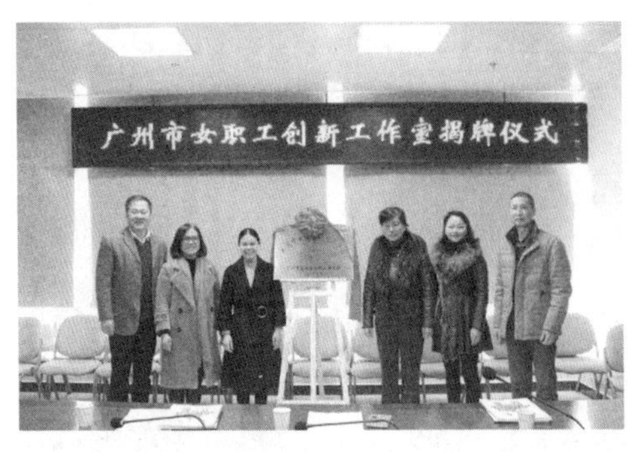

埋线等技术，10余项技术系本地区率先开展，其中天灸为广州北部最大规模，创新性的热敏灸结合远红外线热成像指导针灸治疗面瘫均系省内最早开展。百会压灸、神阙灸治疗眩晕、头痛，麦粒灸、督脉灸等治疗各种痛证、月经失调、失眠、亚健康状态等均有较好疗效，深受众多患者追捧。（医院动态 / 通讯员：谢卓君）

★ 2018年

PICC专科护理门诊揭牌运营

1月16日上午，广州市中西医结合医院成立PICC专科护理门诊并举行简单而隆重的揭牌仪式。这是医院首个护理专科门诊。刘瑞华院长、林培顺副院长、黄华副院长、护理部陈碧贤主任、各科护士长及PICC专科门诊小组全体成员出席本次揭牌仪式。

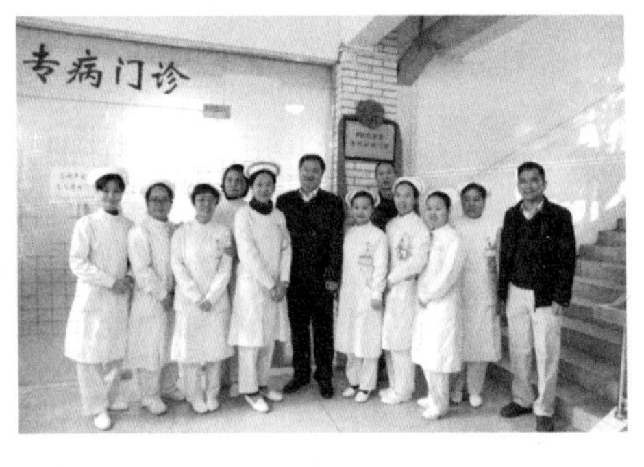

PICC护理专科门诊位于门诊二楼专病门诊第四、第五诊室（PICC导管专科护理诊室），门诊患者可直接到PICC专科门诊进行PICC置管与维护。住院患者可直接进行PICC置管的申请，由PICC护理门诊安排置管，操作途径更为便捷，同时得到规范的管道维护和详细的健康教育，这为患者提供专业的服务，也为专科护理的发展奠下扎实的基础。

开诊当天，接收管道维护患者多达十余人，在现场及导管维护微信群中均受到患者好评。其中一位患者有感而发："本来没有来之前，对你们的工作不太相信，现在发现你们护士更加细心、体贴，以后换药就不用经常去广州了。"（医院动态 / 通讯员：黄燕）

★ 2018 年

“颈舒方”——颈肩痛患者的福音

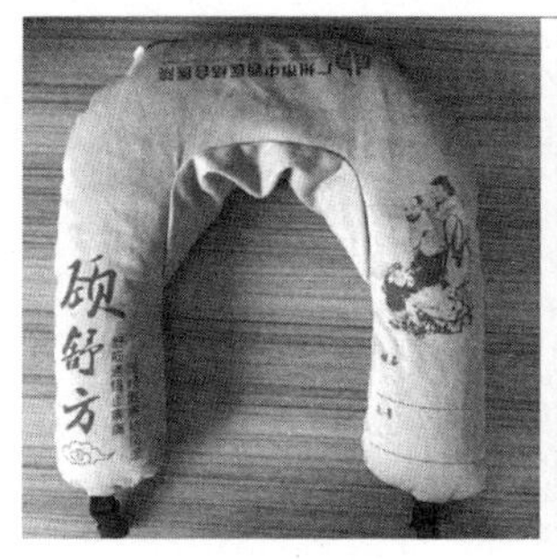
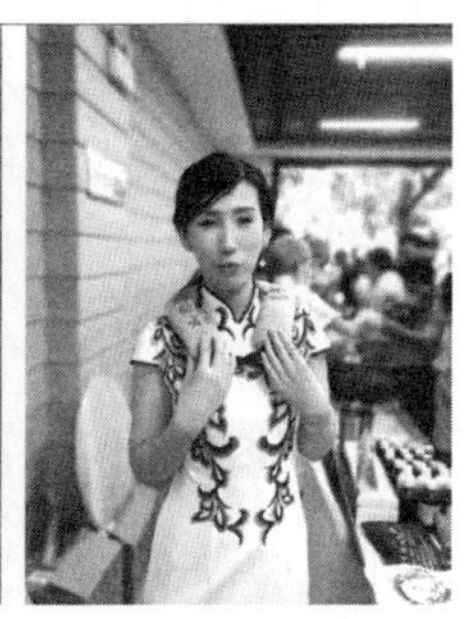

近期医院骨伤科再次传来喜讯，由骨三科黄荷科主任、李肖媚护士长和医院药剂科共同研发的“颈舒方”中药封包已经开始应用于临床，因其使用方便，临床效果显著，受到广大患者和同事们的一致好评。据黄荷主任介绍，“颈舒方”中药封包主要由艾叶、桂枝、佩兰、紫苏叶、川芎等十余味地道药材配置而成，具有舒筋通络止痹痛，温经散寒祛风湿的药效，主要适用于颈椎病、颈肩部肌肉劳损疼痛等颈部常见疾患，对于“电脑族”、“手机族”、“开车族”等亦具有预防保健作用。据李肖媚护士长介绍，该中药封包特别适用于颈项部疾患，佩戴方便，不受场地限制，使用时淋上少许清水，使用微波炉加热约 4min 后佩戴于颈部即可，可反复利用 2 周左右。据悉，“颈舒方”中药封包现已在骨三科病房应用，不久将在骨伤科门诊开展使用。（医院动态 / 通讯员：秦丰伟）

★ 2019 年

14 项专利！她们是护士，还是“发明家”

“三分治疗，七分护理”。在医院里，病人打交道最多的其实是护士，他们也最了解治疗过程的细节，最能发现病人的需求。

据了解，广州市中西医结合医院不少护士从工作实践中摸索创造了一些方便工作开展、促进病人康复的小发明，有些还通过了国家专利申请，推广普及至院外。这些发明看似不起眼，护理工作更加便利，改善患者就诊体验，为患者们提供了更优质的护理。

发明一：“急救小车”

作用：重新布局急救小车结构，方便医护人员分类放置各类器械用品。

实用程度：★★★★★

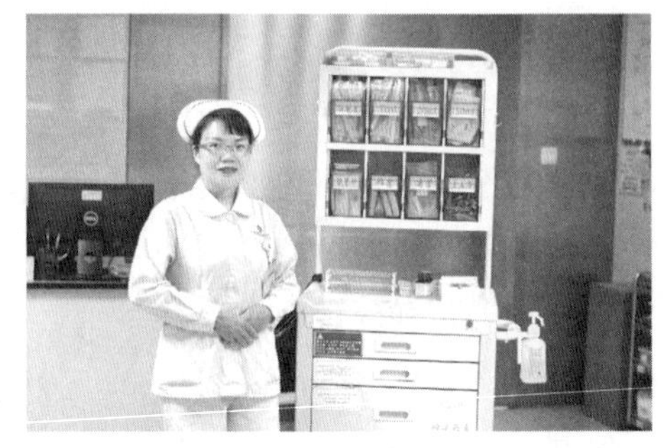

在医院急救室中，医护人员要将各种医用器械和药品随身携带，由于用品较多，一般都是采用手推车方式收纳放置，而普通的医用手推车只是一个简单的平板。

“我们护士用起来就很不方便，各种用品统一放置在上面，特别是换药缸、泡筒之类的用物很容易歪倒泼洒，各种用品和药物混合堆放还会造成相互污染。”

发明二：“颈舒方”

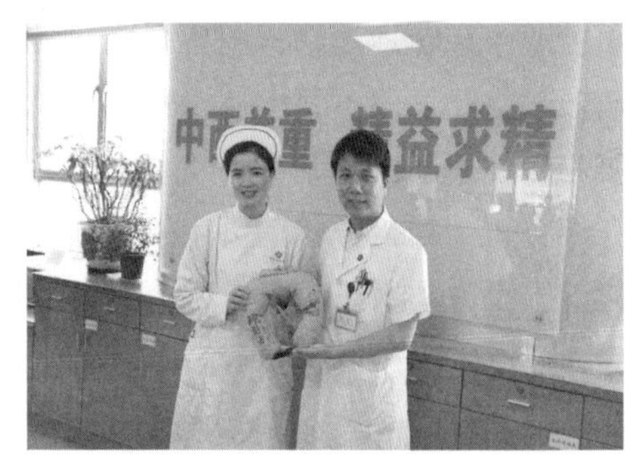

作用：将颈枕与中药封包完美结合，适用于多种颈部常见疾患

实用程度：★★★★★

有15年骨科护士长经验的李肖媚，在经历了一次颈椎疾病治疗到康复的全流程后，发现了敷中药包这一传统疗法存在的问题。她灵机一动，联合医院药学部共同研发一个治疗与便捷两不误的中药封包——“颈舒方”。

据李肖媚护士长介绍，“颈舒方”中药封包主要由艾叶、桂枝、佩兰、紫苏叶、川芎等十余味地道药材配置而成，具有舒筋通络止痹痛，温经散寒祛风湿的药效，主要适用于颈椎病、颈肩部肌肉劳损疼痛等颈部常见疾患，对于“电脑族”、“手机族”、“开车族”等亦具有预防保健作用。改造后的“颈舒方”佩戴方便，不受场地限制，使用时淋上少许清水，使用微波炉加热约4min后佩戴于颈部即可，可反复利用2周左右。

发明三：“腿部恢复锻炼按摩装置”

作用：自动按摩病人受伤腿部，帮助患者进行腿部的功能锻炼，加速康复。

实用程度：★★★★★

陈宝玲护士长设计了一款安全性高的按摩装置，通过起伏板、弹簧及凸

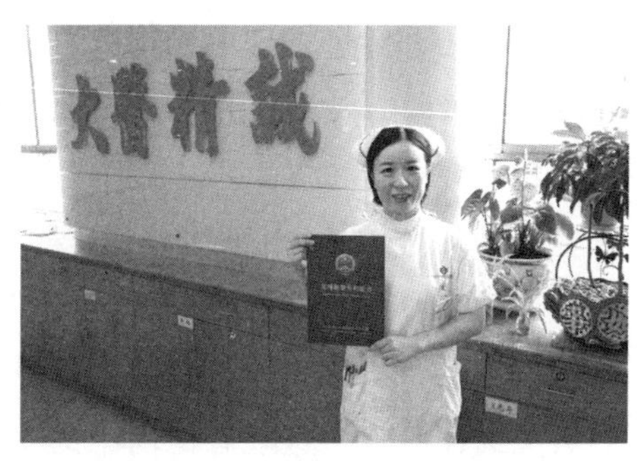

轮的组合，带动病人的腿部运动，并且在运动过程中还需要结合按摩，来加速腿部的恢复。该按摩装置设计结构简单，工作性能好，实用性强。据了解，医院正与多家厂家接洽，寻找最合适的制作方案，该装置将于近期投入生产。

“通过创新，护理人员可以把平时所学的专业知识加以思考运用，转化才能，可以解决临床实际问题。”陈宝玲如是说。

发明四：“医用清洗浸泡装置”

作用：优化医用清洗浸泡环节，同时防止消毒剂对工作人员造成刺激。

实用程度：★★★★★

传统的医用清洗浸泡装置的排水系统设置在浸泡柜内，挤占了浸泡池和清洗池的空间，能够放入的待浸泡医疗用品的数量受到限制，“以往物品浸泡工作，浓度调整、加液都不是很方便，拿个水桶画个标记，具体倒进多少都不是很规范。”护理部主任陈碧贤如是说。

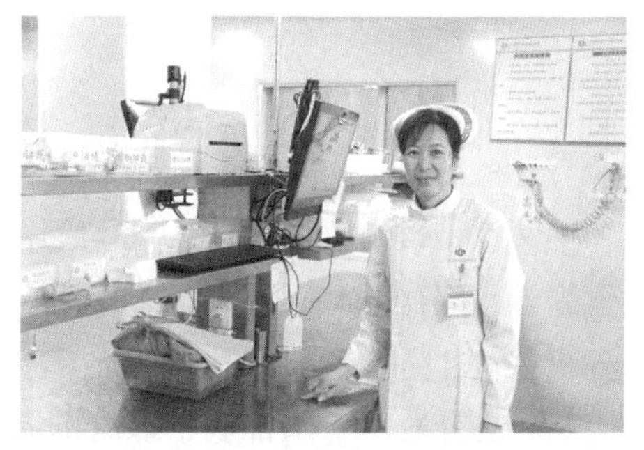

“当时我们供应室改造，我跟龚阳护长聊天时探讨出来的。”据介绍，陈主任与龚阳护长在改造供应室的过程中，希望改进以往工作中常见但未被重视的问题。她们在浸泡柜上设置延伸至浸泡柜底部的浸泡池、清洗池及抽水装置，池内设置浸泡框，在浸泡池内壁面增设水位刻度线；同时，在池口处增设透明盖板，这样既方便观察浸泡物品，同时可以防止池内消毒剂挥发而对工作人员造成的刺激。

14 项专利！没有做不到，只有想不到

“在临床工作中很多护士是有很多好的主意、好的想法，但是以往我们有个缺点，就是不善于去总结，不善于去把它归纳起来。”陈碧贤主任介绍道，护士们在日常工作中，为了改善工作流程、提升工作效率，经常有不少“小点子”，几乎各个护理单元都有自己的创新举措及小发明，“近年来，我们外出学习培训的机会多了，护士的眼界宽了，原来申请专利没有想象中这么难，只要我们平时稍加注意，善于把平时的‘小点子’总结起来就行。”近年来，医院通过案例宣讲、开课培训等多种方式，激励医务人员创造性地开展工作。

外一科护士发明了“ICU 探视镜”、内一科护士发明了“锐器盒”及“静脉输液留置针止水夹”、针灸康复科护士发明了“艾灸固定装置”及“自动回旋艾灸器”等。这些看似简单的小发明，构思新颖，设计合理，涉及护理工作的多个领域。然而，这些都是不是多么“高科技”的东西，大部分成本低廉，却在实际工作中发挥着巨大的作用，不仅在工作中用起来顺手，也切实让患者受益不少。

据了解，广州市中西医结合医院“创新”上下功夫，创新思维模式，持续改进服务质量。近年来陆续出台相关政策扶持创新专利工作，医护人员对此积极性大幅提高。截至目前，各项发明已达数十种，已通过专利申请的发明达 29 项，其中护理发明占其中 14 项。（5 月 10 日《广州日报》、5 月 8 日《今日花都》/ 通讯员：王晓彤）

★ 2020 年

古法抗“疫” 艾叶飘香

艾叶是我国劳动人民认识和应用较早的药物，中医认为，艾叶有理气血、逐寒湿、温经止痛、止血安胎等功效。艾不仅可作内服药用，而且还是一种外熏保健良药。医院室内空气消毒是防止医院感染的一个重要环节，熏艾不失为一种经济、实用且又安全高效的空气消毒方法。

近日我院在门诊大厅、候诊室、门诊诊室、走廊通道等人流集中的地方进行熏艾消毒，门诊各处阵阵艾叶飘香，不禁令人心旷神怡，使得口罩下各人都舒展开紧皱的眉头，使得就诊时严肃的气氛也缓和不少。我们所使用的艾条就是我院新推出

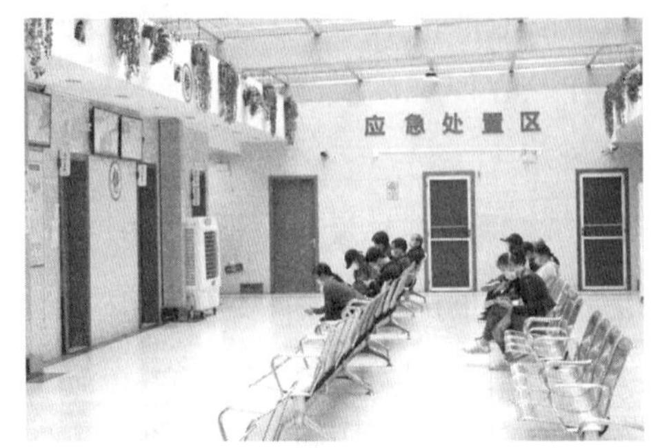

的中医药防疫“四大法宝”之一“辟秽药艾条”，它具有避邪除秽，芳香化浊的功效。由于市场上消毒物品紧缺，我院也新推了通过公众号邮购的方式，以方便市民采购用于居家空气消毒。

熏艾，让艾叶飘香，发挥中药特色进行空气消毒，既可以节约消毒所需的经费，又减少了医务人员的工作量，更适宜患者治疗和休息。（医院动态 / 通讯员：肖惠珍）

★ 2020 年

传承创新　再展中医护理风采

7 月 6 日，广州市中西医结合医院又一次迎来了一年一度的中医药文化节，其中广州市中西医结合医院护理团队带来的中医护理体验区、中医养生操再次受到关注，引人围观。

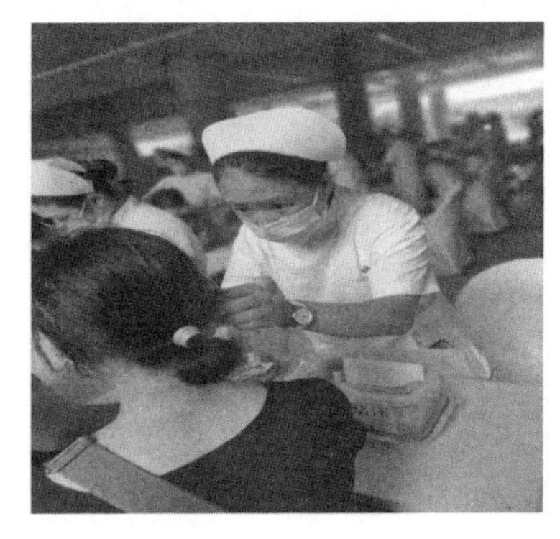

耳穴压豆是以中医全息理论为基础，通过选用质硬而光滑的小粒种子、磁珠或药丸等贴压耳穴，刺激穴位，以疏通经路、调和气血、调理脏腑，简便易行，花费少，安全性高。

雷火灸是用中药粉末加上艾绒制成艾条，施灸于穴位上的一种灸法。通过悬灸刺激穴位，应用热效激发经气，使局部皮肤机理开放，药物透达穴位之内，有疏经活络、活血利窍、改善周围组织血液循环的作用。

铜砭刮痧以中医经络腧穴理论为指导，以虎符铜板为介质，通过相应的手法，在体表进行反复刮动、摩擦，使皮肤局部出现红色粟粒状，或暗红色出血点的功效，增加疗效。

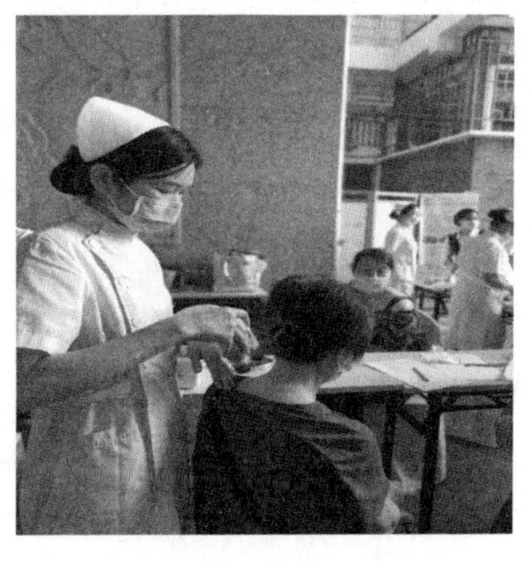

集艾灸与火罐于一体，运用部位拔罐后直推的方法做直线往返游走的一种治疗方式。具有活血化瘀、行气活血、排除毒素、舒筋通络、调整阴阳的作用。

皮内针又称“埋针”，将针具刺入皮内并留置一定时间，持续刺激穴位和经络，来治疗疾病的一种方法，慢性疼痛治疗效果较好。

通过远红外线、磁场的作用，将中药活化物质转化为离子状态，透过皮肤，直接作用于患病部位，发挥活血化瘀、疏经通络、祛风除湿、消肿止痛、强筋壮骨、行气止痛等作用。

轻松健康肩颈操：涵盖了五禽戏、八段锦、易筋经中肩颈治疗精华部分，融会贯通，配合气运，能够起到加速肩颈血液循环、舒展筋骨，使头脑虚静、意气相合、活筋利关的作用。此操轻松、简单、便于完成，不受场地限制。

三宝养生操：天有“三宝”日、月、星，人有“三宝”精、气、神。通过形体运动，上下拍打、搓擦按揉全身阴阳经络和穴位，配合呼吸，结合五音中羽调式音乐《春江花月夜》，起到提高人体精气神，促进人们身心健康的作用。（医院动态 / 通讯员：赵丹）

④ 坚持管理规范，在保障患者就医安全上下功夫

★ 2016 年

广州市中西医结合医院主动打击炒号不遗余力

4 月 25 日上午，广州市中西医结合医院根据群众反应情况和监控视频取证，主动出击开展打击整治医院号贩子专项行动，对炒号团伙进行劝阻和警告，并将团伙头目移送派出所处理。

由于广州市中西医结合医院儿科专家杜丽芬医师医术精湛，长期以来号源紧缺，这也让号贩子集团看到了商机。为切实维护医院良好挂号、就医秩序，该院通过视频监控、挂号人员反馈等手段锁定活跃于该院的儿科炒号团伙共 15 人。号贩子是生长在医院的毒瘤，也是城市管理的牛皮癣。在整治号贩子的过程中，医院虽不是执法部门，但却可以大有作为，医院主动亮剑，打击号贩子弘扬“正能量”就是正确第一步。

目前该院还专门成立社工服务部，组织义工协助患者挂号就诊，为患者

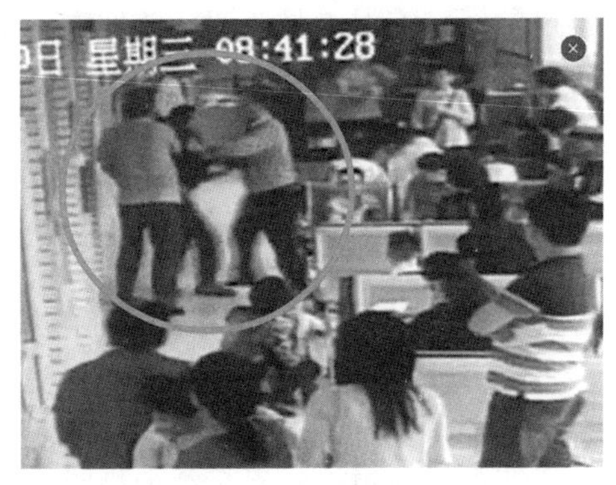
星期三 08:41:28

解答求医过程中的各种疑惑，在一定程度上遏制号贩子在医院中的活动。与此同时，医院加强与公安机关的协作，制定、完善、落实内部秩序维护工作制度和措施，加强高清探头安装和联网等硬件建设，提高医院自身管理、维护秩序和处置突发情况的工作能力，持续保持对医院号贩子扰序问题的高压打击态势，为群众看病营造和谐安定的就诊环境。

（4 月 27 日《今日花都》/ 通讯员：黄力君）

★ 2016 年

保卫科协助患者找回公文包

7 月 24 日中午 11 时许，患者叶先生急匆匆找到广州市中西医结合医院保卫科，称其在看病期间遗失了一个公文包，遂向医院安保人员寻求帮助。

经了解，叶先生因一时疏忽，把公文包放在医院的候诊长椅上，便去了药房取药，回头发现公文包丢失，包里有文件、现金、各类证件和一辆宝马车的钥匙，由于涉及价值较高，他心急如焚地来回寻找无果，决定向医院寻求帮助。

保卫科人员迅速反应，根据叶先生提供的信息调取监控视频，发现一名女士拿走了公文包，根据其着装、相貌等线索，安保人员通过查看大量视频记录发现她当天曾在医院门诊挂号，最终通过其登记的联系方式联系上她，得知公文包已被她带回家。经安保人员向其说明情况并耐心劝导后，该名女士于 25 日早上把公文包送回医院保卫科，保卫科立即通知失主，最后经叶先生查看，公文包内物品一样不少，他喜出望外，

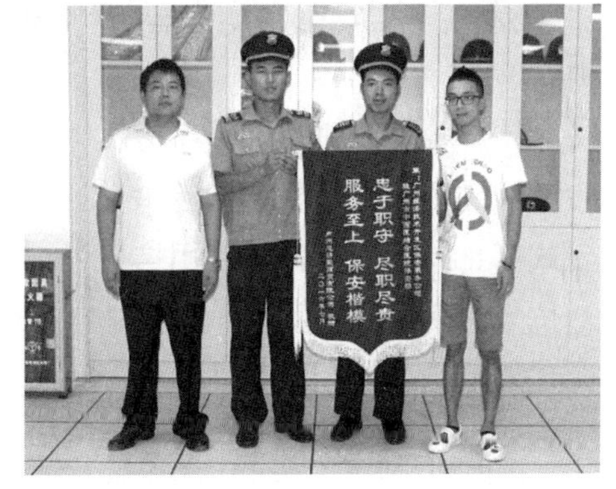
忠于职守 尽职尽责
服务至上 保安楷模

连声向医院安保人员道谢，并称赞保卫科上下热心为民、办事雷厉风行，真真切切为患者解决实际问题。（医院动态 / 通讯员：叶锦坚）

★ 2016 年

能吃药不打针，能打针不输液
——市中西医结合医院使用管理抗生素有新举措

“没必要吊水，先吃药观察两天吧”，近日，患感冒的何先生到广州市中西医结合医院要求吊水，遭到了医生拒绝。原来，自八月份起，该院已全面停止门诊静脉使用抗生素。

“能吃药不打针，能打针不输液”是世界卫生组织的用药原则，也是人们应该了解的基本医学常识。在发达国家里，除非迫不得已医生才会为患者输液。而在国内一些医院，往往是医生图省事图名气、患者图少受罪图好得快，甚至不排除某些利益驱动成分，不管什么病，都习惯将输液作为给药首选。更甚者，有患者认为医生不开输液就是水平差，就是不负责任。

许多患者可能并不知晓，静脉输液是一种非常危险的给药方式，可能会发生输液反应、肺水肿、静脉炎、过敏反应、体液平衡紊乱以及医源性感染等情况，加之输液时药物直接进入血液循环，所以不良反应往往出现得更快、更严重。而输液过程中不溶性微粒可能导致的栓塞、肉芽肿危害等则又是缓慢的、长期的发生过程，可引起组织损伤、器官病理改变甚至死亡。

据专家介绍，一般除非以下情况才需要输液：一是患有某些胃肠道疾病需要禁食，消化功能受影响无法口服的；二是首选外用药不能达到相应效果的；三是如急性肺炎、休克等严重急症吃药效果不明显的；四是药物可能伤害组织、血管的。

据了解，为加强抗菌药物使用管理，广州市中西医结合医院去年六月出台《门诊静脉输液管理规定》，先期对门诊静脉输液加以控制，至今年八月，正式停止门诊静脉输液使用抗生素，只有儿科和住院部医生才有开具静脉输注抗生素处方的权限。（8 月 17 日《今日花都》/ 通讯员：朱勇武）

★ 2016 年

“圈”养管理意识持续改进质量

11 月 2 日，朱勇武主任主持召开品管圈活动推进研讨会，刘瑞华院长、林培顺副院长及各品管圈圈长出席研讨会。各圈长对活动开展取得的阶段性成果和遇到的问题进行汇报，并互相分享经验、交流意见。

从医院开展品管圈活动以来，各科室逐渐形成一种比较活泼的品管氛围，作为活动主体的一线员工纷纷建圈立项，相互合作、集思广益，积极主动地参与到医院管理活动中去，虽然活动尚处于起步阶段，但许多员工主动管理的意识得到提高，相关工作存在的问题也逐步得到改进。会上，刘瑞华院长强调，品管圈活动要求全体圈员投入参与，其实质上是一个质量提升过程，培养全员质量意识，以点带面，举一反三，将好的经验推广，带来更大范围的持续改进，同时注意在品管圈活动的开展过程中，要整理、固化各种成熟的工作流程，方便日后各项工作的开展。

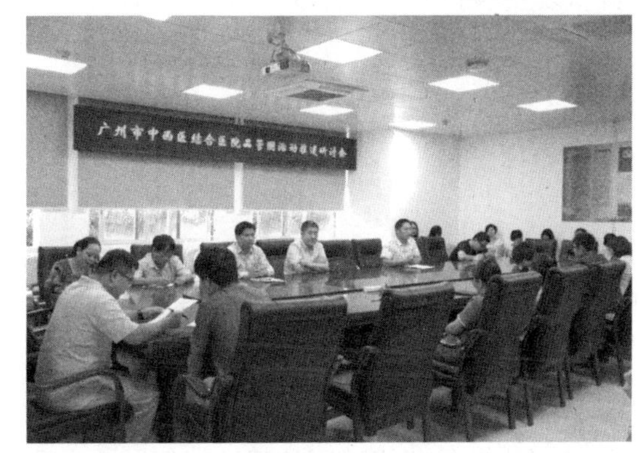

小项目大改善，是品管圈的魅力所在，医院将持续推进品管圈活动的开展，使主动管理的意识在每位员工的脑海落地生根，进而推动医院医疗服务质量持续改进。（医院动态 / 通讯员：叶锦坚）

★ 2017 年

把牢医疗质量管理生命线

为了进一步加强对医疗质量管理，加强科室医疗质量小组的队伍建设，10 月 19 日下午，广州市中西医结合医院质控科于附属楼二楼会议室召开科室医疗质量小组 2017 年第一次工作协调会。刘瑞华院长、刘志军副院长、陈小平主任、王帅科长以及各科室医疗质量管理小组组长、秘书出席此次会议。

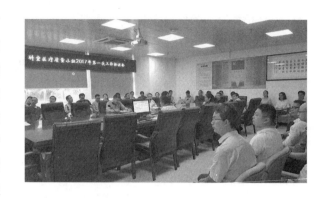

在会上，王帅科长对《医疗质量管理办法》的解读，详细介绍省医疗质量巡查对科室质量小组的要求。讲解了科室医疗质量与安全指标督导与考核。最后，医院各科知情同意书新一轮修订等相关事宜。

刘瑞华院长做总结性发言，他表示医院怎么去运行，要借助现代发展方式，以往的方式需要改变，不然难以发展。医院管理体系基本搭建了框架，从院层面要全面理顺相关体系。既然是医院，同样是为老百姓看病，要用一把尺子来衡量，医疗质量是医院的生命线，医院的运行靠医疗质量去执行，部门科室要重视医疗质量管理工作，医院用激励的方式，确保医院的医疗质量管理工作顺利实行。（医院动态 / 通讯员：毛明星）

★ 2017 年

医院安保系统再升级

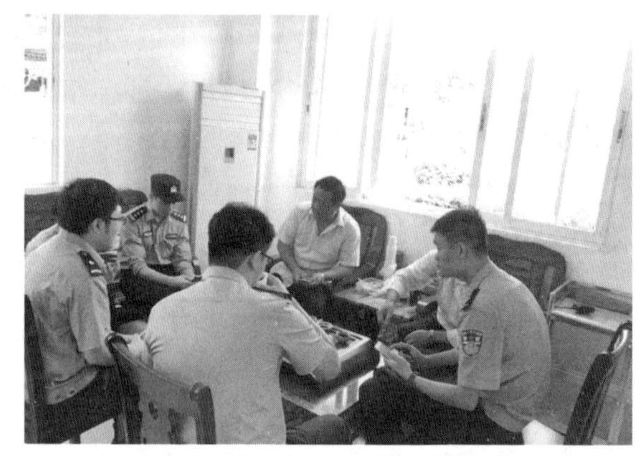

11 月 6 日，花都区治安大队与新东派出所一行 5 人来到广州市中西医结合医院检查指导治安维稳工作，保卫科王凤魁科长报告了医院内近期相关情况。

检查组一行听完口头汇报工作后，还进行了实地调研工作，对医院的安保工作给予了充分肯定，并就安保工作提档升级提出了宝贵的可行性方案。下一步，保卫科将根据意见进行整改提升。（医院动态 / 通讯员：莫鑫）

★ 2017 年

供应室开展灭菌器安全应急演练

广州市中西医结合医院于 12 月 19 日下午对消毒供应室灭菌器进行超高温高压的应急演练，设备科龚立勇科长和供应室龚阳副护士长担任演练总指挥，共计 17 人参加了此次应急演练。

消毒供应中心的压力蒸汽灭菌器为压力容器，属于安全特种设备。

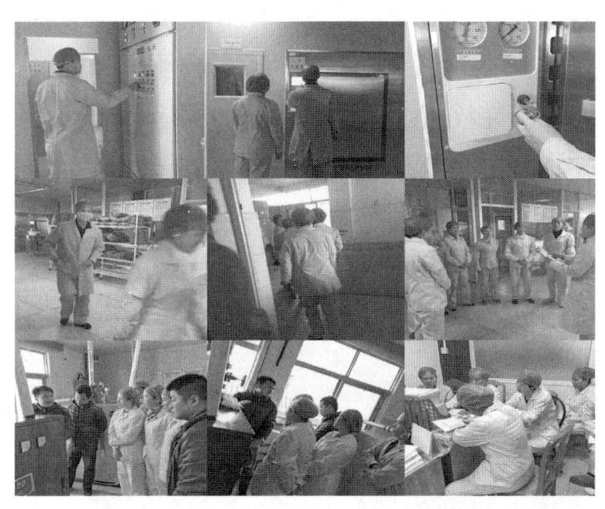

演练当天，模拟灭菌器在灭菌过程中温度过高，消毒员马上与灭菌组长沟通，并上报护士长、护士长联系设备维修工程师，组织供应室全体人员开始了应急处理工作。出现“超高温紧急状态”后，消毒员与护士及时赶赴现场进行设备故障检测，紧急制停灭菌器，在判断安全的情况下必须及时切断电源，护士向上级报告；危险情况下，组织消毒供应中心全体工作人员进行紧急疏散。

护士长根据现场情况，迅速做出判断，危害性小的先报设备科维修人员及时到现场进行设备维护，危害性大发生爆炸时直接向消防中心（119）和急救中心（120）报警，再上报保卫科及院领导。

通过演练，使工作人员熟悉掌握高温高压灭菌器的应急处理能力，及管理人员简单掌握了特种设备安全方面的知识以及应急方案和逃生自救措施，知道在不同的情况下做出不同的应对处理，也切身感受到特种设备安全生产的重要性。（医院动态 / 通讯员：龚阳）

★ 2017 年

药学部开展合理用药培训

12 月 27 日，药学部邀请重症医学科邱峻副主任中医师在门诊大楼 5 楼会议室开展题为“COPD 诊疗新概念——基于 GOLD 2017”的合理用药讲座培训。参加培训的人员有药学部相关人员、中药临床药师培训基地的学员、在药学部进修的学员，以及 ICU 科室和内三科的规培学员等。

首先，由药剂科欧阳勇主任为参加培训的学员讲述医院抗菌药物临床合理应用的分级管理相关制度，并提到了医院重点监控药品，让参加培训的学员了解医院抗菌药物和重点监控药品的使用规定，从而可以更合理使用这些药品。

邱峻副主任中医师的专题讲座“COPD 诊疗新概念——基于 GOLD 2017”。邱医师以自身对 GOLD 2017 的解读，向学员们讲述了 COPD 在最新 GOLD 指南中的诊断和治疗新概念。通过 COPD 新旧概念的对比，从重新定义的 COPD 概念引申出 GOLD 指南简化后的 COPD 诊断和评估体系，慢阻肺稳定期的个体化维持治疗，急性加重期的救治和出院管理等方面，详细解读了 GOLD 指南中对 COPD 的诊疗过程，让参加培训的人员获益匪浅。（医院动态 / 通讯员：骆楚君）

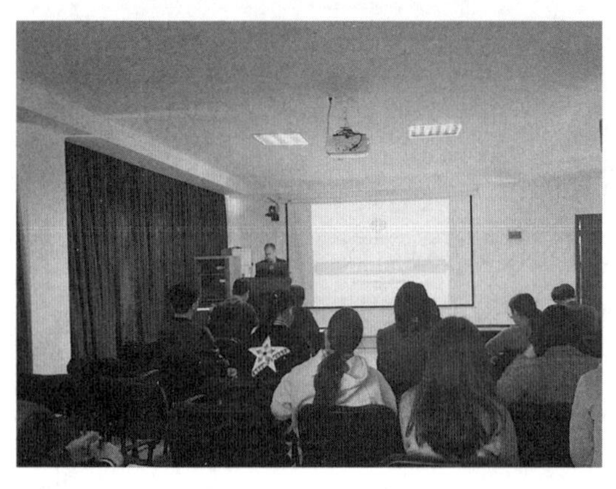

★ 2018 年

微型消防站筑牢安全“防火墙”

为进一步增强院内的火灾预防和应急处理能力，广州市中西医结合医院于院内花园西南角处设立微型消防站。

微型消防站麻雀虽小，但五脏俱全。消防头盔、灭火战斗套、消防防护靴、空气呼吸机、消防安全绳、消防斧头、灭火器材等设备一应俱全。目前组建有以保安队长李学军为站长，特勤班长邱峰为副站长等 9 名成员组成的消防组，消防组人员已经掌握了器材的使用方法，能够在遇到火灾时做出有效迅速的处理，避免“小火酿成大灾”的后果。

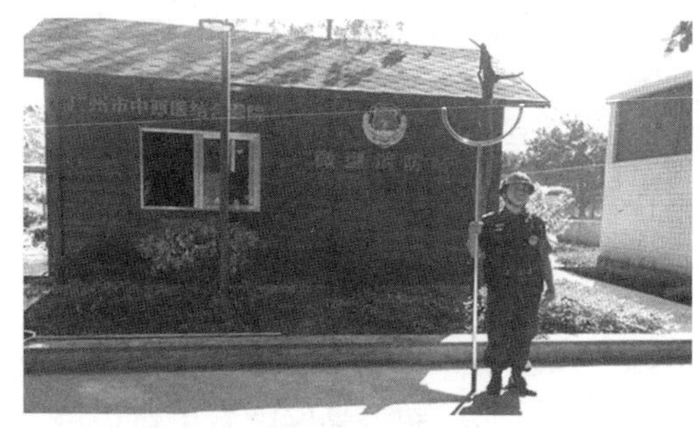

微型消防站的建立，将提高医院消防安全应急反应速度，加强职工消防安全意识和责任意识，确保院内安全稳定。（医院动态 / 通讯员：莫鑫）

★ 2018 年

技防天眼，筑好安全篱笆

细心的患者会发现，无论是走在院内的哪一个角落，一不留神就可以看到一个个视频监控摄像头。原来，广州市中西医结合医院可视监控探头总数达 300 多个，覆盖医院各重要区域。

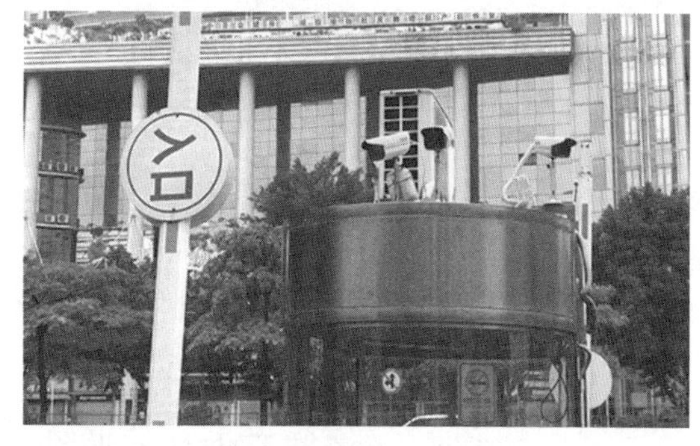

医院门岗监控部位

进一步深化和完善治安防范措施，有效降低医院的刑事发案率。医院是公共场所，进出人员杂，根据这一情况，保卫科充分利用现有的技防设施进行 24 小时不间断监控，确保重要部位视频监控 100% 覆盖，发现情况能立即通知巡逻人员到场处理；完善保安管理制度，要求每个值班保安员做好巡逻登记工作，落实责任到人，防止脱岗情况出现。（医院动态 / 通讯员：莫鑫）

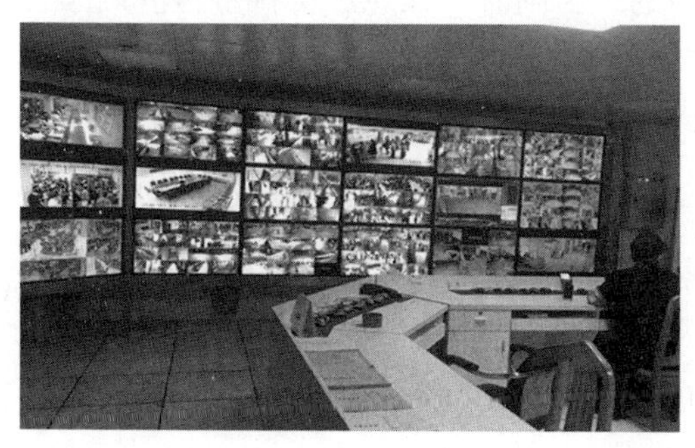

★ 2018 年

医院开展用电应急演练

广州市中西医结合医院总务科协同花都区供电局于 1 月 28 日下午在医院进行了突发停电应急演练。

本次主要模拟了三种医院停电情况下：一是假设市电主供电路 F19. 二是假设备供电路 F5. 三是医院发电机停电，医院电工进行互相转换；再假设医院全面停电情况下，紧急接驳区供电局发电车电源。此次按演练预案操作，演练紧张而有序地进行，每次转换时间约 10~15 秒，会有三次短暂 8~9 秒转电停电，演练全过程完成三次转换总用时约 15 分钟。

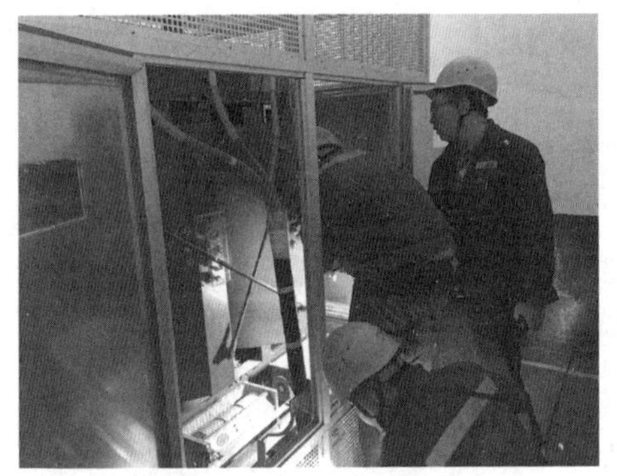

总务科科长雷红军指出，保医院用电安全，多回路供电是前提，要能应付多数情况下的故障停电；停电演练是保障，是对各备用电源应急能力进行实际测试。（医院动态 / 通讯员：邝颖）

★ 2018 年

医院开展实战演练防“医闹”

4 月 13 日下午，医院保卫科联合急诊科进行了一场扰乱医疗秩序、侵害医患人身安全的突发事件演练。本次演练采用事前告知的方式，设定模拟场景。

演练过程中，由事先安排好扮演的“医闹者”在急诊科科室与值班医生看病期间发生激烈争执吵闹，“医闹者”无理取闹情绪激动，实施肢体推搡、语言攻击等。保安员闻声赶来，立即用对讲机呼叫保卫科报告并上前制止劝阻，接到报告后同一时间特勤人员出动处置，疏散无关人员，协调过程中发生肢体冲突，特勤立即对现场进行控制，并保护院内人员及医患者不受伤害。

该男子不听劝告继续往诊室闯，趁不备抽刀威胁进攻，砍向医生，“医闹者”的行为严重影响了医院的正常秩序，医生安全受到威胁，特勤（带着装备）

马上前去制止停下，并把人员控制住交与派出所处理。

此次演练，强化医院内部应对突发事件的处置能力，优化医院内部安全防卫机制，增强员工安全防范意识，确保发生此类突发情况时能够及时、规范、妥善的处理，保障就医群众及医护人员的生命及公共财产安全，为患者创造良好的就医环境。（医院动态 / 通讯员：莫鑫）

★ 2018 年

整治医托　保护患者权益

近日，又有患者来医院哭诉，遇上了医托。

“医托”实质就是医疗骗子，简单来说就是那种把你骗到某个医院或者门诊部赚取回扣。在我们医院，“医托”主要集中在妇科、乳腺科、骨科、肿瘤科等诊区，其中妇科“医托”最多，她们主要将患者托到“某平门诊部”，每次开药、治疗大约 2000 元左右。据卫生监督所称：它们证照齐全，按物价局收费，难以取证，只能对其进行教育整改，一阵风过后又卷土重来。

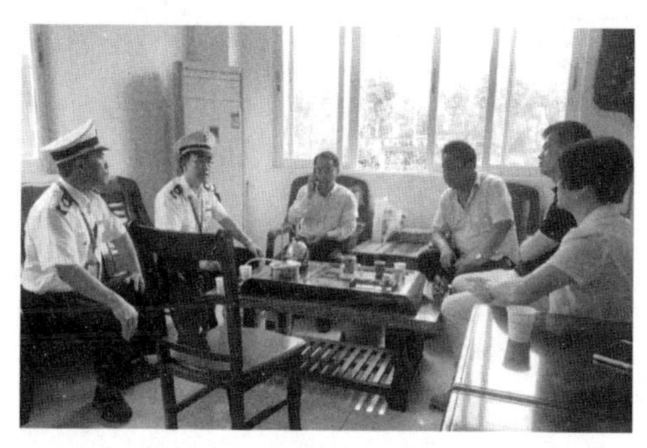

“医托”托人有几种手段，有的会和患者打招呼套近乎，让人放松警惕，之后再现身说法，声称自己或是亲属也有类似病，是在某某地方治好的，言语恳切，不由得你不信。也有些“医托”往往会说诸如挂不上专家号、今天这位专家休息、专家在别的地方坐诊等等谎言欺骗就诊患者。我们医护人员发现“医托”会立即驱赶她们，甚至报警；但是她们个个拿着病历本，谎称自己在“看病”，因此驱赶完她们转个身又回来。

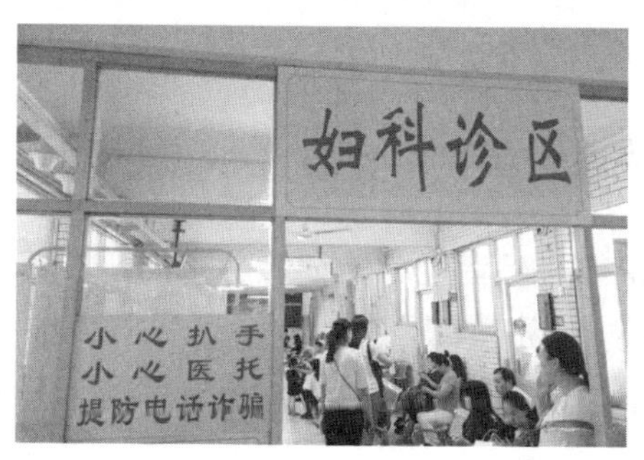

4 月 28 日，区卫生监督所及院领导共同巡查门诊部，要求五月份为“医托”整治月，大力打击医托。由医院门诊部牵头，联合宣传科及信息科，通过微信宣教、大屏幕滚动提示，语

音播报等多种方法，让医托无所遁形，逃之夭夭。

目前，广州市中西医结合医院通过大屏幕文字滚动及语音播报“医托害人，医托会带您到某平门诊部就诊，骗取钱财，延误病情。”在妇科等诊区也有“小心医托”的大字警示。（医院动态 / 通讯员：郭雄图）

★ 2018 年

加强药学监管　保障用药安全

5 月 30 日上午，医院药学部联合医务科对临床科室抢救车药品、备用药品、麻醉药品、精神药品的使用管理进行全面的质量考核。

药学部王叶茗主任带领下，督查人员分为三个小组分别对西药房、中心药房、西药库及备存麻精药品基数的临床科室进行全面检查。

在对麻精药品使用管理的检查中，检查人员从麻精药品储存保管、领用、周转、交接班、日结登记、处方书写、空安瓿回收等方面进行督导，检查中未发现麻精药品丢失、被盗、被抢等安全事件，药库、各药房及各病区麻精药品严格实行“五专管理”（即“专人负责、专柜加锁、专用账册、专用处方、专册登记”），保管安全妥当，账物相符，基数符合，麻精药品均无破损、变质、过期等情况。（医院动态 / 通讯员：邓燕芳）

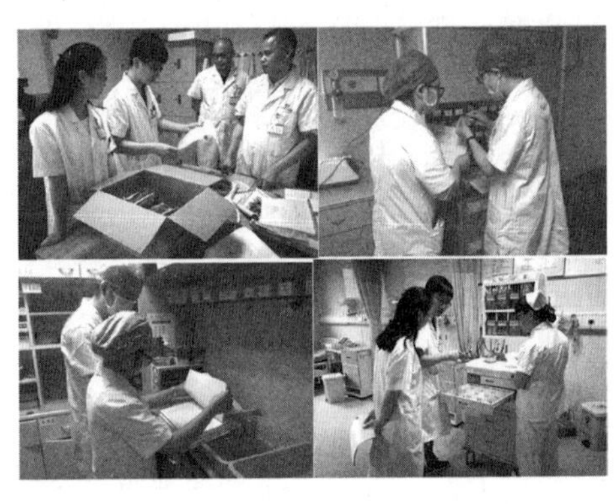

★ 2018 年

控制耐碳青霉烯肺炎克雷伯菌刻不容缓

碳青霉烯肺炎克雷伯菌感染，已成为威胁患者生命安全的严重问题，其引起的医院感染增加了患者病死率、社会负担以及经济损失。7 月 25 日下午，院感科邀请药剂科余应嘉抗感染临床药师，对全院临床医师进行“耐碳青霉烯肺炎克雷伯菌的抗菌药物选择”专题讲座。

余应嘉临床药师从耐碳青霉烯肺炎克雷伯菌的耐药状况、流行的特点、临床诊疗以及感染防控措施等角度切入，重点讲解了根据药敏结果中不同的MIC值，选择不同的抗感染药物组合，并运用病案进行分析，为大家揭示了CRE感染对医院感染防控的影响以及我们感控工作中将要面临的挑战，并提出感染防控的有效对策，指出对CRE感染除了要有效、精准、优化抗感染治疗方案以外，还需要多学科、部门联合管控，进行全方位的管理。

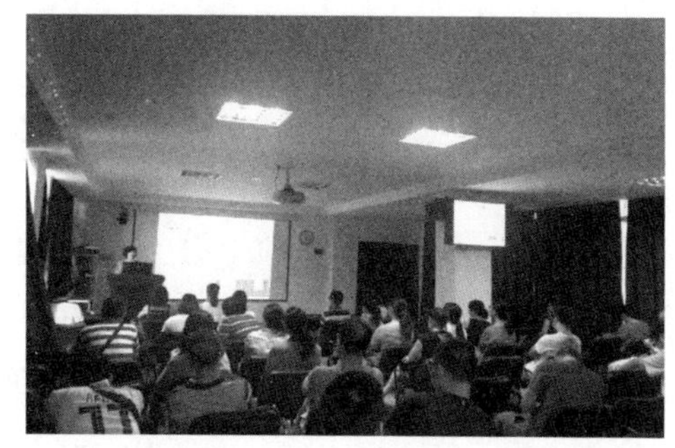

院感科熊妙华主任指出CRE感染后的治疗效果差、成本高，是医院感染管理的重点、难点，医院要以管控、预防为主，经过我们一年多的多重耐药品管圈和PDCA小组管理等活动，目前我院多重耐药菌感染得到很好控制，呈逐渐下降趋势。但遏制多重耐药菌感染的形势仍然十分严峻，刻不容缓，尤其是控制CRE多重耐药菌，需要科学指导，重拳出击。（医院动态 / 通讯员：阳艳）

★ 2018年

严防医疗废物流失

为了正确严谨地落实花都区卫计局医疗废物专项整治管理要求，7月27日上午，广州市中西医结合医院刘志军副院长亲自带队，组织了院感科、护理部、总务科及后勤公司的管理人员，对全院医疗废物分类及可回收废物管理进行了全面的排查，从源头抓起，严防医疗废物管理疏漏。

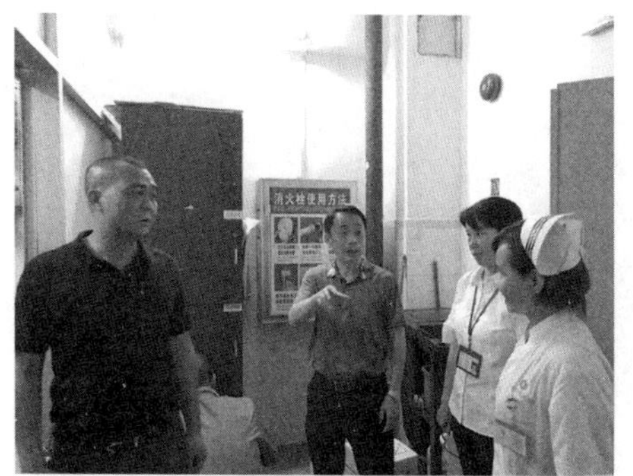

在检查的现场，刘志军副院长强调临床科室必须严格医疗废物管理规范进行分类、打包，要求按照感染性废物、病理性废物、药物性废物、化学性废物及锐器等五类正确分类，后

勤管理公司必须严格按规定的要求进行打包运送和暂存，双方之间要加强交接质量管理，认真记录医疗废物产生的科室、种类、重量及双方交接人员等。（医院动态 / 通讯员：熊妙华）

★ 2019 年

医院开展社会面管控工作

为进一步做好医院防控工作，切实为新中国成立 70 周年大庆营造良好的社会治安环境，10 月上旬，广州市中西医结合医院开展社会面巡逻防控工作。

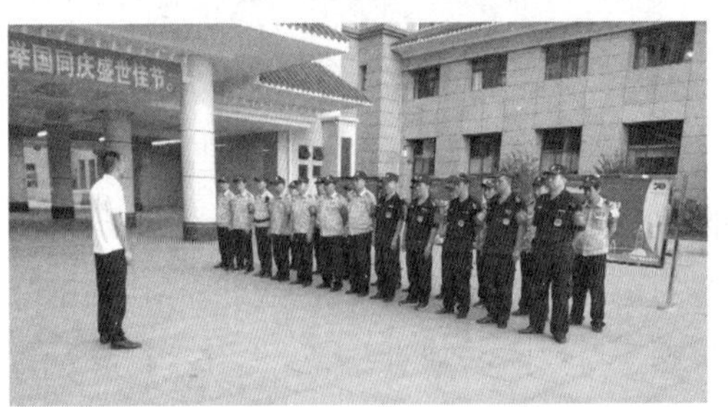

明确启动一级响应时间节点和工作要求，落实定人、定岗、定任务“三定职责”，全面实行特别防护期“五个一”机制，严格执行领导干部到岗带班、岗位 24 小时值班制度和事故信息报告制度。

同时，安保巡防人员统一佩戴“红袖章”巡逻值班，各岗位备齐防暴器械，定时向上级领导汇报院内工作情况。（医院动态 / 通讯员：邓洁娣）

★ 2020 年

医院组织疫情防控应急演练

1 月 22 日，广州市中西医结合医院在急诊应急处置区开展“新型冠状病毒感染肺炎”防控应急演练。

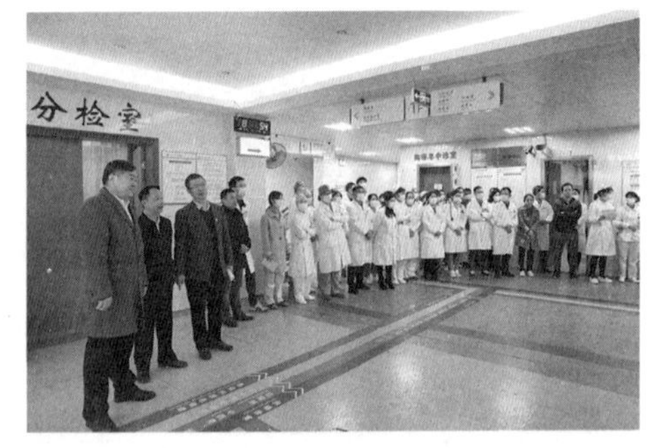

本次演练由刘瑞华院长担任总指挥，焦锋副院长、刘志军副院长担任副总指挥，演练由急诊科主任练志明主持，医务、院感、护理、药剂、设备等相关职能部门负责人及门急诊医护人员参与本次演练，门诊部、呼吸科、影像科、检验科、

重症医学科等临床科室共一百余人观摩了演练。

随着防控应急演练开始，演练工作紧张、严密、有序地进行，演练模拟一名从武汉回来的发热病人，在家属陪同下到急诊就诊，从预检分诊开始，分诊护士给病人及家属佩戴口罩、测量体温、引导到发热门诊，发热门诊医生初诊、开具抽血化验单及胸部 CT、专职护士在发热采血及陪同患者去 CT 室完成检查、引导患者返回发热门诊，发热门诊医生报告医院专家小组等，整个演练流程顺利流畅、一气呵成！演练过程中，急诊科练志明主任还实时讲解每一个演练步骤，对每一个环节中容易出错的地方向观摩人员做出提示。

进入演练的最后一个环节，由院感科和护理部组织在现场演示正确穿脱防护服、展示各种防护用品的正确使用方法，至上午 10 点演练圆满结束。（医院动态 / 通讯员：练志明、袁林）

★ 2020 年

医院保安传递社会正能量

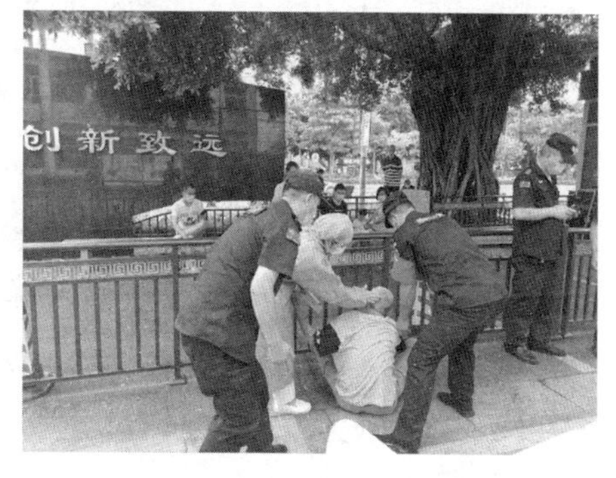

8 月 7 日上午，一位老伯刚进广州市中西医结合医院，忽然在车辆通道上摔倒，值班保安看见后迅速跑去扶起老伯，拦截车辆通行。因老伯头晕，保安立即通知急诊使用车床到现场检查。护士到场后，耐心地检查老伯伤势，确认问题不大后三名保安小心翼翼地将老伯放在车床上，送进医院就医。

传递社会正能量，这句话听起来、看起来、写起来很容易，但真正做起来却并非易事，保安队伍中的好人好事虽然不一定是惊天动地的，但却能给别人带来温暖和帮助，让我们一起传递社会正能量。（医院动态 / 通讯员：邓洁娣）

★ 2020 年

医院督导麻精等药品安全

为加强麻醉药品、第一类精神药品（以下简称麻 · 精一药品）和急救等备用药品的管理，保证药品质量，确保患者用药安全有效。9 月 24 日上午，广州市中西医结合医院药学部联合医务科对储存、使用麻 · 精一药品、抢救车药品、备用药品的临床科室和药房、药库进行检查和督导。

检查中，检查人员严格查阅了麻 · 精一药品进出库数量、药品规格、型号、存放及使用交接班记录、空安瓿回收及销毁登记等，并现场抽查核对其使用、存放是否与登记相符。同时，就急救备用药品专人管理、效期管理等进行了全面检查。

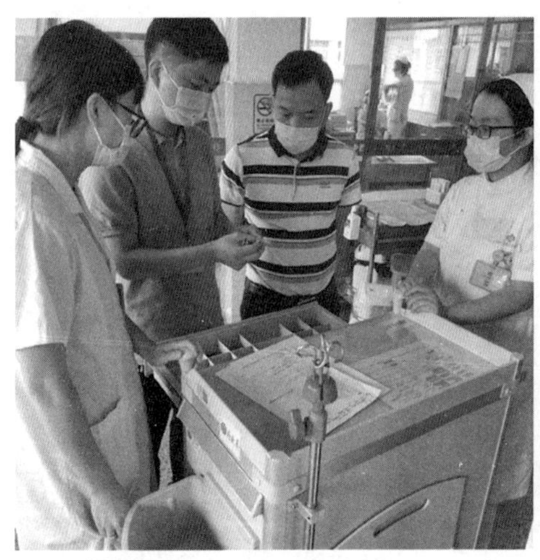

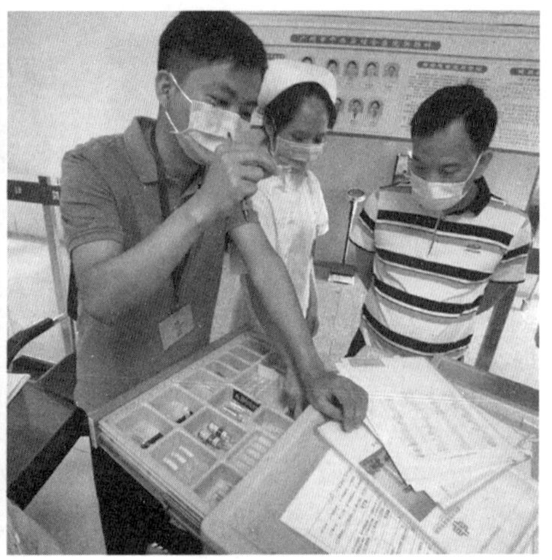

药学部通过定期对医院麻 · 精一药品、急救备用药品的督导检查，汇总检查中发现的相关情况进行持续改进，保证药品质量，为患者安全用药保驾护航。（医院动态 / 通讯员：邓燕芳）

★ 2020 年

医院开展消防应急疏散演练

11 月 7 日上午，广州市中西医结合医院分批次开展 2020 年消防应急疏散演练。

此次演练的场地设在旧住院部二楼病区。演练起火点是病区电线老化起火，楼内产生大量浓烟，值班护士发现火情后，第一时间报告科室领导和消防控制中心，保卫科立即上报领导启动应急预案。保卫科组织职工和患者从就近消防通道撤离到指定地点集中，义务消防员迅速到现场灭火，演练达到了预期的效果。

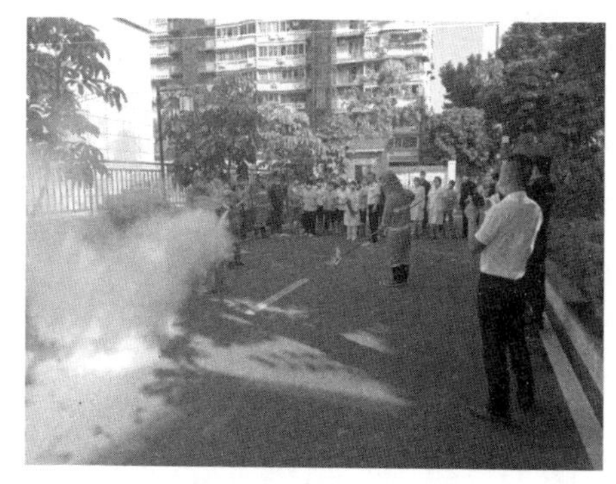

演练结束后，保卫科重点讲解灭火器和消防水带的使用注意事项，让医务人员多次练习灭火器的操作，进一步熟练灭火器材的使用方法，学会如何灭火自救互救。（医院动态 / 通讯员：邓洁娣）

★ 2020 年

医院开展反恐防暴应急培训及演练

11 月 13 日下午，医院开展反恐防暴应急培训及演练。

保安队长郭小玲对安保人员讲解了反恐防暴的基本常识和注意事项，讲解防暴技术要领与处置技巧，演示了钢叉、盾牌等反恐器械的使用方法，利用器械制服嫌疑人的技能、要点和注意事项。

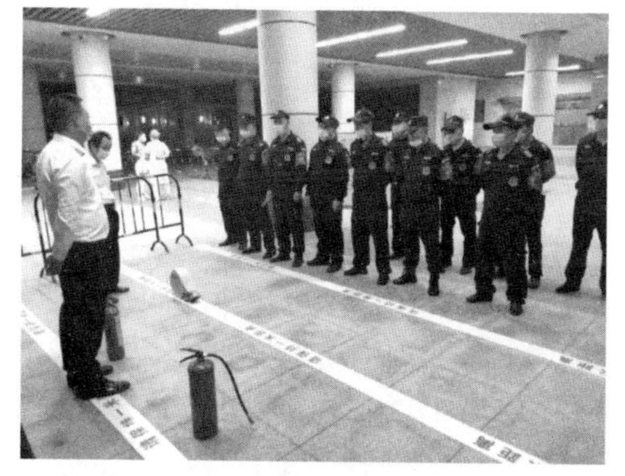

随后保卫科设置场景进行演练。演练情景为一名患者不戴口罩，欲强行进去医院，并扬言要进医院找医务人员麻烦。保安拦住不让其进入，患者不听劝告，出手打骂保安，保安立即使用对讲机通知保卫科，随后保安们利用钢叉、盾牌将其控制，并迅速报警，移交当地派出所。（医院动态 / 通讯员：邓洁娣）

03 改善医院服务的主旨追求

——让老百姓有体面地看病

何谓有体面？可简单理解为让患者被尊重、有尊严。医患相互配合，友好平等，对双方来说都是好事。我们要尊重患者的知情、隐私、选择等权利，做到言行举止规范得体，不断营造温馨友爱氛围，让患者心情愉悦地接受诊疗。

① 坚持智能环保，在为患者提供诊疗便利上下功夫

★ 2015 年

微信可以查询体检报告啦

今日花都讯，近日，广州市中西医结合医院开通微信查询体检报告服务，市民可通过微信快速便捷地查询体检报告，且体检报告将终生有效。

市民只需关注微信公众号“广州市中西医结合医院健康管理中心”，按要求填入相关信息，即可详细了解各项体检套餐，以及体检须知、体检流程等。轻触手机，便可在线预约体检及查询体检报告。此外，市民还可以通过该微信公众号了解体检中心最新动态，以及许多健康知识。

据了解，该微信平台上的体检报告包含体检详情、综述建议、报告分析，并提示合理化改善建议。体检报告终生有效，可供体检者随身携带、多次查看。（8 月 8 日《今日花都》/ 通讯员：朱勇武）

★ 2016 年

刘瑞华院长与中行行长磋商银医互联

6 月 2 日下午，刘瑞华院长会见中国银行花都支行黄凯行长一行，就开展银医互联项目进行磋商。

刘瑞华表示，医院正以花都区智慧医疗项目建设为契机，以新住院大楼装修项目为切入点，大力推进医院信息化升级改造，在银医互联上具有良好的合作前景。积极探索“边诊疗边结算”新模式，实现医院挂号、就诊、检验报告自助打印、圈存缴费、圈提退费等功能，让患者就医能够一卡通行，在医生办公室就可以刷卡付费，减少多次往返缴费窗口和排队等候的麻烦，最大限度地缩短病人就医时间，提高医院服务效率。

黄凯表示，他十分珍惜两家单位长期以来建立起的合作伙伴关系，对院方提出的银医互联合作项目意向表示赞赏，银行方面将尽快展开相关调研及论证，拿出一套行之有效的项目合作方案来，在互信、互惠、互利、共赢的基础上，积极推进银医互联项目建设，为解决老百姓看病难做出应有贡献。（医院动态 / 通讯员：朱勇武）

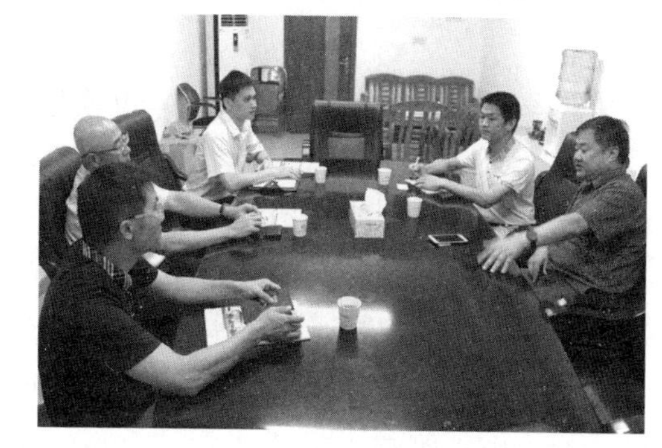

★ 2017 年

自助胶片打印机投入使用

3 月 14 日，广州市中西医结合医院放射科自助打印胶片机正式全面投入使用并顺利运行。患者在放射科做完检查后，只需在一定时间后将条形码放在自助打片机扫描窗口轻轻扫描一下，胶片和报告随即自动打印出来，极大地方便了患者同时也提高了工作效率。

自助打印机的增设，使得原本放射科繁忙的工作，变得井然有序。无论何时，甚至是没有窗口人员上班的时间，患者及其家属只要凭借条码均可自

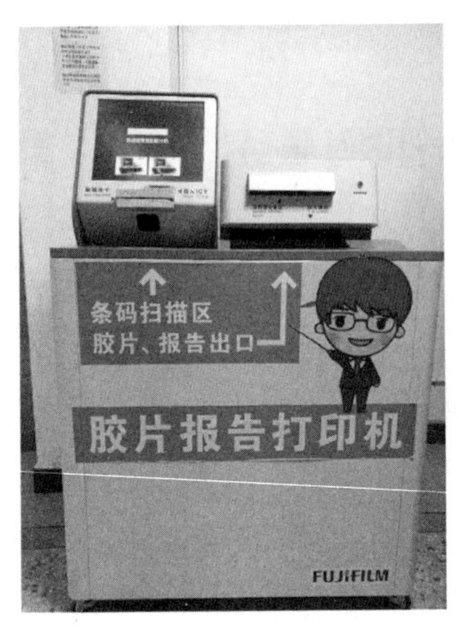

助打印。去除了人工发放报告和整理胶片的时间，病人拿到片子的时间就能够大幅度缩短，同时还能克服人工可能出现的差错，降低出错率，确保了就医安全。

自助打片机的引进优化了服务流程，不仅使得医院工作效率提高，方便了患者就诊，同时也实现了可靠的影像传输、存储和管理功能，提高了医院整体的诊疗水平，从而为来诊患者提供更好更完善的医疗服务，并为建设数字化医院奠定了坚实的基础。（医院动态 / 通讯员：汤间仪）

★ 2018 年

医院实现收费窗口移动支付

近日，广州市中西医结合医院在门诊和住院收费窗口安装了手机二维码扫描设备，只要对缴费人员的手机二维码扫一扫，即可实现利用微信、支付宝等移动支付平台完成就医缴费。

移动支付的应用适应了时下年轻人的缴费习惯，特别是受到了年轻患者的欢迎。由于医疗支付涉及支付人的身份验证、账目核对及与医疗信息系统进行对接等方面的问题，一直以来，扫码支付未能得到广泛应用。此次，广州市中西医结合医院在新的医疗管理系统平台上与中国农业银行合作，在全区医疗行业率先使用窗口扫码支付，为改善患者的就医体验起到了积极作用。目前这家医院正在进行人脸识别技术的引进，到时在院内自助机、收费窗口上您只要露露脸就可以付费啦。（医院动态 / 通讯员：吕勤业）

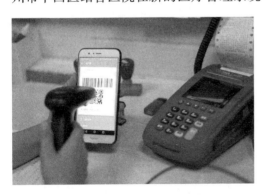

★ 2018 年

医院新增“共享轮椅”租借服务

7 月 29 日，为方便群众就医，由广州市中西医结合医院门诊办牵头，推出专为患者打造的“共享轮椅”租借服务。该服务于全国多家三甲医院已施行，受到了患者和家属的好评。

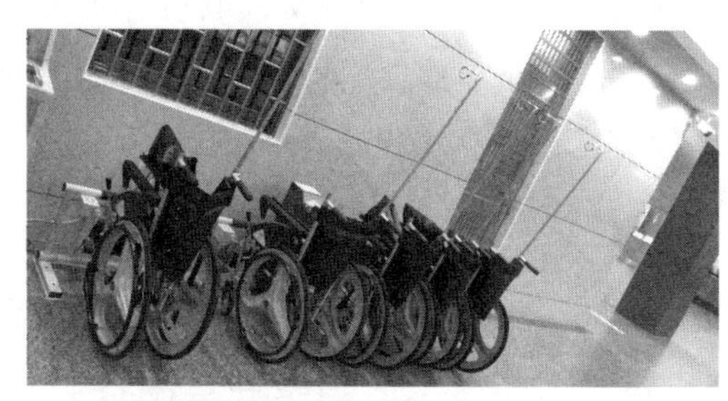

目前“共享轮椅”在医院一楼大厅社保科旁设有投放点。患者或家属只需打开微信，扫一扫电子桩上的二维码，打开“小 V 轮椅”小程序，确定信息、加押金、开锁，简单几步即可以使用轮椅。患者及家属可以不受时间限制，24 小时随时借还，前 2 小时免费使用。超出 2 小时，每 10 分钟收费 1 元，全天 50 元封顶。

现医院“共享轮椅”共 6 台，以后会根据轮椅使用情况，适当增加轮椅数目。共享“共享轮椅”有专人负责维护、保养、清洁，确保患者及家属放心使用。（医院动态 / 通讯员：李俊美）

★ 2019 年

医院推行“水溶环保袋”

2008 年 6 月 1 日起，我国超市、商场、集贸市场等商品零售场所实行塑料购物袋有偿使用制度，商家一律不得免费提供塑料购物袋，同时在全国范围内禁止生产、销售、使用厚度小于 0.25 毫米的超薄塑料购物袋。当前，从“限塑”到“禁塑”，已经取得了初步的成效。

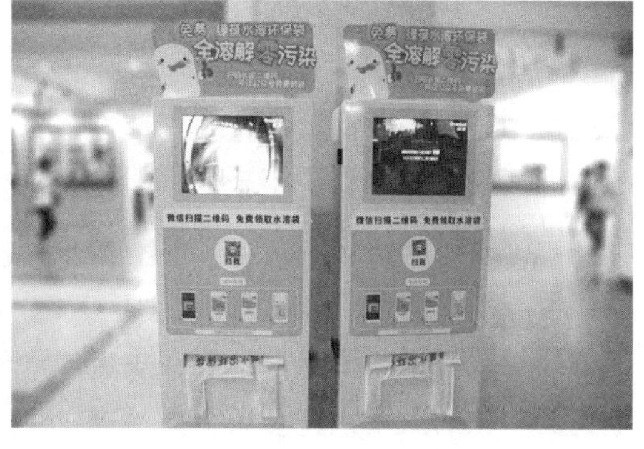

近日，4 台环保袋终端机

在广州市中西医结合医院成功落地，设于西药房外，提倡环保不忘便民。患者取药前，可通过微信扫码免费领取一个水溶环保袋。

该终端机的作用即是为用户提供水溶的环保袋，患者只需要微信扫一下机身的二维码，就可以免费领取水溶环保袋。这款“水溶环保袋”具有遇水即溶、完全生物降解、原材料无毒无害和远超普通塑料袋的承重力等优点，180 天内可以完全分解为水和二氧化碳。（医院动态 / 通讯员：王晓彤）

★ 2019 年

引进共享雨伞　为您遮风挡雨

近日，广州市中西医结合医院门诊部以患者为中心，想患者所想，急患者所急。在共享经济的时代与科技公司合作，引入共享雨伞为患者遮风挡雨。

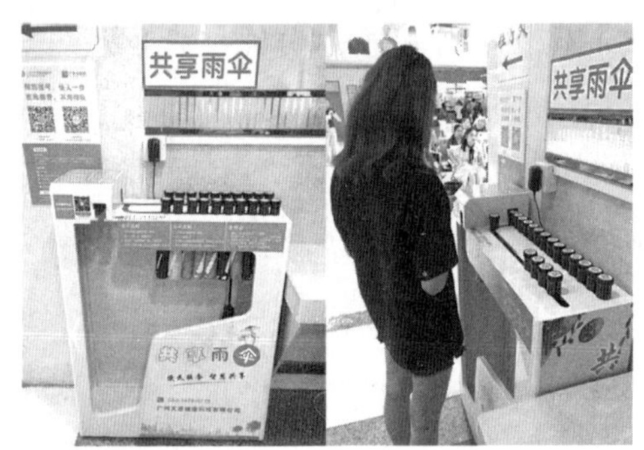

共享雨伞方便实用，市民可以通过扫码支付立借立还，确实能给患者带来方便。此外，广州市中西医结合医院引进的共享项目还包括：共享轮椅，共享充电宝，自助环保袋等。（医院动态 / 通讯员：郭雄图、黄嘉欣）

★ 2019 年

体检中心开启“互联网 + 入学体检”模式

2019 年夏季入学入托体检高峰如期而至，很多花都区乃至广州北部地区的适龄儿童、青少年来到广州市中西医结合医院体检中心进行入学前的体检。今年体检中心出现了一道特别的风景线：很多家长都提前在手机上购买、预约入学入托套餐，体检当

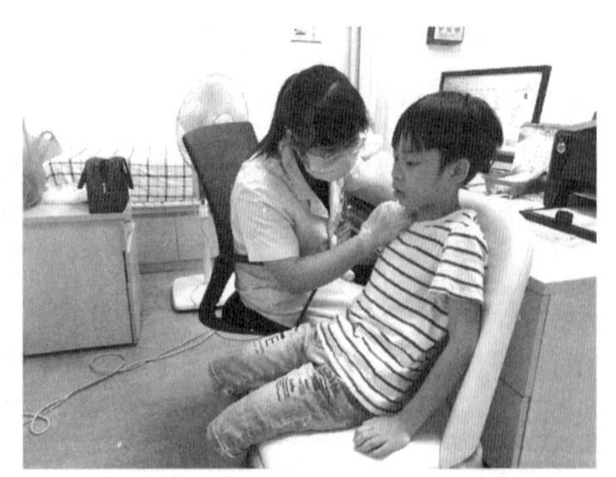

天由体检中心导诊或学生志愿者指引，仅需十分钟就可进入体检流程。

有赖于“互联网＋入学体检”模式的良好运行，参照体检中心 2019 年 6 月份到 9 月份的数据，体检中心入学体检到检共 1069 人次，同比 2018 年增长 28%，其中网上下单（手机或自助机）达 525 人次，占总人数的 50%，同比 2018 增长了 136%。（医院动态 / 通讯员：骆逸妮）

★ 2021 年

抠细节助推线上医保支付

为民办实事，减少患者排队时间一直是我院需要长期解决的问题。

我院已经开通多种缴费模式，包括自助机缴费，扫码缴费，公众号推送缴费，窗口缴费等。医保线上支付也已经可以运作，对于已经定点我院，二代医保卡，本人可以通过手机微信进行医保线上支付。但也作了一定的限制。例如膏方、协定处方不能通过手机微信医保支付。仍然未能满足医保患者需求。

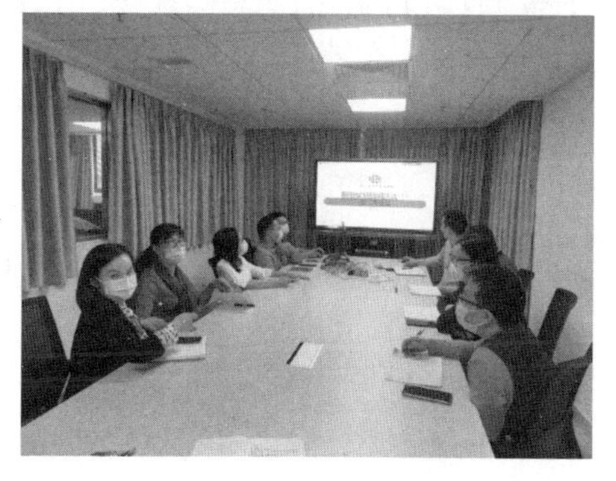

门诊部郭雄图主任组织信息科、财务科、设备科、社工部等多个科室，进行头脑风暴，各抒已见，针对医保线上支付继续抠细节，建议开通膏方和协定处方的线上医保支付模式。

周云风总会计师要求每个职能科室落实到位，对问题逐一梳理，要求信管科先做测试，规避医保风险。（医院动态 / 通讯员：郭雄图）

★ 2021 年

党员推广免排队缴费

——医院第四党支部开展 2021 年 11 月主题党日活动

11 月 9 日，广州市中西医结合医院第四党支部举办了 “为民办实事，缴费无须排长队”的主题党日活动。

活动开始前，第四党支部党员们踊跃发言，为自己心目中能够为群众办理的实事进行了票选，最终确定了此次活动的切入点为“引导病患线上缴费和自助机缴费”和“床边结算”。

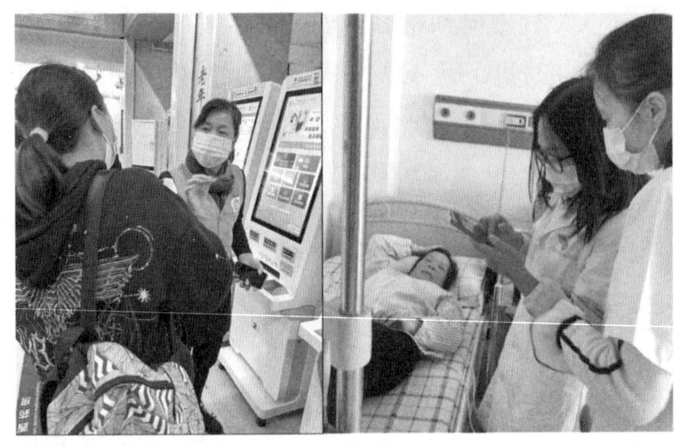

活动当天，第四党支部党员们热情似火，把向上向善力量积极投入到推广病患线上缴费和自助机缴费、推进“床边结算”的志愿工作当中。

为民办实事活动，既拉近了我们与病患之间的距离，更清晰地了解到病患们的诉求，也让我们更直观地掌握了医院的发展状况，以及各项政策的实施力度。从这一层面上讲，医院的发展也依赖于我们与病患的紧密联系，唯有多沟通，才能打破病患的疑虑，让医院以信息化为抓手，实现跨越式发展。（医院动态 / 通讯员：张斯斯）

② 坚持家园理念，在营造温馨就诊环境上下功夫

★ 2015 年

张仲景李时珍雕塑揭幕

位于医院东侧的文化景观——荟春园项目施工进入尾声，其中的中医药文化景观区域“百草园”将于近日完工并迎接全国重点中西医结合医院的验收。10 月 30 日，我院为两座主题雕塑张仲景、李时珍塑像举行简单揭幕仪式，院领导、省市名中医及文化委员会的委员参加了活动。院领导表示，揭幕仪式是为了体现我院对古代中医名家的崇敬景仰之情，让中医药事业薪火相传，生生不息。也相信在中医先人的庇护和广大有志之士的共同努力下，我院的

中西医结合诊疗事业能够蒸蒸日上。（医院动态 / 通讯员：冯秀莲）

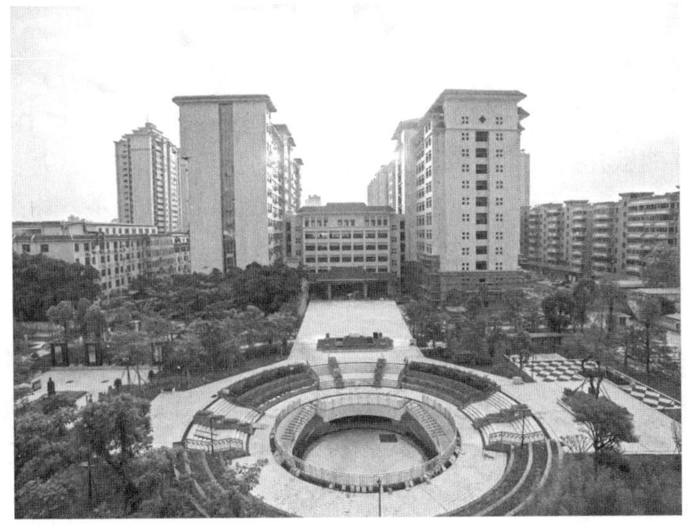

院区环境一览

★ 2016 年

医院建起花园停车场就医环境更优美

随着医院地下停车场免费对外开放和荟春园围墙的拆除，广州市中西医结合医院就医环境得到了明显改善。“现在停车方便多了，环境也比以前更好了。”近段时间来医院看病的患者都会发出由衷赞叹。

广州市中西医结合医院相关负责人表示，今年以来，医院落实了一系列惠民工程，包括向群众免费开放地下停车场 400 多个停车位，拆除荟春园的围墙，修复园区围蔽人行道，加装候药区雨棚等等。另一方面，医院还积极开展志愿者服务，为前来就诊的患者提供就医指引，着力改善就医环境，提高患者满意度。（7 月 6 日《今日花都》/ 通讯员：黄力君）

★ 2016 年

医院新门诊大厅投入使用

近日，广州市中西医结合医院新门诊大厅建成并搬迁完毕。新门诊大厅将原来分散的挂号、收费、中药房、西药房集中在一起，紧凑的人性化设计大幅度减少患者来回排队所耗费的时间。

新大厅装修后顶层采用玻璃与降温通气系统相结合的设计，利用自然光又可避免室内高温现象。大厅约 400 平方米，彻底改变了以往门诊大厅面积狭小，高峰期患者拥挤的现象。与前期完成的急诊大厅连成一片，有利于病人的流动，使门诊一楼的候诊区间达到 700 平方米，能解决六成门诊病人的候诊。改造后的门诊大厅还将逐步设置专门的电子自动挂号交费区，通过自助服务方便病人。还将进行文化装潢，增加传统文化元素，体现浓厚的中医药文化氛围。（医院动态 / 通讯员：黄力君）

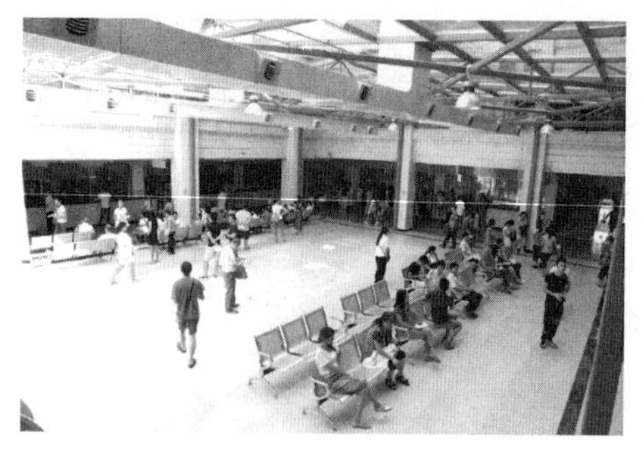

门诊大厅环境一览

★ 2017 年

荟春园获评市科学技术普及基地

11 月 11 日上午，广州市科学技术创新委员会在广州市少年宫对广州市 35 家第十批科学技术普及基地进行授牌仪式，广州市中西医结合医院荟春园获得基地荣誉。医院将继续努力、充分发挥荟春园内众多中草药植物优势，做好向全市民开放、讲解等服务，主动联系学校、社区居民，积极开展中医药植物作用宣讲活动课程。

医院在做好为病人服务的同时，也致力推进中医药文化进校园、进社区的工作，创新开拓中医药传承形式，响应十九大关于坚持中西医并重，传承发展中医药事业的精神号召，让更多的市民了解中医药知识、更加合理的将中医药知识运用到日常生活中来。（医院动态 / 通讯员：冯秀莲）

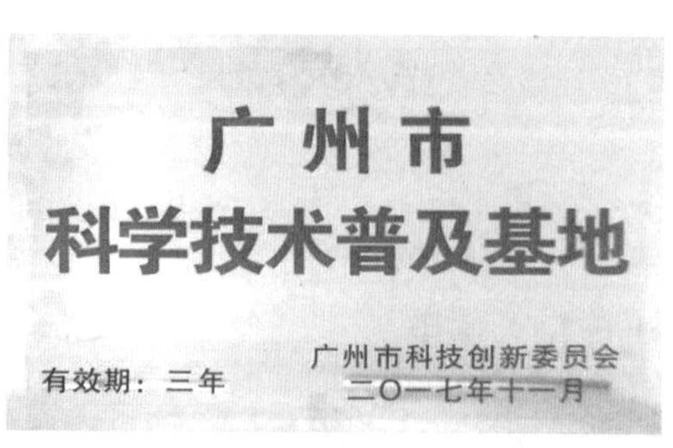

广州市
科学技术普及基地
有效期：三年
广州市科技创新委员会
二〇一七年十一月

★ 2017 年

荟春园获评省青少年科技教育基地

医院荟春园继今年 10 月获批成为广州市科学技术普及基地后，科学技术普及能力再次得到肯定，于 11 月 27 日获评广东省青少年科技教育基地。

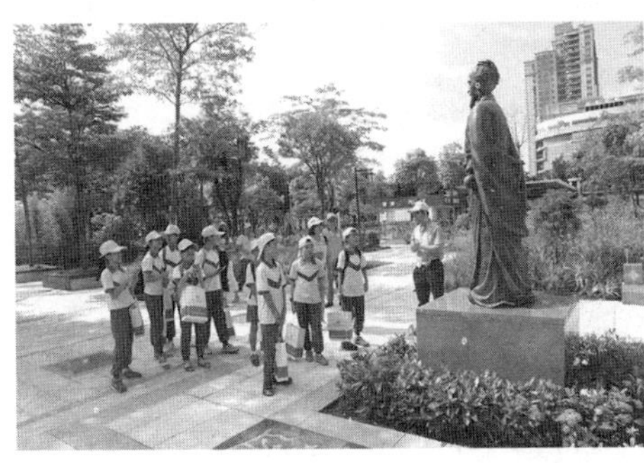

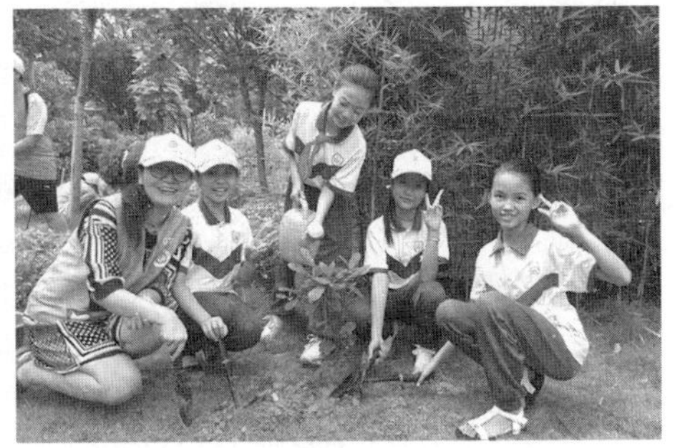

医院科普软硬件设施齐全，荟春园占地 1.3 万平方米，分为中草药种植区、中医药文化展示区、康乐健身区三部分。其中，种植区种植中草药植物近百种，主要由医院员工及社会热心人士捐赠种植；展示区设置名家雕塑、文化浮雕、中医摆件、草药石刻、中医典故、科普宣传、芙蓉诗社诗词联展和中医药诗廊等，极富中医药文化特征。作为新住院大楼建设项目的配套项目，荟春园正下方是地下三层大型停车场，可容纳 627 个车位，部分已投入使用，其人行通道均位于荟春园内，行人出入即能感受中医药文化熏陶。医院还专门编制《中医药传统文化核心价值观读本》，免费派发给游园市民，用图文结合的方式，展示院内文化景观，重现杏林经典，加强中医药传统文化价值观建设，升华科普效果。

借助这一有利条件，医院每年组织开展“传承中医药 · 文化再启航”中医药学生夏令营、健康知识课堂等青少年中医药科普活动。（医院动态/通讯员：叶锦坚）

★ 2018 年

广州市中西医结合医院“厕所革命”受好评

“厕所搞出星级标准，给人感觉好多了。”近日，广东省广州市中西医结合医院彻底整治厕所问题，受到患者欢迎。

此前，该院厕所小、设置简陋、缺乏隐私保护等问题，一直为患者所诟病。

今年初，该院将“厕所革命”摆上突出位置，按国家一类公厕标准，统一加装了通风、空气清新、防滑、洗手等设施，并落实定人、定位、定时、定责等清洁、维护、巡查措施，给了患者干净、整洁、舒适的全新体验。（6月7日《中国中医药报》/通讯员：朱勇武）

★ 2018年

重症医学科喜迁新住院大楼

2018年即将平静度过的时候，喜讯忽至：重症医学科将要搬入新住院大楼了，而且是全医院第一个乔迁的临床科室！

自2003年始，从无到有，从小到大，重症医学科已经“蜗居”在住院楼一隅接近第17个年头了。科室最初只有八位姑娘，六张病床，四个医生，两台呼吸机，三五病人，加上青春岁月，这几乎就是全部了，有时也会八九个病人挤在六个床位的空间，几无立足之地，忙个通宵达旦，干脆连值班床也省了。

伴随着社会和医院的发展，科室逐步扩大到13张床位，四十多个兄弟姐妹，血液净化仪、纤支镜、越来越多的呼吸机加入了咱们的大家庭，但是空间愈发逼狭，床位愈发紧张，医疗用房和辅助用房的限制与业务的扩展成为难以解决的尖锐矛盾。

新住院大楼病房宽敞舒适，洁净明亮，分区合理，充满着智能化、人性化、规范化的元素；崭新的24张监护病床，灵活的多功能设备吊塔；办公值班区几乎是一应俱全的生活设施，真是让人眼前一亮，无限向往。（医院动态/通讯员：邱峻）

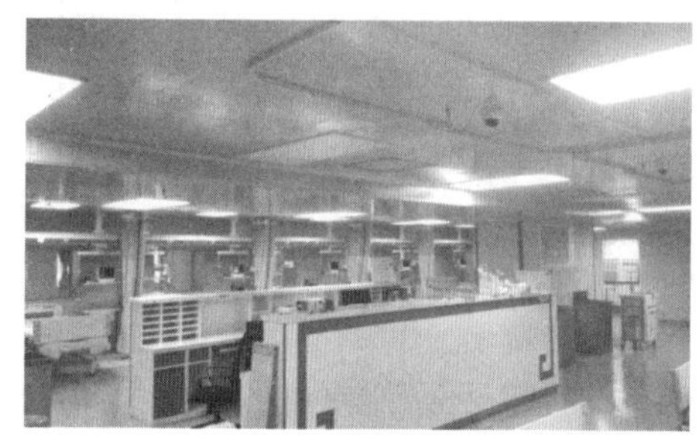

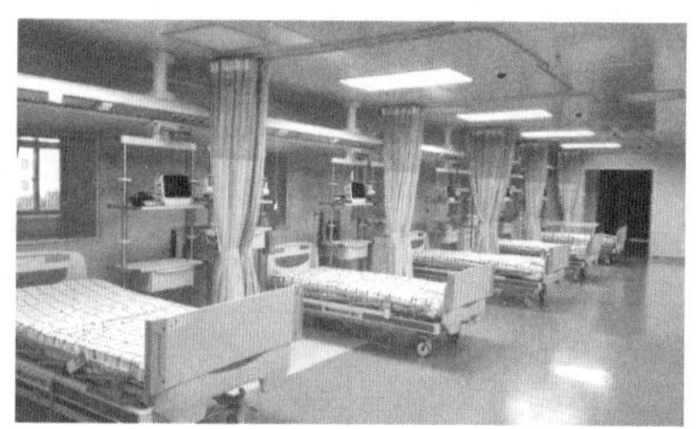

重症医学科环境一览

★ 2019年4月

开展爱国卫生运动　创优美就医环境

4月22日是第11个“广州市爱国卫生行动日”，广州市中西医结合医院积极开展以“清洁家园灭蚊防病”为主题的爱国卫生运动专项活动。

行动日当天，总务科首先在人流较多的门口张贴登革热宣传海报，在门诊楼LED大屏幕设置滚动宣传语等形式宣传灭蚊防蚊行动，提高群众的自我保健能力。

随后，总务科派专人与物业公司组队，对全院范围进行清洁，包括清理沟渠，清除楼宇天台积水18处，清理杂物5桶，有效减少了蚊虫滋生地。还组织专业消杀人员，集中开展以灭蚊消杀和投放鼠药、清理鼠迹为主的除四害行动，彻底清除卫生死角和蚊虫滋生地。同时，为提升医院整体卫生综合形象，医院对公共洗手间进行深层次环境综合治理，从根本上解决了公共厕所洁具清洁、异味消除、消毒杀菌等问题，病人满意度有很大的提升。

据统计，4月爱国卫生月期间，医院张贴宣传海报8次，全院卫生检查3次，环境大扫除4次，除四害行动9次，开展厕所革命深层清洁3次共清洗267件洁具。（医院动态 / 通讯员：邝颖）

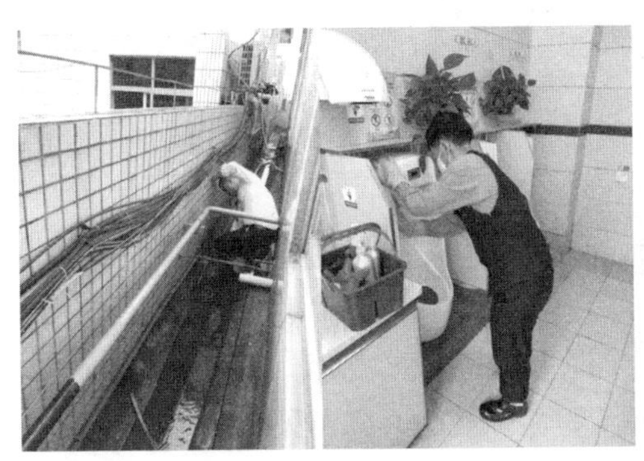

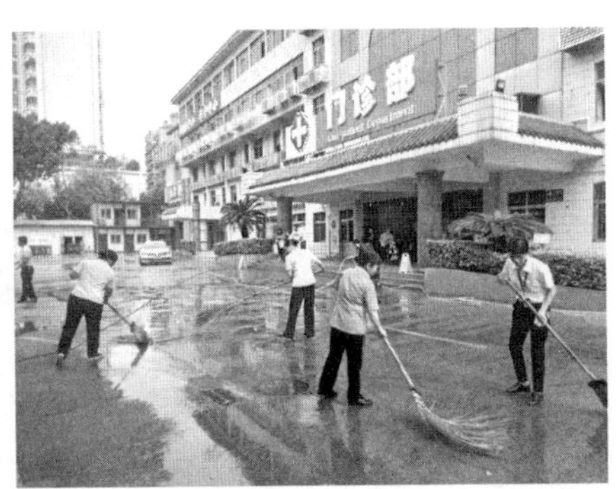

★ 2021年

环境美化常改善

自从新冠疫情全球暴发以来，因疫情变化速度快的特点，各类防控措施及指引更迭速度也十分迅速，为了分流就诊人群，提高就诊效率，医院里贴

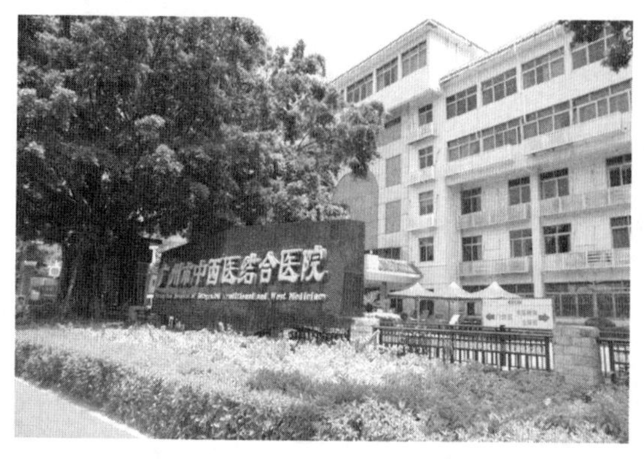

满了各种大小不一的分诊及防控指引，加上因为疫情防控增加的临时板房，医院一入门口就给人一种凌乱不堪的感觉。

近日广州市中西医结合医院宣传科，为了响应广州市创文工作的号召，对医院正门及发热门诊的标识和指引进行了小改造，美化医院的正门，提升医院形象，下面我们一起来看看医院门口改善前后的环境对比。

经过此次门口小改造后，把原来散在各处的就诊提示和标识统一设计，放置在板房墙面上，除了显得门口更整齐划一和美观外，因撤去了多块批示牌和铁马，留出更大的通行空间，方便了市民和职工出入。（医院动态 / 通讯员：熊妙华）

③ 坚持深化医改，在减轻患者看病负担上下功夫

★ 2017 年

跟门诊输液说再见，四种特殊情况才允许输液

在广州市中西医结合医院（以下简称中医院）的急、门诊处，记者发现原三间输液室的急诊科现在只利下一间，里面输液的人寥寥无几。“停止门诊、急诊输液的规定实施前，每天 3 个输液间都是人满为患。”中医院急诊科护士长钟嫔表示，“现在每天输液量维持在 120 人左右，与以前输液高峰相比 1 天，减少 800 人次”。

据了解，医院从 2016 年 8 月开始在急诊、门诊，取消抗生素输液，（以下简称输液）近一年医院门诊输液减少了十万人次，今年又开始对门、急诊限制性输液，除以下情况才有允许输液，一是患有某些肠胃疾病的需要，进

食消化功能受影响，无法口服的；二是外用药不能达到相应效果；三是如急性肺炎，休克等严重急诊吃药效果不明显；四是药物可能伤害组织、血管的。

中医院内科副主任医师吴恩亭解释：医院取代急诊、门诊输液，一些需要用到抗生素的部分可以用口服抗生素来代替，可以降低人体对抗生素耐药性，减少滥用药物，也可降低病人的看病费用。（7 月 14《广州日报》/ 通讯员：黄力君）

★ 2017 年

医院 13 种制剂纳入医保报销

10 月 18 日，经广州市社会保险医药专家评审，广州市中西医结合医院有 13 个制剂品种列入了广州市社会医疗保险、工伤保险和生育保险药品目录，自 2017 年 11 月 1 日正式实施。

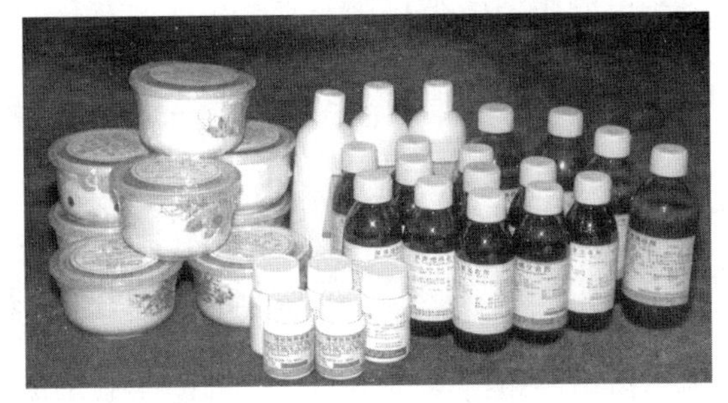

根据规定解读，医院入选的这 13 个制剂品种，无论是医疗保险、还是公费医疗，都可以实现报销，而报销比例按照“乙类药品”管理，即先由参保人员按规定自付一定比例的费用，其余部分再按基本医疗保险的规定支付。此惠民政策的落实将大大实惠广大民众，对医院制剂的推广也起到了促进作用。（医院动态 / 通讯员：梁欣健）

★ 2018 年

适应新医改形势　强化医疗行为监控

6 月 17 日下午广州市中西医结合医院召开 2018 年医保管理委员会第二次会议，焦锋主任委员及医保管理委员会各委员出席本次会议。

为了适应医保的各项改革措施，改变观念，适应新医改形势，强化医保对医疗行为的监控，从医疗费用控制转向医疗费用和医疗质量双向控制。因

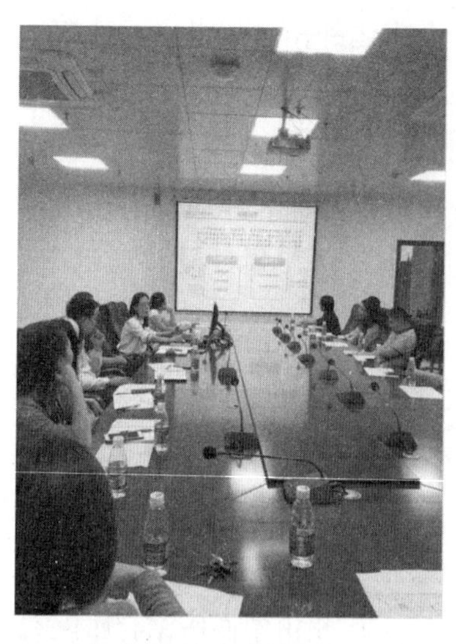

此对各项医保制度进行了修订，通过委员会进行讨论，各位参会人员提出了建设性的意见及建议。

其次对经广州市医保局审核出的医疗违规行为进行反馈，主要存在分解住院、转院的参保人未经过医保系统转院、重复收费、不合理就诊、不合理住院、费用次数超过住院总天数、出院带诊治项目、符合单病种的疾病未进入单病种系统申报等问题。在会议中各位委员对这些问题的出现提出了分析及改进的意见。

由焦锋院长强调，随着医保支付方式的改革，医保的监管也越来越严，对于医保查出的违规行为应严格按照医院医保的管理规定执行，临床科室要做到因病施治原则，做到合理治疗、合理收费、合理诊疗来保障参保人的正当权益。（医院动态 / 通讯员：李红）

★　2019 年

医院全面取消医用耗材加成

根据广州市《关于调整公立医院基本医疗服务价格的通知》，按照省委省政府的有关要求及市医改工作的部署，广州市中西医结合医院于 2018 年 12 月 29 日零时起全面取消医用耗材加成。

医院成立由院长领导的工作小组，对实施工作进行了专门部署。刘瑞华院长在工作动员会上指出这是一项涉及民生的政治任务，要求各个相关科室一定要全力投入，周密安排，保证数据的准确，要做好安全保障工作，确保切换工作顺利完成。各相关科室在接受任务后积极行动，在一周内及完成 4000 余条数据调整和核对并进行了测试。

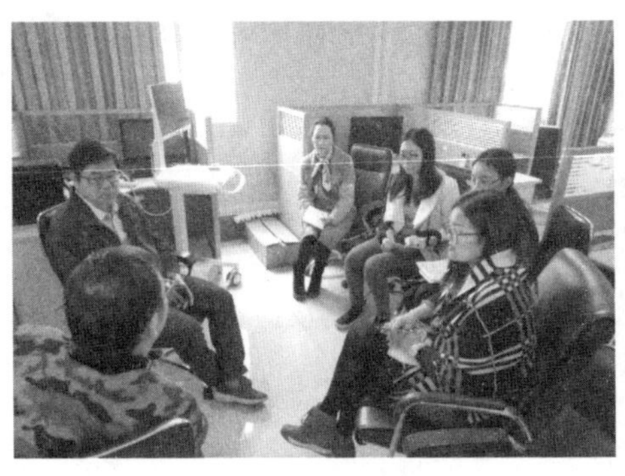

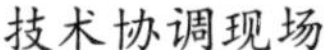

技术协调现场

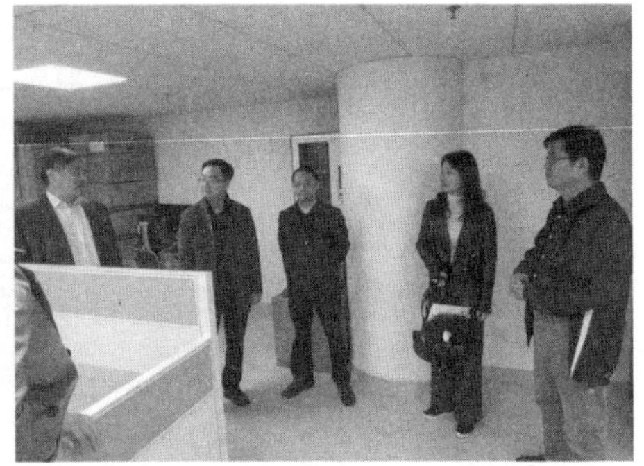

区卫计局领导现场视察

2018年12月28日上午区卫计局虞志忠副局长到医院了解工作进展情况，并提出具体要求。刘志军副院长汇报了医院工作进展情况和实施方案。2018年12月29日零时正式进行数据切换，经过校验核对数据准确无误，取得一次切换成功。（医院动态 / 通讯员：吕勤业）

★ 2019年

医院获市医保定点分级管理AAA等级

7月19日广州市中西医结合医院被市医保局正式授予广州市社会医疗保险定点医疗机构分级管理等级评定AAA级医院牌。

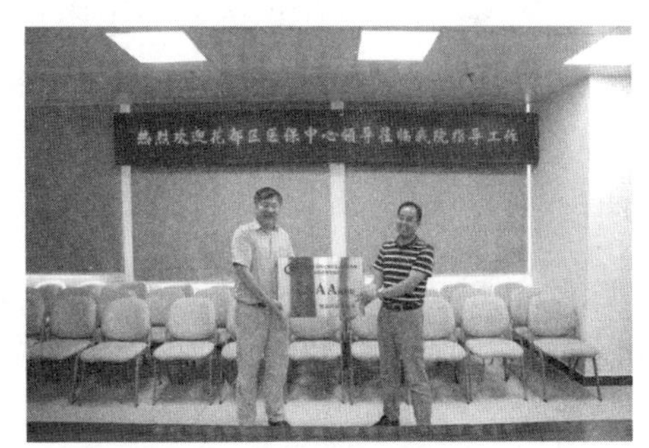
热烈欢迎花都区医保中心领导莅临我院指导工作

授牌仪式在医院附属楼二楼举行，花都区医保中心雷主任为广州市中西医结合医院刘瑞华院长授牌。同时广州市诚信监督管理委员会授予广州市中西医结合医院“广州市社会保险诚信签约签订单位”牌，我院同时获得两个殊荣，这是广州市医保局对广州市中西医结合医院医保医疗工作的充分肯定。

刘瑞华院长表示，此次检查评估对于医院而言是一次不断学习、完善和提高的机会。医院将继续整合力量，努力提升患者的就医服务和体验，坚持把合理检查、合理用药、合理治疗、合理收费落到每一个病人实处；继续做好

医保费用总额控制，确保全院合理规范使用医保基金。（医院动态 / 通讯员：袁超英）

④ 坚持人文关怀，在让患者享受关爱照抚上下功夫

★ 2014 年

广州市中西医结合医院组建社会工作部
将志愿者服务工作纳入常态化管理

每天，在广州市中西医结合医院都活跃着这样一群人，他们身穿特制的绿色小马褂，穿梭在大堂、诊室、病区，或搀扶、引导病人，或为病人取药……有病人需要的地方就有他们的身影，他们就是广州市中西医结合医院的志愿者。

12 月 5 日，第 2 4 个国际志愿者日，广州市中西医结合医院组建了社会工作部，正式将志愿者服务工作纳入常态化管理。

社会工作部承担医务社会工作及志愿服务工作，面向社会招募志愿者及义工，经面试、培训合格后进行门诊导医协助、病区探访、协调医患关系等，同时参加义工队、志愿者服务队从事就医帮助、病区俱乐部活动、义诊、文明倡导（协助维护就诊秩序，开展控烟宣传、健康宣教等）、服务社会等。早在今年 8 月份，该院就已经着手开展志愿者服务活动，它不仅协助患者顺利完成医疗活动全过程，在医患之间架起沟通的桥梁，而且对提升和改善医疗服务及构建和谐的医院秩序起到积极作用。

据了解，目前全国仅有三十余家医院组建社会工作部，此次广州市中西医结合医院组建社会工作部，在我区医疗卫生系统尚属首家。（12 月 8 日《今日花都》/ 通讯员：朱勇武）

★ 2016 年

社工部赴社区开展志愿服务

元月 10 日，社工部成员和我院医务志愿者放弃周末休息时间赴培英社区开展“心向阳光 健康有约”义诊活动。心血管内科专家蒋守涛等 20 余名医务志愿者参加活动，现场为社区居民提供义诊、咨询、测量血压、检测血脂血糖、做心电图等服务，开展中医养生讲座，指导正确穴位按压，冬季养生保健等。

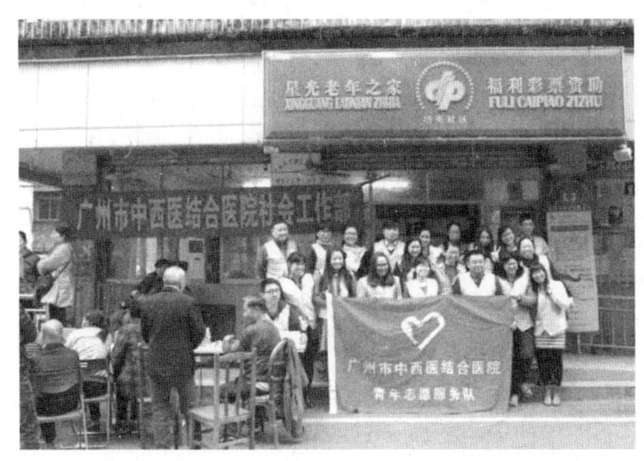

此次活动受到广大居民的热烈欢迎和好评，近 150 名居民参与了这一活动。（医院动态 / 通讯员：冯秀莲）

★ 2016 年

医生志愿者与棠树小学学生共庆“六一”

5 月 30 日，广州市中西医结合医院社工部组织志愿者们，来到棠树小学开展儿童护牙、健康咨询及中草药知识宣教，同时开展趣味活动，和学生们过一个快乐的儿童节。

据了解，在市中西医结合医院有个以“中医药养生文化”为主题的百草园，以“岭南建筑风格和本地中草药”相结合为特色，通过文化传承、养生保健、健康管理、种植观赏、科普教育等系列项目达到展示古老中医魅力、传播中医药文

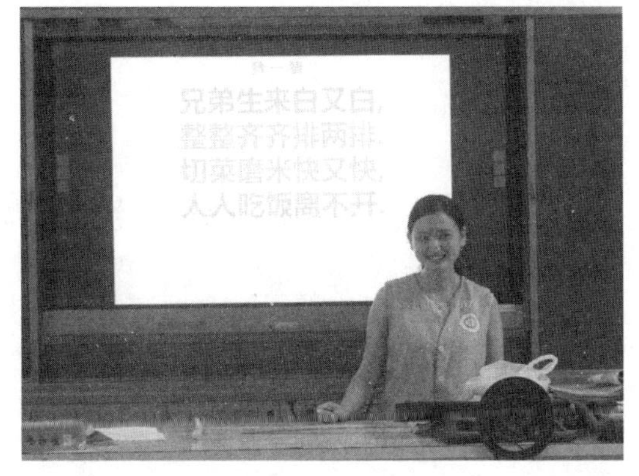

化、延伸中医养生服务链、扩大中医应响力，推进中医养生文化的振兴与传承的目的。

该院志愿者们趁着这个机会，向学生们传授中草药的知识，如草药地辨别、了解其功效等，该院口腔科医生还向学生们讲述了护牙的重要性。在其后的互动环节中，志愿者和学生们一起做游戏，并将以中草药制成的小挂件送给学生们，让他们过一个开心健康的“六一”儿童节。（6 月 3 日《今日花都》/ 通讯员：黄力君）

★ 2016 年

志愿者上病房与患儿庆“六一”

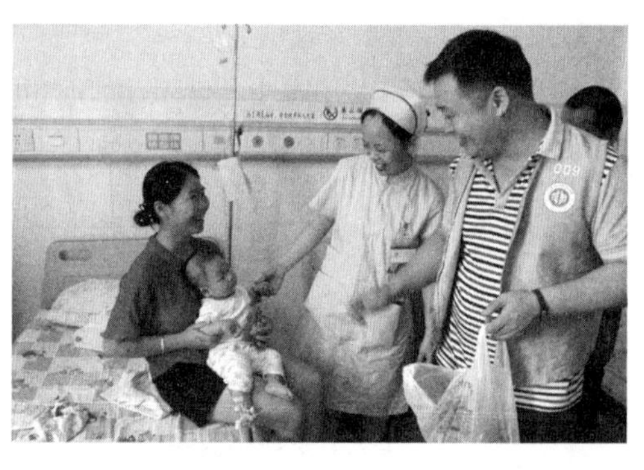

儿童节这一天，公园、广场、湖边以及户外各游乐场处处洋溢着孩子们的欢声笑语，可是对于生病的住院患儿来说，他们就只能乖乖待在病房了。例外的是，广州市中西医结合医院的住院患儿们在节日这一天收获了意想不到的惊喜。

6 月 1 日上午，由医院社工部组织的志愿者们，专门来到病房与患儿家长共同安慰和勉励患儿，与患儿歌唱、逗乐共庆儿童节，还向患儿赠送医院特制的中医药特色精美礼物——防病驱蚊香囊，病房里也洋溢着欢声笑语。（医院动态 / 通讯员：冯秀莲）

★ 2016 年

社工部获市级“青年文明号”

近日，广州市中西医结合医院社工部被共青团广州市委员会授予广州市“青年文明号”荣誉称号。青年志愿者本着“服务于社会、服务于患者需求、服务于青年成长成才”，大力弘扬“奉献、友爱、互助、进步”的志愿精神，不断开拓工作领域加强志愿服务工作。青年志愿者在参与志愿服务活动中焕发着青春的力量，自创建工作以来，努力建立良好的青年队伍，立足于本职工作。“青年文明号”既是一种荣誉，也是一种压力，更是一种动力，我们将通过这种力量来推动和鞭策今后的工作，以“青年文明号”为契机，扎实开展有效的志愿服务活动，积极创建满意的服务窗口，以更高的要求、更高的标准，更好的服务，努力打造志愿服务品牌，为市级“青年文明号”增添光彩，它是集体的一种荣誉，更是我们前进的方向。（医院动态 / 通讯员：冯秀莲）

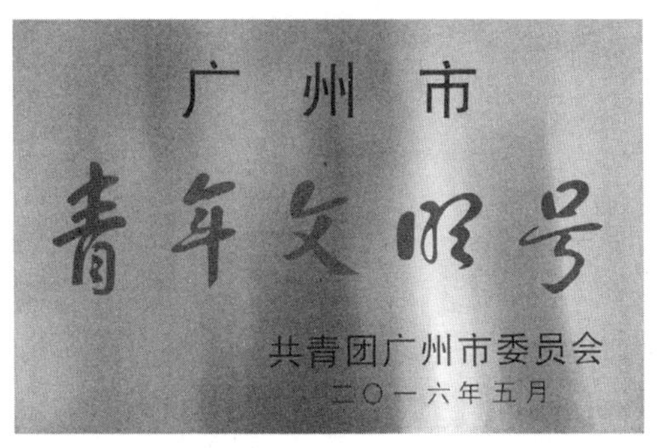

★ 2016 年

志愿者博士团赴清远送健康

9 月 7 日，市中西医结合医院神经内科、心血管科、妇科等组成的十人博士专家团在对口帮扶单位——清远市阳山县七拱中心卫生院开展健康义诊活动，现场免费提供诊视、针灸治疗、健康咨询、血糖血压测试，赠送自有制剂妇洁灵、防蚊防感香囊以及派发健康科普小册子等，让老红军战士、群众及患者在家门口就能享受到城市三级医院专家提供的健康服务。

本次活动是为积极响应国家卫生计生委关于开展“传承长征精神，义诊服务百姓”全国大型义诊周活动的号召，以实际行动践行“两学一做”而开展的。当日上午，来自阳山县七拱镇周边的近 300 名群众赶到现场参加活动，过了十二点，仍有群众要求作针灸治疗。活动中，专家团诊视患者近 200 名，赠送药品 1800 元，派

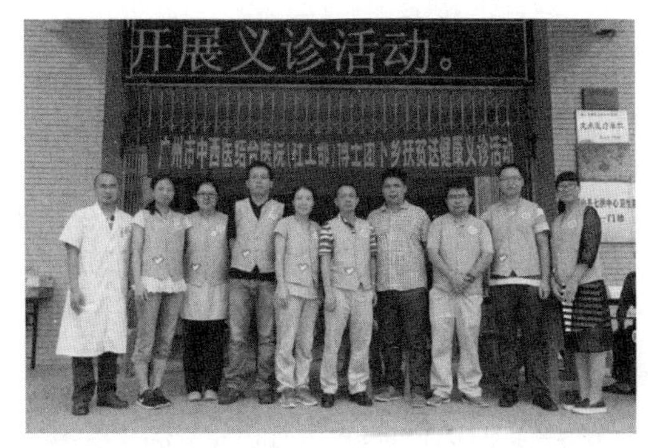

发宣传资料300余份。

9月10日，该院的七人博士专家团再赴对口帮扶单位——清远市清新区禾云镇卫生院开展健康义诊活动，提供常见病、多发病以及慢性病的咨询、初步筛查、诊视等，受到群众及患者热烈好评。（9月15日《今日花都》/通讯员：冯秀莲）

★ 2016年

社工部入列区志愿者服务示范项目

11月27日下午，由团区委、区社工委、区文明办和区民政局联合主办的花都区首届志愿服务项目大赛在海豚俱乐部进行决赛。广州市中西医结合医院社工部携“志愿服务在医院”公益项目参赛并获得了“区级示范项目”荣誉。

本次大赛设PPT展示演讲和评委问答2个环节，由广州市志愿者学院专家评委进行现场评审。经过层层遴选和项目优化的24个志愿服务项目展开激烈角逐，最终选出大赛“特色项目”2个、“区级示范项目”6个、“重点培育项目”16个。历经三小时的比拼，医院社工部“志愿服务在医院”公益项目凭借稳定的组织工作、规范的管理模式，丰富的活动内容、良好的社会效益等优势从中脱颖而出。（医院动态/通讯员：胡赛赛）

★ 2017年

医院志愿服务工作获区嘉誉

近日，由共青团花都区委员会、花都区青年志愿者协会联合主办的“不忘初心跟党走青春志愿耀花都”——花都青年纪念五四运动98周年主题日活动暨2017年青年志愿服务交流会在花都区海豚俱乐部举行。会上，对2016年度花都志愿好青年、青年志愿服务好团队以及青年志愿服务事业突出贡献企业进行了表彰，广州市中西医结合医院社工部获得2016年度花都青年志愿服务好团队荣誉称号，针灸康复科王月涓针灸师获得2016年度花都志愿好青年荣誉称号。

当天，团区委及青年志愿者协会组织各志愿服务项目进行集中展示，社工部组织 6 名志愿者参与了本次展示。医院志愿者以派发健康折页、中医义诊的形式向现场民众进行健康宣教。本次活动共发放健康资料 50 余份，惠及群众 30 余人次。（医院动态 / 通讯员：胡赛赛）

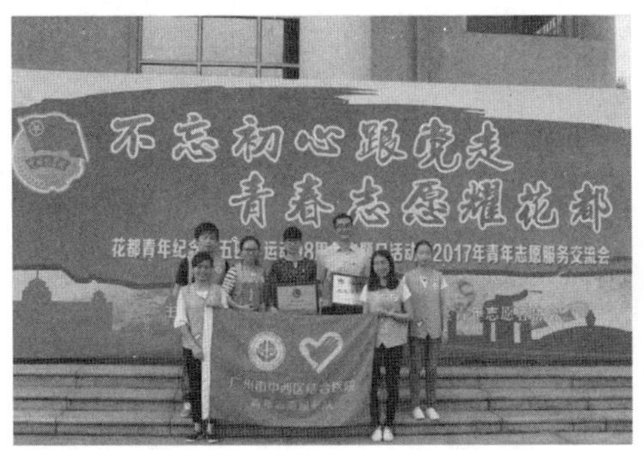

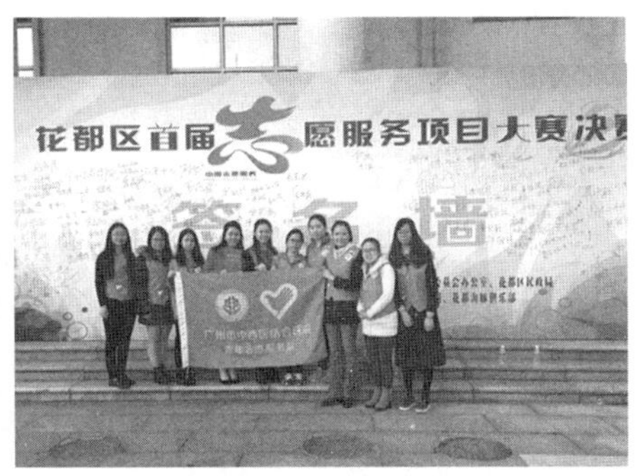

★ 2017 年

爱在敬老院

5 月 26 日，社工部组织医务志愿者赴雅瑶敬老院开展“情系端午节爱在敬老院”慰问活动，给他们送去一份温暖和关爱，度过愉快的端午节。

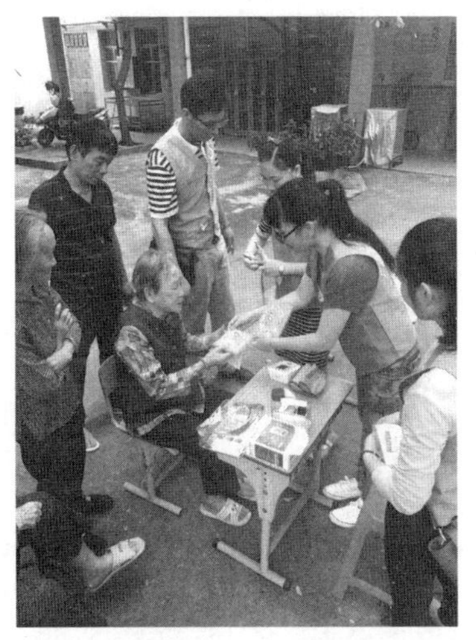

活动中，志愿者先了解老人们的基本情况，有的给老人院做生活护理，如剪指甲、梳头发；有的发放粽子、水果等节日礼品；有的做身体检查，发放药品，并在现场介绍了医学知识和保健注意事项。虽然有些老人说话不清晰，耳朵也不太好使，但他们也用肢体语言和我们交流。众多老人们看到热心的医务志愿者，脸上都露出了灿烂的笑容，后来也热情地和大家拉起了家常。

每位医务志愿者都用自己的热情和行动为老人们送去温暖和关怀，通过活动，同时也深深地感受到了志愿者的意义和责任。（医院动态 / 通讯员：冯秀莲）

★ 2019 年

社工部获花城街最佳公益组织奖

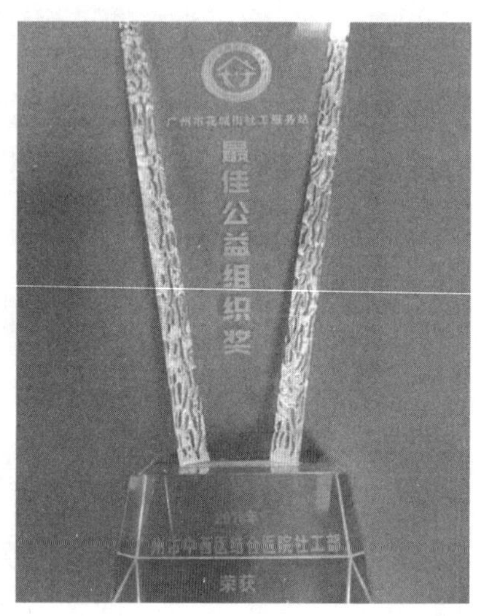

2019 年 1 月 5 日，广州市中西医结合医院社工部获邀参加花城街家庭综合服务中心“2018，从心出发”的年度义工表彰大会。医院社工部作为现场 13 个爱心组织之一，获颁 2018 年度最佳公益组织奖。

2018 年，医院社工部积极与花城街家综合作在社区、农村开展义诊、探访和健康咨询等活动，组织医护志愿者为花城街的居家养老护理员提供护理培训，获得了一致好评。

2019 年，医院社工部将继续紧密地与广大社会组织、团体合作，发挥行业特色和优势，努力为人民群众的健康保驾护航。（医院动态 / 通讯员：陆珊珊）

★ 2020 年

医院举办自助城市书屋启用仪式暨“世界读书日”活动

为更好地整合和充分利用社会资源，推动书香花都建设，4 月 23 日，广州市中西医结合医院联合花都区图书馆举办了“致敬白衣天使 城市书屋献

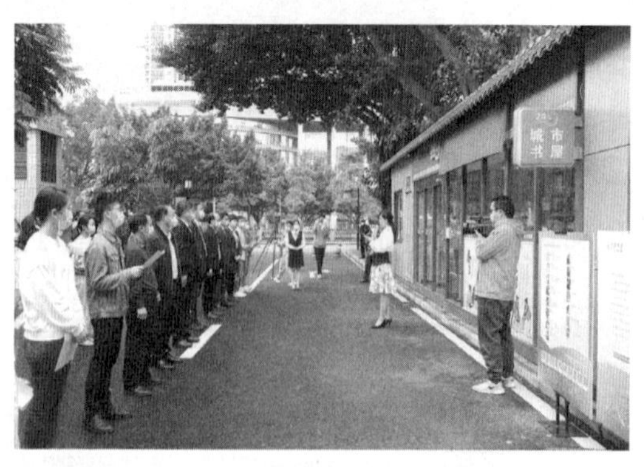

礼”阅读推广活动。本次活动以世界读书日为契机，旨在向医院援鄂前线白衣天使致敬，同时为医院 24 小时自助城市书屋的启用举行揭牌仪式，从而引导广大市民养成“读好书，好读书”的良好习惯，着力营造全民读书、终身学习的良好

社会氛围。

活动开始，区委宣传部黎群生副部长、区文化广电旅游体育局丁军副局长、区文明办陈敏副主任、区图书馆陈志桂党支部书记、区图书馆韩静雅副馆长以及广州市中西医结合医院刘瑞华院长、刘志军副院长共同为医院24小时自助城市书屋的启用揭幕。

在简单而隆重的揭牌仪式后，结合广东省图书馆2020年“粤鄂澳共读半小时”的倡议，由花都区朗诵协会三位文化志愿讲师为大家诵读了抗疫原创诗歌《谁最美》，深情而真挚地向白衣天使们表达了衷心的致敬。

随后，广州市中西医结合医院ICU病房护士杨华邦向大家分享了支援湖北抗击疫情的点滴与心得，抗疫日子中的辛酸与领悟让现场聆听者无不动容和感到钦佩。

活动最后由区图书馆陈志桂党支部书记与广州市中西医结合医院刘瑞华院长带领大家一起诵读抗疫经典诗歌《相信未来》，透过声音传递希望和力量，让全体参与者在齐声共读的氛围中激发炽热的爱国情感，领略崇高的抗疫精神，分享阅读的快乐，鼓舞每一个经过疫情风雨的人。

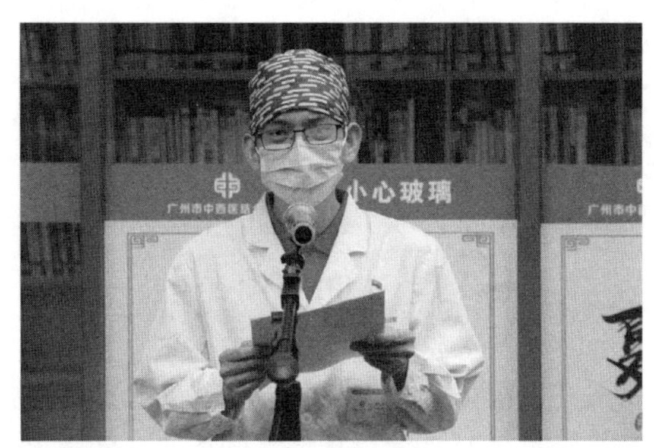

广州市中西医结合医院24小时自助城市书屋是花都区首家医院城市书屋，由广州市中西医结合医院提供场地及设备，由花都区图书馆提供2000多册文献资源，并由监控实时管理。目前，书屋已开通全市公共图书馆通借通还服务系统，市民即日起凭身份证或读者借阅证便可刷卡入内，欢迎广大市民前往感受书香氛围。（通讯员：黄海荣）

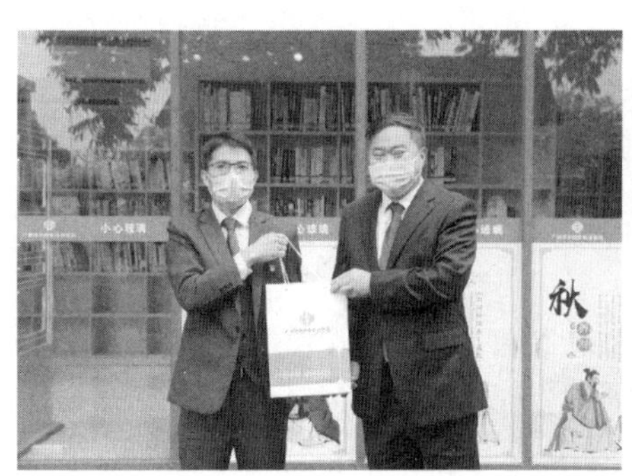
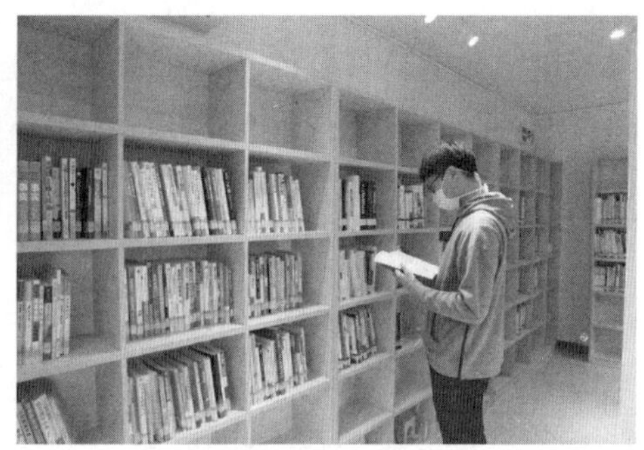

★ 2020 年

广州市花都区未成年人一站式关爱中心在我院揭牌

11 月 12 日下午，广州市花都区未成年人一站式关爱中心揭牌仪式在广州市中西医结合医院举办。花都区副区长、区未保委主任闵飞、团市委权益部、市检察院、市公安局、区未保办、区团委、区政法委、区公安分局、区检察院、区卫健局等部门相关领导和区未保委成员单位相关负责人员 50 余人参加了揭牌仪式，仪式由广州市中西医结合医院副院长刘志军主持。

揭牌仪式分别由区团委书记、区未保办主任吴晟介绍区未成年人一站式关爱中心的筹建情况、区检察院副检察长赵栩介绍花都区一站式办案救助机制、区公安分局副局长禤宇钟介绍一站式关爱中心建设投入使用后将要开展的综合救助工作情况、广州市中西医结合医院院长刘瑞华介绍医院为一站式关爱中心场地的建设问题和未来医院将要配合的工作的表态。

区副区长、区未保委主任闵飞等 10 位与会领导共同为广州市花都区未成年人一站式关爱中心揭牌。

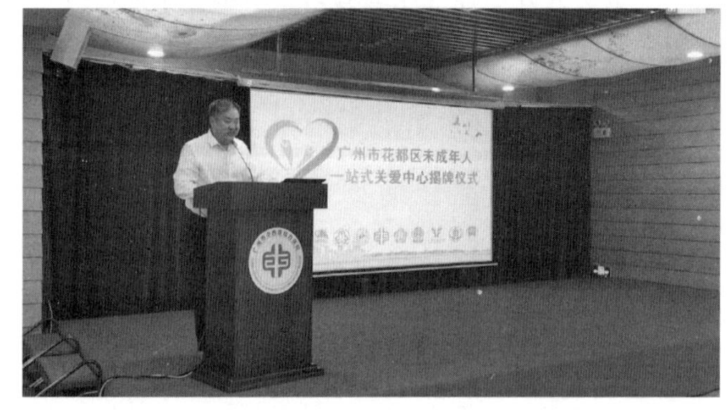

揭牌后，与会人员共同参观了广州市花都区未成年人一站式关爱中心。该中心建于广州市中西医结合医

院体检中心内，占地面积超40平方米，内设有“检查取证室”“心理疏导室”“关爱陪护室”三个功能室，环境设置温馨、舒适，能一定程度降低受侵害未成年人的恐惧心理。该中心的建设得到了公安、检查、法院、司法、卫健、民政、教育、团委、妇联、残联、医院等相关部门的共同参与和支持，通过这一举措，可以为未成年人提供法律援助、经济救助、医疗救治、心理疏导、社会救济等综合性的救助和服务。

未成年人是祖国的花朵，代表着祖国的未来和希望，让我们呼吁全社会来共同保护我们的花朵、呵护他们的成长，让他们在阳光雨露下健康快乐地成长。（医院动态 / 通讯员：周云风）

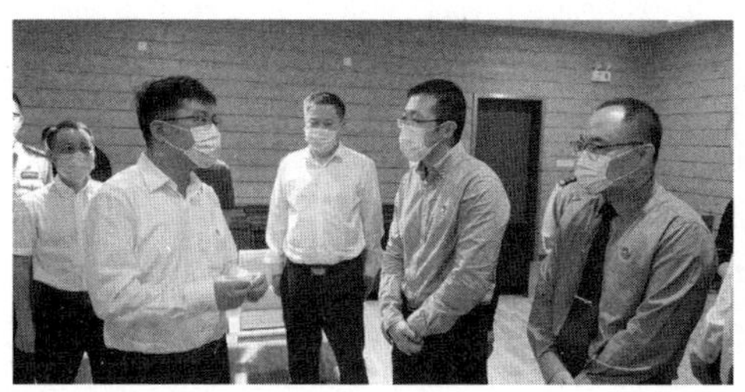

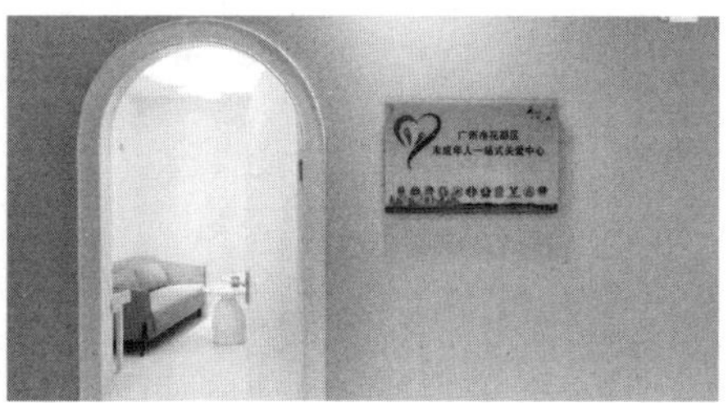

★ 2021年

社工部受国家中医药局通报表扬

由中国中医药报官方号知悉，国家中医药管理局通报表扬中医药系统2018—2020年改善医疗服务先进典型，我院社工部在通报名单之列。

通报指出，按照《关于印发进一步改善医疗服务行动计划（2018—2020年）的通知》文件精神，为发挥先进典型的引领作用，推动全国中医药系统广大干部职工更加积极投身改善医疗服务工作中，国家中医药管理局办公室从改善医疗服务的5项制度和12项创新举措等17个方面，对北京中医药大学东方医院等186家医院、长春中医药大学附属医院门诊办公室等197个科室、内蒙古巴彦淖尔市中医医院张景玲同志等185名个人予以通报表扬。通报名单中，我院社工部受表扬的项目是“制度五：医务社工和志愿者制度”的科室类。（医院动态 / 通讯员：朱勇武）

◎第三章 改善医院服务行动策略

大型公立医院在新的时期，既要确保党的领导，又要高质量的发展，适应新时期人民生活不断提升的需求，医院需要明确自己的功能定位，又要为人民健康服务好，要遵循党的基本路线、方针，要坚持党对公立医院的绝对领导，确保医院发展的方向不偏移，坚持公立医院的公益性，但在医院具体实践工作中仍时有偏差，需要不断地校正，特别是医院的工作人员，大多数的情况下都小型团队或个体工作，需要高度的自觉性和职业道德水平，自觉履行职业操守，这也是对医院工作人员的软性要求。同时要利用现代医院管理制度的刚性要求，不断强化医院体系建设与发展。医院通过软性和硬性的工作机制，使医院最大程度不偏离航向，可持续、高效发展。经过多年的工作实践，医院摸索出一整套的管理体系，使医院各方位得到了全方位的发展。

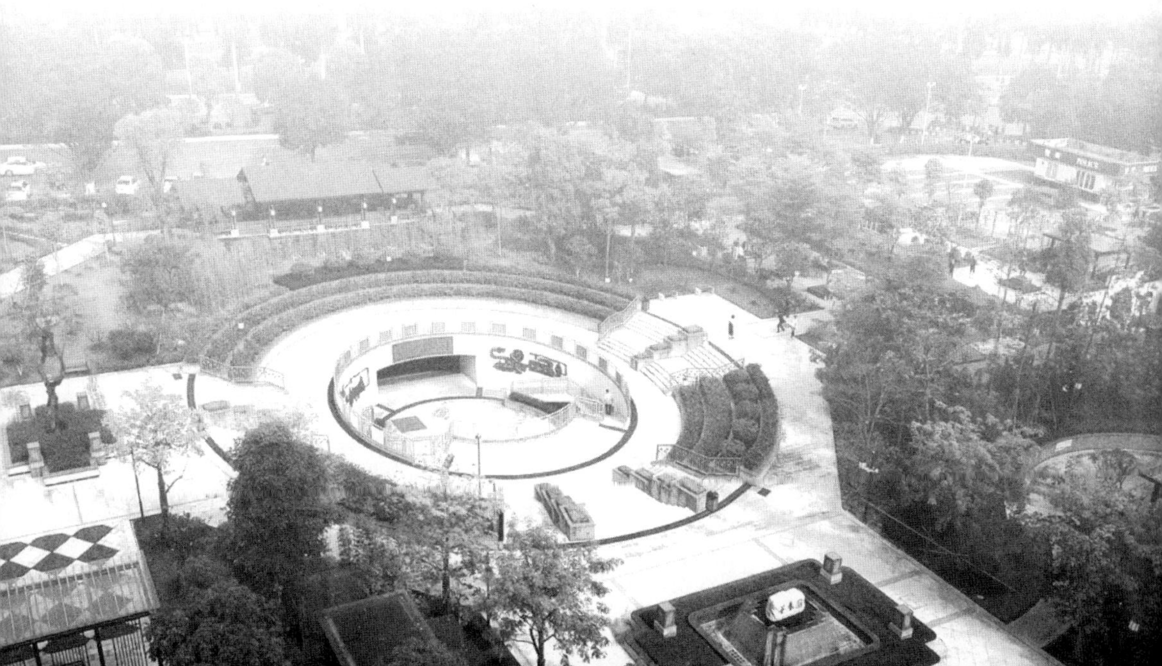

04 改善医院服务的重要抓手
——坚持党建引领

发挥党组织战斗堡垒作用和党员先锋模范作用是我们党战胜一切困难险阻的重要法宝。抓党建，就是要把这支核心队伍和重要突击力量建设好、培养好、运用好、宣传好，要党业结合，让他们在实践磨炼考验中成长成才，引领医院全面建设不断发展进步。

① 党员模范榜

★ 2017 年

刘瑞华获评省优秀院长

2 月 17 日，在广东省医院协会第九届三次会员代表大会上，医院党委副书记、院长刘瑞华凭借锐意改革的开拓精神和卓有成效的工作业绩，荣获“2016 年度广东省优秀院长”称号。

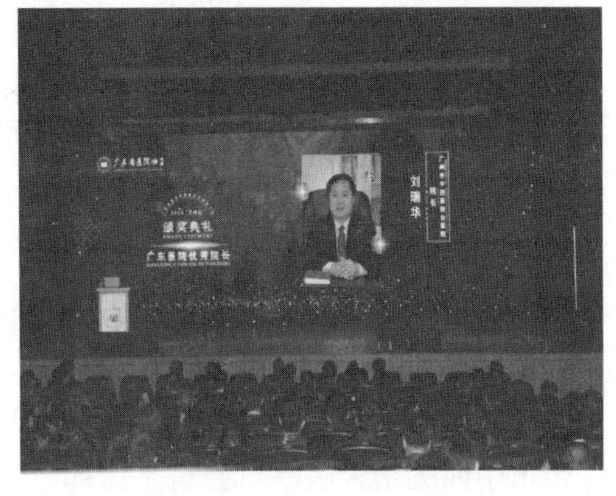

刘瑞华院长就任期间一直坚持以“让老百姓看上病、看好病、有体面地看病。”为服务目标，

不断加强医院医疗、教学、科研、人才培养工作，以开拓创新的精神，带领全院员工从战略和全局的高度，努力做大做强医院，打造广州北部地区中西医结合诊疗服务标杆。在刘院长的带领下，医院通过了国家重点中西医结合医院验收并取得国家及广东省首批中医院住院医师规范化培训基地资格。刘瑞华院长一直以来重视重塑医院公益性，医院对口帮扶工作多次被电视台、国家级刊物报道，2016年底医院获国家“医疗扶贫贡献奖”，刘瑞华院长本人获“扶贫榜样奖”。（医院动态 / 通讯员：黄力君）

★ 2017年

刘瑞华获评中促会优秀院长

4月28日，中国中医药研究促进会2017年会暨科技奖表彰大会在北京隆重召开，全国政协副主席陈宗兴，国家中医药管理局政策法规与监督司司长杨荣臣，中国中医药研究促进会会长、国医大师张大宁等领导、院士、国医大师出席颁奖大会。中国中医药研究促进会各分支机构负责人，2016年度中国中医药研究促进会科学技术奖和国际合作奖获奖代表以及中医药学者近300人共同见证了此次中医药界的盛事。

因在医院管理方面卓有成效，刘瑞华院长被协会评为“中国中医药研究促进会优秀院长”。（医院动态 / 通讯员：朱勇武）

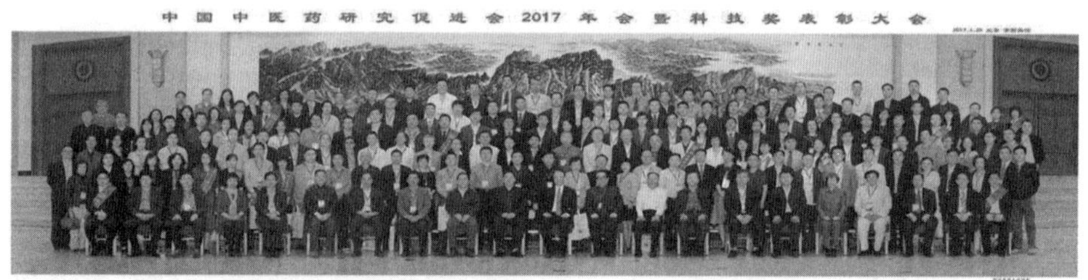

★ 2018年

广州市中西医结合医院邵军医师获省劳模称号

在日前举办的2018年广东省庆祝“五一”国际劳动节暨劳模表彰大会上，广州市中西医结合医院口腔科主任邵军被授予“广东省五一劳动奖章”，成

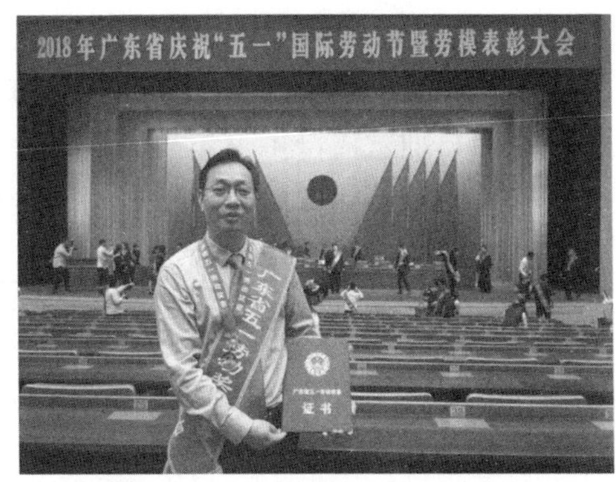

为广东省医疗卫生战线上的优秀代表。

据介绍，邵军为中国中医药信息研究会口腔分会副会长、“花都名医”，曾荣立三等功1次。他带领的口腔医疗团队在临床诊治及科教研领域全面发展，填补了区域多项技术空白，获得4项实用新型国家专利授权，连续3年免费为花都区适龄儿童开展“六龄齿窝沟封闭”项目，共有超过6000名儿童受益。（5月24日《健康报》/ 通讯员：朱勇武、王晓彤）

★ 2018年

医院获区总工会3项表彰

6月29日上午，花都区总工会在区府大礼堂举办“不忘初心跟党走建功立业新时代”2018年花都区职工文艺汇演。汇演中表彰10个先进单位和6名先进个人。其中，广州市中西医结合医院两个先进单位和一名先进个人获此殊荣。

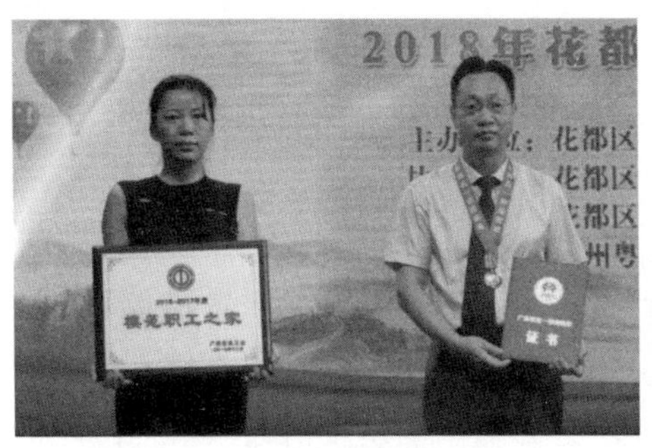

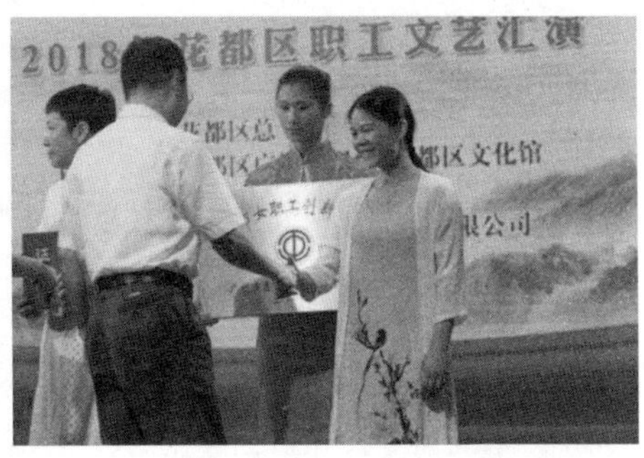

医院工会深入开展“建家”活动，通过建设职工书屋、开展读书会系列活动、举办文体节、趣味运动会、职工技能培训等举措切实把医院工会打造成有高度、有速度、有温度的职工“娘家”，荣获“广州市模范职工之家”称号。

徐丽华针灸工作室致力于推广普及先进的创新理念、技术和工作方法，带动专业技能素质水平的提高，开展针灸项目20余种，其中天灸为广州北部最大规模，深受众多患者追捧，被授予广州市女职工创新工作室。

口腔科邵军通过十多年的锐意进取，带领医院牙科从一张牙椅、两位医生发展到现今的大型医疗综合口腔治疗中心，率先在花都开展口腔恶性肿瘤根治术，自主研发实用新型发明，拥有四项国家发明专利授权，带领团队推广国际、国内先进技术，填补区域多项技术空白，被授予“广东省五一劳动奖章”。（医院动态 / 通讯员：黄力君）

★ 2020年

杨华邦获评“广州好人”

近日，广州市文明办发布最新广州好人名单，广州市中西医结合医院重症医学科护士杨华邦因勇赴荆州抗疫的突出贡献获评“广州好人”称号。

2月11日，随广东省支援荆州医疗队出发支援疫区，服务于荆州市第一人民医院。在待命出征期间，杨华邦光荣地成为中国共产党预备党员。

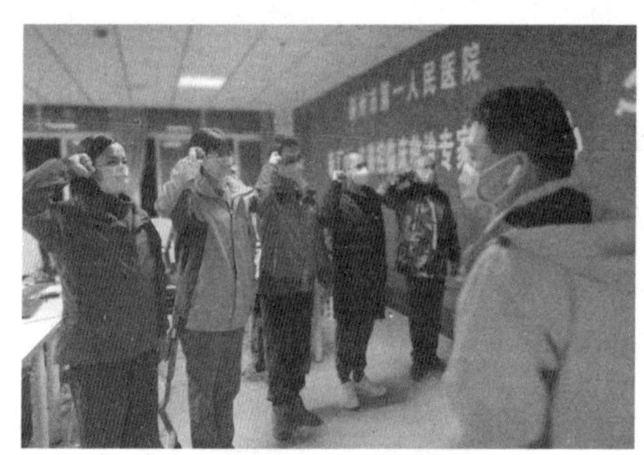

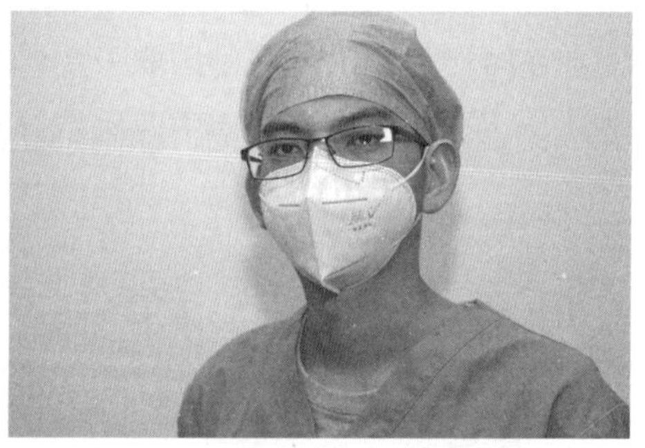

善行出发的原点，往往是身边可触可见的“道德光源”，点燃起引人向善的精神火炬。杨华邦驰援抗冠61天，充分发扬一不怕死、二不怕苦和招之即来、来之能战、战之能胜的斗士精神，主动承担荆州疫情最严峻地区防治及全市危、重症病人救治任务，与顽疾较量、与死神赛跑，最终打赢疫情防控阻击战，完美诠释医者“敬佑生命、救死扶伤、甘于奉献、大爱无疆”的职业精神，平凡之中蕴含着伟大力量。（医院动态 / 通讯员：王晓彤）

★ 2019 年

广州市中西医结合医院党委荣获花都区“先进党组织”称号

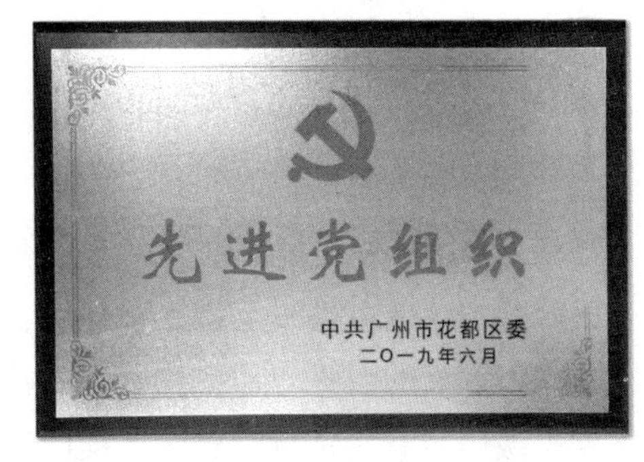

7 月 8 日，花都区召开纪念中国共产党成立 98 周年暨表彰大会。区委书记黄伟林出席并讲党课。区委副书记、区长叶志良主持。区政协主席陈家飞出席。区委常委、组织部部长李耀棠宣读《中共广州市花都区委关于表彰优秀共产党员、优秀党务工作者和先进党组织的决定》。广州市中西医结合医院党委被授予“先进党组织”。

广州市中西医结合医院党委本着“思想建党文化建院”的理念，积极探索党建工作新模式，主动打造党建品牌，讲好红色故事，形成具有医院特色的“党建 +”模式，把基层党建工作融入医疗卫生事业发展的各方面、全过程，为医院发展注入强大的“红色动力”。

党建 + 公益文化：“公益强基”模式日趋完善

编制年度公益性报告，重塑医院公益性。医院自 2014 年起连续 5 年全国首创性地编制年度公益性报告，建立起一套包括衡量医院提供服务的公平性、可及性、适宜性、服务质量与效率等客观指标的评价体系。

开展特色志愿服务，提升公益文化形象。医院于 2014 年组建社会工作部，持续开展社工及志愿者服务活动。医院志愿服务工作先后获广州市青年文明号、优秀志愿服务集体、社区义工服务优秀组织，花都区志愿服务区级示范项目、青年志愿好团队等荣誉。截止至 2018 年底，医院已有 870 名志愿者。2018 年开展志愿服务活动 64 次，其中义诊咨询活动 22 次，医疗保障活动 5 次，健康宣教活动 7 次，主题性志愿服务活动 22 次，为院内外提供服务协助 8 次，共计有 881 人次的党员志愿者参与志愿服务，累计服务时数达 2335.83 小时，惠及群众及患者 4405 人次，党员干部真正做到在一线、亮身份、争先锋，覆盖到联系服务群众的“最后一公里”。

利用科普阵地举办夏、冬令营，展现公益文化活力。医院建成人型中医药文化景观荟春园，并成功获评广东省青少年科普基地、广州市科普基地，自助开辟中医药文化长廊、青蒿园、南药园、名中医精英廊等主题阵地，每年至少免费开展6期中医药文化进校园“传承中医药、文化再启航”夏、冬令营活动，至今惠及近千名中小学生。

扎实开展对口帮扶，树医疗行业特色典型。医院目前承担省外帮扶对象6家、省内帮扶对象10家医疗机构，多批次援疆援藏，帮扶成绩受到社会肯定，医院获国家“医疗扶贫贡献奖”，刘瑞华院长荣获“扶贫榜样奖”。

党建＋诚信文化：信用体系建设持续推进

医院把“让老百姓看上病、看好病、有体面地看病”的初心和使命转化成党员真抓实干的自觉行动，推动党的路线方针政策落地生根。医院前期以建立党员诚信档案为试点，成熟后推广到医院员工及各利益相关方，建立诚信负面清单，最终形成一套标准化的创新医疗信用评价体系，包括一个列举101条失信行为的诚信负面清单、一个自主研发的诚信档案系统和一套反馈评价机制，诚信体系建设让守信观念扎根在每个党员的意识中。

2018年11月，医院党委选派的《建立党员诚信档案 擦亮医院“诚信”名片》党建项目，入选广东省直单位第六届工作技能大赛广州赛区党建创新类项目28强，获得优秀作品奖。

党建＋家文化：党群共建局面基本形成

在医院党委的引领下，实行党政协同同频共振，全面开创党政工团齐抓共管的新局面。

医院工会积极构建沟通平台，建立了中西e家“微信公众号”、工会委员会服务号、网络会议平台，设立工会主席信箱；全力打造网上职工之家，将互助保障计划、生活服务以及工会服务职能从线下搬到了线上；搭建合唱、交谊舞、篮球、足球、羽毛球、读书电影会、太极八段锦等多个社团平台。2018年，医院工会获评广州市模范职工之家称号、广东省及广州市职工书屋；口腔科副主任邵军荣获广东省五一劳动奖章、羊城工匠及“广州榜样”表彰；徐丽华针灸工作室获评广州市女职工创新工作室；心内科护理单元获“2017年花都区巾帼文明岗”称号；口腔科袁亚娣获2017年“广州市三八红旗手”；林培顺家庭获评“广州市十大书香之家”。

医院团支部重抓自身建设，以“青年文明号”创建活动、志愿服务活动、微党课微团课比赛为突破口，发挥青年团员的"排头兵"作用，立足本职工作，脚踏实地，开拓进取。2019 年 5 月，医院黄燕获花都区共青团先进个人，刘栋华获花都区优秀共青团干部，医院团支部获花都区先进团组织。（医院动态 / 通讯员：凌琦）

② 党员突击队

★ 2017 年

用绿色通道搭起生命桥梁

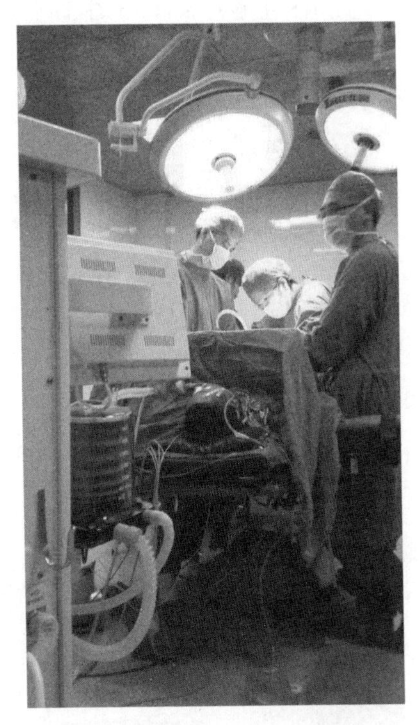

上周，广州市中西医结合医院外科与急诊科、麻醉科、泌尿外科多科合作，启动绿色通道三次，成功抢救三名危重患者。三名患者均为外伤病人，分别为肝破裂、脾脏破裂、肠系膜上静脉合并下腔静脉破裂。由于三名患者病情极为危重，腹腔内大量出血，必须争分夺秒抢救。患者亲属没有在场，通过请示上级领导，启动绿色通道，优先安排检查，同步行交叉配血，立即通知手术室安排手术。

其中一名患者伤情最为严重。2 月 18 日晚，患者被叉车撞击腹部送来广州市中西医结合医院急诊科，急诊科医师马上安排腹部 CT 提示：腹腔大量积液，考虑外伤病变。经会诊：考虑腹腔内脏破裂出血，建议马上手术，启动绿色通道。手术当中发现患者腹腔内积血约 2500ml，肠系膜上静脉及下腔静脉均有破裂出血，右侧输尿管断裂，十二指肠多处破裂，升结肠浆膜层广泛撕脱，乳糜漏。患者手术时最低血压达到30/17mmhg，手术时间长达七个小时，一直到凌晨三点钟，术后送返EICU监护治疗，通过用药患者生命体征才慢慢平稳下来。

骨外手术支部胡玉萍主任医师，上周工作时间达到57个小时，中午及晚上加班达21小时，手术站台时间约30小时，成功抢救三名重症患者，行胃癌根治术两台及乳腺微创手术10余台。她是大家学习的榜样，党员始终要保持先进性，当有急难险重任务时应冲锋在前，党员走到哪里，哪里就如同树起了一面旗。（医院动态/通讯员：郭雄图）

★ 2018年

急诊上演“速度与救援”

2018年6月8日13时57分，花都区暴雨红色预警信号（最高级）生效，全区各街镇普降暴雨到大暴雨。广州市中西医结合医院急诊科应对得当，出车及时，顺利完成了暴雨期间急救医疗保障工作。

数据显示，当日下午至夜晚10：00时，暴雨八小时期间，广州市中西医结合医院总出车数多达12次，紧急处置车祸、外伤、骨折及突发心衰等多例突发疾病。

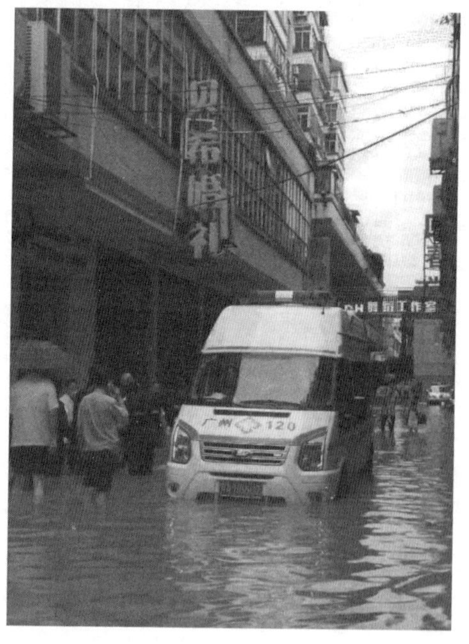

8日傍晚18：00时，当时正是大雨倾盆，现年60岁的江阿姨在建设北路星光汇附近突发心衰，昏迷倒地，附近热心路人紧急拨打120求助。广州市中西医结合医院急诊科立即安排出车接回，抢夺“黄金时间”。到达医院后，紧急进行气管插管并使用呼吸机辅助呼吸。经过心内科及ICU会诊后，患者考虑为急性左心衰。鉴于病情危重，该患者被转入医院ICU进行后续治疗。（医院动态/通讯员：王晓彤）

③ 党员服务队

★ 2017 年

主题党日开展送医送药送健康

7 月 5 日至 7 月 7 日日花都区卫计局局党委组织全区卫计系统单位党员到梅州市丰顺县丰良镇小堪村、丰京村开展送医送药活动。

活动当天，中共广州市中西医结合医院党总支部黄红柱书记亲自带队访问贫困农户，每户送达慰问金及常用药品，表达党的关怀。并在村委组织医院外科、中医科及口腔科专家举行义诊、送医送药活动。本次活动共带常用药品 20 余个品种，均为家居常用药，药品金额总计 6500 元，给当地群众带来实实在在的问候。每个群众在活动当日都说还是中国共产党好，真真切切地为人民服务。

通过这次活动，我们深刻认识到作为中共党员，要始终发挥党员先锋示范作用，坚定理想信念，始终要将人民的利益放在第一位。(医院动态 / 通讯员：郭雄图)

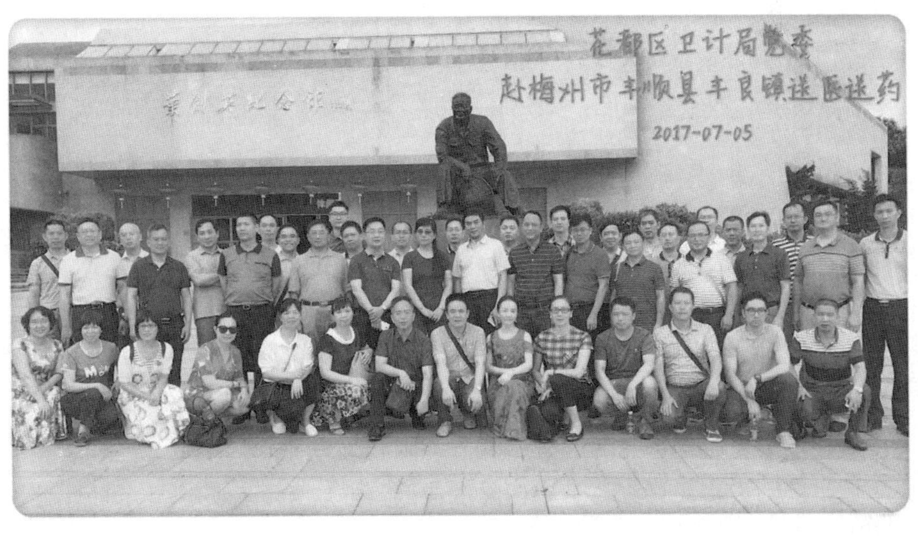
花都区卫计局党委
赴梅州市丰顺县丰良镇送医送药
2017-07-05

★ 2020 年

党员名医专家巡诊下基层

9 月 17 日上午，广州市中西医结合医院组织党员名医专家团一行 15 人来到梯面镇西坑村开展爱心义诊活动。

西坑村位于梯面镇西部，常驻居民多外出务工，村内以留守老人、儿童居多。因交通不便，基础医疗资源薄弱，村民对优质医疗资料的需求尤为迫切。结合实际，医院组织了由内科、外科、儿科、眼科、乳腺科等多门学科的专家组成巡诊团，为基层人民送去健康。（医院动态 / 通讯员：胡赛赛）

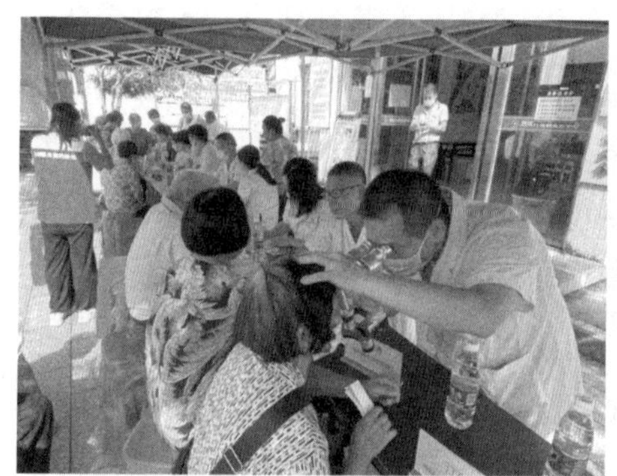

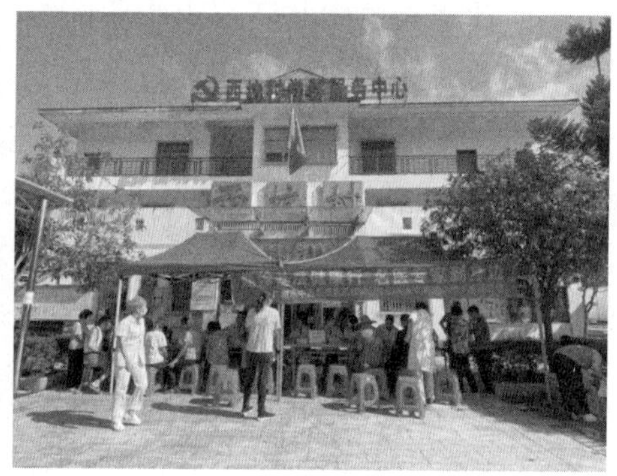

④ 党员志愿团

★ 2016 年

眼科党员志愿团下乡送光明

3 月 19 日上午，医院社会工作部组织我院眼科党员专家、护士组成医务志愿者团队，联合新华街大布村共同开展低视力筛查和白内障检查义诊活动。

活动现场，志愿者为居民进行视力、眼底等专业眼科免费检查；曾伟清副主任中医师为市民详细讲解白内障的成因、症状、治疗方法及术后各种护理问题及正确的预防方式；宣导及早预防、及时治疗的健康理念。此外，志愿者团队还为居民群众进行免费健康状况检查，量血压、测心率，向社区居民宣传合理的健康生活方式。通过本次志愿服务，提高了居民对白内障、青光眼、近视眼等眼病的认识。（医院动态 / 通讯员：吴富钞）

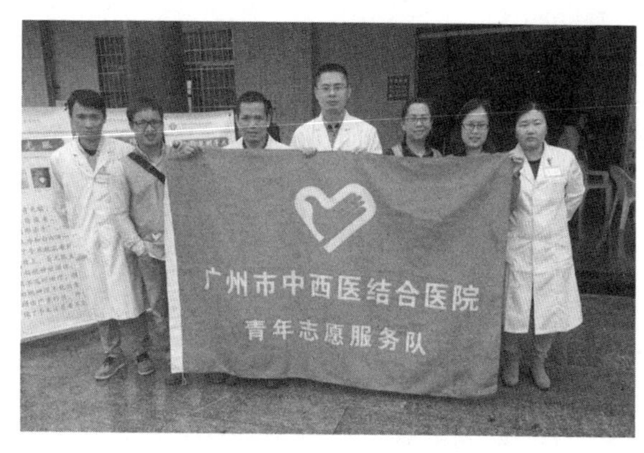

★ 2016 年

内科党员志愿团送医送药下乡村

8 月 22 日上午，广州市中西医结合医院社工部积极响应区卫计委团委号召，组织我院内科党员胡建芳主任中医师等专家组成的志愿者服务队一行 8 人，深入花山镇铁山村，联合花山镇卫生院公共卫生服务团队一起开展"下基层践行群众路线，进乡村扶贫送健康"义诊活动。

活动现场，义诊专家们为当地村民开展健康咨询、健康指导，免费测量血糖、测量血压、常规体检并建立健康档案。前来咨询就诊的村民络绎不绝，专家们认真细致地进行诊断，耐心的解答村民提出的相关问题，需要药物治疗的，免费送药，此次活动的服务人次共 200 多人，发放药品 1200 元，充分展现了医护人员崇高的敬业奉献精神。（医院动态 / 通讯员：冯秀莲）

05 改善医院服务的重要遵循

——坚持公益强基

公益性是公立医院的基本属性。在坚持公立医院公益性实践中，尽管在生存发展和付出之间存在无法处理的矛盾，但不好因此而淡化公益性。讲公益性不能只是挂在嘴边，写在文件上，有许多力所能及的事值得去做。

① 公益文化

医院为探索如何确保公立医院的公益性，近年持续开展公立医院公益性实施的实体性研究，自 2014 年起，每年出版一本年度医院公益性报告，至今已出版九期了，其以衡量医院服务的可及性、公平性、适宜性、服务的质量与效益等客观性指标，纵横对照，促使医院不断将公益性持续改进与提升，员工的公益性意识持续增强，为群众服务的自觉性、主动性得到空前的提高，特别是在突发重大公共卫生事件应急，冲锋在前，勇于担当。

★ 2015 年

广州市中西医结合医院发布 2014 公益性报告

日前，广东省广州市中西医结合医院在纪念建院 30 周年论坛上，发布 2014 年度公益性报告，强调公立医院应始终坚持和维护公益性质 。

2014 年，该院在应对禽流感、登革热等重大疫情上，积极配合、落实防控工作；以低廉费用为白内障患者施行复明手术，多年为 60 岁以上老人免挂号费；完成政府交付的省内外对口支援、对口扶贫、重大活动医疗保障及突发事件医疗保障等任务；广泛开展义诊、义工帮助、健教宣传等多项活动。

医院负责人表示，适时发布公益性报告有助于政府有效了解、监控公立医疗机构行为，有助于患者方便获悉医疗机构公益性程度。作为监管医院依据，促使公立医院进行规范化管理及优化治理。（1 月 25 日《中国中医药报》/ 通讯员：朱勇武）

★ 2017 年

增进文化自信　勇于公益担当

长期以来，医疗机构过度医疗、以药养医、拿红包、拿药品回扣等问题广为社会所诟病。社会骂声一片，医院机构则常常沉默无语。新一轮医改启动后特别是党的十八大以来，深化医改取得重大进展和明显成效，回归公立医院公益性又成热议话题。坚持公立医院公益性，推进医院可持续发展是医疗卫生体制改革暨公立医院改革的目标所在。但如何担当及评价公立医院公益责任，无论在理论还是实践上都需要解决一些深层次问题。

广东省广州市中西医结合医院发展仅三十多年，经历快速扩张期，取得令人瞩目的成就。但他们并未就此止步，而是立足新常态，静心思考目前之不足，主动发声，主动作为，从补短板入手，以坚持公立医院公益性为导向，以三级医院持续改进为主线，以构建医院新文化为抓手，以编制年度公益性报告为平台，积极探索公立医院管理新机制，大力改善医疗服务，实现让老百姓看上病、看好病、有体面地看病，彰显公立医院应有的责任担当。

构建特色文化，提升公立医院核心竞争力

医院在长期经营、服务等实践过程中逐渐形成的一种群体意识、道德规范、行为准则和价值观就是医院文化。随着医院之间的竞争由过去的技术和规模竞争上升至更高层次的服务和文化竞争，构建以公益性为导向的医院文化建设，不仅有助于解决人民群众医疗、保健、预防等卫生服务问题，而且在促进医院可持续发展、提升医院核心竞争力上发挥重要作用。

力行品牌文化。广州市中西医结合医院位于广州市花都区，系国家三级甲等中西医结合医院、国家重点中西医结合医院、国家及广东省首批中医住院医师规范化培训基地、广东省中医名院、广州中医药大学非直属附属医院、澳门科技大学风湿病临床研究基地、南方医科大学教学医院、江西中医药大学及广州医科大学临床教学基地。荣膺广州市首批医疗“价格诚信单位”、花都区创建全国文明城市“积极贡献单位”、花都区“文明单位”“诚信服务窗口”“平安医院”“爱婴医院”等多项荣誉。有肿瘤、骨伤、脑病、肾内、针灸康复等中医重点专科及中医特色专科，有广东省名中医、优秀中医临床人才、优秀科技人才以及省、市、区名医 11 人。院内自有制剂达 20 个品种。

先行中医药文化。医院建成极富中医文化特色的荟春园。占地 1.3 万平方米，分为休闲活动区、中草药文化区、康乐健身区三部分。通过名家雕塑、草药石刻、中医典故、中医摆件、中草药种植和科普宣传等内涵表达中医药的文化特征。举办冬季养生膏方节、熬制暑天凉茶，开展“寻找美丽的南丁格尔”摄影大赛以及 5.12 护士节、院庆、年终总结晚会、道德讲堂等特色员工文化。

践行公益文化。承担公共事务。广州市中西医结合医院与当地公安局、人民检察院等单位签订绿色通道，保障特殊人员救治；承担当地 13 所小学数千名学生免费窝沟封闭项目，以及两会、中轴线拆迁安置、春运、中高考、大型人才招聘会、综治宣传等各类医疗保障和应急任务；作为全国农村中医工作示范单位，多年来对区内乡镇卫生院、社区卫生服务中心，在开展中医药业务及中医适宜技术应用上进行传帮带；还派干部远赴贵州瓮安、广东雷州等地开展医疗对口帮扶及专家义诊工作。特别是向广东省梅州市平远县中医医院、兴宁市中医院及清远市佛冈县中医医院派出医生开展驻点对口帮扶工作，先后为受援医院带去诸多新技术、新理念，填补当地多例手术空白，骨科专家刘显信，带娃天使白艳甫等帮扶事迹在受援地被传为佳话。

厉行廉洁文化。按照廉政风险防范规则，克服人手不足、专业不对口等多重压力，对医院人事、财务、审计等敏感部门及在药品、设备、耗材、基建、后勤物资采购等部门或岗位的人员全部实行轮岗交流。严格执行政府采购部门有关规定以及医院采购制度，增加专业管理委员会质询职能、职代会、职代会常委会审议职能。建立阳光用药管理系统和防统方系统，有效防范以医谋私等腐败问题。实行三级决策体系。决策前，医院下设十二个专业委员会，进行专项管理、质询，为医院决策提供重要参考依据。决策中，院长办公会对医院重大决策、重要干部任免、重大项目投资、大额资金使用等事项，充分发扬民主，坚持集体讨论、集体决策并按管理权限和规定报批与公示。决策后，医院职工代表大会及其常务委员会，履行职能，及时研究审议医院重大事项，对医院决策实施监督。

拓宽管理思路，探索公立医院管理新机制

科学规范管理是保障现代医院发展的重要保证，是坚持公立医院公益性的必然要求。广州市中西医结合医院将三级中西医结合医院评审标准作为建设和管理蓝本，在力促管理科学规范的同时，还拓宽思路，积极探索医院管理新机制。

落实大输液和抗生素管控。早在2015年7月，广州市中西医结合医院即参照部分医疗机构做法，出台《关于加强门急诊静脉输液管理的通知》，明确门诊、急诊不需要输液治疗的53种常见病多发病。通知实施后，医院日门诊急诊输液由980人次下降至500余人次，不合理输液比例大幅下降。为进一步规范抗生素使用，医院于2016年8月率先在广州市花都区区级医院中停止门诊、急诊静脉输注抗菌药物。

开展第三方满意度调查。医院服务好不好，群众满不满意，往往第三方给出的结果更为客观，更加有说服力。广州市中西医结合医院为致力于改善服务，自2014年起委托第三方独立测评机构每年两次开展满意度调查，由专业人员到医院，通过现场拦截、深入病区随访，随机抽取出院患者回访等方式分别对患者、医院职工等不同对象进行满意度调查，通过专业分析，找出存在问题反馈给医院。医院则根据测评结果，针对短板积极改进服务。在广东省2016年医院群众满意度测评排行榜上，广州市中西医结合医院入榜中医医院满意度排名第20位。

把好新入职员工岗前培训关。每年定期集中新入职员工开展岗前培训，除向新员工介绍医院概况、文化、管理规定、安全、人事制度等基本事项外，还增设军训项目，培养新员工作风纪律、气质形象。军训结束后，在结业典礼上举行隆重的医生宣誓及新入职护士授帽仪式。

创新推进公车改革。广州市中西医结合医院按照相关规定处理编外车辆2部，并采用滴滴打车解决公务用车问题。过去，医院在接送外请专家教授，解决人员外出学习会议、来往于各级行政部门及卫生主管部门办理业务的交通问题上，通常一人办事须一车一司机保障，用车人办着事情，司机和车辆闲等着；接送专家来回四趟，其中两趟空跑，这些现象对资源及人力造成浪费。另外，公务用车还影响急救用车。办理公务采用滴滴打车，则减轻司机负担，还时间专于急救。该院实行滴滴打车的做法，被《南方日报》等媒体称为广州公车改革的“新招”。

编制年度公益性报告，重塑公立医院公益性

社会各界对于必须坚持公立医院公益性早有共识，但公立医院自身与社会公众对于公立医院公益性的理解存在分歧，甚至包括医院医务人员对公立医院公益性理解也很模糊和片面。目前，学界探讨的关于公立医院回归公益性的路径方面，主要有加强政府的责任，加大对公立医院的投入，社会以及第三方等方面进行了探讨。而医院在承担大量公益性工作后，缺乏总结和表达。

广州市中西医结合医院在系统研究医院公益性理论的基础上，大胆实践，主动表达医院在公益性和社会责任方面的工作。自 2014 年起开创性的连续两年组织编制年度公益性报告，旨在以客观数字、图表及照片简洁明了地向政府、社会、病患及家属、医院工作人员介绍本院所开展的公益性工作及成效，在赢得理解与支持的基础上，继续踏上重塑公立医院公益性的探索之路。

公益性报告参照国家对公益性要求和医院应担负的社会责任，以医院客观性指标，两者结合形成；在编写时遵循全面性、可比性、可持续性和易得性，最大可能地涵盖公立医院公益性活动。它在一定程度上有针对性地反映出公立医院公益性水平，受外来的影响因素较小，相关指标信息对公益性连续评价可起到指导作用。

公益性指标主要从四个方面表达，包括公立医院提供医疗卫生服务可及性和公平性的十一个指标；提供医疗卫生服务适宜性的八个指标，这是公益性的最核心特征；提供医疗卫生服务质量的十二个指标，这是公益性的专业技术特征；提供医疗卫生服务效率的五个指标，以及医院社会责任的六项指标。

报告出台后受到政府各职能部门、民众、病患、业务往来单位及医务人员的好评。通过公益性报告的展示，不仅能够为政提供府有效了解、监控公立医疗机构行为的依据，及时评价医院公益性表现，促使公立医院进行规范化管理及优化治理，更重要的是为广大人民群众了解不同医疗机构公益性水平提供了窗口。

人民群众是卫生服务的最终受益者和评价者，通过参考不同公立医疗机构公益性的评价结果，可以方便快捷地获悉各个医疗机构公益性程度，增进相互了解，逐步拉近医院与患者之间的距离，也有助于在就医的过程中选择公益性较好医疗机构，从而在一定程度上保证医疗服务的可及性和质量水平。医疗机构公益性评价的最重要群体是病人，在数据征集过程中每位病人都能够参与到公益性评价中，充分反映了医院“以病人为中心”的理念，增加了病人意愿表达的渠道，有利于公益性外部社会监督机制的形成和完善，反过来又可以促进公立医疗机构公益性的提高。

广州市中西医结合医院编制年度公益性报告，力求客观公正，对于列举的大量的客观指标数据，经得起历史检验及第三方监督，以保证坚持医院公益性不偏离航向。该院编制的首份(2014)年度公益性报告，不仅受到当地政府、社会及业内单位的广泛好评，而且通过《中国中医药报》、国家卫计委网站等媒体，进入公众视野。作为管理项目，“编制年度公益性报告，构建医院管理新机制”获广东省中医医院管理专业委员会医院管理项目一等奖。

广州市中西医结合医院在回归公益性历程中，坚持发布年度公益性报告，既接受社会监督，又倒逼自身持续改进。他们不忘初心，以提供优质、价廉、方便、快捷、连续、综合的基本医疗卫生服务和公共卫生服务为己任，主动去赢得患者的信任、理解、支持与认可。勇于公益担当，任重而道远，他们永远在路上。（1 月 10 日《健康报》/ 通讯员：刘瑞华）

★ 2017 年

弘扬公立医院公益性，创新医院文化内涵

医院的建设与发展离不开品牌创立和创新，品牌在一定时期之内必须需要不断地去充实和更新的内容。以什么为抓手？我们根据对医院公益性的研究，广州市中西医结合医院以公益性文化为抓手，来强化、充实医院的品牌文化建设。

医院的公益性低一直被各界大体认同，但公立医院真正的公益性什么？大多认为主观认为，医院公益性在许多时候被人理解为是一句空话，我们近年根据对公立医院公益性系列研究资料，通过系系统性的研究实践，医院的公益性可以通过客观的数据和形式来予以表达。

医院的公益性准确的概念，是除了遵循一般的医院管理制度以外，另外在四个方面体现了医院的公益性。这里包括维护医院医疗服务的公平性、维护医疗服务的宏观和微观效率、承担政府的职能、以最小的投入成本来获取最大的公共利益。当然，这里有两个层面的意思：一个是医院，一个是医务人员。

一、公立医院公益性指标导向

我院确定的评价公立医院的公益性指标有四大类：

公益性指标一：提供服务的统一性和公平性，即公立医院作为向公众提供基本卫生服务和公共卫生服务的主体，承担改善服务的社会责任。指标如下：1. 参与突发公共事件应急救治人数；2. 参与突发公共卫生事件应急救治人数；3. 突发公共卫生事件应急救治未获补助费用；4. 扶贫人月数；5. 支援社区人月数；6. 对口支援县级（中）医院的人月数；7. 进修人月数；8. 人均组织社区健康讲座次数；9. 义诊人次数及受益人次数；10. 减免病人费用；11. 政府指令性任务。

公益性指标二：公立医院提供医疗卫生服务的适宜性，即向公众提供符合其病情和需要的适宜服务，不片面地追究经济利益，讲求社会效益为先，这是公立医疗机构展示其公益性的最核心特征。指标如下：1. 基本药物出库金额占全部药物出库金额比例 %；2. 门（急）诊次均费用；3. 门（急）诊次均费用中药占比 %；4. 住院次均费用；5. 住院次均费用药占比 %；6. 年特需收入占医院年总收入比重 %；7. 门急诊次均费用增长速度 %；8. 住院次均费用增长速度 %。

公益性指标三：公立医院提供医疗卫生服务质量，包括各项医疗质量指标。我们通过这三年的实践，对于自己医院的管理质量会有一个纵向对比。这是我们集中的指标，是门诊和住院诊断服务量的指标：1. 质量管理年评分；2. 违规例数；3. 门急诊危重患者抢救成功率；4. 危重病人抢救成功率；5. 门诊与出院诊断符合率；6. 无菌手术甲级愈合率； 7. 药物不良反应及医疗器械不良反应报告；8. 妇幼专项绩效考核得分；9. 产科质量检查得分及监护类别；10. 爱婴医院类别；11. 医院专科专项评估得分；12. 患者满意度评分。

在这类指标中，医院增加了业务指标及相关政府职能部门对医院工作的考核。患者公益性评分，目前没有标准参考及可操作性，其应属于第三方团体组织的客观系统的评价，暂未列入。

公益性指标四：公立医院提供医疗卫生服务效率，公益性要求宏观效率和微观效率的有机结合，从社会角度必须控制医疗费用的过快增长，节约卫生支出，提高投入产出效益，取得良好的社会效益，而医院为了自身的生存和发展以及卫生事业的可持续发展也需要提高微观医疗服务的效率，这是公立医疗机构公益性的内在要求。指标如下：1. 人均年门（急）诊服务量；2. 人均年住院服务量；3. 平均住院天数；4. 年收支结余率；5. 万元业务收入能耗支出费用。

根据这些公益性指标，我们引导对医院的整个管理须以此做出战略规划与目标，通过系列出台相关管理机制，达到目标。比如说 2014 年到 2016 年对服务价格的控制，纵向比较，包括门诊和住院的人均费用增长率都在 10% 以下。横向的比较，都始终控制在广州市区医院中比较低的水平 70% 的水平。

二、践行公益文化，弘扬正能量

我们开展公益文化，主要开展了对口帮扶。现在医院所承担的有五家县中医院，广东省三家，贵州省两家，我们扎扎实实安排人下去进行帮扶。特别是在平远，和当地中医院建立了深厚的感情，相关的事迹也得到了社会的认可，得到了《健康报》《中国中医药报》等 媒体的报道。

在 2014 年，医院组建了社会工作部，也是秉承公益的特性，除了服务病人以外，另外一个目的是使员工能够参加公益活动，使他能够更多的接触病人，从另外一个角度来体验医院的服务。所以医院在社工资源的服务方面也下了大力气，包括制订了专业管理制度以及服装等等，在这方面医院也取得了比较好的效果。相关总结我们也上了《中国中医药报》。

医院按照公益性指标统计，利用客观数据及图表、照片等编制了年度公益报告，以简介的数字、图表，向政府来表达我们公立医院所做的公益工作、体现公益性。这个报告入选了全国卫生系统的优秀宣传平台，我们这个项目也获得了广东省医院管理协会管理项目一等奖和《中国卫生杂志》管理创新奖。

医院为了弘扬员工做公益事业的热情，在 2016 年还专门组织评选了最佳公益集体、最佳公益个人，也对医院的服务方向引导起到了很好的作用。

三、厉行廉洁文化，实行三级决策管理机制

医院在决策的时候，在决策前、决策中、决策后实行三级模式。特别是

对决策前的管理模式进行了比较大的改革，规定医院成立各个专业委员会，12个专业委员会必须有1/4到1/3的成员由普通没有担任行政职务的员工担任。从今年开始，一个院领导只能担任两个专业委员会的工作，把更多的职位放给中层和员工。包括中层员工、职能部门也只能参加两个专业委员会，这样就要求在决策之前必须要有充分讨论，吸取了更多的职工来参与我们的管理。决策后，除了日常的职代会以外，广东省还成立了医务监督委员会，全程监督医院在采购以及相关事务的全程监督，并且也进行事后的监督。

2016年，我们完成监督事项82项，并且处理了医院的一些内部案件。这里主要包括职工对科主任意见的投诉处理，以及一些执行不规范的制度案件处理。医院在2016年首先推行了网约车的服务，当时要招司机，所以后面采取了网约打车的方式，解决了行政用车的问题。这个举措也得到了社会和国家的认可，有20多家媒体都做了相关的报道。

对于员工的行为规范，医院也制订了富有人文特色的员工手册和医院奖惩细则。今年已经到期，我们正在修改第二版。

另外一个措施是落实限制大输液和抗生素管理。早在2015年8月，我们就开始限制输液，参考安徽限制53个病不能输液的措施，当年输液人次下降了10万人次。2016年，我们再次采取门急诊限制输抗生素的规定，在2016年，我们又同比再下降人次达到15万人次。原来的输液大厅不够用，现在很冷清，部分设施已改建或其他医疗用途。

开展第三方满意度调查，委托第三方公司进行调查，来针对性的改善服务。医院2014年起每年投入资金，委托第三方公司安排专业人员到医院，对医疗安全、医疗质量、服务态度、就诊流程、诊疗费用等开展满意度调查。通过专业分析，提出医院存在问题及短板改善建议，让医院有针对性地实施整改。

四、推行创新文化，适应医改新要求

我们每年利用现代医院管理工具，开展类似的品管圈或卓越绩效评价等措施。在诊疗服务上，积极探索。一是在探索专病门诊，实行专业化的门诊。二是探索主诊医生负责制，采取诊疗小组负责制的模式，使病人实行门诊、诊疗、住院、手术一体化的管理，医疗小组全程为病人服务，这样也促使我们的服务能够提高到更新的台阶。

从我们现在已经实施的情况来看，包括各个组的病例三四级手术，比普通医院翻了一倍多。

入职仪式化，医师宣誓、护士授帽。我们以大医精诚片断作为中医院中西医结合特色的宣誓仪式。

五、先行中医药文化 ，张显中西医结合特色

医院建成大型中医文化特色景观荟春园，占地 1.3 万平方，园内设有中草药种植区、文化展示区、康乐健身区，既为患者提供了清幽静雅的疗养休憩康复环境，又为传统中医药文化宣传提供科普教育场所，展现中医药文化内涵，改善就医体验，营造医患沟通和谐氛围，是医院深化医疗服务改革和弘扬中医药文化的又一重大举措。下面还有我所知道的医院中最大的停车场，有 6 万多个车位。

连续两年举办岭南膏方节，组织传统文化表演、膏方知识讲座、膏方义诊、免费加工和品尝固元膏，致力弘扬中医药传统文化。

药学部举办 2017 岭南中医膏方交流会，广州市第一人民医院、广东省第二中医院、广州市中医院、佛山市高明区中医院等十余家医疗兄弟单位的专家齐聚医院，学习膏方在临床实践中的应用，交流膏方在广东地区的传承和发展经验，探讨膏方在医改新形势下的诊疗服务模式。

夏季三伏天，医院药学部每天早上熬制凉茶。供市民免费消暑。

六、重视员工文化，增强员工凝聚力

医院是多文化融合的地方。我们医院发展比较快，外地员工超过 80%，所以员工的文化和医院文化怎么样结合是我们管理者要面对的问题。我们在一些形式和模式上都进行了探讨，如员工入职前的培训，包括我们对于讲课内容有价值观的认同，人性的教育等特殊要求，以及相关的军事训练，我们联系到相关的部队进行，主要是训练纪律性和消防。在福利、收入以及各类基础保障、员工权益、员工成长、员工文化方面都做了工作。医院为员工开设了化妆、烘焙、合唱、交谊舞等活动。医院一共有 20 多个社团，医院对每一个社团都开展了资助。医院在大型停车场，6 百多个车位解决员工上班停车的难题。

医院专门与区青年摄影家协会合作，现在已经成功举办了三届“寻找美丽的南丁格尔”摄影比赛，让员工参与，也让社会参与，针对医院或者一些场所发生的事，来展示医院和员工的风采。这已经成为我们医院的独家专享内容。

维护员工权益。一个急诊科护士在门诊输液的时候，因为病人自己擅自拔针导致出血，护士被打。当时在安抚护士，打人者跑了。医院得到了消息，马上对护士进行安抚和检查处理，另一方面又与公安积极开始工作。因为当时他用的是假名字，所以追逃很困难。我们一直和公安紧密联系，一个月以后，我们才抓到这个人。详细的报道报纸上有。追逃以后，除了刑事拘留以外，我们和职工商量，还是要采取依法追究的态度，追究打人者。一审法院判了赔偿2.3万元。最后打人者不服气，上诉到中级人民法院，赔偿了1.5万元。这个事情影响很大，在《中国法院网》《广州日报》有两次以上的跟踪报道。这个案例已成为维护员工的权益的经典案例，这也是我们管理者所必须要做的。

七、通过公益文化抓手，品牌的不断创新

作为一家医院，如果是抱着老品牌或者老的东西，也不会得到发展。所以这几年来，医院各方面都下大力气去抓。

在名医院建设方面，我们在2016年获得了国家重点学科医院，2016年也有三个专科被评为广州市重点专科。我们主要是进行品牌内容的更新。在2016年，我们也参与了广州市花都区的相关名医评选，作为中医系列医院和综合性医院，几乎是平分秋色。所以医院学科建设在发展当中逐步在强大。

按照省中医药局的要求，要求讲台上有声音，进行了系统化的教育，取得了非常好的效果。目前住培生超过100多个。住培学员依托规培系统按照国家住培要求进行培训轮转并考核，参加本院举办的所有继续教育项目及培训，鼓励参与公益活动、中医特色活动（如天灸、膏方节）、医院文体活动（如新年文艺表演、摄影比赛）等等，丰富其规培生活并营造独特的规培基地文化。根据《中医住院医师规范化培训标准》的轮科要求，医院设立中医内科、中医外科、中医妇科、中医儿科、中医针灸康复科、中医骨伤科、中医五官科等7个规培教研室，各教研室分设教研室主任、教学秘书。

医院在国家级教育项目方面都有长足进步，2016年已经达到国家、省、市项目18项。

在杂志、报纸上，2016年，在新闻报纸上发表文章150篇，医院为此编排了一个新闻年报。现在每天都有1.52篇更新量，能够及时地反映医院的运行状况和情况。

2016 年医院在各级部门共有 27 项科研课题立项，其中广东省中医药局课题 3 项、花都区科技局 20 项。科教经费 359 万元，其中课题经费 17 万元，住院医师规范化培训补助经费 342 万元。2016 年医院口腔医疗中心自主研发的 3 项实用新型专利，分别是实用型专利——口腔开口器、实用型专利——自洁式口腔医疗器以及实用型口腔治疗辅助架，通过国家知识产权局审查，获得国家专利授权。

2016 年医院评选出十大新闻大事，也是希望通过总结、汇总，让员工、市民了解医院所发生的一些情况，巩固、鼓舞大家的士气，对医院的宣传也起到了良好的统一。

医院在公益扶贫方面所取得的一些成绩，包括志愿服务。我们已经有三个市级青年文明号。在 2016 年，除了管理项目获得创新以外，医院的管理团队也被省中医院协会评为优秀管理团队，女职工工作室被评为创新工作室。在综合管理类，我们在 2016 年获得卒中中心，也保障了品牌的不断创新。（刘瑞华、朱勇武）

★ 2018 年

广州市中西医结合医院的“公益性报告”

长期以来，医疗机构中存在的过度医疗、以药养医、拿红包、拿药品回扣等问题广为社会所诟病。新一轮医改启动后，特别是党的十八大以来，深化医改取得重大进展和明显成效，公立医院回归公益性成为新时代重大课题，坚持公立医院公益性，推进医院可持续发展是医疗卫生体制改革暨公立医院改革的目标所在。但如何担当公立医院公益责任，目前还没有统一的评价体系及标准。

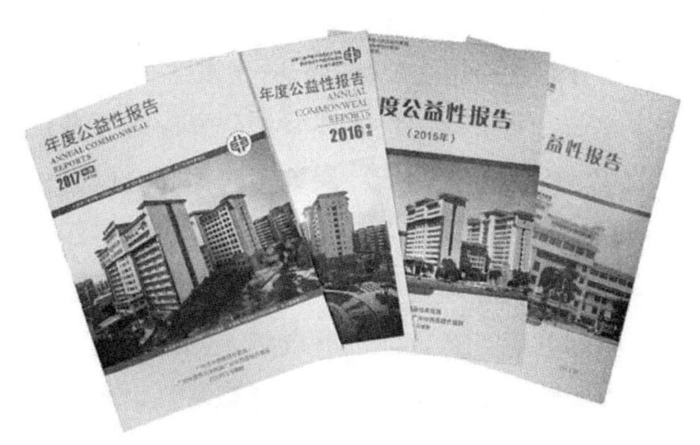

社会各界对于必须

坚持公立医院公益性早有共识，但公立医院自身与社会公众对于公立医院公益性的理解存在分歧。许多医院在默默承担大量公益性工作后并不为大众所认可，其主要原因就是缺乏总结和表达。因此，广州市中西医结合医院年度公益性报告应运而生。

该院立足新常态，以坚持公立医院公益性为导向，以三级医院持续改进为主线，以构建医院公益文化为抓手，以编制年度公益性报告为平台，主动发声，主动亮剑，自 2014 年起连续 4 年编制年度公益性报告，在回归和重塑公立医院公益性上做了有益的探索。

创新——

广州市中西医结合医院编制年度公益性报告，系全国首创，除入选全国卫计系统优秀宣传平台，荣获《中国卫生杂志》管理创新奖及广东省中医医院管理专业委员会医院管理项目一等奖，还通过《中国中医药报》《中国卫生》杂志、国家卫计委网站等媒体，进入公众视野，受到政府、社会及业内广泛好评。

它建立起一套公立医院公益性评价的“新体系”

针对社会长期缺乏评价公立医院公益责任指标体系问题，广州市中西医结合医院深入研究，融入复旦大学有关公立医院公益性评价指标概念，结合实际，最终确定一套便于收集整理、适合效仿推广的公立医院公益性的“新体系”。

该体系涵盖四大公益性指标和七大社会责任。四大公益性指标包括公立医院提供医疗卫生服务公平可及性、适宜性以及服务质量、服务效率（详见附件一），八大责任包括服务责任、病人责任、质量现任、员工责任、人才责任、安全责任、诚信责任、环保责任。

它开辟了一条公立医院塑造公益形象的“新渠道”

该报告主要用客观数据、图表表达，以事实说话，条理清晰、简单明了、图文并茂，系统介绍医院在坚持公立医院公益性上所开展的公益性工作及取得的成效。报告出炉后，医院通过派送、邮寄、现场呈阅、交流赠送、院内取阅、传阅等方式，将报告展示给政府及各级卫生主管部门领导、业内兄弟单位同事、病患以及群众，可征得各级领导、社会的信任和支持，激起同行的共鸣和共识，有效促进群众患者的理解与包容。编制年度公益性报告，彰显公立医院应有的责任担当，既赢得社会和公众的支持和认可，又激发员工责任感和自豪感。

它探索了一项公立医院公益性监管的“新举措”

通常情况下，公立医疗机构应接受法律监管系统、行政监管系统、公民社会监管系统三者并存的联合监管，其中法律监管系统、行政监管系统已相对成熟，而公民社会监管系统则较为松散和随意。

广州市中西医结合医院编制发布年度公益性报告，以数据和图片向社会及群众展示所开展的公益工作情况，并承诺“内容真实、可靠，愿意接受第三方监督和评议”。此举既是立足告知和宣扬医院公益担当，借以扩大医院社会影响力，更是直面接受社会评价和监管，产生内在压力和动力，倒逼医院加强内部管理，全方位持续改进。它是公民社会监管系统的丰富与补充。

它构筑了一块公立医院公益人文建设的“新平台”

“一流医院做文化”，就是要求医院在经营、服务过程中逐渐形成特定的行为准则和价值观念。医院在编制年度公益性报告时，既总结过去，挖掘亮点、发现不足，又展望未来，持续改进、促进提升；既浓缩医务工作者开展公益人文建设的足迹，映衬精神风貌，又弘扬新时代正能量和树正气；既考虑在坚持公立医院公益性上主动表达、主动发声，又着眼赢得政府、社会及病患理解与支持，构建和谐医患关系。总之，编制年度公益性报告，有利于医院更好地融入社会，也有利于社会更好地了解医院。可以预期，它将在促进医院可持续发展、提升医院核心竞争力上发挥重要作用。

成效——

彰显了公立医院公益形象

医院公益性报告倡导公益、宣扬公益，通过连续发酵，已在员工中营造出人人讲公益、时时做公益，自觉参与公益的良好氛围，并形成颇具特色的公益文化。医院承担多个对口帮扶工作，包括省内外 6 个县级医院、7 个卫生院的对口帮扶，两个社区的结对共建任务，医务人员扎扎实实地开展帮扶工作，发挥专长，不辱使命，和当地群众建立了深厚的感情，得到了社会的广泛认可，被《健康报》《中国中医药报》等媒体广为宣传，医院先后获评国家医疗扶贫贡献奖、广州市百强诚信企业。

医院组建社会工作部，系统开展志愿服务工作，除服务病人外，还组织参加公益活动。自社工部成立以来，医院注册志愿者人数 1072 人，开展志愿服务 17895 人次，累计服务时数 44070 小时，惠及患者和群众 106912 人次。医院社工服务项目先后获广州市青年文明号，花都区优秀志愿服务集体、志愿服务区级示范项目、青年志愿好团队以及社区义工服务优秀组织等荣誉。

另外，医院向社会免费提供孕前优生检查和结果评估及孕前优生咨询指导服务，免费提供产前筛查地中海贫血筛查、唐氏综合征筛查、明显组织结构畸形筛查，免费接受艾滋病、梅毒、乙肝咨询及孕妇检测，免费开展窝沟封闭项目，支持政府征兵体检工作，为社区卫生服务站初筛阳性人群进行肠镜检查、后续跟踪治疗等。

提升了社会和患者满意度

通过出版公益性报告展示医院所做的公益工作，医院逐渐获得社会及公众的理解支持，极大地缓和了院内医患矛盾。人民群众是卫生服务的最终受益者和评价者，医疗机构公益性评价的最重要群体是病人，秉持“以病人为中心”理念的公益性报告发布后，受到政府各职能部门、民众、病患、业务往来单位及医务人员的好评。通过公益性报告的展示，不仅能够为政府提供有效了解、监控公立医疗机构行为的依据，及时评价医院公益性表现，促使公立医院进行规范化管理及优化治理，更重要的是为广大人民群众了解医院公益性水平提供了窗口，社会及群众对医院满意度逐年上升，促进了医患关系和谐。医院每年委托第三方公司对医院医疗安全、医疗质量、服务态度、就诊流程、诊疗费用等方面开展满意度调查，调查结果显示患者满意度呈逐年上升趋势；医院履行公益责任同时受各级部门肯定，连续几年在花都区行风（机关作风）建设综合评价中排名区卫生系统第一。

创新了现代医院管理机制

编制公益性报告能有效促进现代医院管理。医院将三级中西医结合医院评审标准作为建设和管理蓝本，在力促管理科学规范的同时，拓宽思路，积极探索医院管理新机制，如落实大输液和抗生素管控、开展第三方满意度调查、运用现代医院管理工具持续改善医疗服务、开展医务监督工作、创新推进公车改革等，这些举措的存在问题和所获成效都一一在公益性报告中体现，公益性报告就像一张成绩单，列举的大量指标数据客观公正，经得起历史检验及第三方监督，以公益促管理，保证医院管理不偏离航向。（2018 年 7 月 12 日《光明中医》）

② 公益宣教

★ 2015 年

文艺汇演宣传手卫生

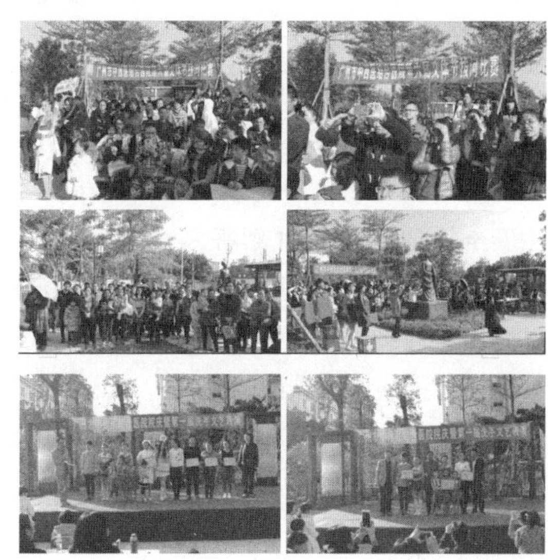

为加强医院感染管理，有效预防和控制医院感染，提高手卫生正确性及依从性，12 月 19 日下午，我院结合建院三十一周年纪念活动，在荟春园内举办提倡手卫生的“贺院庆暨洗手文艺表演”，此次洗手文艺表演由院感科、工会等部门精心策划，由医院各科室组成的八支队伍准备了 8 个节目，选手们在冬日的阳光下绽放激情，将洗手操融入舞蹈当中，寓教于乐将现场气氛引向高潮。有奖问答环节中，大家积极参与，在回答问题的同时，把控制医院感染的理念逐渐扩散，并融入我们的日常医疗行为中去。让我们一起关注院感，关注手卫生！

据了解，在全国各大医院之中，以文艺汇演形式宣传普及手卫生知识的例子并不多见。此次活动显示我院对院感手卫生工作的重视和医院员工的创新精神。（医院动态 / 通讯员：江敏时）

★ 2016 年

我院参加区安全生产宣传咨询活动

6 月 16 日上午，我院配合区卫计局在来又来广场参与了由花都区人民政

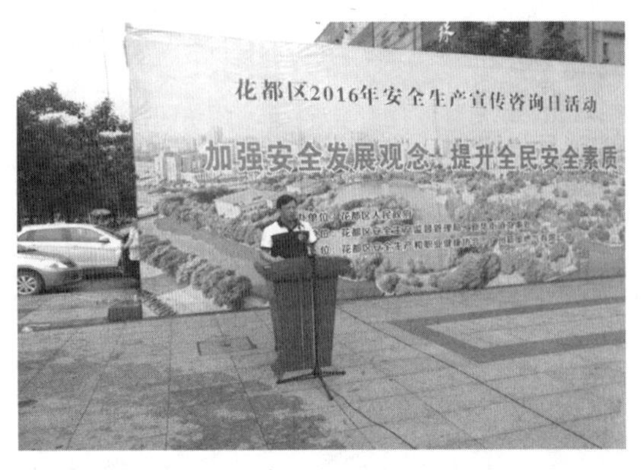
花都区2016年安全生产宣传咨询日活动
加强安全发展观念，提升全民安全素质

府主办，区安监局、新华街道办事处承办的“花都区安全生产宣传咨询日活动”。

在活动开幕式上区委常委、常务副区长叶志良同志结合我区的发展前景，对我区的安全生产存在的隐患进行了剖析，提出相应的整改措施，反复强调安全生产对我区发展的重要性。紧接着进行安全生产咨询、安全生产知识展览、派发安全生产宣传资料，叶志良同志在我院展台就公共卫生安全问题进行咨询，我院医护人员从专业的角度，用浅显易懂的语言对登革热、寨卡病毒、非典型性肺炎引起的烈性传染病以及食物中毒等容易引起公共卫生安全危害问题进行了解答。

这次活动我院医护人员共接受45名群众对公共卫生、健康知识的咨询，共发出《关爱生命、关注健康》《寨卡病毒病知多点》《营造健康环境》《理性预防传染病》《预防登革热》《远离人禽流感》等8个种类的宣传册400余份，宣传效果喜人，得到区领导、卫计局领导的首肯。（医院动态/通讯员：雷红军）

★ 2017 年

健康知识进军营

2017 年 8 月，广州市中西医结合医院与广东省公安消防总队培训基地签订了《警民共建协议书》，目的在于为基地官兵提供最便捷、最优质的医疗绿色通道服务，并努力让健康知识进入军营。经过双方工作人员的前期沟通和筹备，11 月 8 日下午，广州市中西医结合医院医务科陈小平科长、质控科王帅副科长等一行三人，赴广东省公安消防总队培训基地为 700 多名消防新兵进行有侧重点的健康知识授课培训。

培训课程在消防总队基地大礼堂进行，700 多名新兵排着整齐的方阵安静地坐在会场，等待我们的到来。简短的介绍和雷鸣般的掌声过后，陈小平科长依次讲授了《运动损伤的预防与处理》《预防登革热》《远离颈椎病》。随后，王帅科长讲授了《心肺复苏》相关内容。课件制作图文并茂，内容丰富，针对性强，既专业又实用。（医院动态 / 通讯员：陈小平、万仕祥）

★ 2018 年

医院开启省科普巡讲花都站活动

为贯彻落实《“健康中国 2030”规划纲要》，广州市健康教育所根据广东省健康教育中心《关于开展全省健康素养巡讲活动的通知》要求，于 2018 年 3~4 月开展广州市第一轮健康素养巡讲活动。广州市中西医结合医院药学部被广州市健康教育所选拔为广东省健康素养巡讲活动讲师团巡讲讲师。

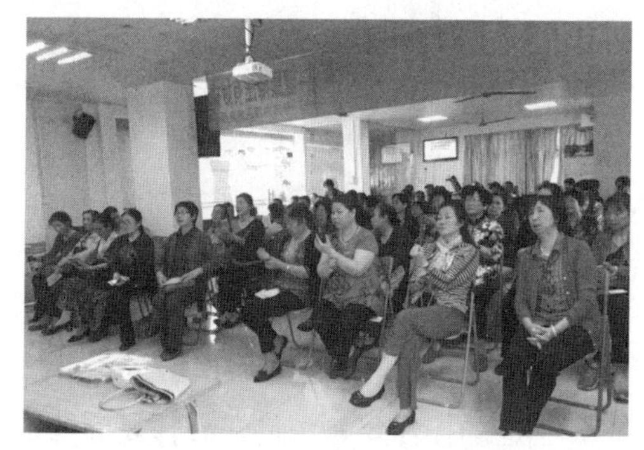

医院预防保健科组织策划开展广东省健康素养巡讲活动广州市花都站——健康降压有妙招知识讲座。4 月 19 日于梅花社区文化活动中心讲座准时开始，活动吸引了 67 位居民积极参加。广州市健康教育所专家也到现场临听和指导。

梁药师在讲座中用通俗易懂的语言，生动的幻灯片展示，结合群众日常生活事例对高血压的定义、症状、危害、危险因素和常见误区进行了详细讲解；即场示范测血压的正确操作，呼吁居民关注自我血压；最后还教会居民煲降压保健药膳和日常进行降压穴位按摩知识，充分发挥中医药特色。

现场还发放了医院编制的健康宣传折页——健康降压小助手，鼓励大家要学以致用，并给自己亲朋好友也进行健康知识科普。（医院动态 / 通讯员：毕倩波）

★ 2021 年

心肺复苏知识普及进校园

——5.22 花都区科技周系列活动

5 月 22 日上午，2021 年花都区科技活动周启动仪式在红谷尚品举行，活动以“百年回顾，中国共产党领导科技发展”为主题，为普及急救知识、倡导科学急救方法，广州市中西医结合医院作为活动的协办单位，在活动现场开设了“心肺复苏知识普及进校园”展位，为广大市民和中小学生普及了应急救护知识。

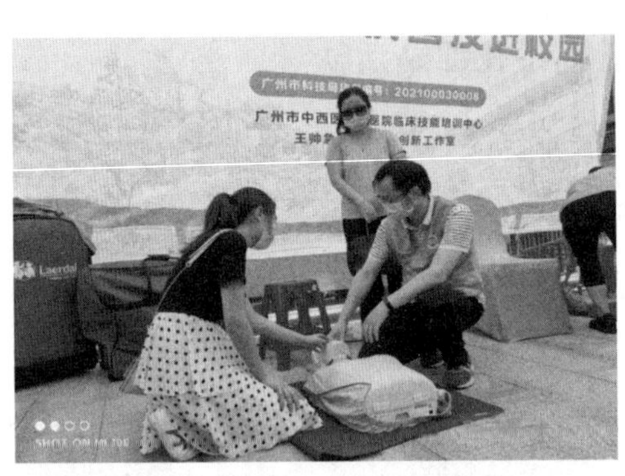

活动中，急诊科、心内科和 ICU 的专业医护作人员到现场为大家讲解了心脏骤停的原因，重点利用模型示范讲解心肺复苏术，从检查意识、胸外按压、打开气道的操作要领，包括心肺复苏的黄金时间，胸外心脏按压部位、频率、深度，按压与通气比例等。讲解演示完毕后，还让大家都利用心肺复苏模型进行练习，练习过程中帮助纠正操作中的错误，加深他们对技术动作的理解，加快对心肺复苏技能的掌握。

在场的市民和学生们都积极参与，按顺序排队进行练习，通过切身的操作体会，让他们对这一急救技能有了全面的了解。（医院动态 / 通讯员：叶淑芳）

③ 公益义诊

★ 2017 年

脑心同治走基层

——医院协同广州市医师协会举办大型义诊活动

11 月 15 日，广州市中西医结合医院协同市医师协会的众多知名专家，在医院举办了“共铸中国心 · 脑心同治走基层”大型义诊活动，广州市医师协会会长熊远大，区卫计局虞志忠副局长、毛德兴科长，广州市中西医结合医院副院长焦锋以及我区部分基层医疗机构负责人出席了活动；心血管内科、神经内科、中医、康复、内分泌、肾内等多个学科的权威专家组成志愿者，为当地居民提供了优质的卫生服务。

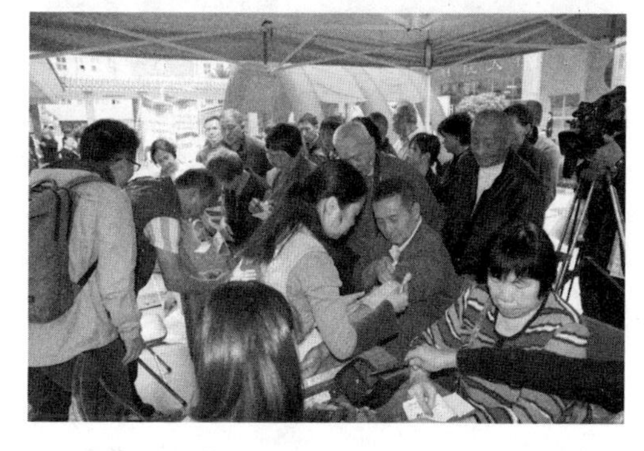

广州市中西医结合医院神经内科胡建芳副主任医师、神经内科毕小丽副主任医师、心血管内科张润希副主任医师参加了本次义诊活动。义诊现场人头攒动，得到了附近居民的热烈响应。义诊医师提供血压测量、血糖测试、营养咨询、保健康复等一系列诊疗服务。经过义诊初筛，及早发现高危患者，落实三级预防机制，并对进一步诊断进行指导，受到居民的一致好评。

通过此次活动，切实为老百姓提供了优质的医疗保健服务，提高居民对疾病防治的重视程度。活动过程也存在一些不足，义诊当天气温略为寒凉，并伴有淅淅小雨，血糖仪、血压计、脉枕等诊疗器械略显紧缺，候诊秩序也有待提高，这些都是将来活动需要改进和加强的。（医院动态 / 通讯员：邓栩明）

★ 2019 年

远离卒中，从健康生活开始

——10 · 29“世界卒中日”大型义诊

金秋十月，正值第十四届“世界卒中日”，为做好百姓健康管理的职责，降低卒中发病率，广州市中西医结合医院卒中中心在 10 月 29 日这具有特殊意义的一天，展开了以“预防为主，远离卒中”为主题的多学科大型义诊活动。

义诊出诊的专家涵括了神经内科、神经外科、心血管科、内分泌科、康复科等多个专业领域，全面为前来问诊的病友及街坊答疑。

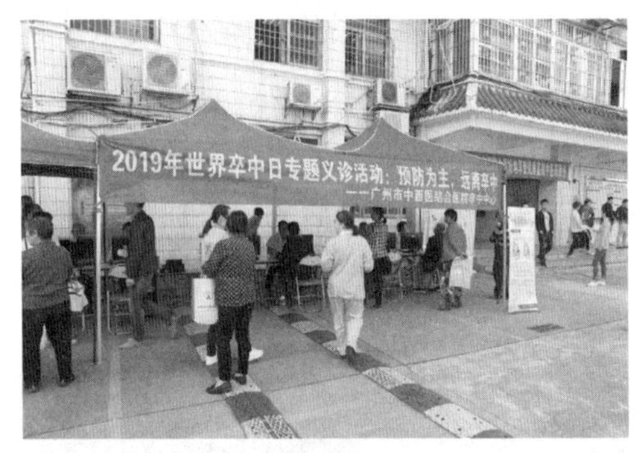
2019年世界卒中日专题义诊活动：预防为主，远离卒中

活动现场由出诊专家为市民提供免费健康咨询、中风风险评估、体检、监测血压、血糖等项目。市民的反应相当热烈，前来咨询的人络绎不绝，更有街坊提出建议“这样有意义的义诊活动，医院就应该经常搞一搞”。（医院动态 / 通讯员：郑友康）

★ 2021 年

守护健康 · 展望未来

2021 年护士节大型义诊活动

为纪念和庆祝“5 · 12”国际护士节，弘扬南丁格尔救死扶伤、勇于奉献的人道主义精神，展示护士良好的职业形象，提高广大市民的自我保健意识，建立科学、文明、健康的生活方式。花都区护理学会协同广州市中西医结合医院护理部、治未病中心等单位于 2021 年 4 月 25 日成功举办“守护健康 · 展望未来”为主题的义诊活动，对市民进行保健知识宣教。

义诊人员提供耳部刮痧、火龙罐、腕踝针、温灸刮痧法、艾灸、雷火灸、耳穴压豆、营养咨询、保健康复等一系列诊疗服务。经过义诊初筛，给予相对应的中医外治治疗，并对进一步诊断进行指导，受到居民的一致好评。

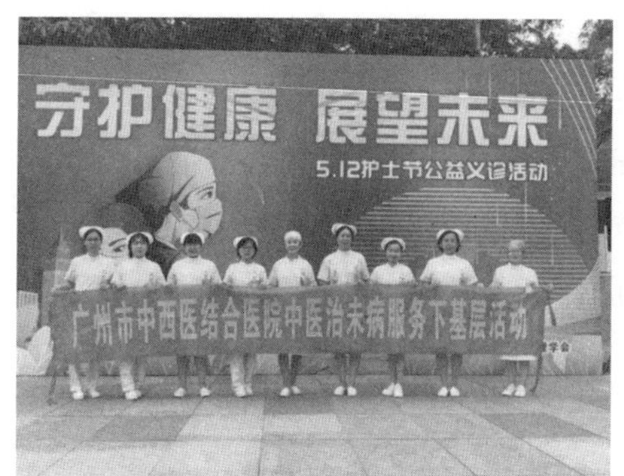

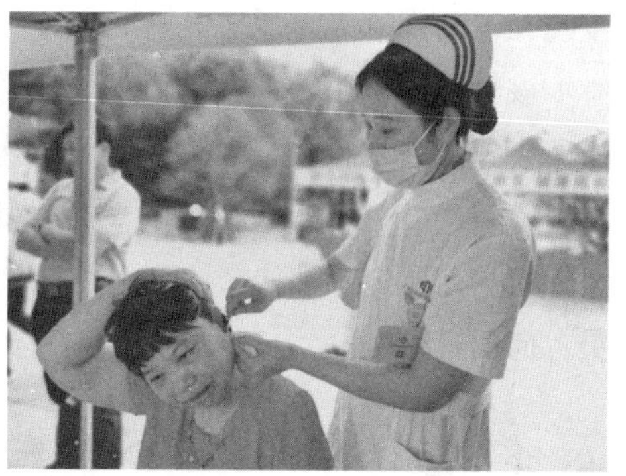

另外我们医院还提供100个防感香囊和驱蚊香囊用于义诊体验，广受现场居民欢迎。现代研究认为中药香囊里的中草药浓郁的香味散发，在人体周围形成高浓度的小环境。而中药成分通过呼吸道进入人体，芳香气味能够兴奋神经系统，刺激鼻黏膜，使鼻黏膜上的抗体——分泌型免疫球蛋白含量提高，不断刺激机体免疫系统，促进抗体的生成，对多种致病菌有抑制生长的作用，还可以提高身体的抗病能力。（医院动态 / 通讯员：赵梓佳）

④ 公益帮带

★ 2015年

医院举办区中医药适宜技术培训

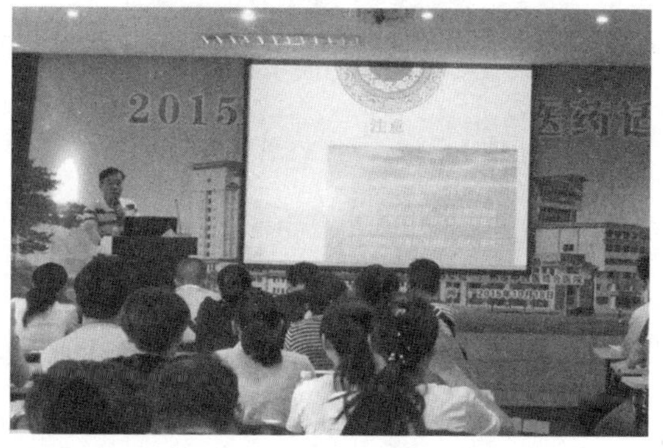

为提高花都区卫生专业技术人员中医药诊疗技术水平，切实加强基层中医服务能力建设，2015年10月18日，我院在门诊6楼大会议室举办了由花都区卫生局主办、我院承办的中医药适宜技术培训班。来自全区各乡镇卫

生院、各民营单位、各基层卫生室的乡村医生共200余人参加了培训。

该次培训以中医药适宜技术、实用中医简效疗法运用等内容为主，采取专题讲座、技术操作演示、现场指导方式进行培训。我院针灸推拿科、康复科及骨科的专家深入浅出的做了颈椎病的针灸和推拿治疗方法、耳穴疗法及小针刀治疗屈指肌腱狭窄性腱鞘炎技术的讲解及应用示范。（医院动态 / 通讯员：何明钎）

★ 2017 年

心血管内科与北兴医院学术交流

受北兴医院医务科邀请，广州市中西医结合医院心血管专家团队于1月19日下午赴北兴医院进行学术交流。

蒋守涛主任结合临床病例，分享了“非ST段抬高型心肌梗死”的诊断与治疗策略。紧接着，蒋守涛主任详细讲解了“ST段抬高型心肌梗死的临床病例鉴别诊断”。

这次的学术交流活动医院是积极响应国家“建立科学的急性心血管疾病区域协同医疗救治体系，最大限度的缩短救治时间，提高心血管急症的救治成功率，减轻患者的医疗负担”口号的大胆尝试。活动增强了医院与基层兄弟医院的感情，为进一步提高急性心肌梗死的救治水平打下了坚实的基础，也为更好地为患者服务提供了新的平台。（医院动态 / 通讯员：李幸洲）

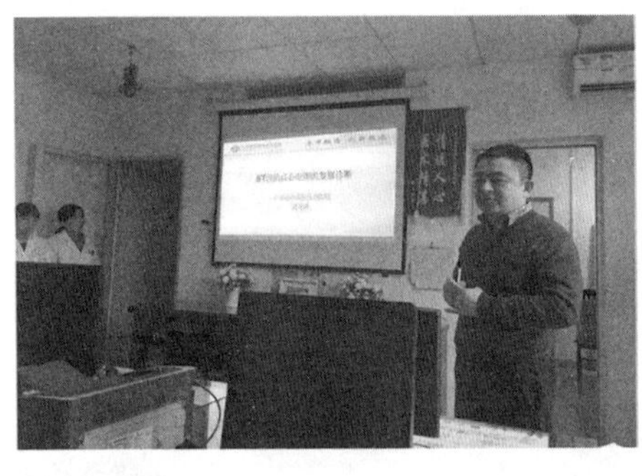

★ 2020 年

南粤心传承线上带教

“传道心生”2020南粤心传承线上带教在广州市中西医结合医院举行。联合广东省人民医院、清远市人民医院、清远市佛冈县人民医院、韶关始兴县人民医院及广州市中西医结合医院基层医疗单位等，以广东省范围内的手术实况直播为特色，广州市中西医结合医院心血管介入团队的手术直播在2020年6月18日下午进行，直播内容为由蒋守涛教授、

王锐副主任及其团队成员成功地进行了1例冠脉分叉介入手术。该病例典型又富有挑战性，同时涵盖了血管导向装置、支架辅助等介入治疗技术的应用。

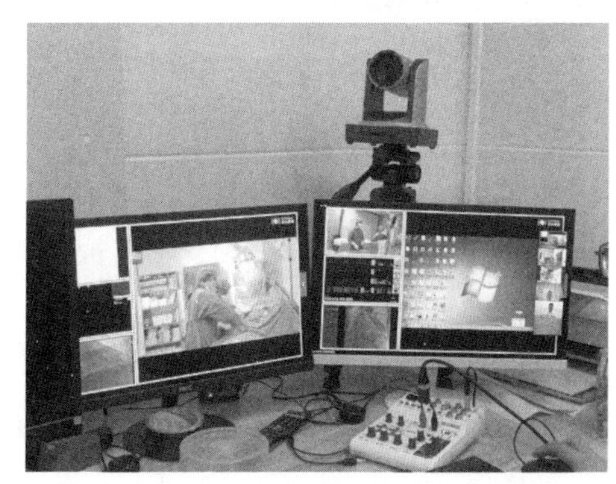

通过网上视频直播多方面多维度的手术演示，结合主会场上详细的解说和讨论，让参会者更加深入地了解此类疾病，讨论目前学术界关注的热点、焦点问题，通过交流学习进一步优化治疗方案及手术策略。很多心血管专科医师在观看直播视频教学后，纷纷表示此次教学案例优选，经过学习后对基层医疗单位今后在处理此类心血管疾病方面有良好的推动作用。（医院动态 / 通讯员：侯燕青）

⑤ 公益利民

医院每年组织员工参加无偿献血，年年获花都区无偿献血先进单位；每年发动员工开展爱心捐款；指派工会、食堂以及动员员工消费扶贫；年支出残疾人就业保障金60余万元；年承担省市区三级公立医院公费医疗超支分摊款近10万元。

★ 2015年

医院免费赠饮防暑凉茶

今日花都讯，近日，市中西医结合医院针对入伏以后的气候状况，按照传统中医药方，以金银花、菊花、桑叶、蒲公英、白茅根、甘草等药材为主料，

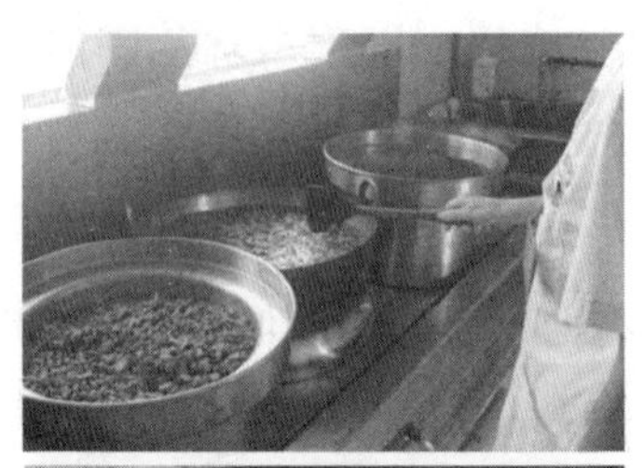

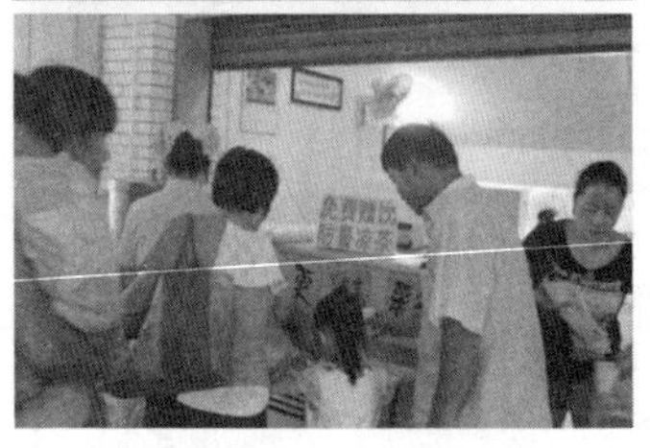

煲制防暑凉茶免费提供给患者及群众，受到广泛好评。

据了解，自7月23日起市中西医结合医院在门诊大厅开始免费提供防暑凉茶，提供时段延续至三伏天结束，时间为每周一至周五上午十点。

花都气候偏热多湿，许多人容易肠胃失调、食欲不振，甚至出现焦虑上火、口舌生疮，看医生似乎小题大做，而饮用中医凉茶应是不错的选择。每天适量饮用中医凉茶，症状一般即可缓解或消除。（7月27日《今日花都》/ 通讯员：朱勇武）

★ 2016年

我院免费窝沟封闭项目获市级嘉奖

近日，市卫生计生局会同市教育局联合召开了本年度窝沟封闭项目工作会议。会议通报了我市2015年窝沟封闭项目工作情况和质量验收情况，对2015年窝沟封闭项目组织和实施工作成绩突出的单位给予嘉奖表彰，并部署了2016年的工作任务。

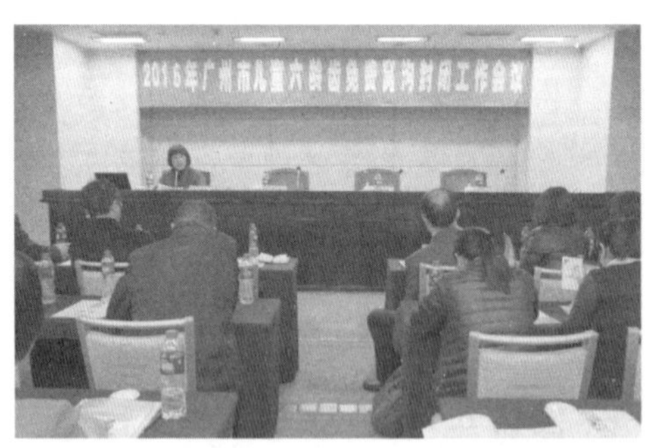

我院作为广州市儿童龋齿防治项目定点医疗机构（挂牌单位）之一，多年来一直承担着我区（含新华街、花城街、狮岭镇等在内的13所学校）儿童的口腔健康普查和窝沟封闭任务。2015年我院共完成口腔封闭人数2000多名，窝沟封闭率达92%，保留率达93%，均大幅超过该项目实施规定的预期指标。会上，市级领导充分肯定了我院2015年取得的成绩。（医院动态 / 通讯员：林英梅、陈翔）

★ 2016 年

推广新生儿疾病免费筛查

2016 年 3 月 1 日起，凡在广州市提供助产技术服务的医疗保健机构出生的新生儿，不论户籍，均可享受新生儿疾病免费筛查。为使更多的家庭享受到此政策带来的实惠，我院通过张贴主题海报、孕妇学校宣讲等多种渠道进行健康宣教，积极推广此惠民政策。

先天性甲状腺功能减低症可引起婴幼儿体格和智能发育障碍；苯丙酮尿症是一种常见的氨基酸代谢病，主要临床表现为智力低下、精神神经症状、湿疹、皮肤抓痕征及色素脱失和鼠气味等，这两种疾病在出生后通过筛查并积极治疗是可以痊愈的。葡萄糖 6 磷酸脱氢酶缺乏症是一种遗传性代谢缺陷，普通群众所了解的“蚕豆病”就是其中一种。多数患者平日无症状，但服用某些药物、蚕豆及接触樟脑丸或在感染后诱发急性溶血，重得可危及生命。通过筛查可及时发现此类患儿，避免诱发溶血的诱因可保障患儿健康。新生儿听力筛查可早期发现患儿听力损失，对 6 个月内患儿进行科学干预和康复训练，绝大多数可以正常生活和学习，回归主流社会。

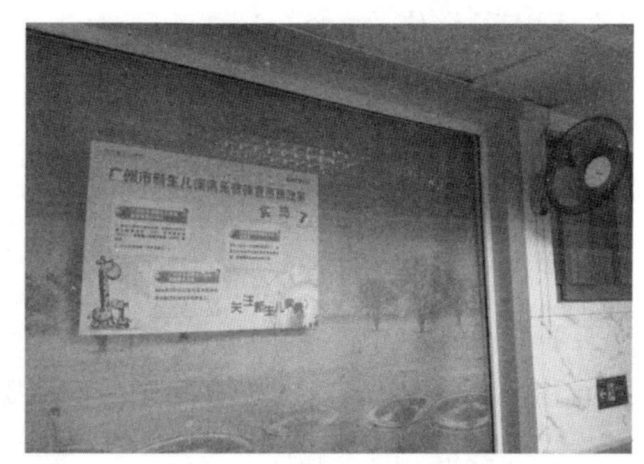

据了解，2015 年广州出生的新生儿遗传代谢性疾病筛查率达到 99.22%、听力筛查率达到 98.13%。新生儿疾病筛查对保障儿童健康有重要意义，实施新生儿疾病免费筛查政策能切实减轻家长的经济负担，是一项利国利民的民生举措。（医院动态 / 通讯员：姚海魂）

★ 2016 年

驻考点为高考保驾护航

6 月 7 日至 9 日，我区 5 千多名考生在 5 个考点参加全国普通高考、高中

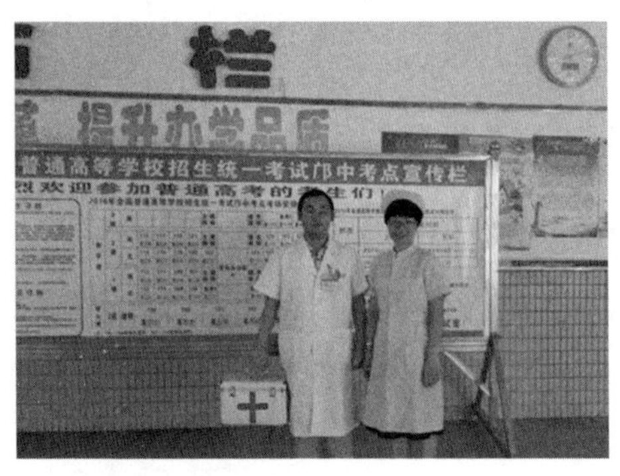

学业水平考试。

为做好一年一度的高考医疗卫生保障工作，及时对考场考生、工作人员突发疾病和意外情况进行紧急医疗救治，我院选派6名医护人员，备齐相关设备药品，具体负责邝维煜纪念中学考点的医疗保健。同时，院内急救车随时待命，急诊科随时做好应急救治工作，开通高考学生医疗救护绿色通道，为今年高考学子们的重大人生战役保驾护航。（医院动态 / 通讯员：陈珂）

★ 2016年

为了七位烧伤病人

——广州市中西医结合医院救治帮扶烧伤患者侧记

8月31日14点左右，我区狮岭某公寓发生爆炸，造成七人（三大人四小孩）不同程度的烧伤。被紧急送往我院救治。经我院医护人员积极治疗，精心护理，目前伤者渡过感染关，病情趋于稳定，开始进入康复期。

考虑到烧伤家庭的不幸，我院在救治期间没有因费用影响治疗，在治疗高峰期每天动用五十多人参与，千方百计筹集物资耗材，两次邀请广州烧伤专家来院会诊指导。定期跟家属沟通通报治疗情况及注意事项，指导家属筹集资金途径。该伤情脱离危险治疗费用需120~140万元，出院费用保守估计210~250万元。家属通过家族捐款、借款及部分社会捐助，筹资能力已达极限。该事件在我院员工中引起广泛同情，部分员工第一时间通过轻松筹等方式为患者捐款2395元。我院领导班子本着人道主义精神，发动全院职工进行爱心捐款。据不完全统计，目前医院职工为烧伤患者筹得爱心捐款22471元。（医院动态 / 通讯员：林培顺、姚湘玲）

★ 2016 年

我院免费制作阿胶固元膏

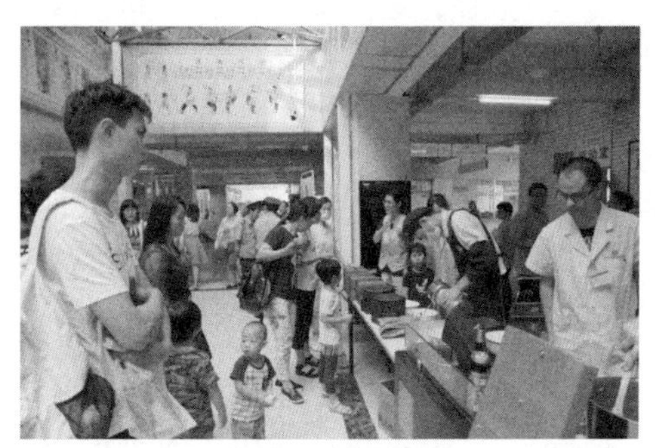

10 月 22 日，广州市中西医结合医院药学部联合治未病科和社工部在一楼门诊大厅开展为市民免费制作阿胶固元膏活动，受到广大市民的热烈欢迎。

活动现场工作人员摆放了膏方的宣传册子和展架，还利用膏方制作平台现场演示制作阿胶固元膏，活动很快吸引了市民们的关注，大家纷纷围拢过来，关注活动的情况。工作人员向市民讲解有关膏方的知识，很多人听了之后都积极购买阿胶，并现场交给工作人员免费制作固元膏。此次活动既充分发扬了我院中医特色的优良传统，又造福了广大市民。（医院动态 / 通讯员：梁欣健）

★ 2020 年

助力高考 | 你乘风破浪 我一夜无眠

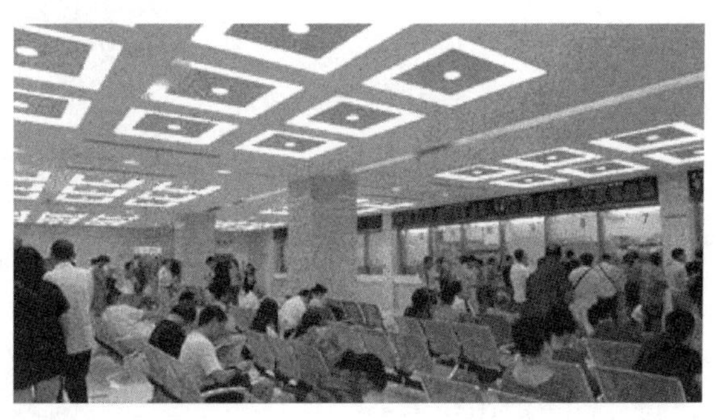

2020 年 7 月 6 日晚，高考前夜，那注定是一个不平凡的夜晚。

广州市中西医结合医院急诊科灯火通明，候诊区晚上比白天更喧闹，夏日的闷热炙烤着人们焦虑的神经，人们紧盯着叫号器屏幕，生怕漏掉自己的名字。

晚上 7 点 17 分，当李 * 彬的名字在叫号器上闪现的那一刻，他妈妈迅速拉起在座位上发呆的大男孩，“快，小彬，到你了！”

男孩被心焦的妈妈拽起来，踉跄着进入急诊内科诊室。

“医生，我儿子明天高考，今天突然发烧了，今晚就要做新冠核酸检测排查，否则明天就要分在发热考场，那会影响孩子考试成绩的！”男孩的妈妈额头上挂着汗水，眼睛里隐隐泛着泪花。

“抱歉，医院尚未开展夜间新冠核酸检测业务，先查个血常规，开点药，把发热控制一下，核酸检测只能等明天再做。”邓医生温和地跟男孩的妈妈解释说。

“可是，孩子明天就要高考了啊，分在发热考场会影响孩子的情绪的啊！医生，能不能想想办法啊？！”妈妈几乎是在哀求。

作为在急诊工作了十多年的老医生，邓桂业突然感觉这事很棘手。

10分钟后，又一个学生模样的女孩，在父母的陪同下走进另一个急诊诊室。“医生，我喉咙痛了两天，今天发热了，明天就要高考了，学校要求做新冠核酸检查，如果今晚做不了，明天就要分到发热考场”，女孩平静的话里潜藏了担忧和无奈。

“又是一个高考生发热”“又是晚上要做核酸”，接诊的刘侃医生心一下子被揪住了，想解释却觉得语塞了。

刘医生突然觉得一种莫名的勇气和担当从胸膛中迸发出来，“您稍等，我和邓医生商量一下解决的办法，请您耐心等待一下好吗？”

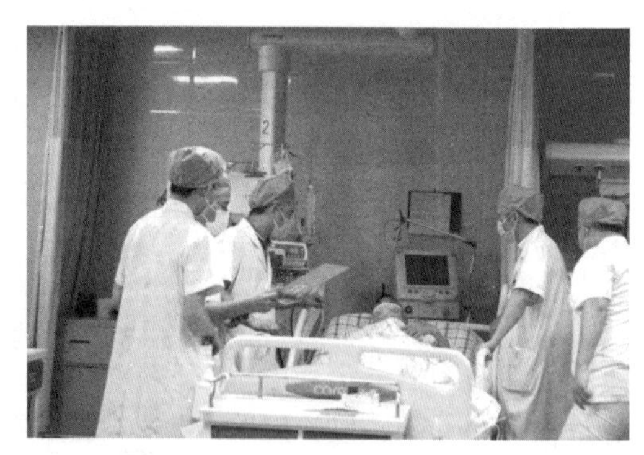

刘侃医生和邓桂业医生简单沟通后，达成一致意见，拨通了急诊科主任练志明的电话。练志明主任马上向医院汇报，医院领导高度重视，刘瑞华院长亲自布置，为了高考生顺利参加第二天的高考，马上安排检验科派出人员加班，全夜为考生们提供新冠核酸检测！并且安排检验科紧急抽调精兵强将，安排多个班次确保核酸检测在高考开考前出结果。

此次疫情，医院专门采购了两台病毒核酸快速检测仪，是花都唯一的病毒核酸快速检测机构，为疫情期间保证急症诊治及手术提供了医患的共同安全，正是由于这两台仪器确保了花都的高考生能顺利参加高考。

邓桂业医生、刘侃医生，一边忙着急诊的抢救工作，一边分出人手兼顾为发热的高考生做核酸取样。

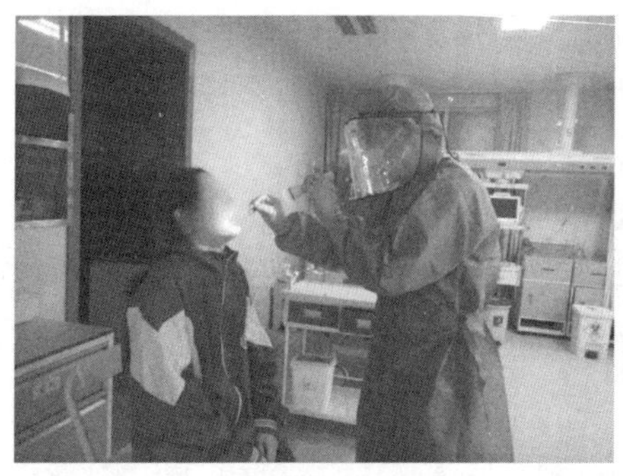
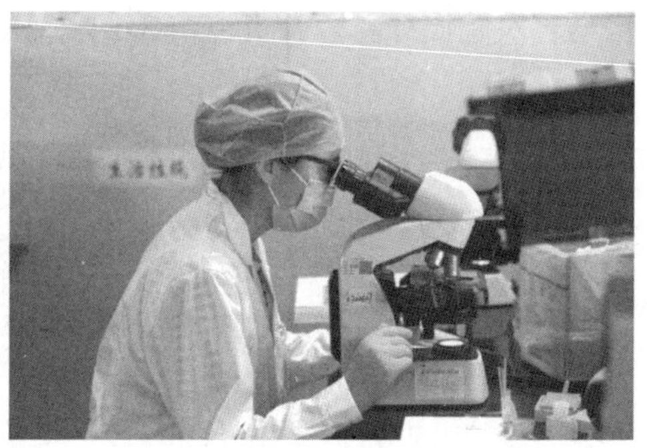

检验科整夜灯火通明，为高考生做加急核酸检测。

据统计，当晚共完成高考生核酸取样 14 人次，检测结果均为阴性。

“冀以尘雾之微补益山海，荧烛末光增辉日月”群众需要的，就是我们追求的！那一夜，我们为了你而无眠，那一夜，我们累着并快乐着！（医院公众号）

★ 2021 年

广州市中西医结合医院全力完成新冠疫苗接种任务

近日，广东省广州市中西医结合医院全力以赴执行新冠肺炎疫苗全民接种任务，按计划有序推进疫苗接种工作。

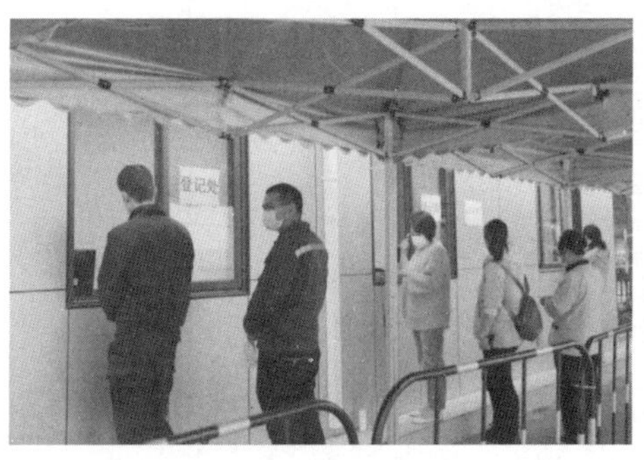

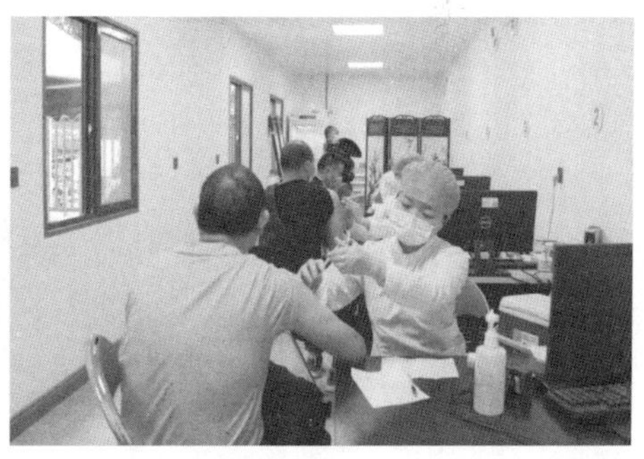

目前广州市中西医结合医院开放了 2 个疫苗接种点，平均每天接种 2000~2500 人次。在接到接种任务后，医院新冠肺炎疫情防控指挥小组多次召开专题会议，并到疫苗接种点进行督导，不断改善接种流程，提高接诊效率。

为了保证疫苗接种任务顺利完成，广州市中西医结合医院全体员工放弃周末及节假日休息时间，完成了首批疫苗接种工作。截至目前，广州市中西医结合医院接种新冠肺炎疫苗3.5万余人次。（4月23日《健康报》/通讯员：熊妙华）

★ 2021年

为区新冠密接者提供“粤抗1号”

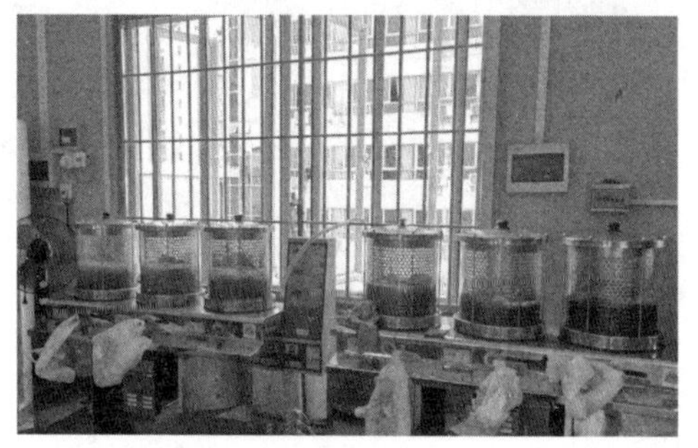

从2021年5月21日起，广州市中西医结合医院负责为花都区全部隔离酒店内的密接人员提供“粤抗1号”中药汤剂，该药可以有效激发人体阳气，使隔离人员免疫力得到提高，预防疾病感染。

“粤抗1号”保健中药汤剂是由广州市卫健委组建77位来自温病学、中医肺病、中医危机重症、中医学等领域的中医药专家组成的广州市新冠肺炎中医药防控专家组，针对本地的气候特点而开出的中药预防方，对于固护人体正气、提高人体免疫力有独特的疗效。（医院动态/通讯员：梁欣健）

06 改善医院服务的运行理念
——坚持诚信执业

人无信不立，业无信不兴。所谓诚其意者，毋自欺也，须切实在公示、公开、合法、合规、合理上做文章，时刻警戒监督医务人员管好手中的笔和键盘，避免唯利是图，避免在诊治中开大处方、大检查和小病大治。

① 诚信体系建设

诚信是道德文化的核心，是职业道德的具体体现，其强调的是内在的品质修养，追求的是人格的高尚、境界的崇高，更注重于精神方面的追求。在医疗行业领域，其实质就是医务人员真心实意地为人民（病人）健康服务。医院积极探索“以党建为引领的诚信体系建设的育人机制”，弘扬重信践诺的中华传统美德，积极倡导诚实守信的价值准则，弘扬良好的医疗职业道德及职业素养，构建诚信自律，文明守礼的社会新风尚，大力推进医院诚信制度建设，全面提升新时代医院诚信水平，取得了显著的成效。

医院针对管理工作中发现个别卫生健康队伍对价值观存在不正确的理解，及诚信知识的缺乏，在医疗诊治、医疗收费、医疗服务、医疗纠纷等过程中或多或少有缺乏诚信的表现，从而造成医务人员与病人及其家属之间了解度和信任度不足、社会信息不对称等情况出现，一方面降低了医务人员的工作积极性，另一方面也导致了医患关系紧张，医患之间失去了最基本的信任，这是一个恶性循环。我们应该承认医院及医务人员在政治建设、思想建设、组织建设、作风建设、纪律建设等方面都存在一定的问题，这就要求医院管理者从更高的层次去思考解决问题。

医院在系统调研后，确立诚信建院的理念，探索长效机制，采取系统性建设方案。

一是顶层设计。社会诚信体系的建设需要社会中每个成员的积极参与，公立大型三甲医院作为卫生健康领域的重要一员，更有责任和义务担负单位的诚信体系建设，其主要负责人及班子应高度重视，做好医院的诚信体系顶层规划与实施，以点带面，由上而下，进行系统性探索与实践。实践证明这是行之有效的模式。

二是目标确定。在前期医院开展诚信服务窗口、价格诚信单位的基础上，考虑到医院确立自身治理体系需要内在动力，确立医院要建立自身的诚信体系。基于医院的公立医院、三级医院、中西医结合医院的三个定位，确定诚信建设体系目标为“AAA”。

三是分步实施。广州市中西医结合医院构建员工诚信体系的思路，是前期在党员试点建立诚信档案，然后逐步推广至全体员工，再扩大至外包服务商、供货商、患者及家属等对象。

四是制度建设。建立党员诚信档案，首先要落实制度建设。制定落实组织生活制度，开展医疗服务咨询，廉洁纪律等方面设计相应的入档事项，定期入档并公示，建立党员诚信指标评价体系，奖惩办法，定期通报曝光。

五是设立档案。在建立党员诚信档案基础上设立医院诚信档案，其包含全体员工、外包服务商、供应商、患者及家属就医行为内容，设立诚信正面清单，其负面清单并设立守信、失信档次，项目进行量化可考核。

六是教育激励。医院针对病人层面重点对病人的权利和隐私进行教育，从入职教育即开始，全方位教育，在公共场所警示不能谈论病人的病情等；对待所有来院的病人必须一视同仁，根据轻重缓急，启动绿色通道。对医疗欠费的病人符合救治原则的，一律不扣医务人员的费用及成本，让医务人员安心救治危急重症病人。对医务人员则要求诚实报告医院医疗、护理、药品、器械、管理等不良事件，及时上报，不但不处罚，而且还有报告激励政策。

七是体系打造。不断丰富医院诚信建设内涵，结合实际情况从诚信经营、诚信管理、诚信公益、诚信监督几个方面，打造一套属于医院的诚信体系。

诚信经营，即单位、个人、设施、设备依法诚信经营，坚持做到以“医疗质量为基础，医疗安全为前提”，注重安全生产，确保院区安全。

诚信管理，即依法规范用工，强化内部规范建立科学的管理模式，并落实劳动保护法，履行环保责任、专项整治等。

诚信公益，即开展对口支援、开展公益活动及志愿服务，承担公益任务。

落实诚信监督，即实行院务公开，编写医院年度公益性报告、工作年报，接受社会监督，开展第三方满意度调查。

医院的诚信体系建设要紧盯医院的工作实际，积极探讨解决工作中的难点。例如，医院应该引导医务人员正确地选择适当的诊断和治疗手段，控制好费用。因为医院里最昂贵的医疗设施其实就是医生手中的笔（现在加入了键盘），诚信行医未来面临更多、更大的挑战。

八是持续改进。动态完善诚信体系建设，在建立诚信档案的过程当中，定期研究存在的问题并采取针对性措施完善诚信档案的建立，不断完善诚信体系建设。

② 诚信营运措施

★ 2018 年

医院开展门诊费用不合理增长专项整治工作

4 月 27 日上午，刘瑞华院长在附二楼会议室主持召开院长办公会扩大会议，专题研究部署控制门诊费用不合理增长工作。

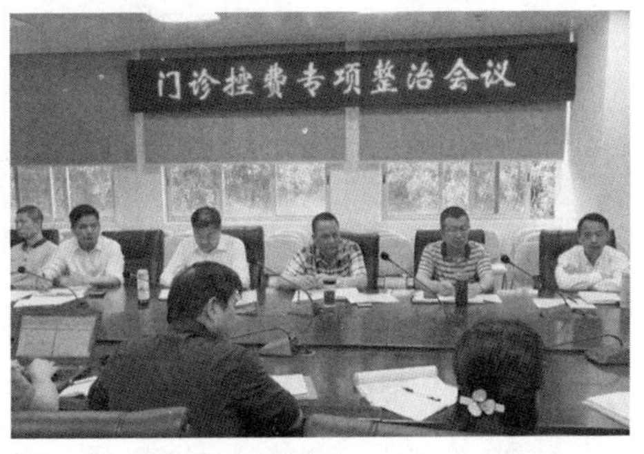

今年 1~3 月份，门诊费用连续增长，超出三级医院评审标准及医改相关控费指标。

会上，财务科负责人汇报目前门诊费用不合理增长数据情况，分别对科室、医生门诊费用进行排名。医务、门诊、设备耗材等职能部门负责人分别发言，分析门诊费用不合理增长原因。分析认为，门诊费用不合理增长主要来自药品、耗材以及检验、化验费用的不合理增长。

刘瑞华院长就开展门诊费用不合理增长专项整治进行部署：一是从5月1日起，全面停止住院部到门诊开药及耗材行为；二是责成医务、设备等职能部门对麻醉等科室费用大幅增长原因开展清查；三是责成医务部门出台通知，一个挂号只能开一个中药处方和一个西药处方；四是责成药学部门制定辅助用药目录，规定使用数量，并开展监控；五是从5月份起每半月组织一次检查，对门诊输液、辅助用药、抗生素、中成药使用以及处方恶意拆分情况进行全面严查；六是每月对用药前五名的医生由纪检室约谈；七是检验项目由临床与检验共同协商确定，决定权在临床。（医院动态 / 通讯员：朱勇武）

★ 2019年

看病不排队信用能当“医药费”

近日，广州市中西医结合医院与广东医院协会合作，利用广东云医院移动医疗平台实现了患者来院就诊采用信用就医的新型就医支付方式。

尽管移动医疗、智能自助设备已经在医疗机构得到广泛使用，但缴费不便、排长队的痛点依然存在。“信用医疗”对比现有的移动医疗解决方案，最大的特点就是无须诊间支付。以区内首家开通“信用就医”的广州市中西医结合医院为例，芝麻信用满650分的花呗用户，可以获得1000元就医额度，整个门诊诊疗过程中无须现场支付任何费用即可完成门诊挂号、就诊检查、检验、治疗等。

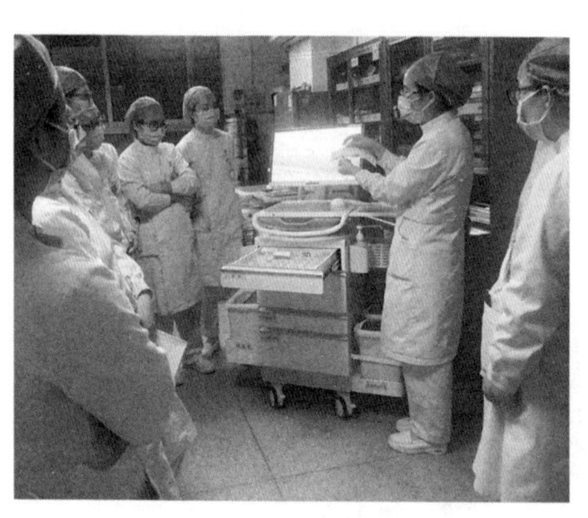

据了解，该项目上线运行至今已有近4000人完成“信用就医”，“先诊疗，后付费”服务，大大减少了患者挂号缴费的等候时间，改善了就医体验。（2月20日《今日花都》/ 通讯员：吕勤业、王晓彤）

★ 2019 年

“信用就医”助力“诚信建设万里行”

3 月 1 日上午，由区信用办、区文明办主办的“诚信建设万里行”主题活动在花都区美术馆文化广场举行。广州市中西医结合医院作为区内首家开通“信用就医”的单位，代表区卫计局参加了本次活动并接受群众现场咨询。（医院动态 / 通讯员：王晓彤）

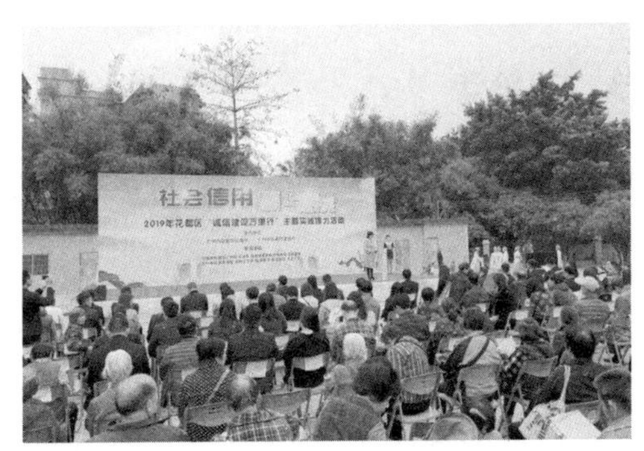

★ 2019 年

医院出台《诚信负面清单评价管理办法》规范医疗秩序

日前，广州市中西医结合医院出台《诚信负面清单评价管理办法》，对医疗服务行为做出明确规范。《办法》称，实行诚信负面清单评价管理，是医院对科室和工作人员在医疗诊治、预防、保健等过程中违反有关法律、法规、制度、行业准则、诊疗规范、护理常规的行为以及患者及其家属、供应商的失信行为，依据《办法》所列清单采取记录、提醒、评价、处理等措施的一项管理手段。《办法》列举科室（部门）、医院工作人员、患者、供应商等四类共计 101 条负面清单，并明确诚信评价具体办法。在结果运用上，医院科室及员工诚信与评先评优、晋级、晋职和提拔使用挂钩；患者及其家属、供应商出现不良诚信行为的，将被纳入全国信用信息共享平台以及医院“黑名单”。（医院动态 / 通讯员：朱勇武）

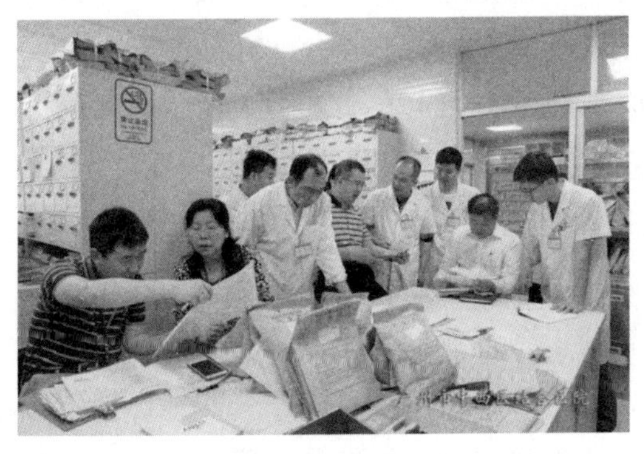

③ 诚信建设成效

★ 2018 年

践行社会主义核心价值观构建诚信医院

诚信即诚实守信，是人类社会千百年传承下来的道德传统，它强调诚实劳动、信守承诺、诚恳待人，是社会主义核心价值观的基本内容之一。习近平新时代中国特色社会主义思想对诚信建设也提出新要求。在各行各业、各个领域，诚信的品质都是可贵且不可缺的。

为弘扬重信践诺的传统美德，积极倡导诚实守信的价值准则，构建诚信自律、文明守礼的社会风尚，该院依据国务院《社会信用体系建设规划纲要（2014—2020 年）》、国务院《关于建立完善守信联合激励和失信联合惩戒制度加快推进社会诚信建设的指导意见》、广州市政府《广州市社会信用体系建设规划（2014—2020 年）》等文件精神，大力推进医院诚信制度建设，全面提升新时代医院诚信水平，取得显著成效。早在 2010 年，该院即被广州市物价局授予“2006—2009 广州市价格诚信单位”，2012 年又被花都区政府授予“诚信服务窗口”。今年上半年，该院一举入选首届广州市百家“诚信企业”，是广州市唯一一家医疗服务机构。

一、诚信经营

依法诚信经营。该院无严重违法违规经营行为记录，未发生偷、逃、抗、骗税行为，未发生违反税收管理和发票管理的行为，财务会计资料真实、完整，税款入库率 100%，申报准确率 100%。经营中无走私违规行为记录，无商标侵权行为，无虚假广告行为，无不正当竞争行为。法定代表人无现实犯罪记录。未发生产品质量安全事故。所有医务人员持证上岗，开展三类、四类医疗技术均有准入资质，医疗设备、设施运行均符合规定要求。2017 年医院投入特种设备计量器具检测费 44414 元，辐射设备计量器具检测费 49000 元，确保各种仪器达到准确、安全标准。基建、维修项目按规定程序采购招标，严格按照政府采购部门有关规定以及医院制度执行，增加专业管理委员会质询职能以及职代会、医务监督委员会审议监督职能，对医院后勤服务项目、物资及服务供应项目均采用公开招标及协议供货采购，确保医院资金使用符合规定。近几年资产负债率平均低于20%，资产稳定性较好，偿债能力强，无不良贷款记录，银行信用良好，被授予信用贷款，无须抵押，每年信用额度递增。未发生银行长期贷款，短期借款均按期还本付息。2017年度医务人员拒收红包84人次，退回或转存入病人压金金额32520元。

注重安全生产。该院近年无重大安全事故。医院领导班子成员每周直接参与行政查房，坚持进行重大节假日安全生产大检查，切实消除事故隐患。每月由院领导带队落实全院检查，强化安全生产意识，对存在的安全隐患进行及时整改，确保医院各项工作顺利有序进行。医院成立安全管理委员会、医疗质量委员会，各委员会每月对医疗质量、特种设备、消防等专项内容进行巡查，并做好巡查记录，认真总结分析，发现问题抓好整改，做到发现一个、解决一个，从细节入手，从保障医院和病患安全出发；结合“传染病防治日”“安全生产月”等主题开展专项检查；定期地对消防安全进行全面检查，对容易引发火灾、存放危险品及人员集中的场所重点检查（如药库、病房等），对消防设施进行定期维护更换，确保消防器材完好。落实综治工作经费及人防、物防、技防经费，配备专职值班保卫人员，保卫科规模达60多人，担负着全院治安保卫工作和维护院内车辆秩序及消防工作的任务。全天24小时有6名以上保卫人员值班巡逻，深入全院临床科室及重点部门，保证全院的安全和全体人员的正常工作。可视监控探头总数达294个，覆盖医院各重要区域。做好消防安全防范工作，确保门诊楼及住院大楼每层均按标准配备灭火器、消防栓等，定期进行全面消防安全检查，定期进行消防设施维护更换。

二、诚信管理

依法规范用工。该院严格遵守国家相关法律、法规，规范员工录用制度及程序，所有新进员工实行公开招聘，逢进必考，并按规定自入职之日起一个月内书面签订合同，按要求购买社会保险和公积金。2017年为全体员工购买工伤保险，所有非在编人员购买五险一金。2017年为员工缴纳社会保险822万元，缴纳住房公积金2460万元。

落实劳动防护。影像科、介入室、手术室等各放射设备机房均做防辐射处理，观察窗和防护门屏蔽厚度符合相关标准。配备铅衣、铅围裙、铅围脖、铅帽、铅眼镜、铅毯、移动式铅防护帘等防护用品。2017年职业暴露防控经费共投入3.6万元，组织新入职人员、保洁人员等开展职业暴露预防、手卫生培训，未发生医务人员职业暴露后感染情况。

履行环保责任。将全院公共区域422盏照明灯具更换为LED灯，全年节约用电约12万度；报废高能耗空调42台及电视49台，减少能耗；实行全院被服统一管理，统一报废标准，方便临床一线周转，减少科室库存。2017年医院投入464万元用于除“四害”、生活垃圾、医疗垃圾、垃圾分类等环保设施建设。规范医疗废物的分类、暂存、运输管理工作，医疗废物均交有资质医疗废物处置中心集中处置。垃圾实行分类存放，污水每天专人落实处理并记录。支出经费1万余元用于控烟宣传及教育，承担无烟医院社会责任。

开展专项整治。一是控制门急诊输注抗生素。早在2015年初，该院出台《关于加强门急诊静脉输液管理的通知》，明确门诊、急诊不需要输液治疗的53种常见病多发病，并通过培训、宣传、检查、处方点评等手段促进工作落实，医院日门诊急诊输液由980人次下降至500余人次；2016年8月，该院率先在花都区区级医院中停止门急诊静脉输注抗菌药，门急诊每日输液已控制在100人次以内。二是控制门诊费用不合理增长。今年以来，该院门诊人均费用大幅上升，超出政府对医院医疗费用增长的控制目标9.5%。院领导高度重视，采取果断措施，召开门诊费用数据汇报分析会，对人均用药、检查、化验、耗材等费用进行对比排序，并出台以下政策：全面停止住院部到门诊开贵重药品、耗材等转嫁费用行为；由院长带队，每半月一次开展处方清查，重点清查输液、辅助用药、中成药、抗生素使用情况；尽快制定辅助用药目录，目录内药品作为重点监控对象，限制每个处方只能开一种辅助用药；对不合理用药排名靠前的医生由纪检部门组织约谈。通过持续整治，该院门诊不合理费用增长明显得到控制。三是培养医生履约习惯。该院医生因交班、手术、会诊等情况，曾时常出现门诊迟到、空岗等诚信问题，导致患者享受不到应有的预约服务。为此，医院责成医务部门出台管理规定，要求病房主治医生以上人员每周轮流固定时间出门诊，形成病人群。不允许医生随意停诊，探讨门诊手术日，要求职能部门在安排会议上要充分考虑门诊情况，除重大政治学习或者政府指令的重要会议外，原则上医生出门诊优先。

三、诚信公益

开展对口支援。该院积极履行社会责任，坚持公立医院公益性，自 2014 年起开展对口支援工作。省外帮扶对象有西藏林芝市人民医院，新疆喀什疏扶县吾库萨克镇卫生院，贵州省瓮安县、织金县、黔西县三家中医院。省内帮扶对象有梅州平远县、兴宁市两家中医院，清远市佛岗县中医院及阳山县七拱镇中心卫生院、清新区禾云卫生院。区内帮扶对象有花侨卫生院及炭步镇中心卫生院。广州市中西医结合医院通过选派经验丰富的医疗专家到受援医院驻点帮扶、义诊、手术示教、教学查房、技术指导、专题讲座、管理培训，以及免费接收受援医院医务人员进修学习等形式达到帮扶目标。该院累计向对口帮扶单位派出业务骨干 9 批次共 59 名医生开展帮扶支援工作，合计 394 人月。诊治门诊患者约 4.1 万人次、住院患者 4000 余人次、开展手术 300 余台次；为受授医院带去诸多新理念、新业务，填补当地多项手术空白。帮扶对象之一的平远县中医院由濒临被托管的边缘发展成为县级示范性中医院。而广州市中西医结合医院获得国家“医疗扶贫贡献奖”，刘瑞华院长荣获“扶贫榜样奖”。

承担公益任务。积极完成政府指令。2017 年免费完成孕前优生检查 725 对夫妻，免费完成产前地中海贫血筛查 3936 例、唐氏综合征筛查 1548 例、明显组织结构畸形（B 超）筛查 1735 例，免费开展艾滋病、梅毒、乙肝咨询与检测孕妇 2982 人次；完成 2017 年度征兵体检工作，承担物资、器材、车辆及人力成本 26.6 万元；按照《广州市心脑血管病事件监测方案》，上报心脑血管病事件监测病例 2356 例；完成包括两会、中轴线拆迁安置、春运、中考、高考等各类医疗保障和应急任务 28 次；配合各类主题开展义诊活动 12 次，承担物资、器材、车辆及人力成本约 3.8 万元；2017 年承担对花都区骏威小学等 14 所学校的数千名小学生免费开展窝沟封闭项目，累计封闭牙齿近万颗，免费金额 80 万元，另外支出耗材、人工、车辆等折合成本 12 万元。

开展公益活动。医院每年结合传染病流行期、结核病日、无烟日、健康教育周、洗手日、艾滋病日、爱牙日等开展主题义诊，2017 年开展“春风送暖、我送健康”“关爱儿童口腔健康，实现儿童六龄齿零蛀牙”“科学抗癌，关爱生命”“养生先养心、运动健身心”“弘扬大医精神，服务百姓”等义诊咨询活动，发放包括疾病相关知识、疾病防治知识、日常健康知识、中医养生等宣传资料 3000 余份。开展居民健康教育知识讲座 15 次，受益 1624 人次；结合季节特点，针对患者、教师、学生、企业员工、社区居民群体，多次举办急救知识、“促膝谈‘心’——

浅谈心血管病防治”、“关爱女性，关注乳房健康”、“秋季养生，健康生活”等特定主题健康专题知识讲座。

四、诚信监督

落实院务公开。该院坚持充分利用网站、微信、自助机、电子屏、院刊、墙报等平台开展院务公开，按要求向社会公开医疗服务信息、常规医疗服务价格、常用药品和主要医用耗材的价格，或提供价格查询服务。向患者公开收费信息，提供病历资料复印服务，公开医疗服务投诉信箱和投诉咨询电话。向内部员工公开“三重一大”、年度财务预决算、国家重点监控的药品使用以及岗位设置、岗位聘用等信息，主动接受患者、员工及社会监督。

编制年度公益性报告。该院自 2014 年起编制医院年度公益性报告，以简洁明了的客观数字、图表及照片向政府、社会、病患及家属、医院工作人员介绍公立医院所承担的公益性工作及成绩，在履行告知、公开义务的同时，也接受社会监督，受到兄弟单位及业内专家广泛好评。“编制年度公益性报告，构建医院新管理机制”获广东省中医医院管理专业委员会医院管理项目一等奖、《中国卫生》杂志社管理创新奖，《年度公益性报告》被推荐为国家卫计委优秀宣传平台。

开展第三方满意度调查。该院每年投入资金，委托第三方公司专业人员到医院，对医疗安全、医疗质量、服务态度、就诊流程、诊疗费用等开展满意度调查。通过专业分析，提出医院存在问题及短板改善建议，让医院针对性实施整改。（7 月 6 日《中国中医药报》/ 通讯员：刘瑞华）

④ 诚信建设品牌

★ 2017 年

争做医疗行业诚信标杆

为进一步履行公益服务责任，树立诚信服务良好形象，广州市中西医结合医院主动申报由广州市诚信建设促进会举办的首届广州（100 强）诚信企业

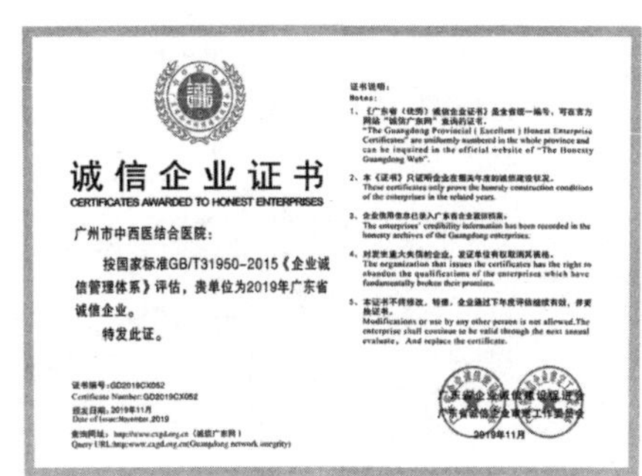

诚信企业证书
CERTIFICATES AWARDED TO HONEST ENTERPRISES

广州市中西医结合医院：

按国家标准GB/T31950-2015《企业诚信管理体系》评估，贵单位为2019年广东省诚信企业。

特发此证。

证书编号：GD2019CX052
Certificate Number: GD2019CX052
颁发日期：2019年11月
Date of Issue: November 2019

Notes:

1. "The Guangdong Provincial (Excellent) Honest Enterprise Certificates" are uniformly numbered in the whole province and can be inquired in the official website of "The Honesty Guangdong Web".
2. These certificates only prove the honesty construction conditions of the enterprises in the related years.
3. The enterprises' credibility information has been recorded in the honesty archives of the Guangdong enterprises.
4. The organization that issues the certificates has the right to abandon the qualifications of the enterprises which have fundamentally broken their promises.
5. Modifications or use by any other person is not allowed. The enterprise shall continue to be valid through the next annual evaluate, And replace the certificate.

2019年11月

评选活动，并于11月10日接受现场调研，林培顺副院长向促进会专家汇报医院诚信状况。汇报会上，市诚信建设促进会专家们对医院长期以来坚守诚信诊疗、诚信用药、诚信收费和廉洁行医表示充分肯定。

医院曾获广州市医疗“价格诚信单位”、花都区“诚信服务窗口”，在诚信服务方面做了大量工作，以“爱在你我 真诚服务”的服务理念，一切以患者为中心，在经营、纳税、用工、医疗质量、环保、社会服务等方面投入人力物力，建立了一套较为完善的诚信管理体系，近年在信息公开、医务监督、药品耗材购销、费用控制、抗生素控制、对口帮扶、志愿服务等方面都取得明显成效，从方方面面体现公立医院公益性，这些都是医院践行新医改要求、诚信服务社会的一个个脚印。（医院动态 / 通讯员：叶锦坚）

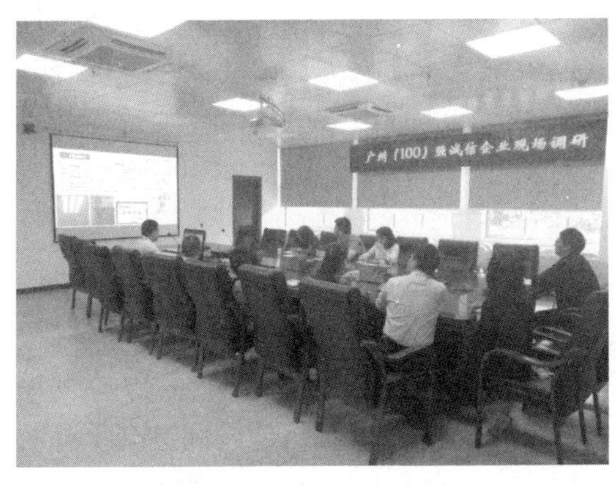

★ 2018年

诉说经营故事　传递“诚信力量”

2018年7月20日下午15：30，由广州市花都区市场和质量监督管理局主办的道德讲堂在区委党校办公楼举行。活动以“诚信宣传”为主题，旨在培育践行社会主义核心价值观，大力弘扬诚实守信的精神。作为诚信经营模范，广州市中西医结合医院受邀参与本次活动，医院工会主席、办公室主任朱勇武代表医院做了题为《践行社会主义核心价值观构建诚信医院》介绍报告。

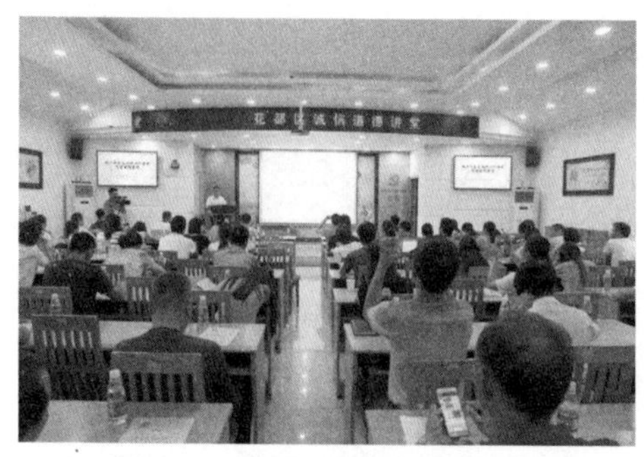

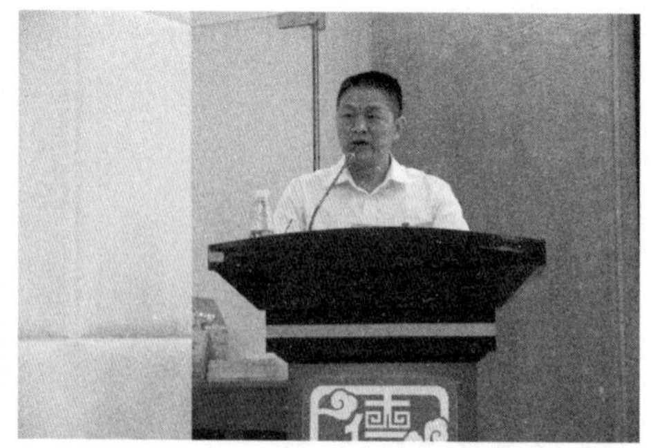

朱勇武从医院概况、践行诚信承诺、诚信经营以及诚信文化等几个方面展开演讲；以建立诚信档案、开展廉洁教育、维护员工权益等多个鲜活案例为切入点，深入浅出地阐明医院在诚信经营上所作努力。朱勇武主任的精彩发言获得了现场的热烈掌声。（医院动态 / 通讯员：王晓彤）

★ 2018 年

医院融入广州诚信体系　全城共绘诚信新蓝图

7 月 25 日下午，由广州市文明办等主办，广州市诚信建设促进会承办的“2018 诚信广州大家谈”活动在广州港务局举行，市有关单位领导、专家学者、企业代表近 300 人参加了活动。作为诚信企业代表，广州市中西医结合医院刘瑞华院长受邀参加本次交流。

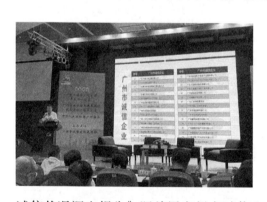

活动现场，广州市诚信建设促进会发布了《2017 年广州企业诚信状况调查报告》暨首届广州市诚信企业和诚信粤商对标评价结果，广州市中西医结合医院荣登红榜，入选首届广州市诚信企业，也是 98 个入选单位中唯一一家医疗服务机构。我院制定了绿道管理办法，对及时交纳费用的病人实行先行救治，只要按照医院管理规范做，医务人员不用承担任何欠费。为医务人员安心、快速救治奠定了基础。

公立医院是医疗诚信建设的组织者和实践者，近年来，广州市中西医结合医院恪守诚信医疗，以“诚信经营”作为立院之本，秉持“诚信管理”原则，以“让老百姓看上病、看好病、有体面地看病”为服务理念，在信息公开、医务监督、药品耗材购销、费用控制、志愿服务等方面取得明显成效。（医院动态 / 通讯员：王晓彤）

★ 2018 年

广州市中西医结合医院入选广州百家诚信企业

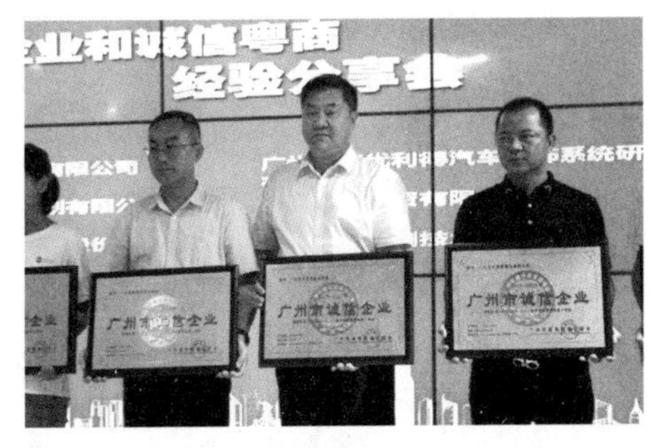

近日，广东省广州市中西医结合医院入选首届广州市百家“诚信企业”。这次该院入选“诚信企业”，是代表公益性公立医院参选的，也是唯一入选的医疗服务机构。

为了让老百姓看上病、看好病、有体面地看病和树立医院诚信服务的良好形象，2017 年来，该院在医疗质量、环保、社会服务等方面，建立起一整套较为完备的诚信管理体系，在信息公开、医务监督、药品耗材购销、费用控制等方面，都取得了明显成效。（5 月 2 日《中国中医药报》、5 月 5 日《今日花都》/ 通讯员：朱勇武）

★ 2018 年

广州市中西医结合医院获 AAA 级信用认证

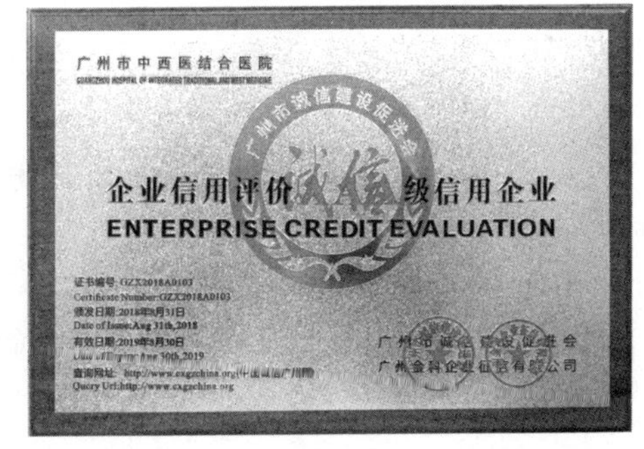

广东省广州市中西医结合医院参与广州市企业信用评级，在“四等十级”的信用评价中获得最高等 AAA 级认证。

该院将诚信建设作为一项长期、系统的工程，并勇于接受社会各界和第三方机构客观评价，获得患者

信任和社会认可。（10 月 1 日《中国中医药报》/ 通讯员：叶锦坚）

★ 2019 年

打造让老百姓放心的诚信好医院

为贯彻落实国家卫健委关于做好《医疗纠纷预防和处理条例》工作的通知，建立医患沟通制度，维护患者利益，赢得患者信任，根据新《消费者权益保护法》所赋予消费者组织的工作职能，中国保护消费者基金会在 2019 年 3·15 国际消费者权益日期间，开展维护消费者权益“3·15 诚信体系单位”征信“放心消费（准入）品牌”专题活动，经过征信系统审核和专家遴选，广州市中西医结合医院获评“3·15 诚信体系单位”及“放心消费（准入）品牌”。

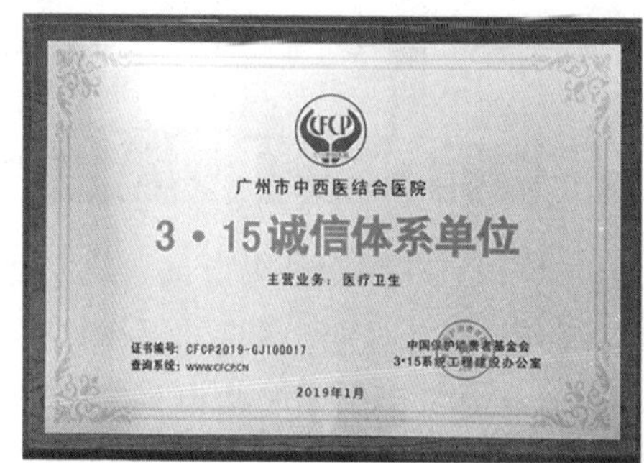

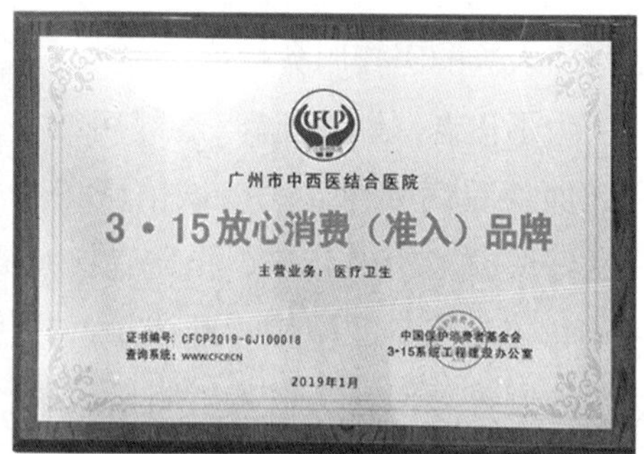

本次获得以上荣誉，医院更是进入广东省 3·15 系统工程信息库，患者可随时查询到医院信息并开展维权和互动，医院在为患者提供公开透明的服务的同时，还做到主动融入社会诚信体系，接受群众监督。（医院动态 / 通讯员：叶锦坚）

★ 2019 年

医院获评广东省诚信企业

为使医院成为医疗行业诚信体系建设标杆的目标，医院积极参加广东省 2019 年度诚信企业评选活动，经广东省企业诚信建设促进会、广东省诚信企业审定工作委员会依照国家标准 GB/T31950–2015《企业诚信管理体系》对标评估，会同省政府六个相关职能部门核查，医院被认定为 2019 年度广东省诚信企业。

长期以来，医院将诚信建设作为一项系统工程，推进诚信建设制度化常态化，孙思邈提出的“大医精诚，大医习业”一直是医院倡导员工学习和恪守的精神。经过长时间的探索完善，全院基本形成“诚信建院”理念，医院从发挥党的先锋模范作用入手，在新形势下强化和创新党建工作，并注重公益性建设，给党建工作赋予公益灵魂，利用公益铸造诚信文化的基础，以文化助力党建和院建，党建又促进着公益事业和文化建院的落地生根，至今已初步形成“党建引领、公益强基、诚信建院”的党、业、文化结合新理念。（医院动态 / 通讯员：叶锦坚）

★ 2020 年

医院连续两年获授牌“广州市诚信企业”

近日，医院获广州市诚信建设促进会授牌“广州市诚信企业”。据悉，这是广州市中西医结合医院连续两年获此殊荣。这是医院诚信体系建设的成果，为今后持续健康快速发展提供了更有力的信誉保障。

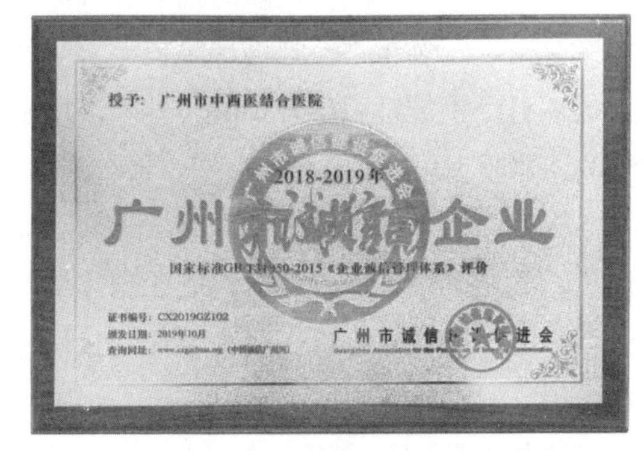
授予：广州市中西医结合医院
2018-2019年
企业
证书编号：CX2019GZ102
颁发日期：2019年10月

作为连续两年获此荣誉的公立医院，广州市中西医结合医院一直致力将诚信建设制度化常态化，在运营管理、医疗服务中笃守诚信，以良好的信誉，得到了广大群众的认可。今后，医院将继续汲取并积极推广诚信建设的优秀经验，牢固树立“诚信建院”理念，力求将医院治理效能转化为人民群众切切实实的就医获得感。（医院动态 / 通讯员：林毅星）

07 改善医院服务的操作规程
——坚持现代医院管理制度

党的十九届四中全会提出，必须健全病有所医等方面国家基本公共服务制度体系，保障群众基本生活。让老百姓看上病，是老百姓基于健康生活需求的热切期盼，也是医疗卫生机构可持续发展的动力源泉。

现代医院管理制度是新时期党和政府对公立医院改革的重要举措，如何在医院实现？多年来，刘瑞华院长一直坚持参加国内顶尖职业化医院管理者培训项目，也鼓励中层管理者，甚至基层员工参加相关培训，以提升个人视野和团队管理思维。

医院先后派出了八个批次中层干部和业务骨干参加医院评审内审员的培训班，共四十余人，希望他们能深刻体会政策要求，回院后完善自身和相应科室三级医院评审标准，成为就任院长后，刘瑞华推动医院整体改造和团队素质提升的重要蓝本。

这是医院 2014 年年底就开始推行的理念："评审工作日常化，日常工作标准化"，明确提出不提倡并反对加班，要提高效率，建制度，刹歪风。

时至而今，很多医院建立了医院各类医疗质量管理委员会制度，但团队成员，多由主管院长和科室主任组成。而在广州市中西医结合医院，这一规制被打破：委员会仅有一个院领导参与，其他人只能报名参加两个委员会，包括科室主任，更多的是基层员工。委员会规定非行政职务的员工有一定比例纳入。医院建立完善了以纵向医疗质量与安全为主的传统委员会框架，还组建了以完成或推进重大任务事项为主的工作委员会，这样就构建了医院管理的网格化，无死角管理事务，医院这些举措将极大促进中青年专家骨干的成长，令其在领域拥有更多话语权，这也体现了专家治院和院务公开的理念。

同时，各质量管理委员会，只是议事机构，不设定决策权，决策权仍在院务会。委员会的共识，将为院方重大决策奠定基础。

“有志向于此的每个科室的员工，将被分批次纳入委员会。他们的声音最终都会被扩散至所在科室，成为推动科室行政和科研的重要力量。”

组织架构的调整，同样是医院数年间的“整改”方向之一。2014 年之前，医院的医务科“大而全”，掌管质控、保健、科教研等多个领域工作，许多工作都是处于“应急状态”。现今，标准只有一个，对标三级医院评审标准，多端医务工作已被拆分，管好自己的那一摊。更早由经验型管理转为职业化管理，成为医院当下实现跨越式发展的秘诀之一。（2019 年《中国医院院长》/ 吴佳男）

★ 2017 年

以公益文化为导向　推进现代医院管理制度

强调公益性是新医改的重要特色之一，实施改善医疗服务行动则是新医改关于推进医疗服务体系建设的重要内容，也是体现公立医院公益性的重要指标。那么，如何在新形势下的现代医院建设中表达“公益性”，又如何推进现代医院管理制度？

广州市中西医结合医院自 2014 年起，全国首创，以三级医院为研究实体，构建了一套标准化的公益性评价指标体系，涵盖医疗服务公平可及性、适宜性、质量、效率四大方面四十多个客观指标以及服务、诚信、患者、员工等七大社会责任，并以《年度公益性报告》展现于公众视野。《报告》图文并茂、纵横比较，以客观数据、图表真实展现作为公立医院应有的公益担当，报告紧紧围绕“公益性”这条主线，连续四年编制发布《年度公益性报告》。该报告是一部总结规划书，它将改善医疗服务行动纳入计划并进行年度总结。它还是一部台账清单，对改善医疗服务行动明确任务、区分责任，并推进落实。它也是一个接受公众监督的平台，将改善医疗服务行动的进展、成果置于公众视野。广州市中西医结合医院编制发布《年度公益性报告》，对公立医院公益性表达进行了有益探索，他们在营造公益文化氛围、构筑公益文化阵地、形成本院特色文化的同时，也在推动现代医院管理制度建设和医疗服务持续改善、不断扩大医院社会影响上取得显著成效。

一、履行主体责任，医疗服务能力持续提升

（一）急诊救治服务能力显著增强。

2015年，医院投入210万元重新装修急诊科，面积1800平方米，抢救室（配抢救床6张）、EICU（病床5张）、30张病床全面投入使用部分缓解了住院难的压力，购入两台总价值77.6万元的救护车，改善院内的诊疗环境和急救水平。利用新装修的急诊科，完善院前急救、分科诊疗、抢救、留观等功能，危急重症救治能力显著提升。一次性抢救七名烧伤面积在40%~80%的病人、多个学科联合成功救治钢筋穿身患者等多个案例，标志着该急诊科综合救治能力、院前急救、公共卫生事件的处置等达到广州地区的先进水平。

2017年9月顺利通过中国胸痛中心认证，成为广东省内通过该认证的唯一一家中医系统医院。通过区域协作、培训宣教、规范流程等手段整合社会医疗资源，通过实施胸痛优先，先诊疗后收费等原则，快速诊断患者疾病，并及时启动最合适的治疗，缩短急性心肌梗死患者救治时间，进一步优化诊治流程。最大限度拯救急性心肌梗死患者濒临死亡的心肌，大大降低患者病死率，并缩短了急性心梗危急患者的抢救时间，为胸痛患者第一时间建立生命通道。2017年9月，正式通过验收，获国家级胸痛中心称号。

（二）实现住院全程服务。医院实行主诊医师负责制的新型医疗管理模式。由一名主诊医师（具有副主任医师及以上资格医师）及若干名下级医师组成一个医疗小组，全面实施患者门诊接诊、住院、诊疗操作（包括手术）、出院后复查、随访等一系列医疗活动。主诊医师全权负责管理本组医疗质量、绩效考核、分配等事务。

（三）诊疗行为进一步规范。医院以政府卫生政策为指导，顺应医改，规范医疗服务。

严控费用。严格按照发改委价格2015年807号文执行医疗收费，按照文件审查收费标准，及时根据文件精神调整医院收费目录，公示医疗项目、药品价格收费标准。

培养医务人员良好医德，以治病救人为目的，能吃药的不打针，能门诊的不住院，能保守的不手术，坚持以病人为中心的服务宗旨。

诚信守法。院长与科主任签订廉政建设责任书，科室与住院患者签订不收受红包协议，签订协议率100%。建立阳光用药管理系统和防统方系统，防范腐败问题发生。2017年度医院医务人员拒收红包84人次，退回或转存入病人压金金额32520元。

二、承担服务责任，患者就医体验持续改善

（一）就医环境明显改善。

1. 改造门诊大厅。2016年9月，医院新门诊大厅完成改造搬迁，将原来分散的挂号、收费、中药房、西药房集中到开阔的中庭，富于人性化设计大幅度减少患者来回奔走及排队的时间。中庭与前期完成的急诊大厅连成一片，使门诊一楼的候诊区间达到700平方米。收费大厅安装8m^2LED全彩屏，投用先进媒体分诊系统，宣传、普及中医药知识。

2. 落实便民措施。医院投入5万余元，大力改造门诊公共厕所通风设施，增加专职保洁人员，解决医院厕所脏臭的问题，为患者提供一个更整洁的就医环境；全年免费为患者提供厕纸，合计10余万元。统一报废旧款的病人服、床单、被套，更换为统一颜色规格的被服，提高住院病人的舒适度，共花费30余万元。为做好血液透析各项监测血液透析室按规范投入1.4万余元；为保证患者诊疗环境的消毒效果监测，全院环境卫生监测共投入16万余元，并请区疾控到医院进行环境卫生监测质控，投入3470元。

（二）信息化建设步伐加快。医院在信息化建设上投入310余万元，购置桌面云系统、台式电脑及网络管理软件系统。对门诊楼网络系统和中心机房进行彻底改造。预约挂号系统正式上线，筹备掌上医院系统，实现利用手机等移动通信设备直接完成预约、挂号、分诊、缴费、查询等一系列操作。完成异地医保患者结算。以环保的墨仓式喷墨打印机替换旧的激光打印机，提高效率。建立微信院内信使，实现信息发布、会议通知、考勤、文件审批、院内宣传等工作掌上完成。

预约诊疗取得突破。持续改进预约诊疗服务。结合花都区智慧化医院发展规划及医改的深入，落实互联网+理念，全面升级改造医院信息系统，转变医院服务模式和病人就医习惯，从预约服务、自主付费、信息共享等多方面改进。适应医改形势发展，落实分级诊疗制度，发挥医联体的牵头带动作用。陆续完成微信平台预约挂号、自助服务一体机的部署运行，微信平台预约功能与第一批启用的 30 台自助机基本解决了患者就医排长队的问题。

三、保障患者权益，医患关系连年保持和谐

（一）社工志愿者服务进一步规范。医院于 2014 年成立社会工作部，秉承公益性特色，持续开展“志愿者服务在医院”公益项目。并先后获得花都区及卫计系统优秀志愿服务团队、共青团广州市“青年文明号”“区级示范项目”等荣誉。2016 年医院现有注册志愿者 1320 人，全年志愿服务合计 5492 人次，共 13544 小时，服务惠及群众及患者 35419 人次。彭咏等 61 名志愿者被评为 2016 年度志愿服务先进个人，骨二科、内四科、针灸康复科、内二科、骨三科 5 个科室被评为社工工作最佳组织奖。社工部被授予广州市“青年文明号”，志愿者服务项目获花都区首届大赛“区级示范项目”奖，社工部获花城街家综服务中心 2016 年度“优秀组织奖”荣誉称号。

（二）优质护理取得新进展。医院一直在护理质量及中医护理特色上下功夫，立足于中医为主、中西医结合的临床护理实践，在探索各种中医护理措施的过程中，总结出一套从理论到临床的辨证施护方法和具有中医特色的易操作、适用范围广、疗效快、经济适用的护理操作技术，同时也打造了一支具有中医特色的护理团队，已经形成了先进仪器与传统中医相结合的具有中医特色的护理体系。2017 年，脑病科荣获广东省中医护理特色优秀科室，骨二科护理单元获“市巾帼文明岗”称号。

（三）化解医患纠纷能力增强。医院设立医患纠纷接待办公室，设置专线投诉电话，有专人负责接待患者的来访、来信、来电投诉，实行“首诉负责制”，制定投诉管理制度及重大医疗纠纷事件应急处置预案，落实《医院投诉管理办法》。及时处理投诉，对投诉问题及时整改落实，营造和谐医患氛围。处理率 100%，满意率 98%。医院连续几年在花都区行风（机关作风）建设综合评价中排名区卫生系统第一。

广州市中西医结合医院“编制年度公益性报告，构建医院新管理机制”项目先后获广东省中医医院管理专业委员会医院管理项目一等奖、《中国卫生》杂志 2016 年管理创新奖，《年度公益性报告》还入选全国卫生系统优秀宣传平台。（刘瑞华）

★ 2017 年

医院章程出台

11 月 29 日，广州市中西医结合医院职工代表大会通过一项重大事项——《广州市中西医结合医院章程》。它是我区公立医疗机构出台的首个章程，标志着医院在现代医院管理进程中迈出了重大步伐。

《章程》依据国务院《关于建立现代医院管理制度的指导意见》、《医疗机构管理条款》、《事业单位登记管理暂行条例》及其实施细则、《广州地区公立医院综合改革实施方案》等规定制定，是为了建立维护公益性、调动积极性、保障可持续的公立医院运行新机制和决策、执行、监督相互协调、相互制衡、相互促进的治理机制，推进医院管理规范化、精细化、科学化。

《章程》是医院的“宪法”，不仅规定了医院性质、办院宗旨、功能定位和发展方向，而且明晰了医院的管理架构及责任体系，是医院建立完善各项规章制度的基础，是医院规范管理的起点。

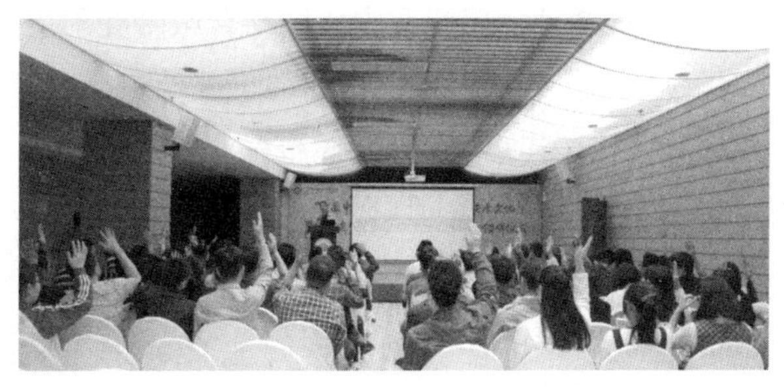

《章程》是广州市中西医结合医院在文化积淀和制度建设基础上，通过全员广泛参与、充分讨论，凝聚共识后制定的，将在通过卫生主管部门审核和登记管理机关核准后实施。（医院动态 / 通讯员：朱勇武）

★ 2017 年

开展全面预算管理　实现医院发展新征程

继 11 月初医院邀请陈媛梅主任为全体中层干部领导进行全面预算管理的培训后，管理层都对全面预算管理有了初步的了解和认识。12 月 6 日上午 10 点，在附属楼二楼会议室召开了 2018 年全面预算管理暨预算编制培训。本次培训由财务科科长周云风主持，临床科室的主任及护士长、各职能科室科长及预

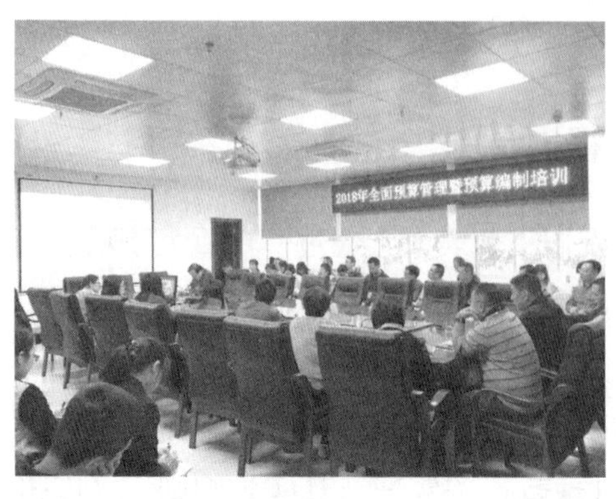

算工作相关负责人70余人参加了此次培训。

此次培训，不仅进一步加强了医院管理人员对医院实施全面预算管理的认同，更让他们明白医院开展全面预算管理工作的重要性和必要性。在周科长的一一讲解演示下，各参会人员对全面预算表的编制流程及操作方法更加熟练，相信通过全面预算管理，可以让医院的管理走向更规范化与精细化。（医院动态 / 通讯员：古玉春）

★ 2019年

医院召开2019年度全面预算工作会议

10月12日，广州市中西医结合医院在附属楼二楼会议室召开2019年度医院预算工作会议，会议由刘瑞华院长主持，黄红柱书记、业务副院长、办公室朱主任、财务科副科长及科室业务骨干等共13人参加了此次会议。

会议听取财务科对医院2019年度预算统筹汇编情况的汇报，审核2019年医院全面预算的总体情况，在强调以收定支、收支平衡、效率优先、保障重点的总原则下，讨论确定各类重点、大额预算项目的额度。

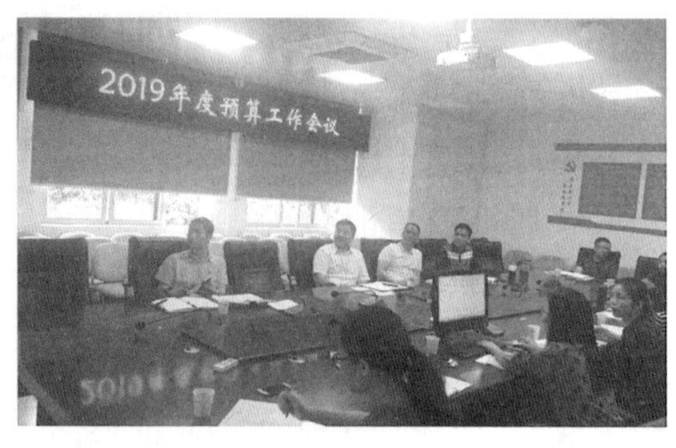

首先，刘瑞华院长针对2019年医院全面预算的编报工作强调原则如下：一是以收定支、控制药品卫材占比；二是保障重点学科、扶持学科和新开展学科的预算；三是重点审核十万元以上的设备购置计划，在报价上合理压缩，关注陈旧医疗设备的更换等要求；四是综合统筹医院全盘保障重点，抓大放小。

本次会议依次对2019年广州市中西医结合医院医疗集团开办运作和各个辅助中心建设预算、医院业务收入预算、财政项目收支预算、医疗设备采购预算、医院基建项目预算、职能归口科室费用支出预算进行明细项目和额度的审核和讨论。

各临床科室及职能科室积极配合预算管理办公室的工作，通过近一周的努力，取得了还不错的效果。这也表明全院人员对全面预算管理的意识有了较大的转变，会学着通过医院全面预算的工作去做好自己科室及医院来年的发展计划。下一步医院也将加大全面预算管理的培训工作，以将预算工作做到更好更精准。（医院动态 / 通讯员：梁婉霞）

★ 2020 年

医院召开 2021 年度预算会议

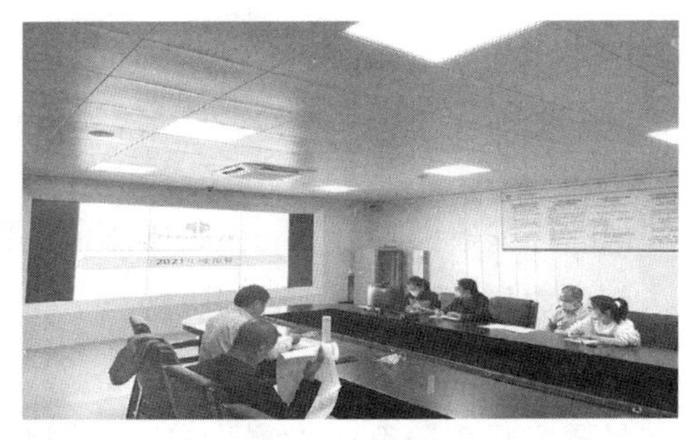

广州市中西医结合医院 12 月 28 日下午在医院医疗集团远程会诊中心召开 2021 年度预算会议。医院领导、相关归口管理科室负责人参加了此次年度预算会议。

会上，周云风总会计师宣布医院全面预算管理委员会成立。财务科古玉春对 2021 年工作量和收入预算情况、专项资金预算情况进行了汇报。设备科科长龚立勇根据实际情况汇报了 2021 年医院设备采购预算和耗材等归口设备科管理的预算情况。财务科曾佳丽针对 50 万元以上的设备采购进行可行性分析汇报。2021 年度归口管理预算超 50 万以上的科室对各自分管的项目情况进行了汇报。

刘瑞华院长、黄华院长、蒋守涛院长及其他成员对 2021 年度预算做相应评价和审议，医院领导班子在会上表示 2021 年度医院力求做到收支平衡、略有结余。（医院动态 / 通讯员：汤慧仪）

★ 2020 年

医院召开“十四五”规划编制工作务虚会

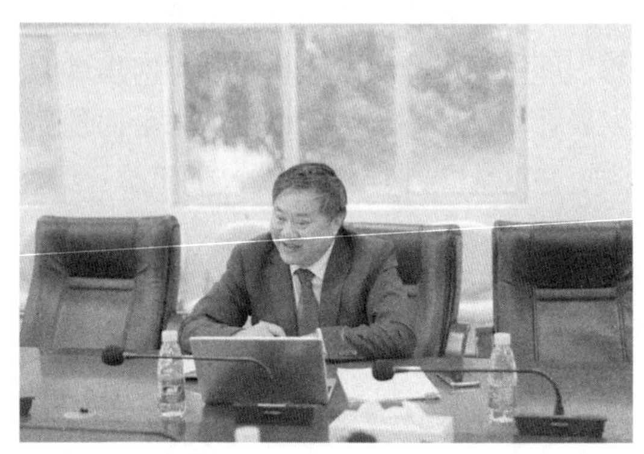

12 月 24 日，刘瑞华院长在医院 2 号楼二楼会议室主持召开医院“十四五”规划编制工作务虚会，领导班子成员、相关科室负责人出席了会议。

会议立足“十三五”时期工作，深入分析短板问题，围绕医院和科室学科发展、人才队伍建设、新项目新技术设想、医院服务等前瞻性的战略战术问题展开讨论，通过融合协调各科室的发展规划意见建议，基本确定医院下一个五年“区域性、旗舰型的高水平中西医结合医院”的主要发展方向，达到了集思广益、凝聚共识的务虚效果，为下一步科学编制医院“十四五”规划夯实基础。

刘瑞华院长强调，编制医院“十四五”规划要重点关注几个方面的内容，一是要将党建充分嵌入日常工作，着力推动党组织建设和发挥党组织作用；二是要立足保障全区发展大局，着眼长远、全面谋划，推动医疗服务高质量发展；三是抓住中医发展的机遇，关注中医传承与创新，继续做好中西医结合工作；四是树立新基建理念，将人工智能、5G 技术等融入医院基础设施建设，推动医疗服务水平提高、技术创新和应用融合的互促互进；五是强化医院服务能力建设，以自身的优势，提供全生命周期的健康服务。（医院动态 / 通讯员：叶锦坚）

★ 2021 年

年中预算执行情况汇报暨预算调整会

7 月 30 日下午，财务科在附属楼二楼会议室召开 2021 年上半年度预算执行情况汇报暨下半年预算调整说明会。会议由财务科负责人汤慧仪主持，财务科预算会计古玉春进行专题汇报。周云风总会计师参会并发表讲话，各科室主任、护士长和职能科室主任参加了本次会议。

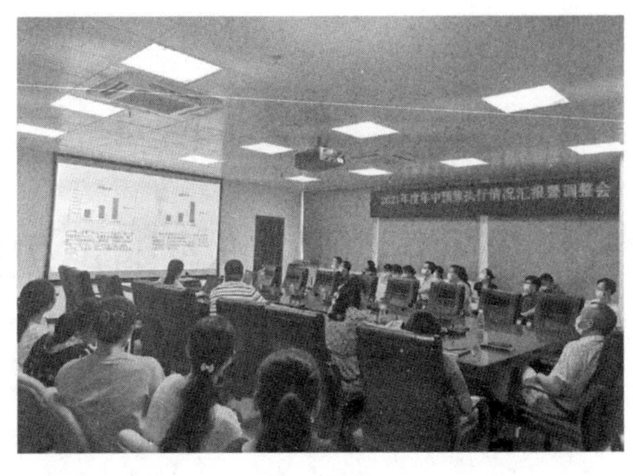

预算会计古玉春对照2021年度医院预算收支情况，就上半年预算执行情况、预算执行中存在的问题及建议和年中预算调整操作演示及时间安排这四个方面逐一进行了汇报。

2021年上半年在医院全体职工的共同努力下，医院的收入相比去年同期出现了较好的增长趋势，收入预算基本能够按照年初既定的目标完成；支出预算坚持“先预算后支出，无预算不支出”的原则，实行归口部门管理，严格执行各项支出预算。

2021年医院总体收入预算执行率达到48.91%，医疗收入的预算执行率达到49.60%，其中门诊收入预算执行率达到52.92%，住院收入的预算执行率达到47.09%。全院支出的预算执行率也达到47.21%，收支均能按照年初既定的目标执行。

会后，汤慧仪科长对此次预算汇报进行总结并对预算调整做了补充说明，并提出了相对应的要求，希望各科室重视此次的预算调整。

周云风总会计师充分肯定了今年以来医院全体员工所取得的成绩，强调各科室要按照财务科的要求做好预算调整工作。总会计师指出，预算原则上不允许调整，但是由于外界环境变化等因素影响，为更好适应医院发展的需求，对医院预算进行调整。并再次对预算调整的相关要求做了明确说明，提醒大家重视预算调整的工作，要求各科室要根据医院的发展战略和科室需求，按要求按时做好本次的年中预算调整。（医院动态/通讯员：古玉春）

08 改善医院服务的锚定主线

——坚持中医药全生命周期服务

以方便群众看中医　守护百姓全生命周期健康

中共中央总书记、国家主席、中央军委主席习近平近日对中医药工作做出重要指示：中医药学包含着中华民族几千年的健康养生理念及其实践经验，是中华文明的一个瑰宝，凝聚着中国人民和中华民族的博大智慧。要遵循中医药发展规律……推动中医药事业和产业高质量发展，推动中医药走向世界，充分发挥中医药防病治病的独特优势和作用，为建设健康中国、实现中华民族伟大复兴的中国梦贡献力量。

自主题教育开展以来，广州市中西医结合医院守初心，担使命，以方便群众看中医为主线，乘着中共中央、国务院大力推动中医药传承创新发展及全国中医药大会精神的东风，坚持传承精华、守正创新，振奋精神、奋勇担当，多举齐下，全方位全周期保障人民健康，为建设“健康中国”“健康花都”注入中医药人的智慧。

一、打造广州市中医治未病中西医协作指导中心，满足人民群众的中医“治未病”服务需求

为继承好、发展好、利用好中医药这一中华文明的瑰宝，广州市中西医结合医院勇担建设广州市中医治未病服务指导中心的光荣使命（全市仅有四家），根据国家中医药发展战略规划纲要（2016 – 2030 年）、广东省推进中医治未病工作三年行动计划的要求，医院整合预防保健科、治未病中心、体检中心、社工部、宣传科等科室统筹健康促进工作，成立健康促进专业委员会，定期研究推进健康促进工作，推出“杏林健康学堂”（简称“杏林学堂”）品牌系列活动，形成了以医院编制的《中医药传统文化核心价值观读本》为核心教材；以形式多样的公益健康讲座、中小学夏（冬）令营、科普开放日、社区义诊等为主要形式；以每年的中医药文化、中医养生节系列活动为切入点；以“中医零距离”“杏林典故”“荟春辨药”“中医药诗词鉴赏”“四季养生”等为主要活动项目的成熟运作模式。2019 年，医院正式上线了治未病平台健康管理系统，开展的中医健康调养咨询、膳食指导、膏方调养等一系列中医药特色服务干预，每月干预治疗量达 1000 余人次。11 月 8 日，“广州市中医治未病中西医协作指导中心”揭牌仪式将在医院举行。

二、基于医疗集团打造区域康复服务体系，使基层群众获得更多优质中医药服务

广州市中西医结合医院（医疗集团）以人民健康为中心，借助花都西部片区紧密型医联体这一平台，推进优质医疗资源下沉，强化基层服务能力建设，选派多位在专业领域内具有较高的知名度和影响力的名医每周到基层坐诊，让患者在家门口即可享受上级专家的诊疗服务。充分利用中医药针对基层常见病、多发病、慢性病的特色治疗优势，通过名医坐诊、临床带教、业务指导、信息共享、远程会诊、联合病房、巡诊巡讲、技术培训 8 大措施，已将腹针、麦粒灸、阳明经筋排刺法、小儿推拿等 26 项技术下沉到基层医疗机构，指导基层开展针灸治疗膝关节骨关节炎、平衡针环节部分病症的并发症和痛症、中医个性化管理调理山区高脂血症患者体质、针刺治疗和刺络放血等 6 项中医新技术，极具中医药特色的区域康复服务体系初步形成。

医院树立大健康理念，发挥中医药在疾病治疗和预防中的特殊作用，融康复、医疗、预防、保健为一体，开设针灸、推拿、康复（含骨伤康复、神经康复、心脏康复、脑病康复）等多个区域，推出中医护理门诊，推进疾病治疗真正向健康管理转变，提供面向全人群、覆盖生命全周期的慢性病预防、筛查、诊断、治疗、康复全程管理服务，并为广大人民群众开展健康咨询、风险评估和干预指导等个性化健康干预。

三、以区域智慧医疗为抓手，最大程度缩短卒中、胸痛、创伤等疾病的救治时间

广州市中西医结合医院秉持为医学事业奋斗的初心，牢记保障全民健康的使命，近期响应国家脑防委的号召，举办“卒中宣传周”系列活动，发布由医院与科技公司联合开发的“智慧绿色通道系统”（别名“e 路迅捷”），旨在借助智慧医院创新应用项目，更有效、更快捷的救治病患，缩短救治时间，减少致残率及死亡率。同时，开展以“预防为主，远离卒中”为主题的多学科大型义诊活动，多科联合为市民提供免费健康咨询、中风风险评估、体检、监测血压、血糖等服务。召开“心脑健康医患联盟会议”，为参会的病友及街坊们讲解有关预防卒中的措施及判断卒中的快捷方式。

医院改变原有的惯性思维和工作方式，借助信息化的手段，已连续推出信用就医、电子票据、智能抽血、医疗垃圾闭环处置、后勤故障一键报修、病区电子白板等电子化服务，利用最先进的物联网技术，实现患者与医疗设备、医务人员、医疗机构之间的互动，提高医院运营效率和监管效率，让智慧医疗走进寻常百姓的生活。

四、开展主题教育活动为抓手，守初心、扬正气、增本领抓人才队伍建设

医院十分重视中青年人才的成长。今年分两批对在各级政府举办的技能大赛优胜者或平常工作受到群众表扬的特殊贡献者授予“岗位能手”称号，激励中青年学理论、精技术的热情，为老百姓提供高质量的服务。

医院先后举办“我的从医之路”“我是共产党员”两场演讲比赛，提升为民服务水平。近期，由医院党委、工会委员会联合举办“我是共产党员”演讲比赛，选手们通过演讲的方式，展示了新时代中西医结合医院党员的风采，分享了广大党员干部在新时期深入学习贯彻习近平新时代中国特色社会主义思想，团结带领人民为实现伟大梦想共同奋斗的感悟体会，活动得到了区直机关工委和区卫生健康局的高度赞扬和充分肯定。

高质量人才梯队的成长，造就了医院的服务能力大幅度提升。在近期全省公布的 2018 年 DRG 能力指数（衡量服务能力指标）名列全省中医系统第 8 名。多个专科水平位列全省前列。

五、优化升级中医养生膏方节，让更多人感受中医药文化在医疗保健中的独特功效

为贯彻落实全国中医药大会精神，推动中医药健康服务优化升级，广州市中西医结合医院不断丰富升华两个中医节的内涵，改善群众的参与体验，将传统的膏方节升级为中医养生膏方节，现场免费义诊，举办膏方养生讲座，传播冬季养生及膏方的相关知识。活动现场设中医药展示区、膏方展示及体验区、治未病体验区、中医理疗体验区、中医护理体验区等 5 个展区，免费提供本院制作的凉茶和养生膏方供群众品尝，还有中医经典朗诵、中药鉴定知识讲解、有奖问答、免费制作固元膏等活动供群众参与，全方位让广大群众亲身体验中医治未病体系的巨大魅力。医院已形成一年两个中医药的节日，并以夏季的“天灸”为契机，宣传冬病夏防的理念，冬季以“膏方”为特色，弘扬中医夏病冬防的理念，全时段推崇中医养生，保障人民群众健康，同时宣传中医药法。将中医药独特魅力结合中国传统文化，使百姓在医院处处、时时能体验到中医药文化。

医院坚守传承精华守正创新的发展之道，注重专利技术开发，回归传统，严守古法，遵古而不泥古，照常而不拘常，将国内首创的膏方生产工具覆盖了传统膏方生产制作的全过程，让传统膏方焕发“新活力”。目前医院已获得包含“一种药膏的制作设备”“一种中药液过滤装置”等20项专利，涵盖药剂、治未病、骨伤等多个学科，各科注重专利成果的临床转化，临床效果良好。

六、以医院的中医药的专业优势，助国家打好脱贫攻坚战

广州市中西医结合医院帮助贵州三个县（黔西、织金、瓮安）、广东三个县市（平远、兴仁、佛岗）中医院对口建设，近年先后派出百余人次定点帮扶，填补对口县中医院的学科空白，建立重点学科，完善医院管理机制等，使帮扶医院及区域的医疗服务能力，特别是中医药能力都有较大提升。目前有两家县级中医院被纳入国家三级中医院的建设序列，医院因此获“国家医疗扶贫贡献奖”。近期医院又在积极与贵州毕节市的黔西县、织金县对接，落实市、区领导“脱贫攻坚全覆盖”的要求，以医院及集团进行“组团式”帮扶，全方位助力黔西县、织金县完成脱贫攻坚任务。

广州市中西医结合医院针对群众看中医的难点、痛点、堵点所做出的种种努力，以及在探索过程中获得的点滴成绩，是医院对标对表主题教育的相关工作要求和部署，以方便群众更好地享受优质高效中医药服务为目标，不断优化流程改善服务的工作成效，体现了花都区中医药工作的建设成果，也是花都区卫生健康事业发展的缩影。下一步，医院还将牢牢把握“守初心、担使命，找差距、抓落实”的总要求，继续深入实施国家卫生健康委、国家中医药管理局进一步改善医疗服务行动计划（2018—2020年），持续提升患者的获得感和满意度，为群众提供“全方位、全过程、全生命周期”的卫生

与健康服务，让广大人民群众看上病、看好病、有体面地看病。（2019 年 11 月 13 日《今日花都》/ 刘瑞华）

★ 2019 年

花都区“华诞杯”中医药技能大赛圆满落幕

十九大报告提出“坚持中西医并重，传承发展中医药事业”。在全党全国人民喜迎新中国成立 70 周年华诞之际，花都区总工会、花都区卫生健康局工会主办，广州市中西医结合医院工会承办 2019 年广州市花都区“华诞杯”中医药技能大赛，以技能竞赛形式激励广大医务人员加强中医技能训练，全面提升我区中医药服务能力和水平。

8 月 8 日，花都区“华诞杯”中医药技能大赛颁奖典礼暨闭幕式在广州市中西医结合医院举行。区总工会党组副书记、常务副主席童志辉，区总工会副主席毕桂珍，区卫健局党组副书记、工会主席徐锦东、区卫健局工会副主席、健教所副所长邓晓红等领导出席了本次活动。

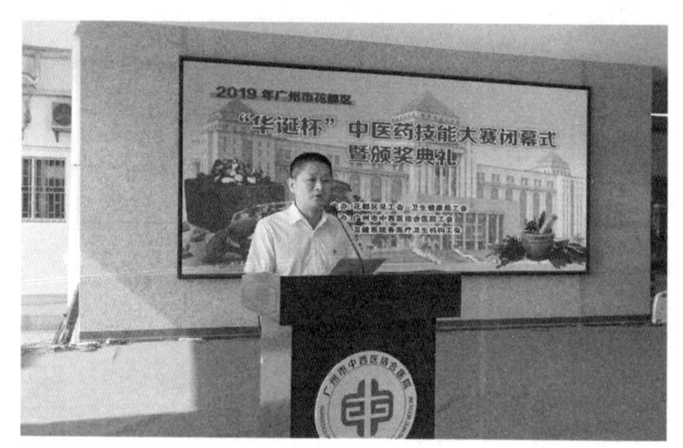

颁奖典礼上，播放了比赛花絮视频。视频展示了今年 6 月大赛启动以来，主办方及选手们经历了筹备会议、赛程解读、项目培训及初赛选拔等环节。本次大赛主题为“提升中医药服务能力，展示中医药神奇魅力”，共吸引了来自花都区内 17 家医疗卫生单位 400 多名医疗专业技术人员参加，经过两个月的激烈角逐，最终决出针灸、拔火罐及中药三个项目的三

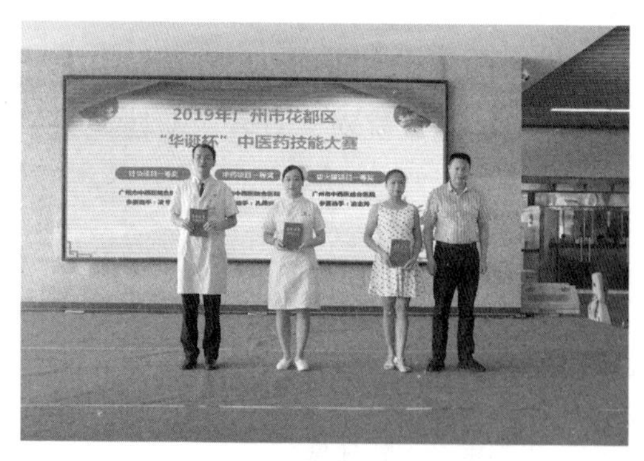

各项目一等奖选手上台领奖

甲。区卫健局工会副主席邓晓红宣读了大赛获奖情况，获奖选手一一上台领奖。

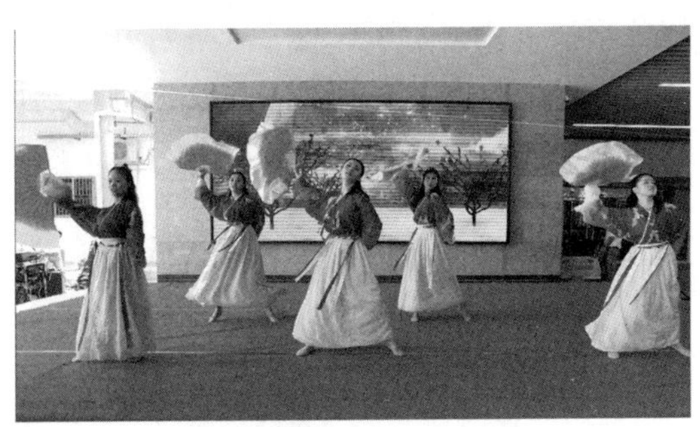

古典舞蹈《左手指月》

本次大赛是我区首次举行的中医药技能比赛，是推进我区中医药技术传承与发现的重要抓手，更是选拔高技能人才和促进高技能人才成长的有效途径。区卫健局党组副书记、工会主席徐锦东在讲话中指出，本次大赛既是对我区医疗单位掌握中医药基本技能的一次集中检验，更是对发挥中医药特色和提升技能疗效的一次集中强化，对全面提升我区中医药服务能力和水平起积极引导作用，对营造信中医、爱中医、学中医、用中医的良好氛围产生良好的示范效应。

区总工会党组副书记、常务副主席童志辉对区卫健局开举办技能大赛表示肯定，他指出，举办技能大赛是贯彻落实党的十九大精神、建设知识型、技能型、创新型劳动者大军，弘扬劳模精神、劳动精神和工匠精神重要举措。同时，提出了几点希望：一是始终坚持正确政治方向，各单位开展工作必须在政治立场、政治方向、政治原则、政治道路上同以习近平同志为核心的党中央保持高度一致；二是积极弘扬劳动美时代主旋律，将追求卓越、精益求精的“工匠精神”，大爱无疆、医者仁术的“人文精神”和敢想敢为、勇于创新的“开拓精神”融入日常工作，为人民群众提供优质、高效、安全的医疗服务，为振兴中医药事业贡献智慧和力量；三是不断激发昂扬的革命斗志，把工会组织建设得更加充满活力、更加坚强有力，打造高素质专业化的工会干部队伍，激励广大工会干部以新担当新作为创造属于新时代的新业绩。

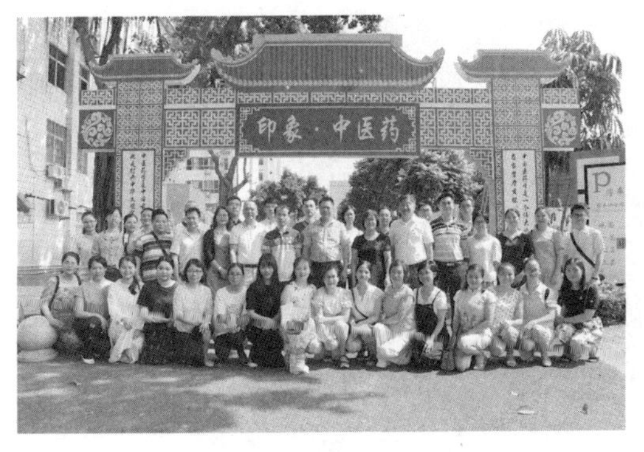

为营造更加浓厚的中医药文化氛围，活动主办方精心打造了“印象·中医药”文化长廊，展示了全区各家医疗卫生单位的中医药事业发展优势及中医

特色疗法科普，想市民递上了一张中医药文化名片。活动上，广州市中西医结合医院工会带来吉他弹唱《传奇》、古典舞蹈《左手指月》、小合唱《传承》等精彩表演，充分展示中国传统魅力。（8月9日《今日花都》/通讯员：王晓彤）

★ 2021年

耄耋老伯头晕反复，巧用经方熄风止眩

去年12月中旬的某一天，一位白发苍苍的老人被老伴搀扶着步履蹒跚地来到医院杏林阁找我们脑病科胡建芳主任看病，经过仔细询问，原来舒老伯目前已经是八十多岁，之前身体一向健康，经常驾车带着老伴外出旅游。3个多月前舒老伯突发头晕不适，不能站立行走，虽然休息后可以缓解，但以后头晕反复发作，且频率也越来越高，尤其是站立行走及夜间时明显。经多方检查和治疗，头晕仍然反复发作，导致舒老伯最后产生行走恐惧，必须有人搀扶才敢行走，也失去治疗信心。

后来经人介绍，抱着试一试的态度找到在杏林阁纯中医门诊出诊的脑病科胡建芳主任医师。经过详细问诊及查体，胡建芳主任考虑患者高龄，根据《黄帝内经》曰：七八肝气衰，筋不能动，八八天葵竭，精少，肾脏衰，因此辨证属于肝肾不足，虚风上扰清窍，产生晕动感，而且动则加甚，因此治疗上予以补益肝肾，熄风止眩为主治疗，首次开了7剂中药，患者服了两三剂后自觉症状明显减轻，头晕发作次数及程度较前明显减轻，一个疗程后症状去之七八，患者信心大增，为巩固疗效，继续服药2个疗程，目前患者已经完全康复，又可以自行驾车出游安享晚年生活，患者及家属非常高兴，特意定制了一面锦旗专门送到医院来，感谢中药让他完全康复！

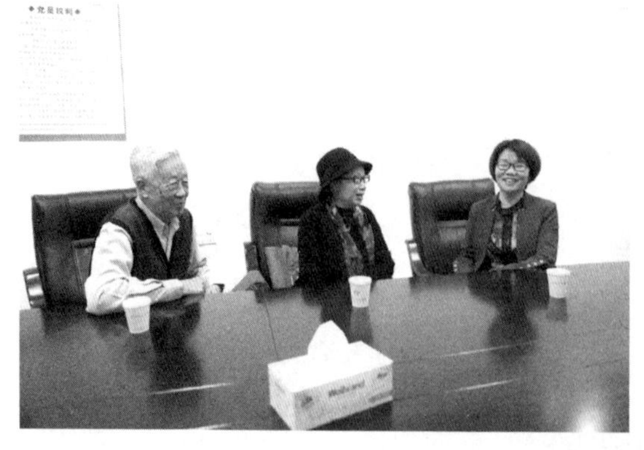

当然这样的例子数不胜数，中医药是中华文明的瑰宝，在疾病的预防、治疗和康复等方面具有独特的优势，在维护人民的健康中发挥着重要的作用，为人类的健康

做出了重要的贡献。（医院动态 / 通讯员：黄力君）

★ 2021 年

广州市中医治未病现场工作会议在我院召开

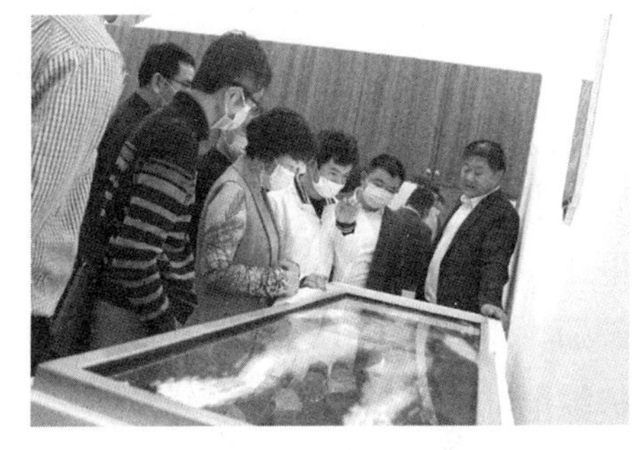

3 月 11 日，市卫健委中医药处领导、各区卫健局及各区中医医院治未病科分管领导和负责人一行共计 50 人，对广州市中西医结合医院进行了参观并召开了现场工作会议。在刘瑞华院长、蒋守涛副院长的陪同下，共同参观了我院荟春园、中医药文化长廊、治未病中心、中医技能培训中心等地。参观人员对我院中医药文化、服务、环境、教学等各方面的建设均给予了高度赞赏。

参观完毕后，市卫健委领导组织所有人员在我院附属楼二楼会议室召开了广州市中医治未病现场工作会议。首先，刘瑞华院长对我院近年来的中医药发展情况及治未病指导中心建设工作做了汇报。刘院长表示，大力发展中医药事业始终是医院工作的重中之重，中医治未病工作任重道远，乃久久为功持续推进的一项工作。他还表示，我院定能抓住指导中心建设这一契机，继续推进我院中医治未病服务水平再上新的台阶，为提高全民健康水平而努力。

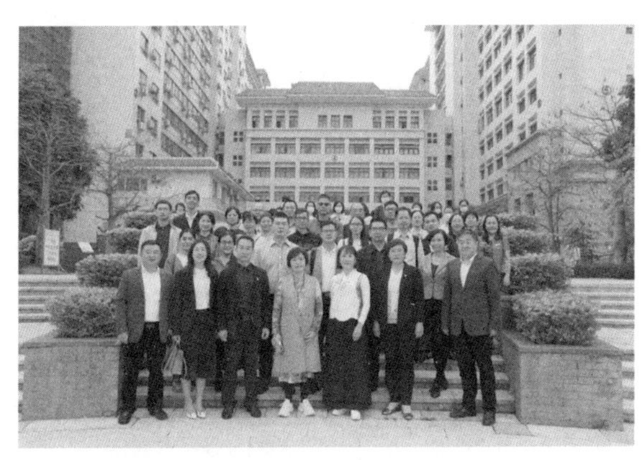

接着，市中医治未病慢性病防控指导中心蔡迎锋副院长、神志病指导中心于林副院长和母婴安康指导中心谭桂兰党委书记分别对这一年来各自指导中心的建设成果做了汇报，分享了其经验和规划，为与会人员带来了热烈的思维碰撞。

最后，市卫健委中医药处陈宇斐处长做总结发言。陈处长表示，促进中医药事业和产业的高质量发展是市委市政府发布的重大行动决策之一，我们要做到三点：一是始终坚持运用中医理念去指导治未病工作的开展，既要充分体现中医特色，也要结合现代医学的技术，做到传承精华、守正创新。二是逐步将治未病分科化，各专科都要从治未病开始对疾病全过程进行闭环管理；三是要各区医院做到资源、信息共享，定期举办工作会议，通过现场参观的形式，互相学习、取长补短。另外，陈处长还对治未病产业的发展、宣传等方面做出了重要指示。

市卫健委将 2021 年首场治未病工作会议设在我院，乃是对花都区中医药事业和治未病工作的高度肯定，也是对花都区治未病工作的一次侧面鞭策和鼓励。我院将继续秉持初心，在市卫健委的领导下，大力发展中医药事业，持续推进治未病工作，充分发挥中西医协作治未病指导中心的作用，为推进全市中医治未病健康工程的升级做出应有的贡献。（医院动态 / 通讯稿：龙艳）

09 改善医院服务的强大助力
——坚持提升危急重症救治能力

三级医院要行三级医院该行之事。感冒发烧到处能治，甚至不用治。政府和老百姓期望的是，一旦碰上危、急、重症及群体性创伤能够得到迅速、便捷、高效地救治，让生命安全有可靠的保障。

结合功能定位、担负的责任及区位优势，医院确定将急救体系建设作为未来发展重点，切实解决群众看急诊难的问题。

医院在布局急诊科改造的同时强化公众的急诊就诊意识，在区域和各新闻媒体上进行急诊就诊的科普知识。

★ 2015 年

让急诊真正急起来

“小孩发烧三十九度多了，为什么不给优先看？”“牙全摔掉了，你们的医生什么时候到？”“我都等了半夜了，药还换不上！”“排队好不容易轮到我了，医生又跑了！”在急诊室，时常听到患者的投诉或抱怨。在这里，平均上半夜 6~7 人，下半夜 4 人的值班医生配置，却要应付不论重症轻症，都往急诊赶的病人。

出车祸的、打架斗殴的、醉酒的、发热感冒的、牙痛腹痛的，常常成了急诊看病的“常客”，使整个急诊室充斥着无休止地等待，不绝于耳的家属悲痛哭喊、小儿哭闹、不耐烦地谩骂或争吵，还有甚者为插队吵闹而大打出手。

而频繁的误报、谎报 120，也常导致急诊医生护士随车空跑，浪费急诊资源。稍有差池，还易引发医患纠纷，最终急诊室变成多方矛盾的突发区。

急诊成了香饽饽，医生有苦难言

急诊是指紧急情况下的治疗，当人们突发疾病、意外伤害时，要在最快时间内得到专业、科学的救治。急诊医学科（室）或急诊医学中心是医院中突发重症病人最集中、病种最多、抢救和管理任务最重的科室，是所有急诊病人入院治疗的必经之路。

然而从近期广州市中西结合医院每晚的急诊量看，内科看病人数 150~180 人，最高峰曾达 300 人，真正需要急诊的占 25%；外科：80~120 人，最高峰达 160 人，真正需要急诊的占 55%；儿科：30~50 人，最高 80 人，真正需要急诊的占 70%；其他：10~20 人，真正需要急诊的占 30%。而类似情况，在我区其他医院同样普遍存在，这意味着有近 60% 的急诊医疗资源被浪费。

既要顶着制度及上级压力，又得承受患方不满的压力，面对所谓的“急”诊，长期从事急诊工作的医护人员们也只能咽下委屈。市中西结合医院口腔科江医生说，“有一次凌晨 1 点，急诊医生让我回来处理口腔患者，我起床从家里匆匆忙忙赶回医院为患者诊治，令人哭笑不得的是这名患者只是牙松了，他说牙松了两三年很不方便，下了夜班路过中医院就顺便看看。”而另一名耳鼻喉科医生反映，“凌晨 3 点，一名中年男子因耳朵堵跑来看急诊，其实就过来掏一下耳屎就好了。”

“急”诊不急，医疗环境难辞其咎

据悉，经常“病急乱急诊”的主要人群，一是上班族，白天上班忙难请假，干脆下了班或晚上看病，这群人往往贪图个人方便，利用急诊时间看普通感冒发烧、口腔溃疡、牙疼、失眠、腰酸背痛、甚至外伤复诊、换药。二是缺乏必要医疗常识的人群，稍有病即心急投医，不分时段，只想着往急诊室跑。就医院服务而言，医生必须以患者需求为己任，患者但有所需，医生就得竭尽所能，不得以任何理由推诿，加上目前区内各医院急诊诊治原则基本上采用“先来后到”的时间顺序，某种程度上也造成急诊秩序混乱和加重医生负担。

业内人士称，急诊不急的问题主要还受制于当前医疗环境，轻症患者不一定非得到区级医院看急诊，往往就近社区医院就能搞掂，而医院也应按照“病情急缓”实际需求安排病人就诊及处置的次序。“将这些普通门诊就能解决的小病痛带到急诊，一方面患者不能得到更专业的治疗，另一方面，由于患者蜂拥急诊，也使有限的急诊资源被浪费，导致顾此失彼，影响真正急诊病人的及时救治，引发医疗风险。”

看病需谨慎，急诊非万能

据悉，区内几家医院的急诊一般设全科、内科、外科和儿科。急诊医生通常担负120网络急救任务，随时准备出车，救治重症患者，在排队等候的相对轻症患者，得适应医生拔腿就跑的“不礼貌”。对于妇科、产科、五官、泌外、腹泻等专科疾病患者的诊治，则由住院部医生承担。个别情况下，患者还需等医生从家里被召回后才能接受诊治。

医院急诊科虽然24小时开放，但MRI、CT、放射、心电图等检查科室在8小时以外的开放时间十分有限，接诊医生也不可能都是专家级，所以，当普通患者夜间到急诊接受治疗时，得到的往往是输液、服药等保守中性治疗。

医生建议，能坚持挨到白天看普通门诊的患者最好不要急着在夜间看急诊。一般来说，家庭应适量常备一些常用药品，如感冒、退烧、消炎药，止血贴体温计等，对于常见性问题可以自己先作一些简单处理，如夜间突发的轻微头疼、感冒、发烧等，最好自己测量体温、多喝温开水在家予以解决，次日再上医院不迟，此类问题看急诊，难免与重症患者撞到一起加重自己病情；对于口腔溃疡、外伤换药等小问题，则大可不必在晚上去挤急诊。换言之，患者应有切实急诊需求方看急诊医生，特别是8小时以外普通患者应尽量避免看急诊。

相比急诊，普通门诊通常接诊病情表症较轻的病人。虽然人多拥挤，费时耗神，但门诊医生能提供整套的诊断手段、辅助检查，给病人下出初步诊断，可对症治疗解决大部分问题，对病情有疑问或诊断病情较重较急的，则收治入院，作进一步检查或进行手术、治疗。普通患者在门诊接受诊治的质量、效率及专业程度是急诊所无法比拟的。

【政策链接】“急重优先”依旧让位于“先到先治”

2011年卫生部公布《急诊病人病情分级试点指导原则（征求意见稿）》，提出拟将急诊科从功能结构上分为“红、黄、绿”三区，红区为抢救监护区，适用于一级和二级病人处置；黄区为密切观察诊疗区，适用于三级病人，原则上按照时间顺序处置病人，当出现病情变化或分诊护士认为有必要时可考虑提前应诊，病情恶化的病人应被立即送入红区；绿区为四级病人诊疗区。将病人的病情分为“四级”，一级是濒危病人，二级是危重病人，三级是急症病人，四级是非急症病人。将急诊患者按照病情严重程度安排诊疗顺序和所需医疗资源，实现“急重优先”，有利于保障急诊病人得到及时救治，实现医疗安全。但时至今日一直未见正式指导意见下发，“先到先治”未能破除，急诊预检分诊也成空谈。

近期，广州城乡居民医保相关办法征求意见：将在基层卫生院、社区服务中心就诊的报销比例提升至 80%，而未经基层卫生院、社区服务中心直接到三级医院诊治的只给予报销 45%。这一政策的实施，将有效推进三级医院急诊分流。

【他山之石】急诊预检分诊制度提高入诊门槛

为了让急重症病人得到及时诊治，欧美一些国家通常实行急诊预检分诊制度，病人到急诊科，即由经验丰富的护士先行挂牌分诊，对需要立即抢救的病人，挂上红牌；可以延缓 20 分钟诊疗的，挂上蓝牌；普通病人按排队顺序轮到的，挂上白牌。“急诊预检分诊”是国际上通行的做法，实行科学分诊，提高急诊准入门槛，既对接了抢救病情危急者的实际要求，改变患者急诊与普通门诊不分的现实状况，也提高了医疗资源的使用效率，同时实现最基本的公平。

【对号入座】睁大眼睛，原来这些病例才需急诊

凡是因疾病急性发作、创伤和异物进入人体内造成痛苦，或者生命处于危险状态的病人，均属急诊范围，应予紧急处理（因儿内科情况特殊，应与成人急诊就诊分开，可在小儿科内另设小儿抢救室或急诊室）。（2015 年 11 月 23 日《今日花都》/ 通讯员：朱勇武）

医院急救体系建立与完善，需要统筹考虑，顶层设计，建设必须是高标准的，功能设施也做好提前布局，硬件发展要预留空间。要考虑“平急结合”切实解决中国式的急诊难题。

★ 2016 年

急诊科新装投入使用　提升急救能力及抢救水平

备受关注和期待的急诊科重新装修并于 1 月 8 日搬迁投入使用，新急诊科面积 1800 平方米，按照广州白云机场区域急救网络医院的要求建设。功能分区包括：专科诊室、综合诊室、抢救室（配抢救床 6 张）、EICU（病床 5 张）、21 张留观病床及宽敞的候诊休息区，保留一定的扩展能力，能提高医院急救能力及中医参与抢救水平。以往急诊科因条件和功能不足一直受到社会的诟病，各级人大代表一直关心关注该科的建设，随着急诊科的搬迁和人员设备状况的改善，该科将有别于平诊需求，成为我区急诊急救医学的重要阵地。（1 月 13 日《今日花都》/ 通讯员：朱勇武、黄力君）

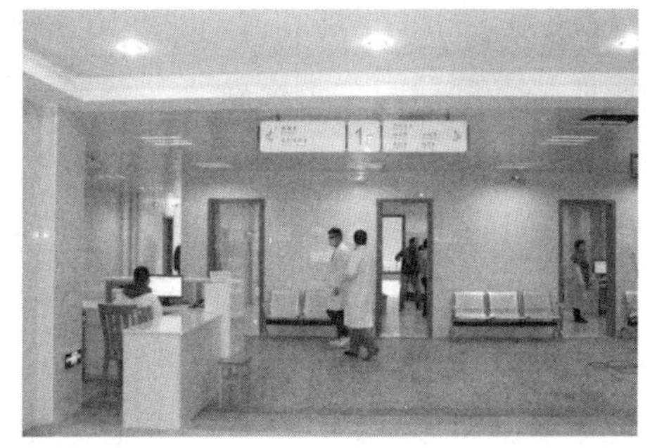

★ 2016 年

新设急症重症监护室启用

4 月 8 日，广州市中西医结合医院急诊重症监护室和急诊住院部正式投入使用，医院领导和急诊科全体成员参加了揭牌仪式。

刘瑞华院长、黄红柱书记、急诊科张军主任和练志明主任缓缓揭下红布，为急诊重症监护室正式揭牌。刘瑞华院长表示，急诊科是医院中重症病人最集中、病种最多、抢救和管理任务最重的科室，是所有危急病人入院治疗的必经之路。医院对急诊科的建设高度重视，投入大量资金为急诊重症监护室引进先进的仪器设备，希望全体员工发扬救死扶伤的人道主义精神，努力提

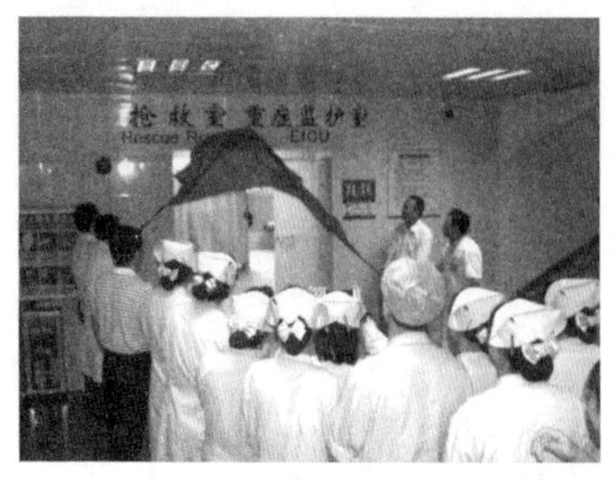

高危急重症的综合救治能力。

据张军主任介绍，重新装修后我院急诊科共有床位 35 张，包括住院部 24 张、抢救室 4 张和重症监护室 5 张。人员配置上也有所增加，并每天从 ICU 调配一名医生到急诊科协助急诊重症监护室的工作。（医院动态 / 通讯员：黄力君）

★ 2016 年

时间与生命赛跑，技术与风险抗衡

6 月 22 日，我院心胸外科在急诊科、麻醉科、手术室、重症医学科、检验科、输血科等部门的全力配合下，紧急开辟绿色通道，成功抢救了一名颈部胸腔贯通刀刺伤大出血的患者。

上午 8:30 左右，一名 56 岁男性患者被刀捅伤左侧颈部，CT 显示胸腔内大出血，已休克昏迷。医护人员紧急赶到急诊科抢救现场，患者处于昏迷状态，左侧颈见锁骨上方一 4cm 长伤口，血如泉涌。按压止血后，马上启动我院绿色通道，将患者送达手术室紧急插管麻醉。探查颈部伤口，见左侧颈外静脉 1.5cm 破口及一小动脉断裂，正活动性大出血，伤口深及左侧胸腔内，胸腔内有大量暗红色血液。在整个抢救过程中，患者因为大血管多处破裂，出血量大，总共在手术台上失血量大约 5600ml，抢救难度极大。

在这场与死神的竞速比赛中，所有医护人员沉着冷静，配合有条不紊，加上中心血站及检验科的密切配合，配血送血及时，终于将病人从“鬼门关”上拉了回来。目前患者术后康复良好，已正常下床活动，准备近日出院，无任何并发症发生。（医院动态 / 通讯员：刘云）

★ 2016 年

多学科协同作战抢救群伤伤员

6 月 24 日凌晨 1 时 20 分，某工厂发生气瓶爆炸导致 1 死 3 伤，伤者伤势严重随时有生命危险，现全部送至我院。医院迅速启动重大突发事件应急机制，30 分钟内，医院刘瑞华院长、刘树华副院长、医务科、急诊科、外科、ICU、手术麻醉科、烧伤科、骨科、五官科等科室负责人、护士长、技术骨干30 余人迅速赶回医院参与抢救工作。

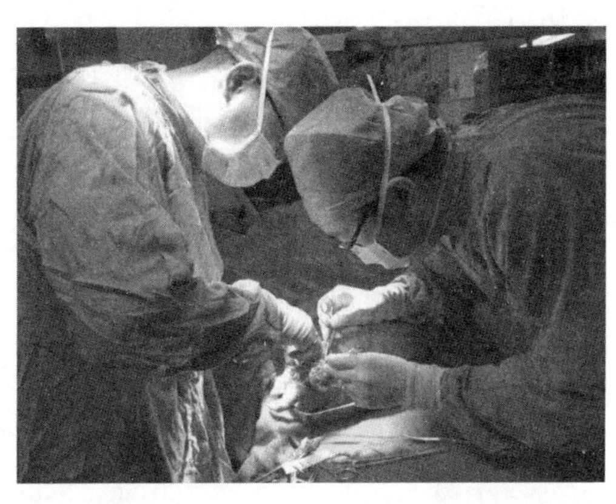

医院启动救治绿色通道，刘瑞华院长现场确定成立三个医疗协作组，由烧伤科、骨科等医师组成，一对一地为病人进行处置。大家通力协作，气管切开、伤口清创术、烧伤扩创术、异体皮移植术、烧伤冲洗清创术等相关手术有序展开，抗休克、补液、输血、输血浆……抢救一直持续到第二天早上。三位伤者得到了及时救治，术后转入 ICU、EICU 进一步监护治疗，目前病情稳定。（医院动态 / 通讯员：甘金娥）

★ 2016 年

钢筋横穿胸颈头，多科协作救生命

日前，一名在区内某建筑工地做木工的工人就因从高处坠落，被一根钢筋横穿胸颈头。伤者经过广州市中西医结合医院医护人员的全力抢救后，最终脱离了生命危险。

7 月 16 日上午 8 时许，广州市中西医结合医院急诊科收治了一名工地伤者。

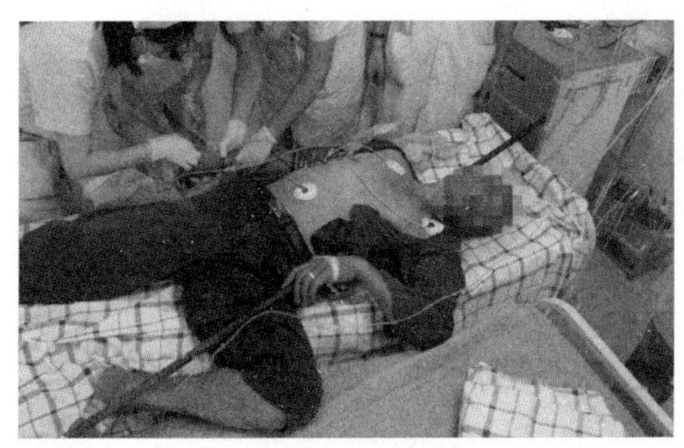

当抢救医生见到该伤者都不禁被吓了一大跳：一根长约 2 米的钢筋从其左胸插入跨越颈部并从右脸颊穿出，场面令人触目惊心。

广州市中西医结合医院急诊科在接收到伤者后，第一时间为其开通绿色通道，并通知胸外科、耳鼻喉科、口腔科、麻醉科、脑外科等多个科室专家进行会诊，在对其伤口作了初步处理后，由医院绿色通道转送手术室。消防大队相关负责人以及技术人员带上工具迅速赶到现场，利用液压剪切钳把伤者右脸颊的钢筋截断，并对尾端磨平以减少拔出钢筋时避免对伤口造成新的损伤。经过通力合作，钢筋从伤者左胸部被徐徐抽出，主刀医生检查脸部颈部神经血管损伤情况并及时做了相应处理。（7 月 20 日《今日花都》/ 通讯员：黄力君）

★ 2016 年

全力救助爆炸案伤员　打响生命“救护战”

8 月 31 日 14 点左右，我区某一公寓发生爆炸，现场造成 7 人不同程度的烧伤，其中 4 人为儿童，伤者伤势严重随时都有生命危险。事发后，狮岭卫生院、120 急救网络医院迅速将伤员送至广州市中西医结合医院救治。

院领导及相关科室负责人第一时间赶到急诊科。刘瑞华院长现场组织抢救工作，抽调急诊、重症医学、烧伤等专科骨干力量 36 人，并迅速启动突发公共卫生事件应急预案，开通救治绿色通道，按照“一个伤员、一个专家组、一套方案”的要求，为伤员制定确实有效的救治方案。建立静脉通道、补液抗休克、清创包扎、防治创面感染、监测生命体征变化。

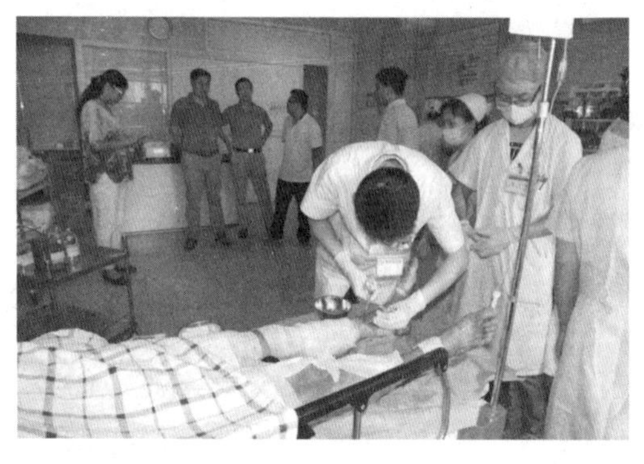

据悉，目前伤员仍未完全脱离生命危险，接下来主要进行防治创面感染及其他并发症等治疗。7 名伤员全部为浅 2 至 3 度烧伤，烧伤面积为 40% 至 70% 不等，不稳定因素较多，病情反复可能性较大。（医院动态 / 通讯员：胡赛赛）

★ 2017 年

全力抢救七名车祸伤员

8 月 7 日中午 14：35 分，随着外院两部救护车呼啸而至，由从化到花都国道花东路段七名车祸外伤患者一同被送达广州市中西医结合医院急诊科。一场现实版生死时速马上上演。

分诊台、抢救室护士护工人员齐出动，推车床、轮椅，逐个接收病人，呼叫医生，报告护士长，这些都是同时进行。分检病人，戴上腕带，分为红黄绿三区救治疗伤员。其中有 1 名伤员昏迷，余下 6 名患者伤情不重。

对于昏迷患者的抢救可谓惊心动魄。患者面部口腔的出血还未来得及处理，血压及血氧已经开始下降。考虑口腔出血进入呼吸道，两次插管不成，实行环甲膜穿刺及气管切开，患者血氧慢慢恢复。经检查，患者脑部广泛出血，脑疝形成，右侧中量血气胸。送进 EICU 进一步抢救治疗。所有患者处理完毕，总共救治病人 7 人，目前病危重 1 人，病情稳定 6 人。收住院 3 人，门诊处理及留观 4 人。（医院动态 / 通讯员：练志明）

★ 2017 年

少年遭搅拌机“咬”手　医院两个月救回断掌

“看到差不多整个手都断了，只有一层皮连着……”8 月 29 日，花山某食品工厂发生意外事故，一名工人的右手不慎卷入搅拌机，广州市中西医结合医院急救人员立马赶到现场，针对患者伤情，配合消防官兵制订方案。

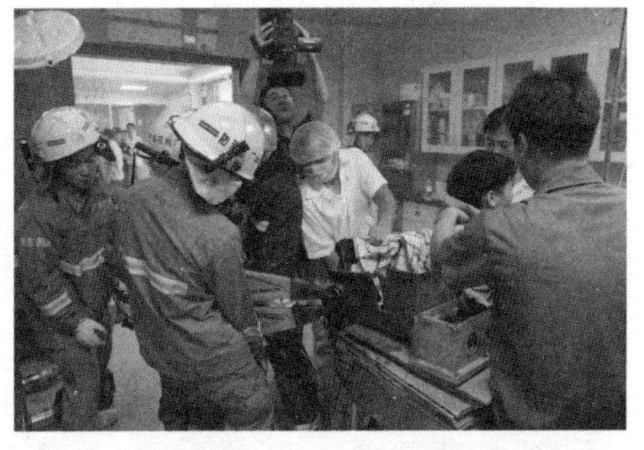

伤者是一名年仅 17 岁的年轻人，当时，伤者的右手掌被夹在搅拌机当中。经医生诊断，患者右腕部搅榨并挤压受伤，右手腕部撕脱骨折，见环形行长 15 厘米伤口，大多角骨、头状骨、钩骨、月骨、三角骨多发骨折，右桡骨远端骨折，右腕关节周围软组织损伤；伴有血管神经肌腱损伤，多处裂伤口，

深达骨面。

患者手部创伤严重，必须立刻手术。消防官兵使用液压剪将机器剪开，伤者被立即送往手术室。骨一科黄住主任、利国添医生马上对患者进行清创、血管移植、骨折复位克氏针内固定术并修复肌腱。手术顺利完成，患者病情趋向稳定。10 月 27 日，历经 59 天，患者断指成功“复活”，康复出院；经过前后两次手术，配合医护人员的精心治疗，目前术后愈合良好，受伤的手指基本恢复活动能力，患者及医护人员都感到十分欣慰。（医院动态 / 通讯员：王晓彤）

★ 2018 年

应对重大突发事件急救体系再立新功

2018 年 12 月 7 日，广乐高速花城收费站段，往从化方向一辆大巴车发生事故，40 余人受伤，多间医院救护车已前往救治。医务科接报后马上启动应急机制，从各科室调派医疗资源随时由医务科调配。

医护人员很快到位，到抢救室门口待命，首先到了花山医院送来的两名伤员，一轻一重。轻伤者诊断明确后马上分流至住院部外科，重症患者神志逐渐昏迷，四肢胸腹未见明显外伤，马上安排脑外科医生跟进，同时嘱其检查后直接转 ICU 治疗，以减轻抢救室压力。同一时间梯面医院又送来 4 名伤员，考虑医院救护车还有 6 名伤者未回到，现场医护人员仍未足够应对，练主任安排抢救人员边要求增派人员。院领导现场指示开放绿色通道全力抢救，并要求每一名伤者配备一个抢救小组，每个抢救小组最少由一名医生和一名护士组成。

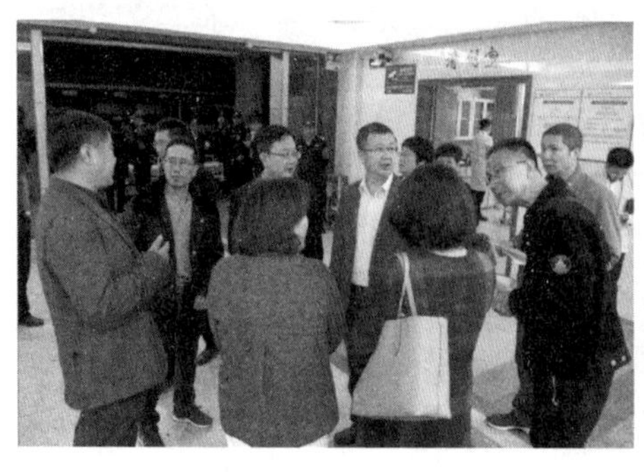

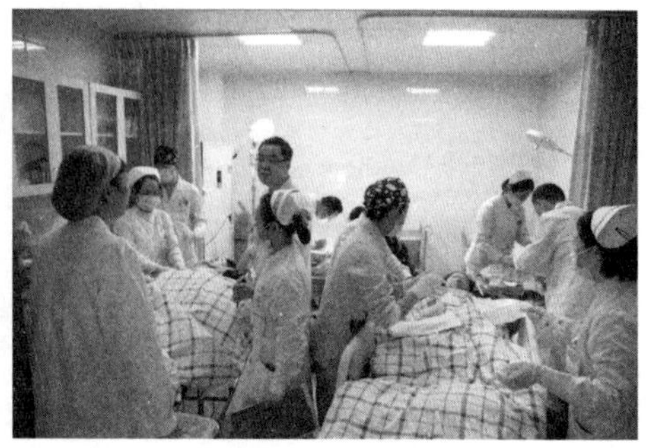

伤员来到后先到抢救室，检伤分诊，重者留在抢救室处理，轻者转至应急处置区，有伤口者转到清创室及黄区处理。在半个小时内同时接收了 16 名伤者，每个伤者来到后不论轻重，都由一个抢救小组负责救治。（医院动态 / 通讯员：练志明）

★ 2019 年

花都区首届急救技能竞赛振旅而归

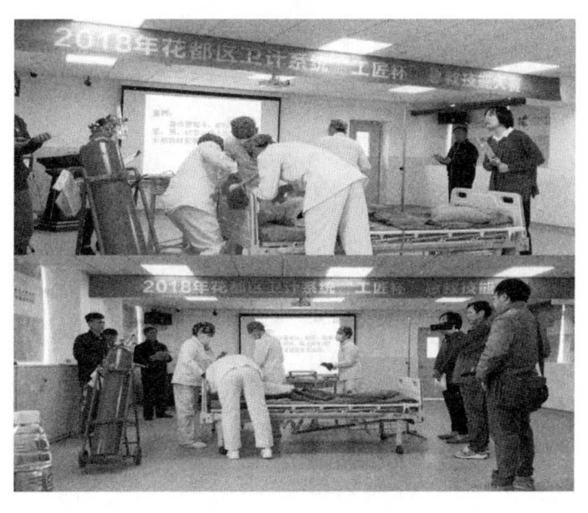

1 月 8 日，广州市中西医结合医院骨干参加了由区总工会、区卫计局工会主办、花都区护理学会承办的 2018 年花都区卫计系统“工匠杯”急救技能大赛，医院选派 8 名队员参加，ICU 组以 96.57 分优异成绩荣获全区四人团队心肺复苏决赛一等奖，急诊组以 94.22 成绩荣获全区四人团队心肺复苏决赛二等奖，其中 ICU 组标准胸外心脏按压获得全场单项最高分。

此次大赛吸引了全区各级医疗机构共 23 支代表队、96 名选手参赛。团队急救技能大赛充分展示医院团队心肺复苏和 AED 急救技能，体现团队协作精神，医院急救技能、理论水平及处置能力得到了大幅提升。（医院动态 / 通讯员：赵娜）

★ 2019 年

创建区域创伤中心　打造市急诊重点专科

广州市中西医结合医院急诊科于 2016 年 4 月重新装修后正式投入使用，重新布局后的急诊专科规划更加合理，进一步提升医院急救能力。急诊科配有床位共 35 张，集院前急救、急诊抢救室、急诊病区、急诊 EICU 等功能于一体，科室设有内、外、儿、骨伤、抢救室、隔离室、观察室、输液室、注射室、手术治疗室、中医综合治疗室、发热诊室、肠道门诊等部门。

广州市中西医结合医院2018年出车辆达到5525次，急诊门诊14万3千多人。急诊分诊平台增设“任务看板”，医务人员可以在电子屏幕上获取急诊病区实时候诊患者情况和辖区内急救车实时位置。一旦发生交通事故，医务人员可以按照“任务看板”反馈的数据评估急诊科实时救治能力并就近调配救护车，为抢救伤员争取宝贵的时间。另一方面，医务人员通过网络、微信等通信工具实时同步患者心电图等诊疗参考数据，各专科医生在线指导一线医务人员进行及时诊断并为抢救并做好术前沟通准备，最大限度缩短抢救时间。

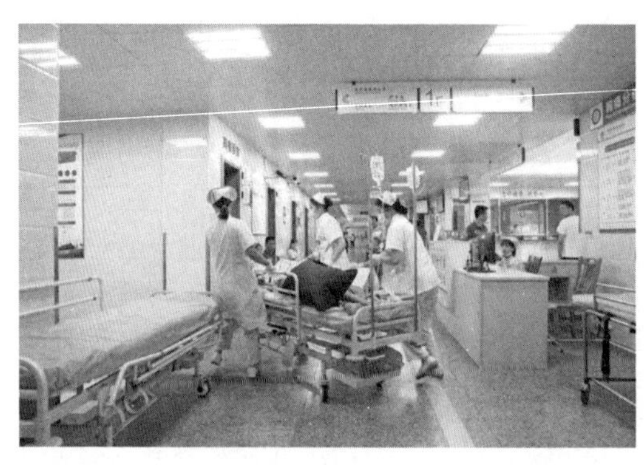

2018年急诊科结合国际分类标准以及现状，根据对患者病情严重程度的判别及患者需要急诊资源的情况，将急诊科从功能结构上分为“三区”，将患者的病情分为“四级”，简称“三区四级”。分诊由经验丰富的护士主持，对急、危、重病人应先行抢救，按实际情况开通绿色通道。对患有或疑患传染的病人，单独隔离就诊，以预防交叉感染和传染病扩散。为应对突发大规模群伤事件，医院在候诊区增设吸氧吸痰、输液架、临时床位等设备，在特殊情况下可将候诊区临时改造成黄区、绿区伤者临时处置区。

急诊科患者的病情大多危重，抢救过程中院前急救，院内抢救及重症监护环环紧扣，创建区域创伤中心，加强各专科之间合作，规范协作流程有利于危重症病人得到连贯的整体治疗。通过近年来一系列的举措，医院急诊科的建设取得了一定的成效。急诊科将继续在环境和流程上不断优化，努力打造市急诊重点专科，为守护广大人民的生命健康而不懈奋斗。（9月

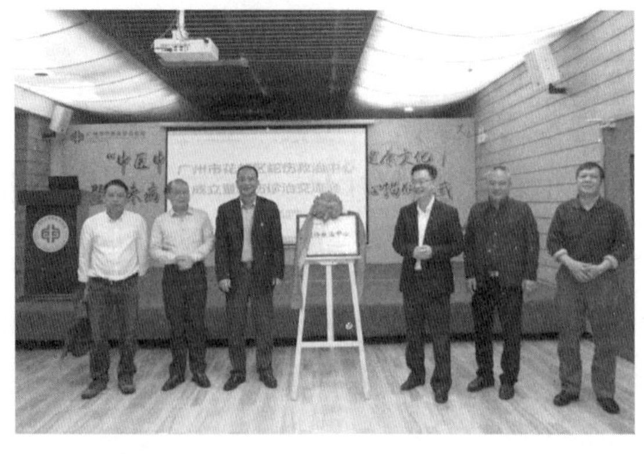

6 日《广州日报》/ 通讯员：黄力君）

★ 2019 年

我区急诊团队斩获首届广州市急救技能大赛三个奖项

8 月 16 日，由广州市卫生健康委员会主办的首届院前急救技能大赛在广州医科大学东风院区举办。经过激烈角逐，广州市中西医结合医院和区人民医院派出的团队分别获得团队二等奖和三等奖，广州市中西医结合医院的钟林岐医生夺得医师组理论考试个人第二名。本次比赛吸引了来自省部属、军队、市属、区属和民营医院的 76 支代表队，共 380 人参加了大赛。

广州市中西医结合医院、区人民医院急诊团队经过多年建设及发展，形成院前急诊、院内急诊、急诊重症监护室、急诊病房一体化现代救治体系。随着国家版胸痛中心，卒中中心等科室的成功创建，使我区团队急救实力不断增强，本次比赛中队员们展现了团队协作的默契、努力拼搏的精神风貌、精湛的技术和良好的心理素质，最终获得了评委和同行的一致认同，取得了较好的成绩。（8 月 26 日《今日花都》/ 通讯员：王晓彤）

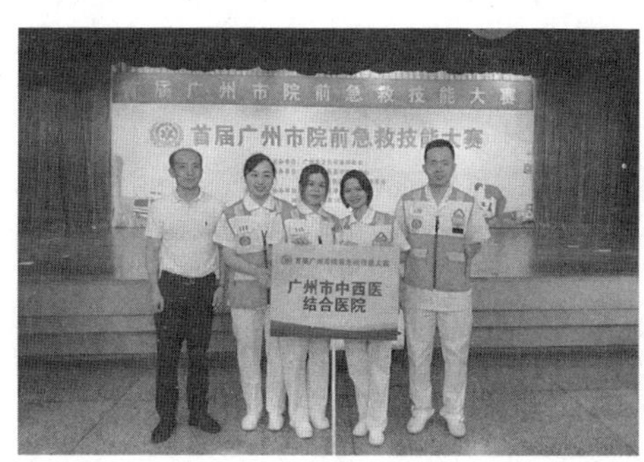

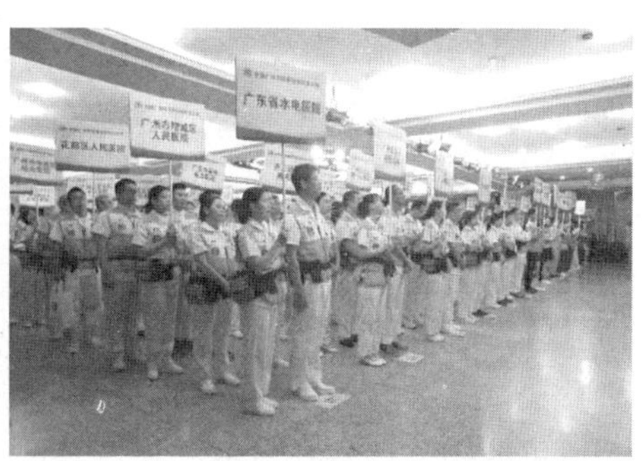

★ 2019 年

医院快速有效救治 34 名车祸患者

11 月 6 日上午 10 时 11 分，广州市中西医结合医院急诊科接到 120 出车指示：广清高速海布往狮岭立交方向发生车祸，多人受伤，要求立即出车！接警后，急诊科医生范军启、护士张海清迅速出车，赶往事故现场，并报告

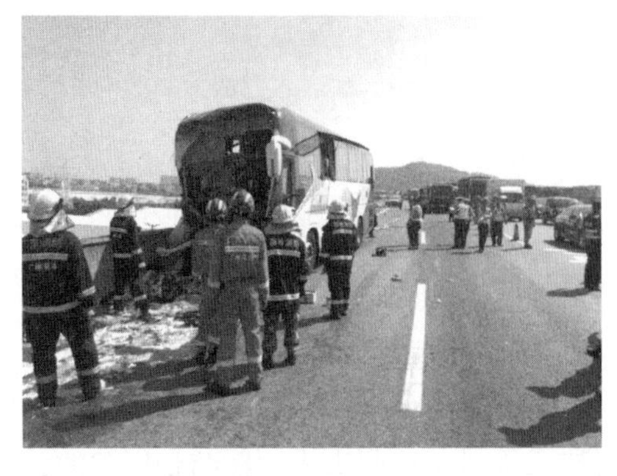

练志明科主任。

10时39分医院急救车到达现场。这是一起高速两车追尾事故，出事大巴车司机已无生命迹象，车上37名11岁至13岁学生、4名老师均有不同程度的受伤，场面相当混乱，同时到达现场的还有花都区第二人民医院、人爱医院急救车。范军启医生没有丝毫犹豫，承担起现场医疗指挥官角色，向参与抢救的兄弟医院分配任务，检伤分类、止血包扎，抢救工作有条不紊地进行。11时26分，在范军启医生指挥协调下，完成现场救援，多辆救护车迅速向指定医院转运。120指挥中心致电广州市中西医结合医院，将有34人转往该院，准备收治受伤病人！

11时30分，医院启动突发重大创伤事件医疗救治应急预案。急诊科抽调精干医护人员干集结待命，普外科、骨科、泌尿外科、脑外科、五官科医生于11时35分在急诊科集结完毕，刘瑞华院长、焦峰副院长、陈小平主任、陈珂科长第一时间赶到急诊科组织协调，要求全院一盘棋，全力以赴救治病人。11时46分，34名伤员送达急诊科，急诊绿色通道开通，救治工作有序展开，经过大家的一致努力，全部伤者均得到及时有效治疗，其中4人收住院，30人门诊治疗。4名住院患者生命体征稳定，30名门诊治疗患者，情绪稳定，均已返校。（医院动态 / 通讯员：练志明、袁林）

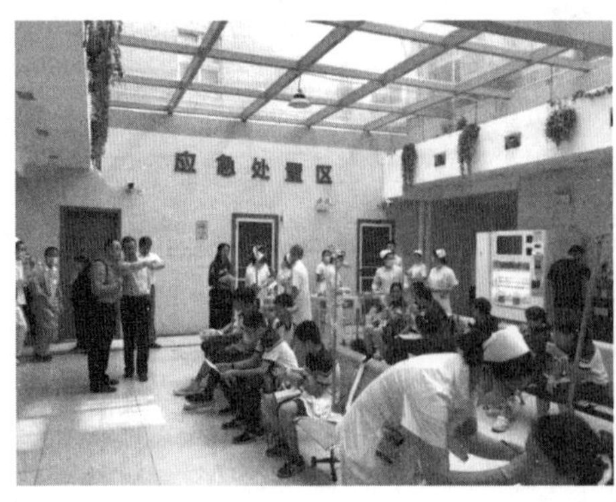

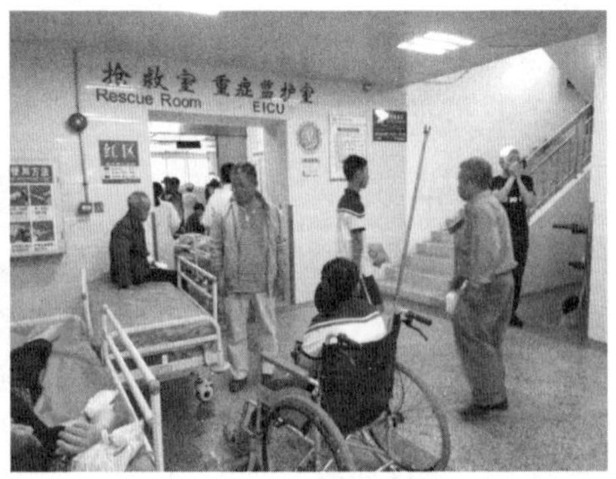

★ 2020 年

广东省交通事故救援点、广州市中西医结合医院创伤中心揭牌

6 月 18 日上午，广州市中西医结合医院举行广东省交通事故救援点、广州市中西医结合医院创伤中心揭牌仪式。高速公路一大队黄志强副大队长一行四人、花都区卫健局任伟俱副局长、广州市中西医结合医院刘瑞华院长等领导班子、相关职能部门及急诊科医护人员出席了揭牌仪式。

随着“胸痛中心”“卒中中心”“蛇伤救治中心”流程的逐步完善和成功运作，自 2017 年起连续三年急诊出车量全区第一，2019 年共参与了 35 项群体性伤亡事件的救治任务，随着急救任务的增加和急救需求的提升，“创伤中心”的建立显得更为迫切。

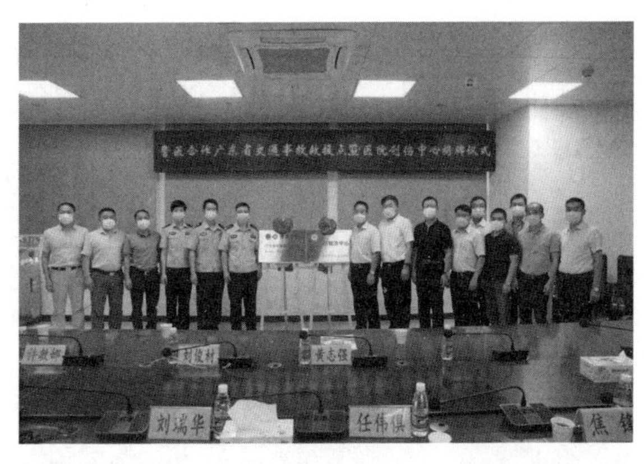

急诊科制定出绿色通道一体化救治流程，从创伤患者进入急救车的那一刻，出车护士为患者佩戴电子腕带，登记患者信息后，通过车载平板 APP 启动急诊绿色通道，出车医生把患者伤情及准备措施同时传给响应科室，临床、医技、手术、麻醉等相关科室接收到绿色通道指令，迅速响应做出接收准备。通过一次次的实践及磨合，使创伤患者的救治时间大大缩短，把救治时间牢牢控制在黄金 1 小时之内，救治成功率也得到明显提升。（花都电视台新闻 / 通讯员：袁林）

★ 2020 年

医院卒中中心获国家正式认证为高级卒中中心

11 月 16 日，国家卫生健康委脑卒中防治工程委员会（国家脑防委）正式发布 2020 年第一批高级卒中中心单位名单，广州市中西医结合医院正式被授予“国家高级卒中中心”。是广州北部首家。也是用半年多的时间由“建设单位”

跃升为正式“认证单位”。

一、院长亲自领衔，中心飞跃发展

广州市中西医结合医院卒中中心自成立以来，刘瑞华院长亲自领衔，组建了以副院长蒋守涛、脑病中心主任陈朝俊教授等为首的精干专家团队，建立了科学的流程规范、紧密的多科协作机制、高效畅达的卒中急救绿色通道体系。形成了卒中患者在急救、重症、康复方面的一体救治模式。在迅速提高卒中救治水平的同时，不断推进卒中中心建设快速发展。

2019 年 12 月，卒中中心成为“国家高级卒中中心建设单位”，经过短短半年时间的努力，于今年 7 月份的脑防委专家现场评估中，再次获得脑防委专家组认可，正式获“国家高级卒中中心”的荣誉。

二、多科团队协作，实现卒中一体化救治

“国家高级卒中中心”短期内被脑防委专家认证，还得益于医院有一支高素质的优秀的专家团队，多学科的紧密配合，区域内医疗单位的无缝衔接。

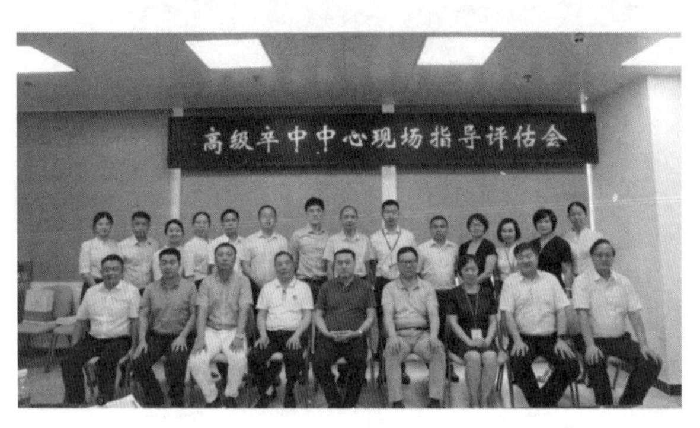

因此也意味着：在广州市中西医结合医院高级卒中中心，卒中救治不是以神经内科为主体的卒中单元的扩大版，更不是神经内、外科与相关学科简单机械地“物理拼凑”，而是在区域卫健委的政策支持和医院领导行政协调下，整合院前 120 急救、社区卫生服务中心和院内相关科室的脑血管病相关优质医疗资源，建立起一个包含急性期救治、早期康复、二级预防、出院随访等功能于一体的相对独立的学科联合体系，通过脑病、颅脑外、急诊、介入、康复、心血管、内分泌等学科的密切合作，实现院前与院内的无缝对接，打破院内各学科的壁垒，优化卒中救治流程。这将真正意义上实现体系内各部门、各专业的“融合”。卒中救治的快捷有效，得益于强大的急救系统；同时随着卒中中心建设的快速推进，又极大地促进了医院整体急救体系的建设，实现双赢！

三、推进区域联动，打造疾速绿道

卒中救治绿色通道体系建设，是高级卒中中心的核心内容之一。联动、高效、快捷的卒中救治绿色通道体系，在我院国家高级卒中中心建设得到高度重视。

作为广州北部的首家三甲医院，我院承担着区域内急危重症患者的救治任务，以花都区医联体为依托，以我院卒中中心为平台，由脑病科牵头成立“广州中西结合卒中联盟”，成员单位包含了广州市内共 10 余家医院，并定期到协作单位进行卒中培训、宣教，为卒中救治搭建一条快捷直通车。卒中绿色通道的质量，决定了抢救卒中病患的疗效。因此，为了更有效、更快捷的救治病患，缩短救治时间，减少致残率及死亡率，我院卒中中心不断地优化卒中绿道的流程。其中最具特色的就是脑病中心联合信息科为我院绿色通道量身定做的“e- 路迅捷”智慧绿色通道信息系统。系统的成功开发，实现了急救病患提前预判，早做准备，缩短救治时间，提高救治效率，同时可以对绿道的流程进行质控，优化流程，持续改进。

四、普及卒中宣教，提高百姓认知

急性缺血性卒中提高疗效的秘诀就在于及早就诊，但大部分的老百姓甚至医务人员都不知道这一点，导致急性卒中的患者不能得到有效、及时的诊治，从而给患者留下了终生的后遗症。为了提高居民和医务人员对卒中的认知，普及第一时间诊治的重要性，以脑病科医护为主体的卒中宣教团队，多次为全院工作人员、基层医院医务人员及周边居民开展了卒中宣教。这也无形中迎合了国家脑防委“百万减残”的号召，让高级卒中中心的影响力扩散到基层，扩散到群众，减少区域内的卒中发病率、致残率及死亡率。

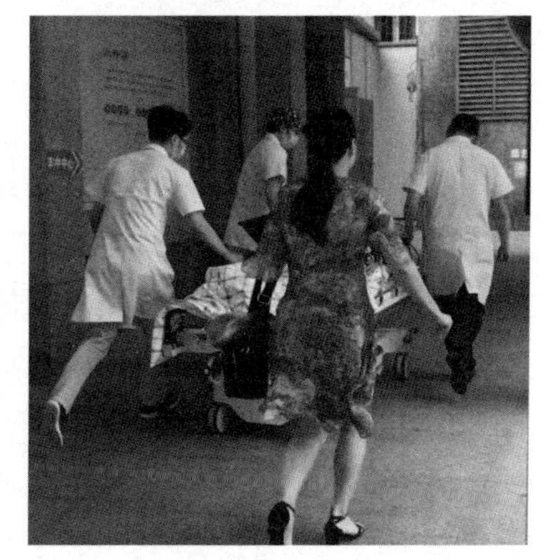

五、提升核心能力，提高患者安全保障

我院卒中中心每年开展脑血管介入手术近 150 台，急性卒中静脉溶栓治疗达 200 余例，其中有效率高达 77%，溶栓的关键指标 DNT 时间更是达到平均 26 分钟的极速，静脉溶栓技术于我省

名列前茅。

脑病中心作为卒中中心建设的主力科室，建科于2003年，由原先的40张病床，逐渐扩展为两个病区97张床。团队在广东省名中医、博士生导师陈朝俊教授的带领下，通过数年的努力，中心目前为广东省十二五、“中医强省”及广州市十三五中医脑病重点专科、十三五广州市“中医脑病护理重点专科”建设单位、中国卒中中心联盟“卒中中心”；中医药防治中风联盟“卒中中心建设单位”“国家颅内血肿微创穿刺术技术推广基地”。

★ 2020年

大面积心肌梗死休克成功救治

近日我院心血管科成功救治一位大面积心梗、心功能急速恶化的患者。患者因为持续性胸痛4天才来医院就诊，到达我院急诊后首份心电图提示急性广泛前壁心肌梗死，窦性心动过速，当时患者已经心源性休克，心血管科负责人王锐副主任医师立即启动绿色通道，建议马上开通梗死血管，植入IABP辅助循环，但家属犹豫不决，迟迟不予签字，王锐副主任医师反复同家属沟通病情，交代病情危重性，不建议转院，同时表明我院完全具备急性心肌梗死的救治能力，最终患者家属同意手术治疗。

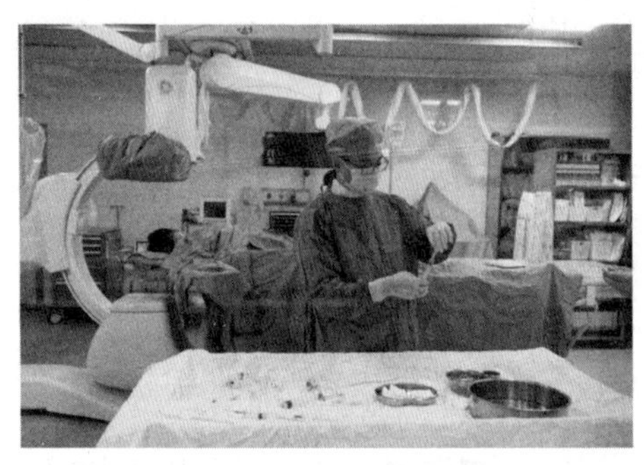

医师熟练且快速地开通梗死血管，顺利植入IABP，手术时间并不长，术后安返CCU继续监护治疗。夜班值班医师聂鹏飞主治医师充分评估病情，立即予床旁深静脉置管，监测血流动力学，多种血管活性药维持循环，患者心肌坏死面积大，心功能差，合并肺部感染，经过精准心衰

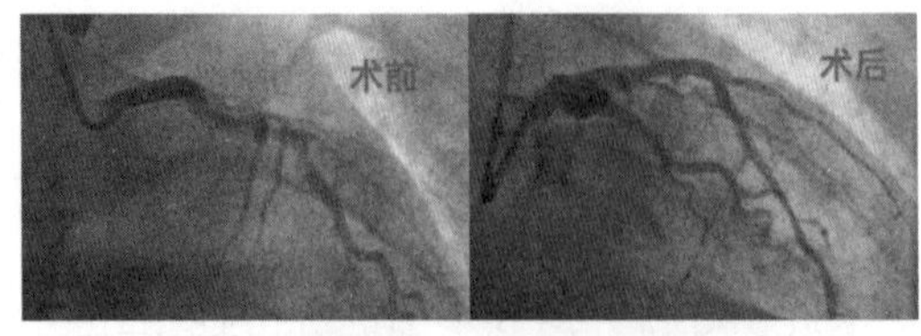

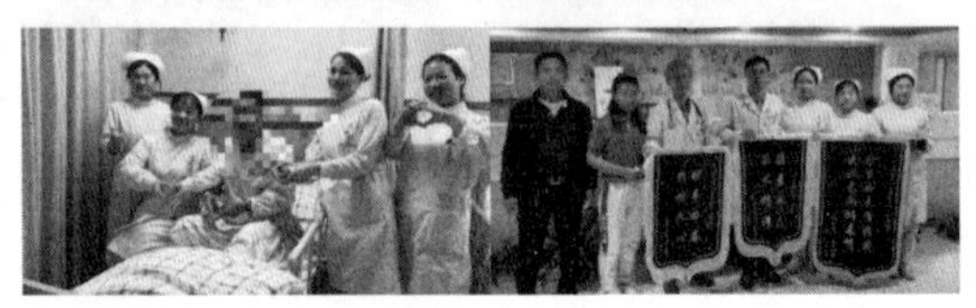

管理、精心护理，患者顺利出院，并进行积极随访！

王锐副主任医师再次呼吁广大胸痛患者，出现胸痛症状时，一定要及时就诊，排除危急重症。如确诊急性心肌梗死时不要再犹豫，应积极配合医生快速开通梗死血管，挽救生命！我院是花都区最早成立国家级标准版胸痛中心，有能力处理各种心血管危急重症，成功地挽救了许多区域内外患者的生命。（医院动态 / 通讯员：聂鹏飞）

★ 2020 年

急诊战士与死神的较量

昨日，一场与死神之间惊心动魄的大战在急诊科真实上演。

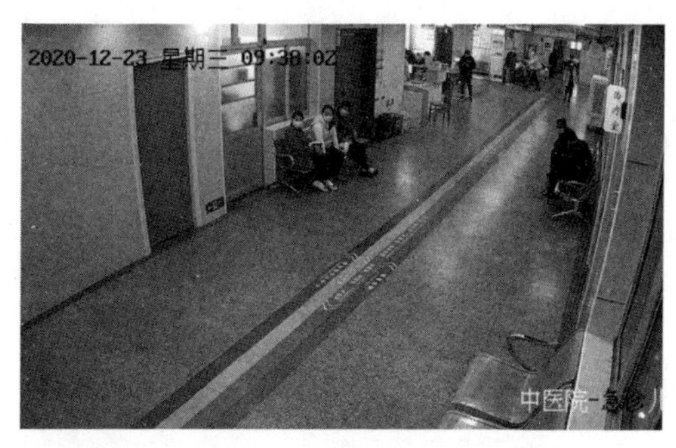

上午 09 时，胡忠医院紧急转送入我院一名 65 岁男性患者，主诉为突发上腹部疼痛半小时余，伴随着胸闷、血压低。检查中，在过床至 CT 机床后患者突发意识丧失，呼之不应，大动脉消失，无自主呼吸，心率、呼吸、血压测不出，陈爽医师临危不乱，立即进行心脏按压，同时吩咐其他医护人员有序进行球囊面罩给氧、加快补液速度、静推肾上腺素、多巴胺等抢救药物。随后转床至抢救床，黄伟敢护士毫不犹豫争分夺秒地跪在床上继续心脏按压，其余医护人员紧密配合，大家齐心协力，一边持续抢救，一边推床奔跑，于 09:37 回到抢救室，经过一系列抢救措施，患者终于恢复意识、自主心律和呼吸。

09:43 患者又一次昏迷，急诊医护人员立即进行心肺复苏、气管插管接呼吸机等抢救。奇迹再次出现，09:53 患者恢复自主心律。短短的十几分钟，两次的心跳骤停，两次复苏成功，三个科室人员通力合作，与时间奔跑，与死神大战，将生命赢回，为患者后续的检查和治疗赢得了宝贵的机会。（医院动态 / 通讯员：陈爽）

★ 2021 年

“熊猫血”患者被联合救治

2 月 28 日晚上 10 点半，在花都自驾游的德国市民陈先生遭遇交通事故，被救护车紧急送往广州市中西医结合医院抢救。到医院急诊科的时候血压非常低，ICU 梁志峰医生会诊后立即送往 ICU 进一步救治。

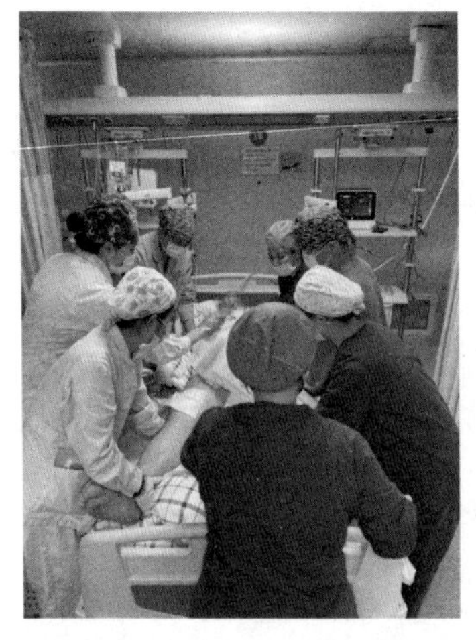

经检查初步诊断陈先生为骨盆多发骨折，患者由于失血过多休克需要立即输血。正准备输血抢救时医生却发现，出生于德国的陈先生属于罕见的 RH 阴性 O 型血，也就是俗称“熊猫血”的一种，在我国仅占正常人群的万分之九。患者失血较多情况危急，医院紧急联系血库并在 3 小时后为患者输上血，凌晨 3 点左右患者脱离生命危险。（广州 G4 新闻频道 / 通讯员：黄力君）

★ 2020 年

创伤中心初具规模

——快速、高效、协作、安全

2020 年 2 月 3 日，一位患者家属送上的感谢锦旗、一番肺腑之言，充分肯定了广州市中西医结合医院急诊科在创伤中心的快速、高效、协作、安全的科室发展理念。

随着城市现代化建设进程的加快，近年来各类创伤事件的发生率显著增加，创伤已成为 45 岁以下人群的第一死因。为提高严重创伤快速救治水平，减少死亡率与致残率，广州市中西医结合医院急诊创伤中心 2020 年 6 月 18 日揭牌，目前已经稳步推进，逐步凸显他的地位与重要性，为花都人民的生命健康提供更迅速、更可靠的保障。

创伤事故发生后，患者身体受到了极大的伤害，如果不及时抢救，有可能因为失血过多或器官损伤而失去生命。广州市中西医结合医院急诊创伤中心在多次抢救实践中不断总结经验，引进院前一键启动绿色通道系统，优化院前—急诊—专科救治流程，尽力节省抢救时间。

一、优化抢救流程　全力提升效率

当院前急救人员接诊了严重创伤患者，会立即通过车载信息联动系统将患者伤情传递给院内急诊科，急诊科接到预警信号，提前了解到患者伤情，进一步确定急救措施。相关科室会在接到急诊创伤中心传呼后的10分钟内赶至急诊科，等候患者到来。

绿色通道一体化
救治流程

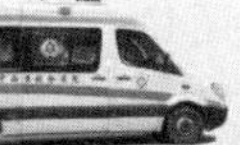

登记患者信息

从创伤患者进入急救车的那一刻，出车护士为患者佩戴电子腕带，登记患者信息

远程开启急诊绿色通道

通过车载平板APP启动急诊绿色通道，出车医生把患者伤情及准备措施同时传给响应科室

相应科室迅速响应

临床、医技、手术、麻醉等相关科室接收到绿色通道指令，迅速响应做出接收准备

医院专门设置了平战结合的重大应急事件抢救区域，平时作为急诊患者候诊区，当发生重大群体性事件时，可以在短短数分钟内，转变为应急处置区。当急危重患者到来后，中心为他

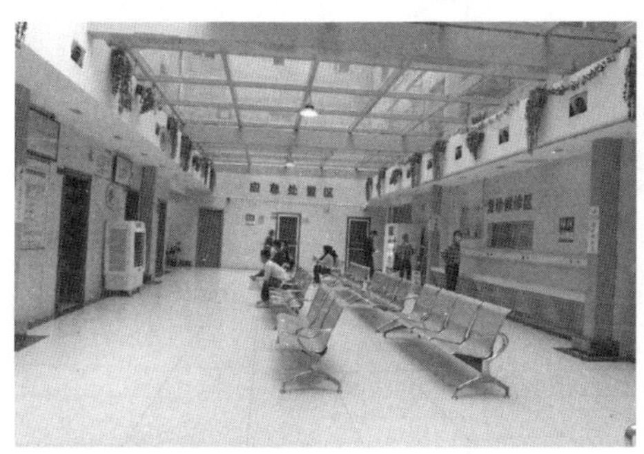

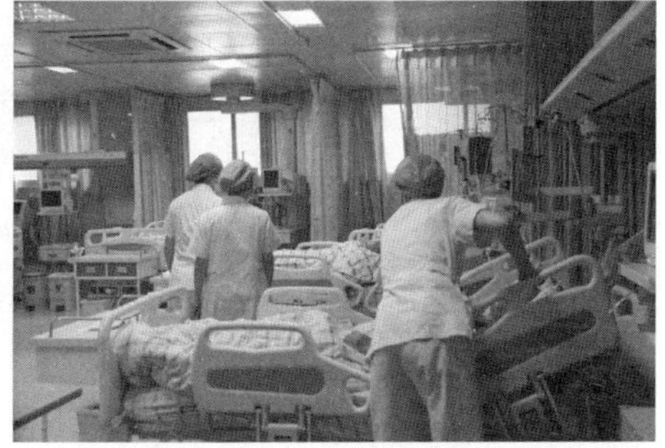

们开放了绿色通道，实行优先抢救、优先检查和优先住院的原则，之后再补办相关手续。

到达院内抢救时，创伤中心救治团队可为患者同时进行急救、检查、诊断等多种项目，做到边抢救、边诊断、边治疗，使患者在最短时间内得到积极有效救治。如危及患

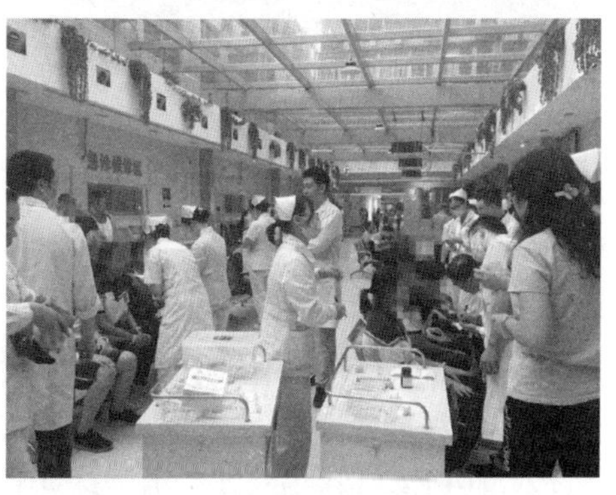

以往重大应急抢救现场

者生命的严重致死性创伤，创伤中心医护人员会立即启动绿色通道，紧急送手术室实施救命手术，争分夺秒挽救患者生命。

二、加强团队建设提升综合实力

创伤中心是多学科组成的强大团队，包括骨科、急诊科、神经外科、胸心外科、胃肠肝胆外科、口腔颌面外科、泌尿外科、麻醉手术科、ICU、EICU、检验科、医学影像科的医师，目前在我院创伤中心以急诊科为基础，与各个科室融合发展，打造创伤一体化服务，经过前期磨合、完善后不断学习进步，目前创伤中心综合处置能力已极大提升。

急诊科十分重视人员培训工作，定期开展学习班或学术会议，一方面强化各科室理论业务学习，另一方面组织创伤救治的理论和技能培训，提高急诊科人员的综合素质。加强严重创伤规范化救治专业培训，能熟练掌握严重创伤的诊疗原则及相关医疗急救基本理论、操作技能和救治流程。不定期开展严重创伤救治演练，并不断发现救治过程中的不足，及时吸取教训，提高抢救水平。

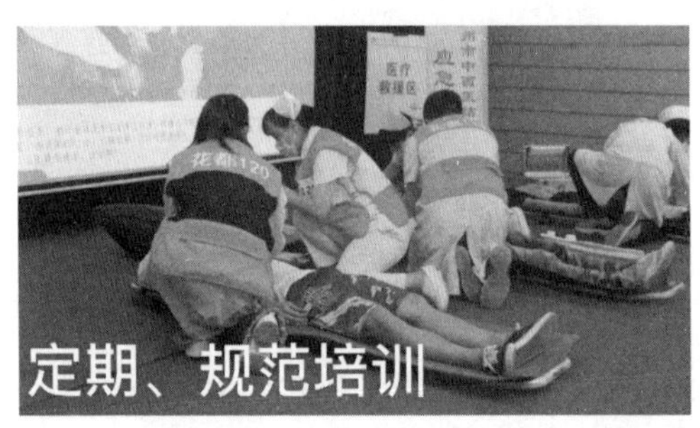

广州市中西医结合医院急诊中心以维护患者的生命安全为己任，尊重患者生命，爱惜患者健康，竭尽全力提升救治效率、增强救治能力，为患者带来幸福安康，为社会带来和平安宁。（医院公众号 / 通讯员：曾国根）

★ 2022 年

多学科联合成功救治一例急性肺栓塞患者

5 月 19 日晚广州市中西医结合医院急诊科接诊一例急性呼吸衰竭患者，经气管插管给予纯氧呼吸后，仍存在严重缺氧，病情危重，在急诊科、重症医学科、心血管内科、呼吸科、超声科、血液科，以及珠江医院团队联合抢救后后，患者生命体征平稳，安全转运至珠江医院进一步救治。

急诊科熊承文主任、重症医学科王震奎主任当机立断，决定进行诊断性治疗，计划进行药物溶栓。当溶栓药物进入体内后，可以看出患者紫绀减轻，

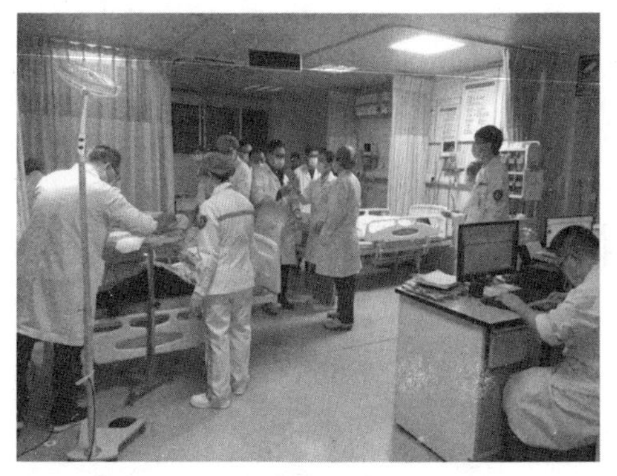

末梢循环得到改善。但患者呼吸急促状态仍未能得到有效缓解，证明急性肺衰竭的思路是正确的，但更严峻的是，溶栓药物对肺主干血管的堵塞是基本无效的。此例患者很有可能是极其罕见且严重的肺主干栓塞！

在珠江医院 ECMO 团队到场后，我们与之共同开展了 ECMO 治疗。高忠良主治医师以及珠江医院团队利用床旁超声为患者行导管置入，急诊科护士协助手术。手术过程顺利，管道置入后，ECMO 机器也完成了现场调试。随着血液从患者体内流入、从 ECMO 机器流出，患者的生命体征逐渐稳定，随之家属要求转送至珠江医院进一步治疗。

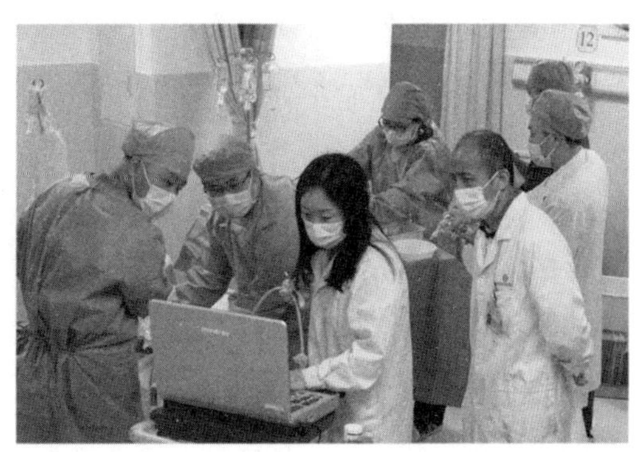

我院急救团队早期的处理及时正确，为挽救患者的生命争取了时间，也得到了患者家属的认可。（医院动态 / 通讯员：黄钜明）

10 改善医院服务的进步阶梯

——坚持以评促建

以评促建是扬弃、提升的过程。以良好的心态、端正务实的作风主动要求和参与以评促建，既能按相关标准要求进行规范化建设，提升服务水平，又可通过评方帮助查找和发现自身存在的不足，考量与同行之间存在的差距，有针对性地实施整改，实现再提升。

医院的发展虽然有一整套的规范与制度，除常态化的管理之外，还需更多的借助于第三方的力量，不断地借鉴先进的管理理念、管理方法、管理工具，不断地校正医院的发展方向，多方位、多角度评价医院的各方面工作，有助于医院更快、更广地发展。医院先后主动参加政府质量奖、卓越绩效奖、医疗质量奖、胸痛中心、卒中中心、创伤中心等评价，不同的评价体系更有助于医院的全面发展，为医院高质量发展助力。医院也积极先后参加政府倡导的平安医院、母婴医院、健康医院、老年友善医疗机构等评审，均获得相应称号，其也有助于医院更全面地发展，满足人民对美好生活的需求。医院也广泛与社会团体、大学等合作，拓展医院的业务领域与水平，为一方百姓提供更好地医院服务。

① 品牌创建

★ 2015 年

广州市中西医结合医院借创建持续改进服务

广州市中西医结合医院是广东省两家国家级第三批重点中西医结合医院建设单位之一。在为期三年的建设期内，该院按照相关建设标准和要求，扎实创建，持续改进，取得明显成效。

一是基础设施建设稳步推进。被列为区重点基建医院项目的 12 层新住院大楼建成进入装修阶段，627 个车位的地下车库，集中药材种植、康乐休闲等于一体的 13000 平方米大型文化景观以及年内投入使用，将大力改善就医环境。二是医疗服务能力进一步增强。医院通过实施门急诊、口腔、影像、信息化等改造项目，优化流程，实现年门诊量 108 万人次，年住院量 2.4 万人次。三是医疗技术水平明显提升。注重发挥中西医结合特色优势，不断提升中医、中西医结合治疗率和中医药使用率，提升中西医结合医护质量，医院新增 DSA、64 排 CT，开展介入治疗，急、难、重症救治能力大幅提升。四是重点专科建设取得重大成果。医院肿瘤科是国家“十二五”重点专科建设单位并通过中期评审，针灸科是国家针灸康复理疗特色专科，脑病科、骨伤科、肾病科是省“十二五”重点专科建设单位，骨伤科是广东省中医特色专科。五是医院管理进一步规范。注重贯彻落实医疗核心制度，引入第三方实行满意度调查，实施绩效考核与管理，强化中西医结合人才队伍建设，积极开展以预约诊疗服务、社工和志愿者服务、规范用药管理等为主要内容的改善医疗服务行动。

近日，国家中医药管理局委托广东省中医药局组织专家组，对该院建设项目进行了现场评估验收。

广东省中医药局副局长柯忠在参加该院现场评估时表示，正致力于建设广州北部区域中西医结合诊疗服务标杆的广州市中西医结合医院，要紧紧抓住此次创建契机，进一步加强内涵建设，持续改进服务，不断提升医护质量和服务水平，用心擦亮“国家重点中西医结合医院”这块牌子。（11 月 15 日

《中国中医药报》/ 通讯员：朱勇武）

★ 2016 年

携手澳门科技大学共建风湿研究基地

2015 年 12 月 30 日，广州市中西医结合医院又举行“澳门科技大学风湿病临床研究基地”揭牌暨“临床试验合作协议”签字仪式，正式启动与澳门科技大学在风湿病临床试验上的合作，共同挖掘和弘扬祖国传统中医药事业。澳门科技大学校长刘良、区委常委、宣传部长覃海深以及区卫计局等相关部门负责人出席并见证签字仪式。

据了解，双方此次临床试验合作，主要就“中西药物治疗类风湿性关节炎对肠道微生态影响的比较研究”项目的临床部分开展研究，并在学术、科研、人才培养等方面开展合作与交流。根据协议要求，为推动研究项目启动、运行及密切开展合作，澳门科技大学在广州市中西医结合医院设立并挂牌“澳门科技大学风湿病临床研究基地”。（1 月 2 日《今日花都》/ 通讯员：朱勇武、黄力君）

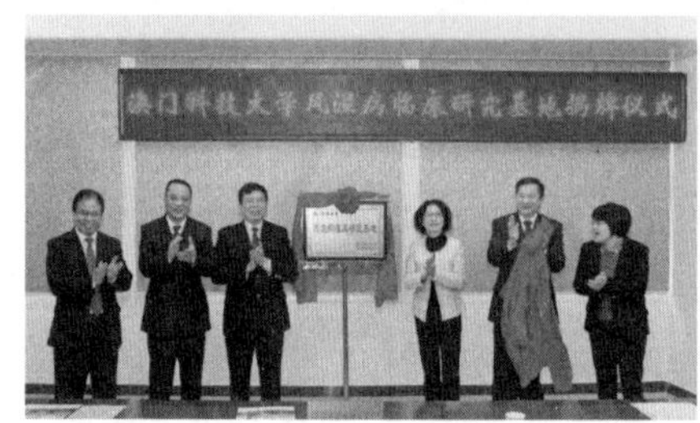

★ 2016 年

创建“健康医院”构建和谐医患

3 月 7 日，区健康城市办组织相关专家一行十人对我院创建健康医院工作进行了督导检查。

督查会上，预防保健科甘金娥科长对我院创建健康医院工作的详细情况进行了汇报。督导检查组通过听汇报、查阅资料、现场查看等形式，对我院在组织管理、支持性环境建设、无烟环境管理、

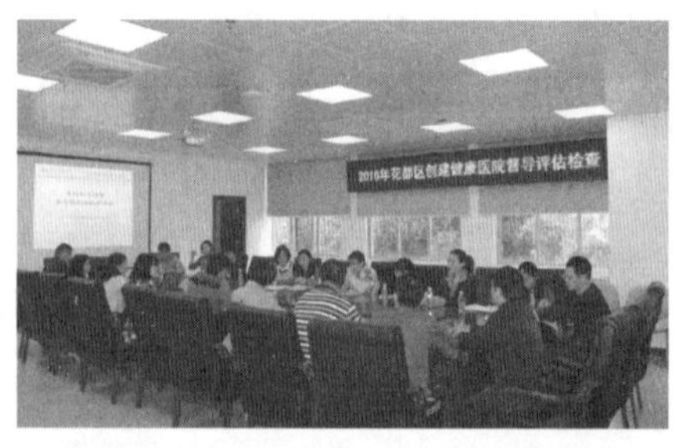

传染病预防控制、健康技能及健康教育效果评价等方面工作进行全面检查指导。（医院动态 / 通讯员：毕倩波）

★ 2016 年

我院平安及综治工作获市综治委肯定

5 月 17 日下午，花都区创建平安暨综治工作接受市综治委考核，我院 2014 年成功创建广州市平安医院，并连续 4 年（2012—2015 年）获平安创建及综治维稳工作先进集体，受区政法委推荐为本次考核两个现场视察点之一，代表区综治水平。市综治办督导处杨国跃处长带领考察组视察我院综治工作，区委政法委李琼辉副书记、区卫计局符惠副书记、刘瑞华院长、黄红柱书记、林培顺副院长等陪同。

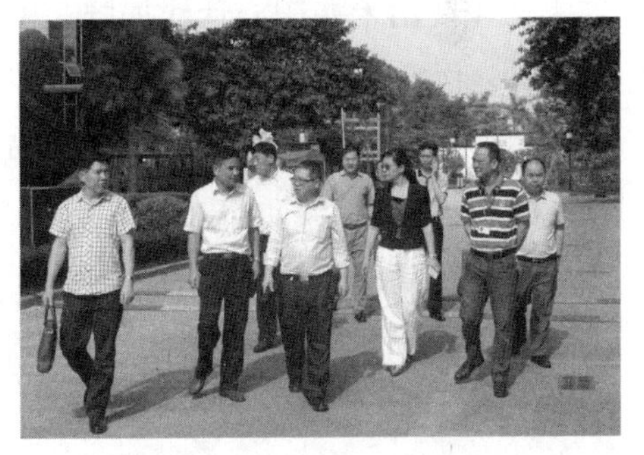

考察组对我院警务室、社工服务站、急诊科、视频监控室等进行视察，听取我院综治工作完成情况介绍和现场提问。考察组对我院综治工作给予充分肯定，更加坚定了我院开展好综治维稳工作的决心，我院将继续努力，积极承担起营造“干净、整洁、平安、有序”城市环境的重要任务。（医院动态 / 通讯员：叶锦坚）

★ 2017 年

市中西医结合医院备战新一轮三甲评审

近日，省中医药局转发国家中医药管理局《关于做好中医医院评审有关工作的通知》，宣告新一轮三级医院评审工作正式拉开帷幕。市中西医结合医院作为中医系统三甲医院，将于今年 9 月接受新一轮评审。

据市中西医结合医院负责人介绍，确保三甲达标是发展中医药文化和中医药强省强市工作的需要，是对医院综合能力和软实力的一次全面检验，也是促进医院长远建设和发展的一次良好机遇。他号召医院员工务必站在讲政治、讲全局的高度，进一步增强责任感和紧迫感，全身心投身到评审准备工作。

区卫计局主要负责人在参加该院三甲评审誓师大会上指出，创建三甲医院是完善城市公共服务功能的重要组成部分，是历史赋予我们的神圣使命，只能成功，不许失败。她强调，在三甲评审过程中，做到“三甲评审日常化，日常工作三甲化”，尤其要提高服务水平，强化服务意识，认真落实方便就医措施，控制医疗费用，减轻群众负担，着力构建和谐医患关系，促进医院又好又快发展。（3 月 20 日《今日花都》/ 通讯员：朱勇武）

★ 2017 年

治未病中心迁建、中国胸痛中心揭牌仪式

11 月 10 日，市中西医结合医院举办“中医中药中国行”——传播中医药健康文化暨治未病中心迁建揭牌、中国胸痛中心揭牌仪式，并组织专家为群众义诊，以实际行动践行贯彻十九大精神。

省卫生计生委副主任、中医药局局长徐庆锋，副区长李荣渝及市、区卫计系统相关负责人、市中西医结合医院职工等共计 150 余人出席活动。

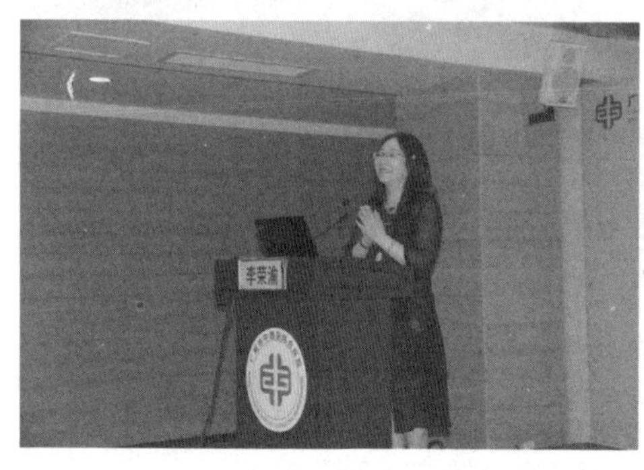

区政府李荣渝副区长发言

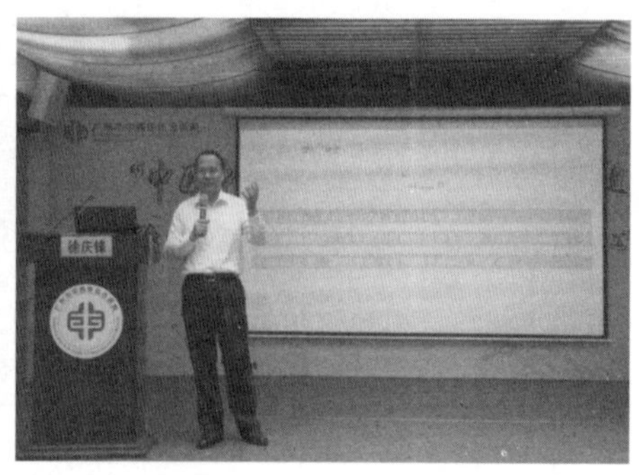

省中医药局徐庆锋局长发言

中国胸痛中心揭牌，标志着市中西医结合医院中医药服务能力发展到新水平。据悉，市中西医结合医院积极开展“弘扬大医精诚精神，提升中医药服务能力”主题活动以及中医中药中国行——广州市中医药健康文化推进行动，在传播中医药健康文化、提升民众健康素养上采取一系列措施，取得一系列成效。

副区长李荣渝表示，十三五期间，我区正着力推进健康花都建设，深化医药卫生体制改革，建立覆盖城乡的基本医疗卫生制度和现代医院管理制度，

开展医共体试点，广州市中西医结合医院在推进健康花都建设中必须勇于担当和发挥主力军作用。（11 月 13 日《今日花都》/ 通讯员：朱勇武、黄力君）

★ 2019 年

医院“国家高级卒中中心建设单位”揭牌

12 月 14 日，广州市中西医结合医院为“国家高级卒中中心建设单位”隆重揭牌。

获称“国家高级卒中中心建设单位”，意味着在广州市中西医结合医院，卒中治疗不是以神经内科为主体的卒中单元的扩大版，更不是神经内、外科与相关学科简单机械地“物理拼凑”，而是整合院前 120 急救、社区卫生服务中心和院内相关科室的脑血管病相关优质医疗资源，建立起一个包含急性期救治、早期康复、二级预防、随访宣教等功能于一体的相对独立的学科联合体系，通过多学科的密切合作，实现院前与院内的无缝对接。

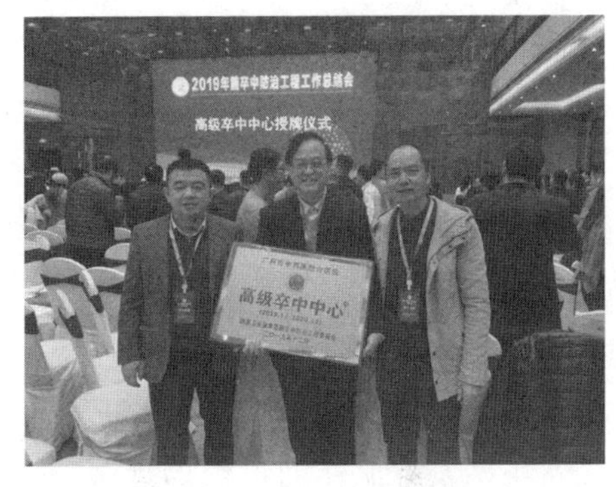

DNT（door to needle time）时间是指患者到医院到静脉溶栓给药时间，是评价高级卒中中心脑卒中救治能力关键指标。以 DNT 时间为例，该院在高级卒中中心建设中，DNT 时间平均数从 2018 年 126 分钟下降到 26 分钟，位居全国先进行列。（12 月 18 日《今日花都》/ 通讯员：郑友康）

★ 2021 年

肿瘤科规范化治疗再上新台阶

“CINV 规范化治疗病房”又称“化疗无呕吐病房”，是由护士对化疗患者进行筛查，与医生共同对高致吐风险患者进行有针对性的服务，防止因呕吐影响治疗的情况发生的一种规范化病房管理模式。

8 月 10 日下午，广州市中西医结合医院接受“CINV 规范化治疗病房建

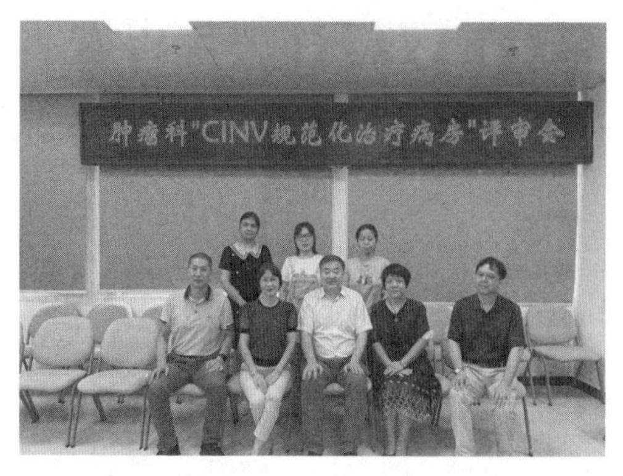

设”专家团的核查，检查审核肿瘤科这一年以来关于“CINV 规范化治疗病房建设”相应成果。

此次评审主要通过检查科室在这一年以来，对于化疗患者在入院后的一系列规范化流程，从化疗前、后及化疗全程的风险评估、医嘱处方的规范、病历的书写、健康宣教、随访、满意度调查等方面进行全流程审核，并且还进入病房现场对患者进行一体化查房。审核结束后，专家们肯定了肿瘤科的建设成果，也提出工作细化的要求，最后并予高分通过审核表示祝贺。（医院动态/通讯员：龙德）

★ 2021 年

医院参加广州市老年友善医疗机构复审

8 月 18 日上午，广州市中西医结合医院创建老年友善医疗机构迎评工作小组前往广州市卫生健康委进行复审。

本次复评工作通过现场查阅申报支撑材料和制作演示 PPT，准备发言材料的形式开展。工会朱勇武主席代表广州市中西医结合医院汇报了近年来医院在创建老年友善医疗机构方面所做的工作及取得的成效。

朱勇武主要围绕老年友善文化、老年友善管理、老年友善服务、老年友善环境等创建内容进行汇报，强调医院以创建老年友善医疗机构为契机，加强自身管理，优化老年人就医流程，在区内初评的基础上不断完善老年友善医疗机构各项配套措施和相关规章制度，以创促建切实解决老年患者就医的实际需求，努力缓解老年人看病难问题。（医院动态 / 通讯员：黄力君）

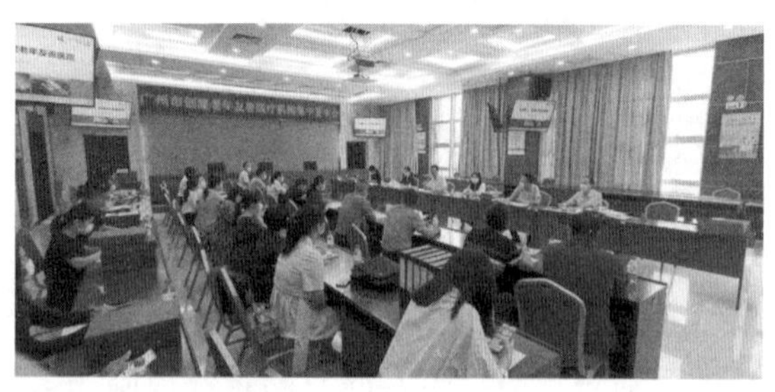

② 争先创优

★ 2016 年

针灸康复技术过硬　技能竞赛喜获佳绩

5 月 7 日，广州市中西医结合医院针灸康复科选拔出三位选手（分别是黄天开、刘洁、朱广浩）代表我院前往大学城参加广州中医药大学举办的临床教师组针灸推拿技能竞赛。本次竞赛由广州中医药大学各直属、非直属附属医院共 24 个代表队参加，竞赛分四部分进行，分别是腧穴定位、毫针刺法、隔姜灸 / 拔罐、推拿。本次竞赛水平参差不齐，绝大多数奖项由广州中医药大学第一附属医院及广东省中医院代表队包揽。我院选手迎难而上，拿下了腧穴定位二等奖以及两个优胜奖。通过此次竞赛，加深了我院针灸康复科与其他医院针康科的交流，规范并强化了我院选手的针灸推拿临床操作技能及临床带教水平。（医院动态 / 通讯员：邓眉敏）

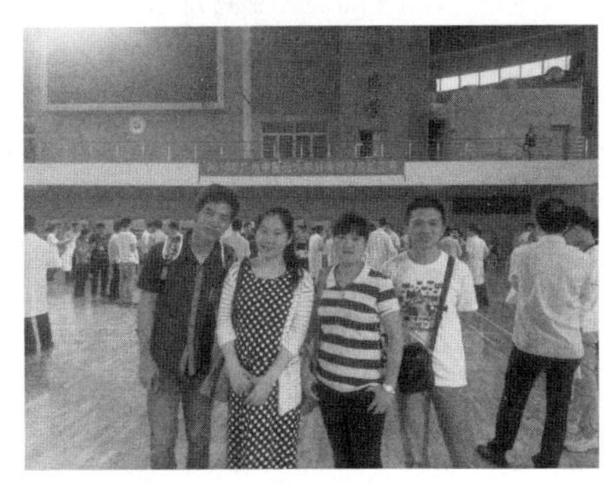

★ 2016 年

我院获广州市医疗器械安全性监测工作先进单位

5 月 24 日，在 2016 年度广州市药品、医疗器械安全性监测工作会议上，我院因在 2015 年度医疗器械安全性监测工作中表现突出而受到表彰，被评为“广州市医疗器械安全性监测工作先进单位”。同时我院许玉华同志再次获得“广州市医疗器械安全性监测工作先进个人”称号。

我院高度重视药品不良反应和医疗器械不良事件监测工作，将药品不良

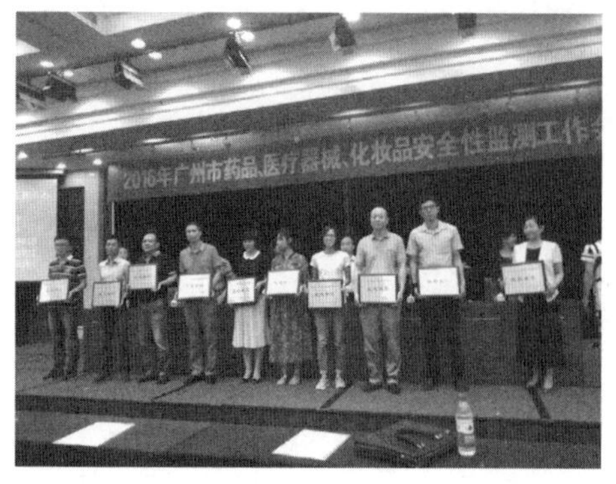

反应和医疗器械不良事件报告列为日常监督检查的重要内容，并与科室评先评优挂钩。2015 年我院超额完成了上级下达的医疗器械不良事件报告指标，为保障广大患者安全做出了应有的贡献。（医院动态 / 通讯员：姚海魂）

★ 2017 年

广州市中西医结合医院获国家“医疗扶贫贡献奖”

近日，由国家卫生计生委医政医管局指导，健康报社主办的“医疗扶贫 与爱同行”——对口支援医疗扶贫交流颁奖会在北京举行。广州市中西医结合医院获国家“医疗扶贫贡献奖”。

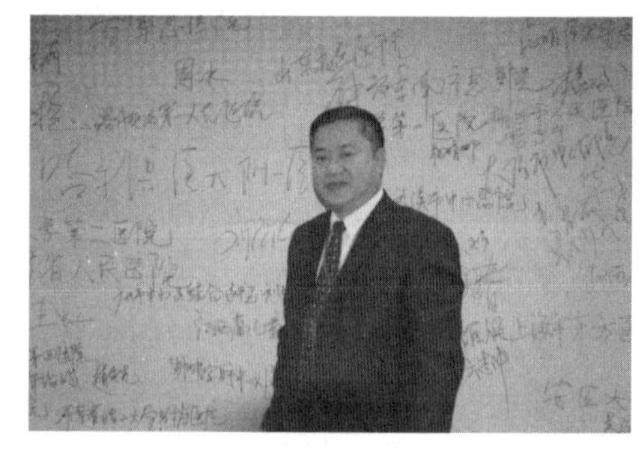

据悉，自 2014 年 7 月起，广州市中西医结合医院根据对口支援医院的需要求共派出心血管内科、肿瘤科、骨伤科、针灸康复科等专业 6 批次 49 名医生开展支援工作。帮扶期间我院先后组织专家开展了 4 次义诊服务，免费派发院内自有制剂价值 20000 余元，捐献价值 20 万元的中医诊疗设备，使受援医院在人才队伍建设、中医诊疗水平、医疗技术、医院管理等全方位得到了提升，实现当地群众在自家门口就能享受到了省城专家的医疗服务。医院对口帮扶工作多次被电视台、国家级刊物报道，获大会颁发的“医疗扶贫贡献奖”，刘瑞华院长对开展对口帮扶工作不遗余力，获大会颁发的“扶贫榜样奖”。（1 月 16 日《今日花都》、3 月 24 日《花都文学》/ 通讯员：黄力君）

★ 2017 年

广州市中西医结合医院获优秀医院管理团队奖

2 月 16 日，广东省医院协会在珠江宾馆举办县（市、区）级医院分会 2016 年年会。来自全省各地近 200 家医院 400 多名医院管理骨干齐聚一堂，共同探讨医改新形势下县（市、区）级医院的发展方向。

广东省医院协会举办“济民可信杯”广东省县域（区）优秀医院管理团队评选活动。广州市中西医结合医院积极响应中央号召，推行现代医院管理的成果受到大会、同行和市民的认可，获优秀医院管理团队奖。

据了解，在获得该项殊荣的 15 家医疗单位中，广州市中西医结合医院是唯一一家中医系列的医院。作为花都地区唯一的三级甲等中西医结合医院，广州市中西医结合医院一直以来坚持“让老百姓看上病，看好病，有体面地看病”的宗旨。面对医改带来的机遇和挑战，医院管理团队团结一致，努力实现医院的转型升级，希望为全区人民提供更优质的医疗服务。（2 月 20 日《今日花都》、3 月 1 日广东中医药公众号 / 通讯员：黄力君）

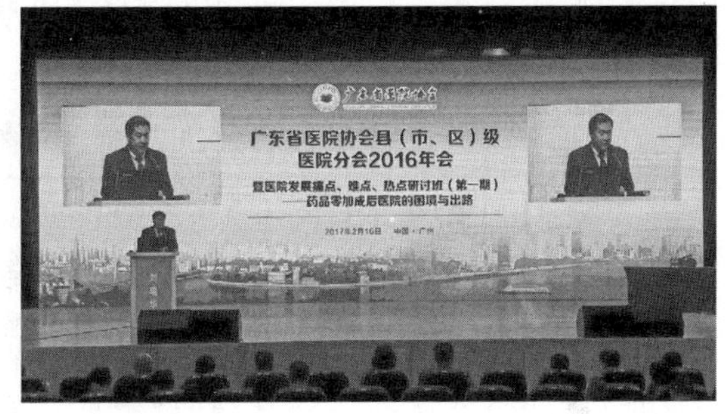

★ 2017 年

急诊科护理组荣获市优秀护理集体称号

4 月 11 日下午，由花都区护理学会主办的“5.12 国际护士节广州市优秀集体竞选演讲”活动在胡忠医院会议室召开。花都区护理学会理事、花都区人民医院护理部主任骆主任、广州市中西医结合医院护理部主任陈主任等担任主评委，花都区各乡镇医院护理部主任担任评委出席会议，100 余名护理人员观看演讲。

此次竞选共吸引区内 6 个护理团队优秀护理人员参加，经过激烈角逐，

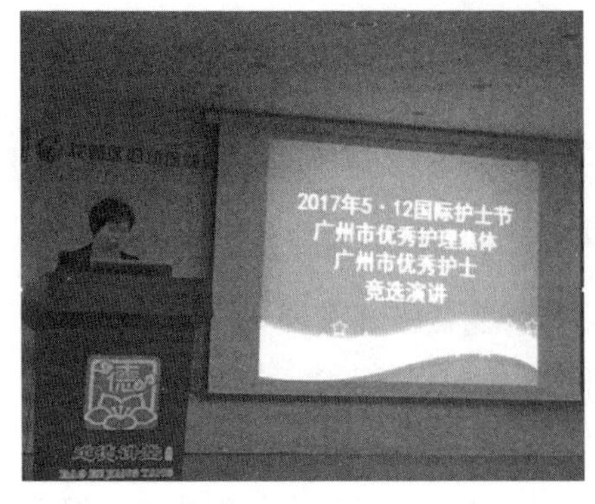

广州市中西医结合医院急诊科护理组的陆奕双演讲《为生命护航，医院的首战场》凭借声情并茂的演绎感动全场，荣获竞选第一名，荣获花都区优秀护理集体称号，并代表花都区参加广州市优秀集体评选，最终赢得了2017年广州市优秀护理集体荣誉称号。（医院动态／通讯员：赵娜）

★ 2017年

骨二科护理单元获“市巾帼文明岗”称号

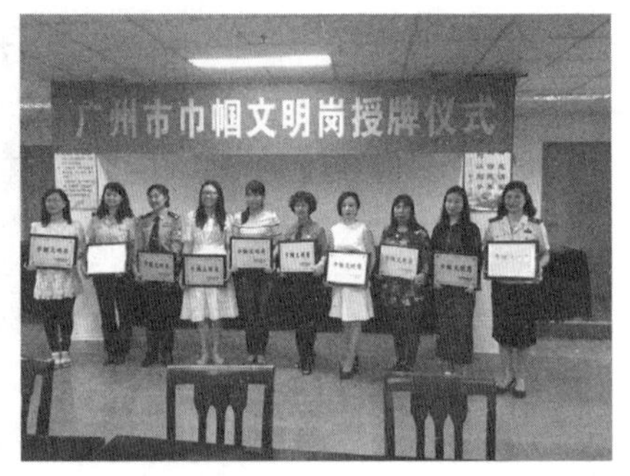

4月21日下午，在广州市花都区妇联举办了“广州市巾帼文明岗授牌仪式”，区妇联主席王慧涛分别为获得“市巾帼文明岗”的十个单位进行授牌。

广州市中西医结合医院骨二科单位内的女性成员在优化服务方面做出了优秀的成绩，获得社会各界的好评，成为2017年全区唯一获得此殊荣的卫生系统单位。（4月26日《今日花都》／通讯员：陈宝玲）

★ 2017年

医院参加第三届医院全面优质服务管理擂台赛

10月14日，第三届全面优质服务管理擂台赛在广东省中医院盛大举行，来自全国各地36个单位的94个参赛案例汇聚在此，108位参赛选手集腋成裘，思想碰撞。广州市中西医结合医院朱勇武主任、李幸洲医生参加了此次大赛。

朱勇武主任从医院公益性出发，以医院年度公益性报告为主要呈现对象，开展以《编制年度公益性报告，营造公立医院公益人文》为题的演讲；李幸洲医生演讲《构筑救“心”高速路，优化胸痛患者就诊流程》，结合实际案例，将医院胸痛中心建设契机、过程及成效进行生动分享。（医院动态 / 通讯员：王晓彤）

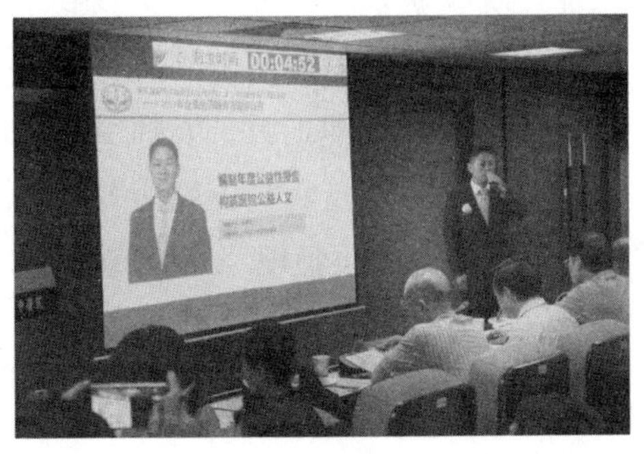

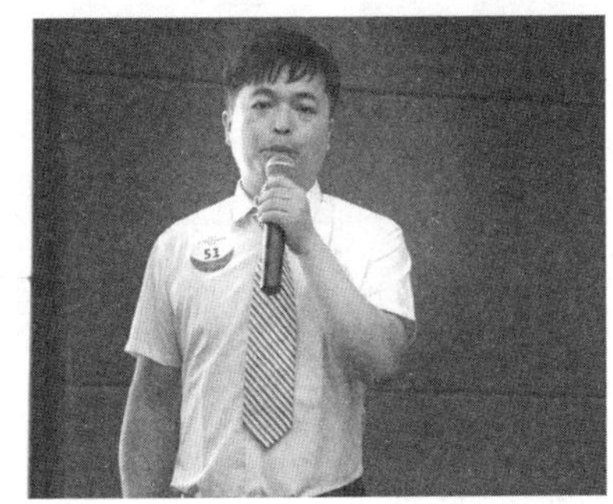

★ 2018 年

内二科护理组荣获市优秀护理集体称号

4 月 16 日下午，花都区护理学会在区第二人民医院报告厅举办了 2018 年 5·12 国际护士节广州市优秀集体评选活动。

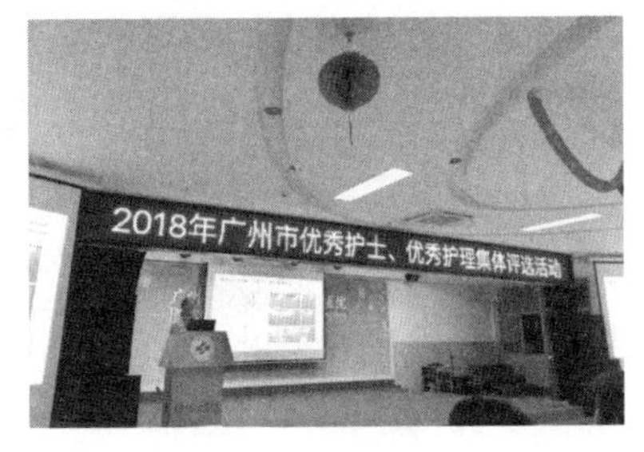

此次评选活动共吸引 5 个护理单元参加了现场评比，经过激烈角逐，我院内二科护理组的陈蓓蓓护士长演讲《与时间赛跑，为生命护航》凭借声情并茂的演绎感动全场，并以两轮总得分最成绩高荣获竞选第一名，荣获广州市优秀护理集体称号，这是继 2017 年之后两年蝉联此殊荣。（医院动态 / 通讯员：赵娜）

★ 2018 年

医院斩获广东省首届品管圈大赛二等奖

2018 年 8 月 4 日至 5 日，由广东省医院协会和南方医科大学南方医院联合主办的第三届全国医院品管圈及多维管理工具应用高峰论坛暨广东省首届医院品管圈大赛在广州举行。经过激烈角逐，广州市中西结合医院参赛的防

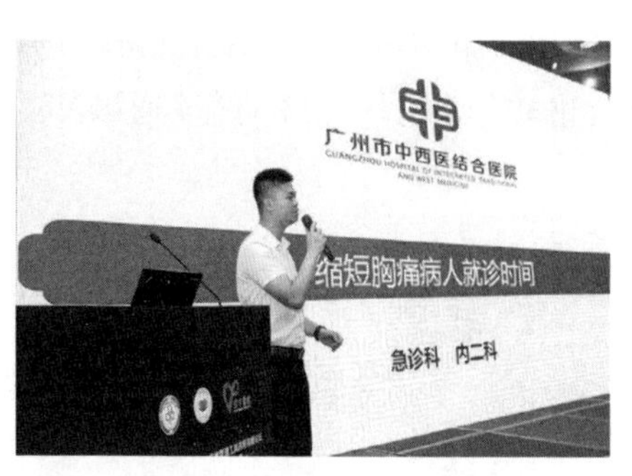

火墙圈获大赛二等奖，离感圈、胸痛圈获入围奖。

医院首次参加省级管理工具应用比赛，既收获了一点成绩，也找到了和更优秀圈组的差距，医院将更坚定推广使用多维管理工具，发挥员工主动管理才能，扎扎实实提高医疗安全质量，以管理工具促医院科学管理、精细化管理、现代化管理。（医院动态 / 通讯员：叶锦坚）

★ 2018 年

医院参加省直第六届工作技能大赛喜获佳绩

近日，广东省直属机关工作委员会、省委全面深化改革领导小组、省总工会、团省委、省妇联联合主办的广东省直单位第六届工作技能大赛暨市县机关工作技能邀请赛协作区分赛落下帷幕。全区共四个创新项目晋级此轮，其中广州市中西医结合医院独占两席。

党建创新项目《建立党员诚信档案擦亮医院“诚信”名片》准确把握新时代党的建设总要求，以十九大报告中“推进诚信建设制度化”为出发点，在构建员工诚信体系基础上创新建立党员诚信档案，围绕落实组织生活制度、开展医疗服务、执行廉洁纪律，从医患两个维度对党员进行诚信评价，并定期考核形成正、负面诚信名单，同时采取通报、曝光、诫勉谈话，与评先评优、晋级挂钩等手段，对党员起到强大的激励和警示作用，让党内监督落到实处。

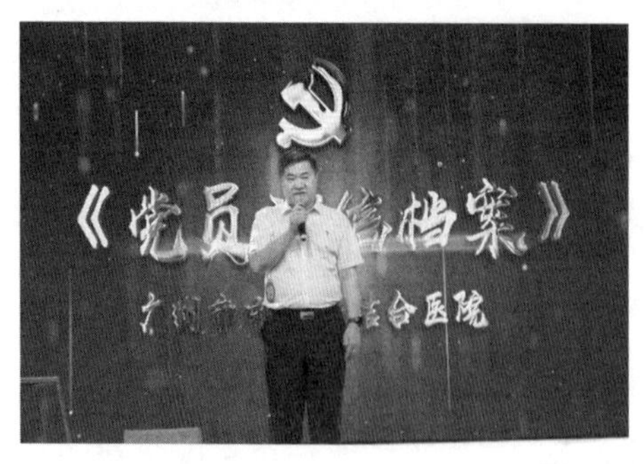

从而增强党员诚信意识、发挥先锋模范作用，激发组织内在活力。

改革创新项目《编制年度公益性报告重塑公立医院公益性》聚焦公立医院公益性，以三级医院为研究实体，构建了一套标准化的公益性评价指标体系，涵盖医疗服务公平可及性、适宜性、质量、效率以及七大社会责任，并以《年度公益性报告》展现于公众视野。图文并茂、纵横比较，以客观数据、图表真实展现作为公立医院应有的公益担当，旨在促进医患互通、自身勉励和政府监管，重塑医院公益性。（医院动态 / 通讯员：王晓彤）

★ 2018 年

《公益性报告》、微信公众号入围全国卫生系统优秀宣传平台

今年 8 月，《健康报》社启动“第二季卫生系统优秀宣传平台及宣传工作者推选活动”，广州市中西医结合医院积极参与活动，以赛促学。10 月 18 日，《健康报》社发布首批入围名单，医院《公益性报告》、微信公众号得到专家肯定，双双入围红榜。

在新媒体时代，为了更好地品牌传播，广州市中西医结合医院独立运营自己的自媒体平台。广州市中西医结合医院微信平台（微信号：ZXY87H）建立于 2017 年初，同年 3 月，医院正式向社会推出微信预约挂号、门诊缴费以及检验检查报告查询等一系列全流程的便民服务功能。截至 2018 年 10 月，关注总人数超过 150000 人。广东省中医药局最新发布的全省中医医院公号、全省知名中医药企业公号排行榜中，广州市中西医结合医院微信公众号位列服务号榜单前十。

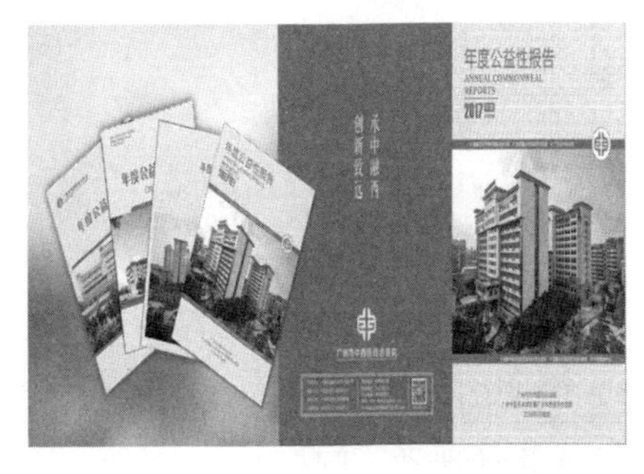

医院立足新常态，以坚持公立医院公益性为导向，以三级医院持续改革为主线，以构建医院公益文化为抓手。2014 年起，连续 4 年编制年度公益性报告。

医院以三级医院为研究实体，构建了一套标准化的公益性评价指标体系，涵盖医疗服务公平可及性、适宜性、质量、效率以及七大社会责任，并以《年度公益性报告》展现于公众视野。图文并茂、纵横比较，以客观数据、图表真实展现作为公立医院应有的公益担当，旨在促进医患互通、自身勉励和政府监管，重塑医院公益性。（医院动态 / 通讯员：王晓彤）

★ 2018 年

以评促建　医院入围 2018 年度“中国医院质量（医疗）奖”

9 月 26 日评审委员会组织国家卫生计生委卫生发展研究中心医院管理与改革研究室江蒙喜研究员一行前往广州市中西医结合医院实地考察，现场复核医院自评分数及相关材料的真实性、有效性。经过前期医疗质量数据分析、自评和专家实地考察等环节，广州市中西医结合医院综合评价获得专家们的一致肯定，入围中国医院质量（医疗）奖。

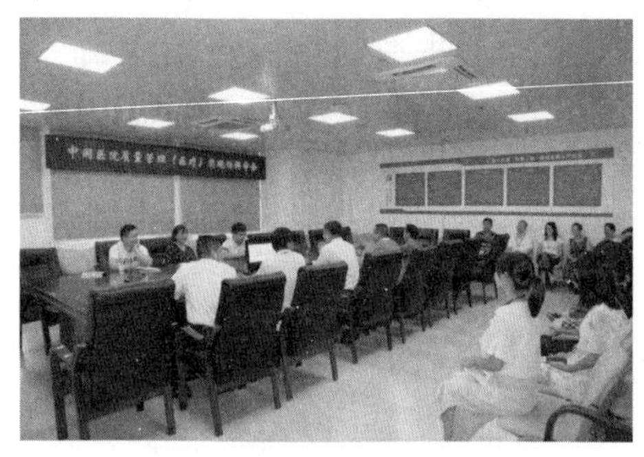

中国医院质量管理（医疗）奖评选旨在以评促改、以评促建，以评选为纽带，推动建立中国医院质量管理（医疗）的系统评价模型，引导和激励医院积极参与相关标准规范的导入、验证工作，借此全面提高中国医院的质量安全水平，完善现代医院评审评价体系，为探索建立更具实践指南性和应用导向性的现代医院质量管理评审评价标准奠定坚实基础。（医院动态 / 通讯员：黄力君）

★ 2018 年

医院荣获“全国医院后勤管理创新示范单位”称号

近日，广州市中西医结合医院在医院后勤管理创新方面成效显著，获得“年度全国医院后勤管理示范单位”的殊荣，医院刘志军副院长获“全国医院后勤优秀管理者”的称号。

近年来，医院推行一系列后勤管理社会化改革，充分利用社会资源，将后勤保障工作交由社会专业公司管理，涵盖保安、保洁、水电气暖、被服清洗、污水处理、膳食供应、零星维修、维保、园林绿化、除四害、固体废物处理等，把管理人员以及医务人员从繁杂的后勤事务中解放出来，将主要精力投入到为患者服务上。

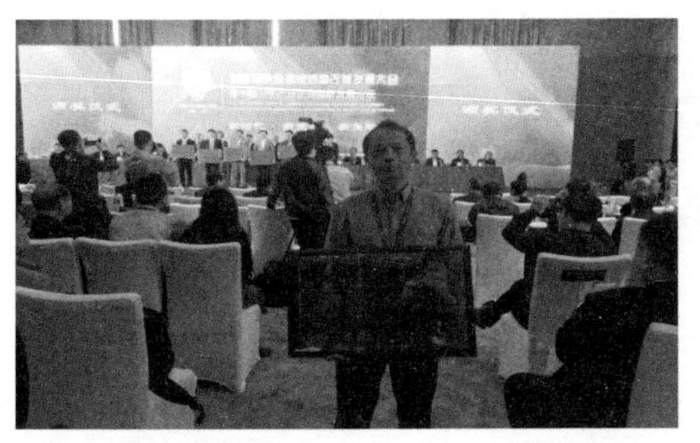

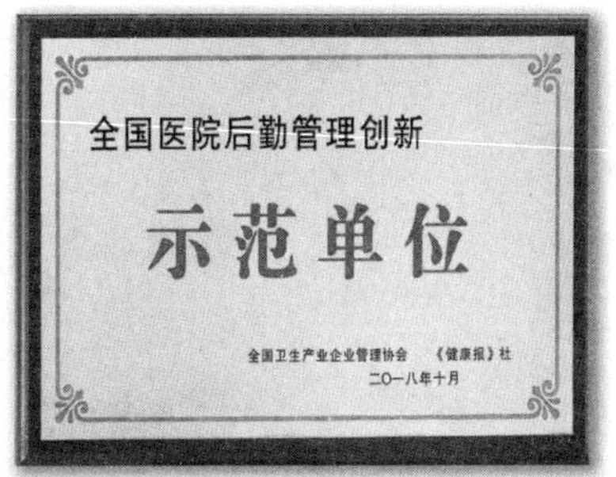
全国医院后勤管理创新
示范单位
全国卫生产业企业管理协会 《健康报》社
二〇一八年十月

依据现代医院管理要求，医院建立了健全的后勤管理制度，设置编码并上传 OA 系统；建立了“三级决策体系”模式，重大采购、维修、维保等事项，多部门监督落实。着眼于“大一统”，在后勤管理上积极搭建后勤管理平台，涵盖“一体化”管理框架，“一键式”设备报修，全流程医疗废物管理，克服了政出多门，后勤岗位之间信息不畅，职责分工不明、保障人员互相推诿扯皮以及交叉空档等问题。积极融入智慧医疗建设，投入两千余万元，成功上线国内处于行业领先地位的数字化医疗信息系统。除了开展微信预约挂号、门诊缴费以及检验检查报告查询等一系列全流程便民服务外，增设“自助一体机”，实现患者自助完成挂号、缴费、预约、查询、打印等业务，结合原有的现场、电话、网站、诊间等预约，患者预约挂号途径达到 6 个。

该院建成极富中医药文化特征文化景观“荟春园”“青蒿园”“南药园”以及中医药文化长廊。其中，“荟春园”被核定为广东省青少年科技教育基地和广州市科学技术普及基地。除常规设置户外形象标识、导引牌、查对规范、操作指引外，还加强以胸痛、卒中、蛇伤救治为主的急诊体系建设，设计清晰规范的门诊地标指引，既方便患者就诊，又提高医务人员工作效率和准确性。采取人车分离、机动车与非机动车分离管理，车辆进出均不与行人发生交叉。医院迁建扩大 13 个厕所，按照国家一类公厕标准统一加装通风、防滑、洗手等设施，落实定人、定位、定时、定责等巡查措施。（医院动态 / 通讯员：王晓彤）

★ 2018 年

医院荣获中国医院质量管理（医疗）卓越奖

11 月 30 日，第十二届中国医院院长年会上举行了中国医院质量（医疗）奖颁奖典礼，广州市中西医结合医院荣获 2018 年度“中国医院质量管理（医疗）

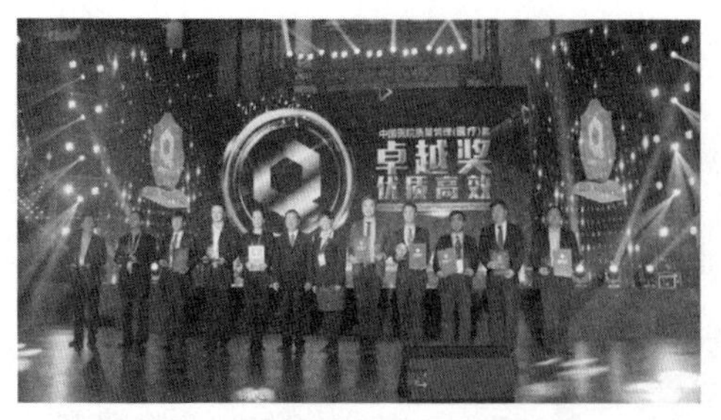

卓越奖”。

近年来，医院狠抓医疗服务过程中重点环节、重点区域、重点人员管理，严格落实核心制度，持续改进医疗质量，严格执行各项诊疗、护理技术规范和常规，充分运用临床路径管理、单病种质量控制、不良事件上报等医疗质量安全管理工具，运用信息化手段实现医疗质量安全科学化、精细化管理，推动医疗质量安全持续改进。（医院动态 / 通讯员：陈珂）

★ 2019 年

医院荣获“改善医疗服务创新医院”称号

12 月 28 日上午，由国家卫生健康委医政医管局指导，人民健康网主办，中国健康促进与教育协会、中国医药卫生文化协会人文医院分会协办的 2018“改善医疗服务创新医院、创新管理者”交流颁奖会在北京举行，对来自全国各地的 46 家“改善医疗服务创新医院”进行了现场揭晓并颁奖，广州市中西医结合医院荣膺 2018 年度“改善医疗服务创新医院”称号。

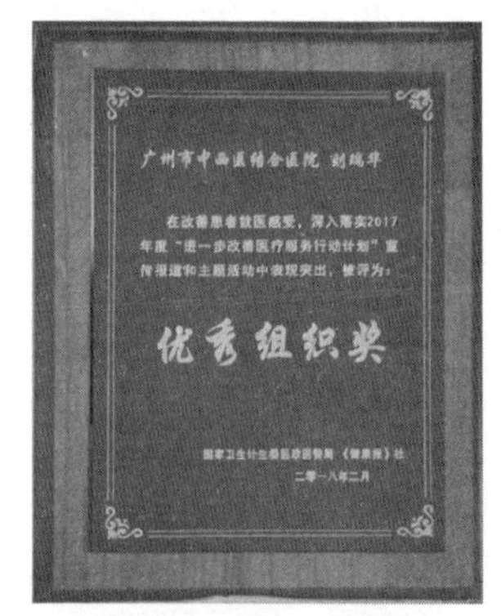

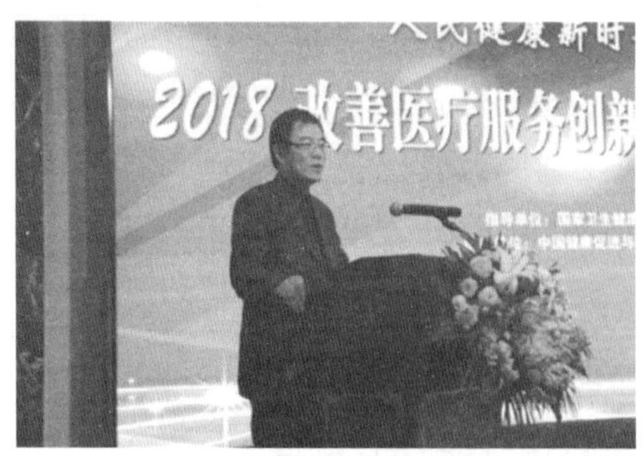

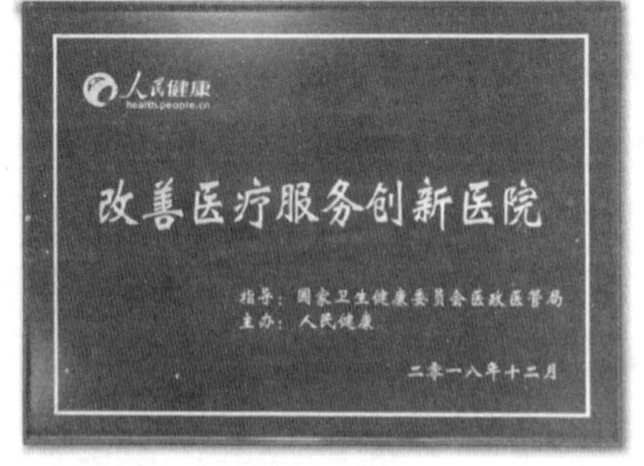

近年来，广州市中西医结合医院在不断提升医疗质量和医疗服务水平上下功夫。医疗服务质量进一步向创新与人性化延伸，细节中和谐了医患关系，在改善医疗服务方面陆续获得多项国家、省、市级荣誉。（医院动态 / 通讯员：王晓彤）

★ 2019 年

医院参加省第二届品管圈大赛 3 个决赛项目全数获奖

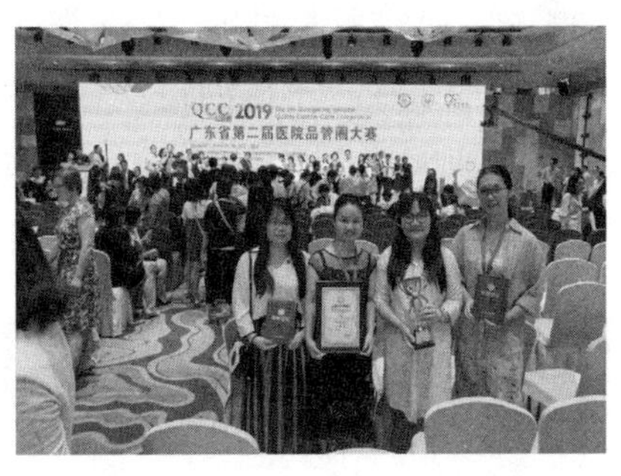

8 月 16 日至 17 日，由广东省医院协会和南方医科大学南方医院联合举办的广东省第二届医院品管圈大赛在广州举行，经过与全省近百家医院同仁角逐竞技，广州市中西结合医院 3 个决赛项目脱颖而出，均获得奖项，其中护理部的“护管圈”获大赛三等奖，急诊科“多学科联合救治圈”、护理部“针时圈”获优秀奖。

本次比赛共 232 个圈组参加，医院黄钜明、赵丹、谢燕婷、黄颖欣、吴宝霞等 5 位选手以稳定的发挥为医院斩获 3 个奖项，很好地体现了医院近年重视质量持续改进工具运用的成果。（医院动态／通讯员：叶锦坚）

★ 2019 年

中国医师节致敬广州最美医护

8 月 19 日下午，为庆祝第二个中国医师节、表彰广州市先进医务工作者，为推进健康中国建设汇聚更多力量，“以匠心致仁心——第二届寻找广州最美医护暨‘仁心·仁术·仁义’感动广州医患好故事主题分享会”在广州白云国际会议中心广东大会堂盛大开启。

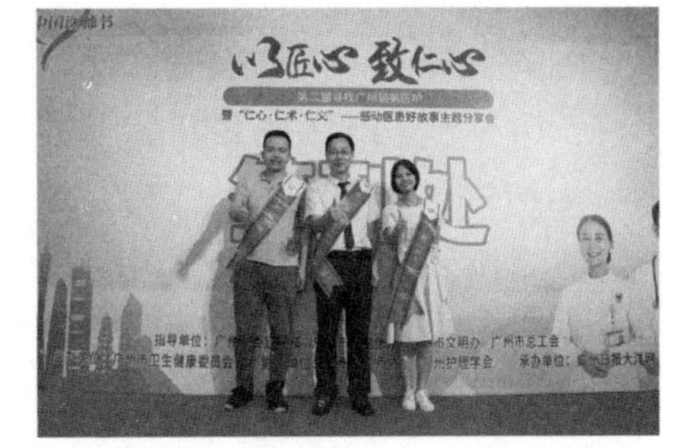

广州市中西医结合医院医生邵军荣获广州最美医生、最具网络人气医生，护士曾月玲荣获最美护士提名，刘礼胜援藏经历当选感动广州医患好故事一等奖；急诊科曾月玲、马清龄、凌志芳、钟林岐组成的四人团队于首届广州市院前急救技能大赛获团队二等奖，钟林岐医生夺得个人第二名。

邵军：广州最美医生、最具网络人气医生

邵军是广州市中西医结合医院口腔科副主任，妇儿五官党支部书记，主任医师，教授，暨大口腔医学院硕士生导师。2018 年，荣获“广东省五一劳动奖章”。“我只是做了一个医生该做的事。”邵军如是说。

在邵军孜孜不倦的推动和带领下，广州市中西医结合医院口腔中心开创了花都地区的多个“第一”：邵军带领团队完成了花都第一例舌癌根治术、花都第一例腓骨皮瓣修复术、花都第一例运用 3D 打印技术精准实施的颌面部复杂骨折整复术，口腔中心也成为花都首家也是唯一一家提供 24 小时口腔急诊服务的医疗机构。团队拥有 4 项国家实用新型专利，发表专业论文 40 多篇，SCI（科学引文索引）10 余篇，影响因子超过 20 分，在整个学术界颇有成果和声誉。

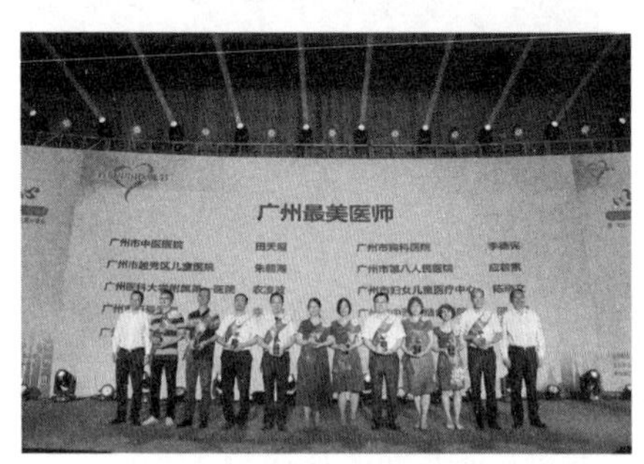

曾月玲：最美护士提名

曾月玲是广州市中西医结合医院急诊科的一名护士，2018 年 5 月，她作为广东省第二批柔性援藏队队员，随柔性援藏医疗队前往进林芝市人民医院，开始了半年援藏之旅。

援藏期间，曾月玲主动肩负起急诊科的护理质量管理工作，运用广东三甲医院的管理知识进一步规范及完善相关管理制度，促使科室护士养成日常工作三甲化，三甲工作日常化的良好习惯。曾月玲还参加北京爱尔向日葵计划活动，重点筛查脑瘫患儿，由于表现优异，还获得了“优秀志愿者”称号；在第十三个“世界卒中日”，协助林芝市疾控中心和巴宜区疾控中心到百巴镇的色贡村进行义诊。

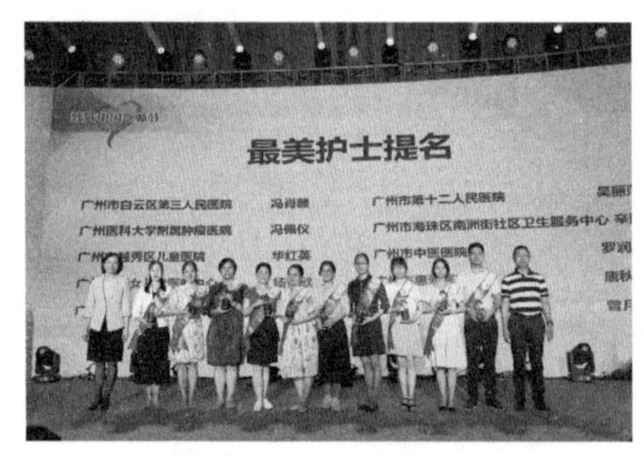

刘礼胜：援藏经历当选感动广州医患好故事一等奖

刘礼胜是广州市中西医结合医院麻醉科医生，2018 年 5 月，刘礼胜医生赴西藏林芝市人民医院开展为期半年的柔性援藏工作。

援藏期间，刘礼胜一共完成了 162 例全身麻醉、48 例椎管内麻醉、28 例神经阻滞、152 例无痛胃肠镜麻醉手术工作，无一例发生麻醉并发症；同时，充分发挥“传、帮、带”作用，通过开展各类培训、业务指导，在提高西藏林芝市医疗卫生水平和服务能力方面做了大量工作，成效显著。今年 4 月，刘礼胜医生获林芝市卫生健康委员会党组授予“优秀援藏干部”荣誉称号。

急诊科：急救技能大赛团队二等奖、个人二等奖

8 月 16 日，广州市卫生健康委员会主办的首届院前急救技能大赛上，广州市中西医结合医院急诊科曾月玲、马清龄、凌志芳、钟林岐组成的四人团队夺得团队二等奖；钟林岐医生夺得医师组理论考试个人第二名。（8 月 21 日《今日花都》/ 通讯员：王晓彤）

★ 2019 年

医院揽获“改善医疗服务行动全国医院擂台赛”六项大奖

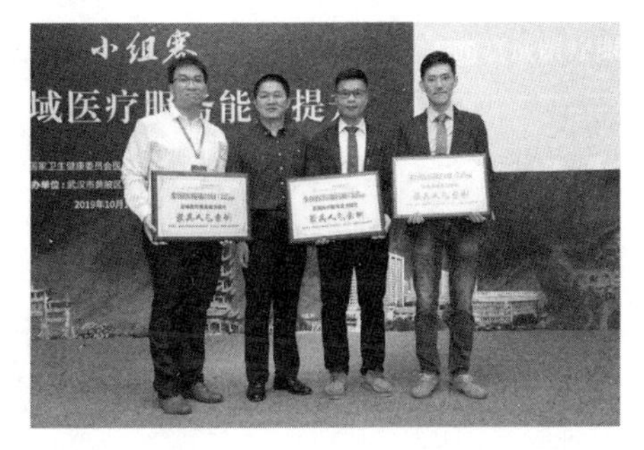

恰逢新中国成立 70 周年，10 月 11 日，2019 年全国医院擂台赛（县域类）中南赛区分会场小组赛在湖北省武汉市黄陂区完美落幕。广州市中西医结合医院三支队伍揽获六项大奖。

经过全国各县（含县级市、市辖区）及基层 1 医疗机构积极报名，热情参与，3288 个案例参加了本次擂台赛，其中县域类医院提交案例 1087 个。经过专家线上评审，十大主题 112 个案例脱颖而出。其中，广州市中西医结合医院三个案例全数晋级本轮比赛。

经过激烈的角逐，三个参赛案例脱颖而出，均获十大人气案例；其中，“弘扬中医药文化，打造科普新阵地”获优秀案例，“践行智慧医疗服务，打造‘疾’速绿色通道”“做实紧密型医疗集团建设工作全面提升基层医疗服务能力”荣获最具价值案例。（医院动态 / 通讯员：王晓彤）

11 改善医院服务的常备境界
——坚持自省自警

人在工作中难免出现这样和那样的问题偏差，存在这样和那样的缺陷不足，单位也如此。经常“照镜子”有利于“正衣冠”，通过上级主管部门和第三方的督导检查，可以发现平时视而不见的问题和自身认为不是问题的问题。“自省吾身，常思己过，善修其身”是美德。

① 接受第三方满意度调查

★ 2017 年

改善服务委员会专题讨论第三方满意度调查开展方案

广州市中西医结合医院从 2014 年起，开展第三方满意度调查。10 月 18 日，黄红柱主任主持召开改善服务委员会全体委员会议，专题讨论新一轮调查操作方案。

会议听取第三方满意度调查公司（广州方舟公司）介绍操作模式。首先，满意度调查要具体到科室，主要分为硬件配套、制度流程管理以及人员服务三大类。新模式区分性更强，分数由医疗技术、服务态度、医患沟通三个部分组成，每个科室的主任需要对分数负责人，最后签字落实。其次，分数落实到科室主任。使用统一的问卷，通过横向对比、纵向对比，强化调查效果。然后，向窗口服务投入神秘顾客做暗访，针对服务态度，操作规范等，通过视频来扣分，督促改进。最后，效果跟踪。得出调查报告后，将根据数据，分析报告，找出问题与短板，做闭环管理；针对问题出具行动计划、改进措施。（医院动态 / 通讯员：王晓彤）

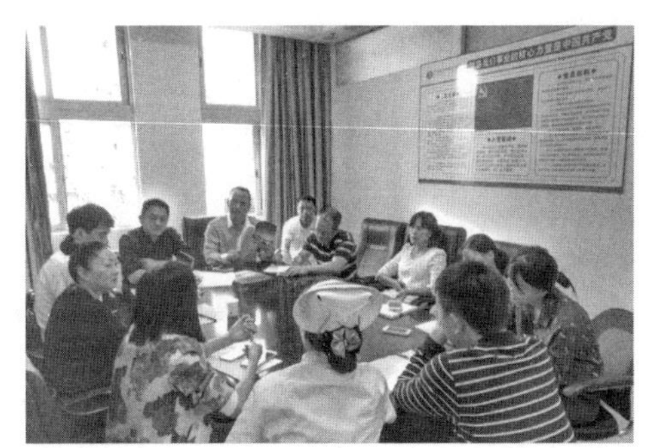

★ 2018 年

医院召开第三方满意度调查结果反馈暨改进培训会

医院连续 4 年开展第三方满意度调查工作，对患者、员工满意度进行调查、分析并针对问题落实改进。12 月 29 日，医院召开 2017 年第三方满意度调查结果反馈暨改进培训会。

会议听取第三方满意度调查公司（广州方舟市场研究咨询有限公司）对 2017 年医院第三方患者满意度、员工满意度调查结果进行反馈，2017 年医院患者综合满意度较 2016 年有所提高，2014—2017 年医院综合满意度得分呈现逐年上升趋势，经收集门诊、住院、出院患者及员工满意度数据，第三方满意度调研人员从硬件配套、制度流程管理以及人员服务三方面分析调查结果，重点提出医疗技术、服务态度、医患沟通方面较严重问题，具体到每个科室的短板，便于下一步改进工作的开展。（医院动态 / 通讯员：叶锦坚）

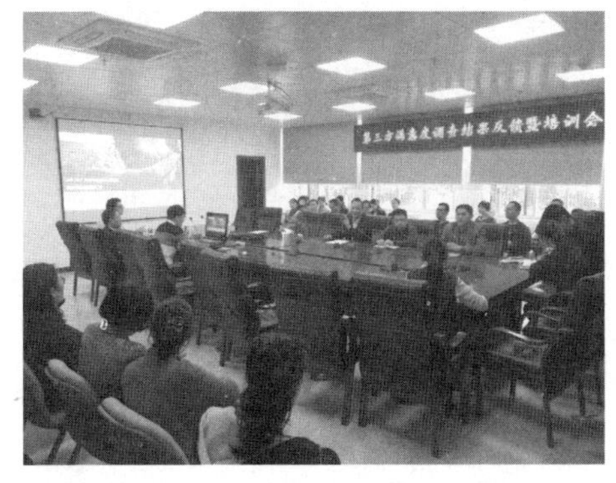

② 参与区政府年度行风评议

★ 2015 年

2015 年度行风建设评议工作启动

11 月 18 日下午，区行风建设监督评议员黄大元一行到我院调研行风建设情况，刘瑞华院长、黄红柱书记、焦锋副院长以及纪检监察室、院办、医务科等相关职能部门负责人参加座谈。

会上，刘瑞华介绍医院行风建设情况，特别是 2014 年行风评议以来的落实整改情况。

黄大元对医院在行风建设上所做的努力及取得的成绩给予肯定，他希望医院再接再厉，进一步抓好整改落实，切实改善医疗技术和环境，为老百姓提供优质的医疗服务，在新一年的行风评议中取得好成绩。

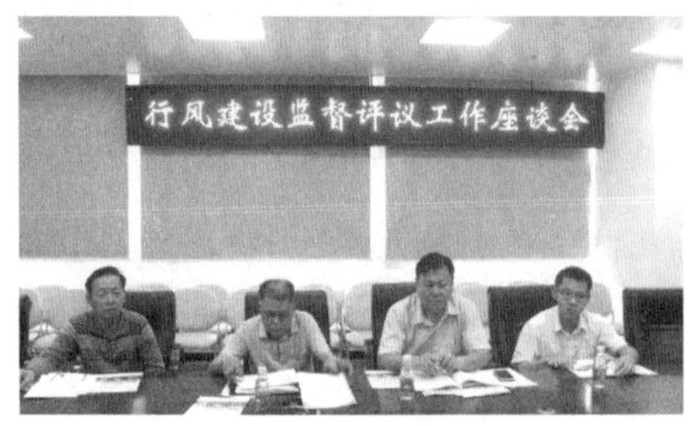

会上，各评议员还就看病难、看病贵以及医保新政策等群众关心的热点问题与医院领导进行深入探讨。（医院动态 / 通讯员：朱勇武）

★ 2018 年

医院获 2017 年区行风建设评议好成绩

4 月 10 日，花都区行风（机关作风）建设领导小组发文通报 2017 年区行风（机关作风）建设评议结果，医院在 26 个参评单位中排行第四，在区卫生计生系统中排行第一。

2017 年，医院以行风建设、服务群众为目的，坚持问题导向，聚焦端正作风，在坚持落实公立医院责任、坚持医德医风建设、坚持制度建设、坚持规范化管理和坚持创新服务等方面多措并举，不断改进服务，力争让群众满意、社会满意。

近年来，医院狠抓医德医风、服务能力、创新能力建设，定期开展廉政谈话、廉政家访等活动，院内落实医德医风建设、行业作风建设和廉政风险防控建设。另外医院通过成立医务监督委员会，监管医院重大事项及日常运营，并每年委托第三方公司专业人员到医院开展满意度调查，对医疗安全、医疗质量、服务态度、就诊流程、诊疗费用等方面调查分析，收集患者意见，发现存在问题并实施整改，方方面面持续弘扬“以病人为中心”的服务理念，营造了人人廉洁自律、处处医风优良的从业氛围。（医院动态 / 通讯员：叶锦坚）

★ 2018 年

区行风办开展行风建设评议检查

11 月 15 日下午，区行风办工作人员到广州市中西医结合医院开展行风（机关作风）建设评议检查，黄红柱书记及职能科室相关负责人参加了检查会议。

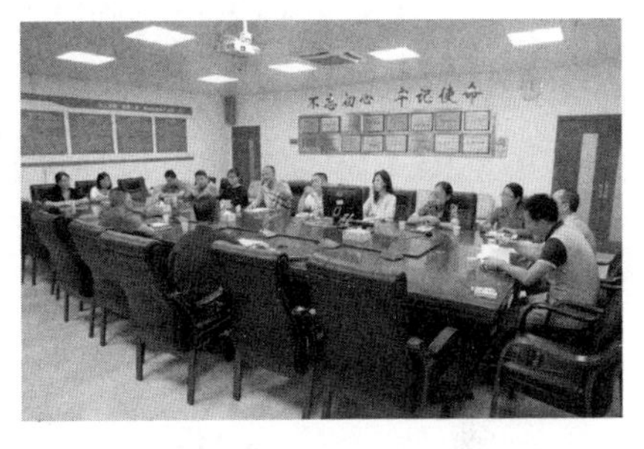

区行风办工作人员认真对照 2017 年存在问题及医院的整改情况，并深入医院各科室走访检查。

医院着力推进行风建设，努力提高医院的医疗技术水平，医院通过了“中国胸痛中心”及中国“卒中中心”的认证；成立了急救车队，争夺“白金十分钟”；引入门诊医生语音录入系统，高效听写“病历”，提高医生的工作效率；提供特色简、便、廉、好的中医药医疗和护理技术；加强医务人员的人文关怀、医德医风及廉洁行医教育，改善医院工作人员的服务态度；提供预约挂号、自助挂号及缴费等便利措施；提供“共享轮椅”等便民服务；改造门急诊大厅、整合外科门诊，创造良好就医环境及便利的停车条件，为患者提供安静、舒适、优美的诊疗环境。（医院动态 / 通讯员：江敏时）

★ 2020 年

医院接受区行风办行风评议调研

8 月 6 日上午，广州市中西医结合医院接受了区行风办冯钰梅书记带领一行的行风（机关作风）评议调研，并围绕医院在行风建设方面好的经验做法进行了交流，医院党委黄红柱书记及各相关科室负责人参与了调研。

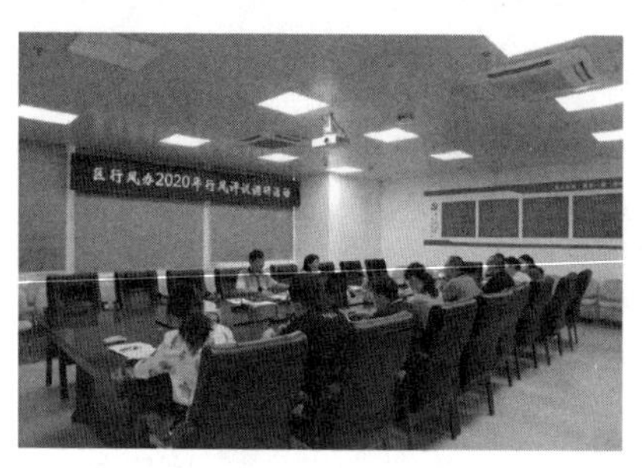

调研会议中，区行风办赵双华主任向医院介绍了开展行风评议的实施方案，通报了近三年来全区行风（机关作风）评议情况，反馈了医院在近年来行风评议中起到的重要作用，并介绍了近两年来行风评议的新做法。

区行风办冯钰梅书记肯定了医院在行风建设方面取得的成绩，重点介绍了即时评议、暗访评议、集中评议、评议宣传等行风（机关作风）评议方法的积极意义，向医院征集行风评议如何能更贴近百姓生活、更好服务人民群众、更好提升机关服务效能的建议意见。（医院动态 / 通讯员：江敏时）

③ 接受各级主管部门督导巡查与考核

★ 2016 年

我院启动大型中西医结合医院巡查

5 月 17 日，广东省中医药局专家组一行九人在肇庆市中医药局梁元科长带领下对我院开展为期 4 天的巡查。花都区卫计局虞志忠副局长陪同，我院全体院领导和相关部门负责人共同参与接待、迎接巡查。

启动会上梁元科长指出，对广州市中西医结合医院开展巡查，主要内容一是反腐倡廉建设；二是坚持公立医院的公益性；三是发挥中医药特色优势。

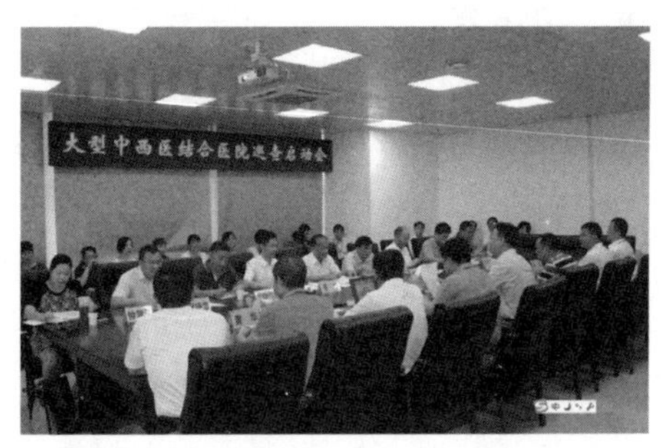

汇报会上，我院刘瑞华院长向专家组成员作自查情况汇报。

会后，巡查组专家分临床组和管理组分别对我院进行巡查。在刘瑞华院长带领下，管理组成员分别到我院荟春园、地下停车场、急诊科、内一科、骨二科等地进行实地巡查，了解我院的基础设施和文化建设情况。临床组专家在我院医务科陈小平主任的带领下审查了我院门诊和住院部病历，现场考察了中医诊疗规范实施情况。专家组还采用座谈会形式对我院部分中层干部进行访谈，听取他们对医院管理和未来发展等方面的看法。（医院动态 / 通讯员：黄力君）

★ 2016 年

大型中西医结合医院巡查急诊救治能力检查

5 月 19 日下午 4:30，省大型中西医结合医院巡查组专家对广州市中西医结合医院急诊科进行检查，为检验我院急诊科救治能力，专家现场提出急救创伤救治演练方案并立即开展演练。

本次演练模拟骨盆、下肢多发伤并大出血患者在院内转运过程中突发呼吸、心跳骤停，负责运送患者的急诊科医护人员立即开始心肺复苏并启动急诊绿色通道，医护人员运用胸外按压、球囊辅助通气等急救技术为患者赢得了生机，患者心脏复跳，随即医生为患者进行气管插管，成功建立人工气道，在人工辅助通气下护送患者至 ICU，演练完毕。（医院动态 / 通讯员：姚海魂）

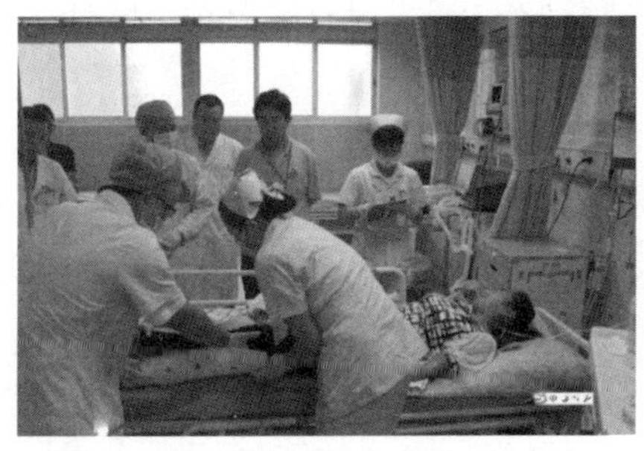

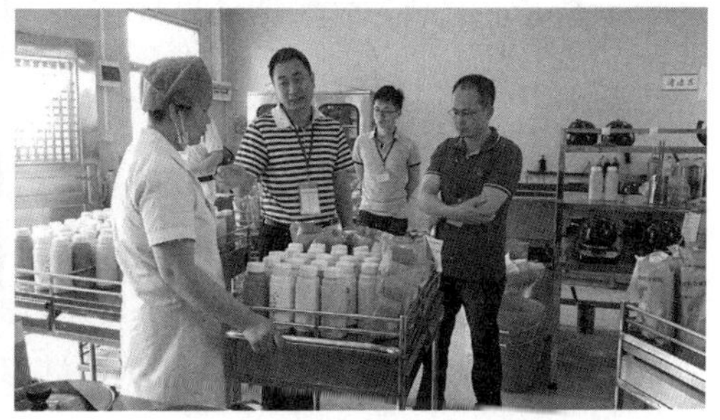

★ 2016年

药学部中医药服务能力建设接受专家考评

在2016年大型中西医结合医院巡查中，药事组专家梁奇就中医药服务能力建设情况进行检查。在4天时间里，梁奇主任详细巡查了临床药学室、煎药室、膏方室、中药房、西药房、中心药房、中药库、中成药库、西药库，采取现场查看、听取汇报、抽查数据、个别访谈等方式开展督查，针对药品质量、药品安全、药品管理情况、岗位制度及服务规范等方面进行了综合检查，对我院在本院制剂和招标工作方面中所做的努力表示充分肯定，提出了我院药事工作中的“五处亮点和两处不足”。针对巡查专家给予的建议，药学部将进一步做好药品管理工作，促进临床合理用药，提供更好更优质的药学服务。（医院动态 / 通讯员：邓燕芳）

★ 2016年

我院接受市窝沟封闭项目工作督导

6月13—15日，市窝沟封闭项目办组织市卫计委、疾控中心、教育局及区级相关负责人到我院进行窝沟封闭项目工作督导与检查。

我院作为广州市儿童龋齿防治项目定点医疗机构（挂牌单位）之一，多年来一直承担着广州市花都区含新华街、花城街、狮岭镇等在内的14所学校2000多名（将近10000颗适应症六龄齿）儿童的口腔健康普查和窝沟封闭任务。督导组对我们的工作流程进行抽查，现场检查窝沟封闭技术实施的质量情况。我院按事前安排好的秩序，严格按照操作流程，一人一套用物达到标准的消毒隔离要求，受到督导组的高度评价。（医院动态 / 通讯员：林英梅、陈翔）

★ 2016年

医院顺利通过职业健康检查机构资质认定

近日，广州市医师协会关于职业健康检查机构资质认定结果公示，广州市中西医结合医院顺利通过评审取得职业健康检查机构资质，成为我区唯一获得此资质的三级医院。

据悉，广州市中西医结合医院体检中心是我区唯一将“中医治未病”理念融入健康体检的中西医结合体检机构。体检中心每年为我区 200 余家大中小企业、机关、事业单位员工以及社会各界人士进行健康体检，年体检人数超 4 万，连续 10 余年承担并出色完成了东风日产乘用车公司的健康体检及保健工作。

取得职业健康检查机构资质后，该院体检中心将严格按照职业健康检查相关法律法规，逐步开展职业健康检查工作，尽早承担区域内企业和广大就业人员的职业健康体检工作，特别是大型企业员工年度职业健康检查需求，有效预防和控制职业病危害，保护劳动者职业健康。（9 月 12 日《今日花都》/ 通讯员：兰丽琴）

★ 2020 年

厉害了！花都这家医院国考综合评价为 A，位列全国 13

近日，广州市中西医结合医院在全国三级中西结合医院类别 2018 年年度考核中，指标综合评价等级被评为 A 级，排名 13 位，综合实力再次得到国家级认证。

此次考核由 34 个国家监测指标组成。绩效考核成绩反映的是医院综合服务能力，效率和质量，在这份耀眼的成绩单背后，凝聚着广州市中西结合医院一代代人的努力，更是广州市中西医结合医院全体员工，秉承“承中融西、创新致远”的精神，在中医传承的基础上，不断探索三级公立医院改革创新和发展道路上取得的成效。（8 月 8 日《今日花都》公众号 / 通讯员：熊妙华）

★ 2020 年

市公安局内保支队督导检查医院安全防范工作

9 月 21 日上午，广州市内保支队何智东处长联合广州市危化品、技防、消防安全管理部门等负责人到医院检查危险化学品、技防、消防安全等安全防范工作。

检查人员分三个督导小组，分别对医院人防、物防、技防三个方面的工作进行专项检查。重点检查了医院安全防范工作台账，现场考察医院保安员配备、监控视频设备、危险化学品的储存和使用情况、消防设施维护等工作。

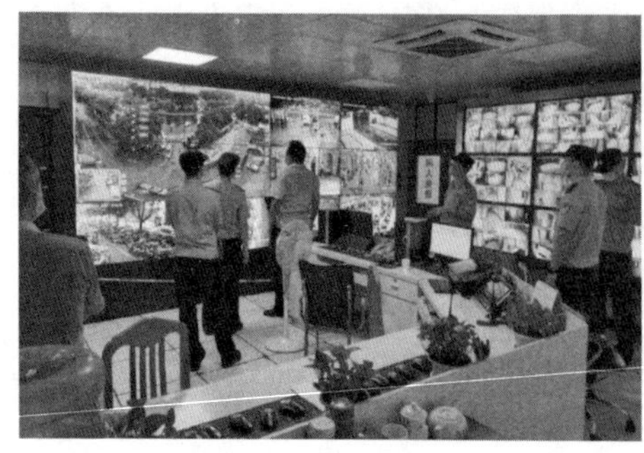

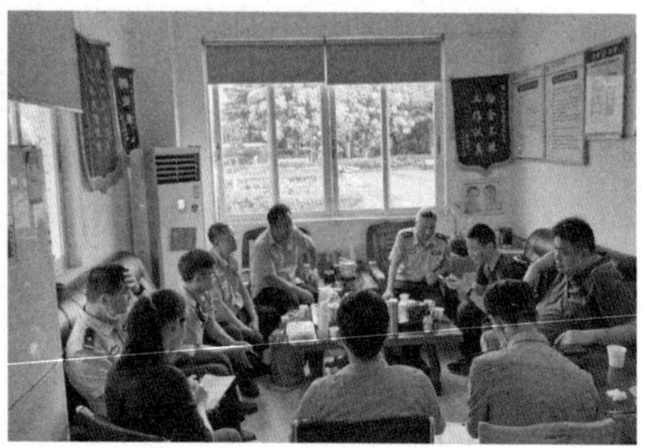

督导组表扬了医院的“三防”建设台账和消防台账较齐全，监控高清视频画面较清晰。对于检查存在的不足问题，要求医院尽快落实整改措施。（医院动态 / 通讯员：邓洁娣）

★ 2021 年

医院获评市三级公立医院绩效考核 A 级

近日医院收到广州市卫生健康委员会关于 2020 年度市属区属三级公立医院绩效考核结果的通报，广州市中西医结合医院获评 A 级单位！

科学充分地运用既往的绩效考核结果，把绩效考核指标渗透到医院日常管理工作中，实现逐步提高中医医疗服务质量和效率，提升医院精细化管理水平，改善医疗服务水平。医院坚持以人为本，开拓创新，狠抓医疗质量和医疗服务，持续改进，不断提升医院管理内涵及诊疗服务的发展。

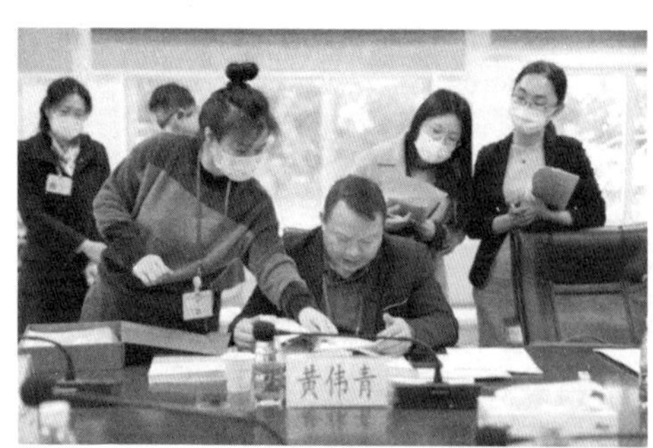

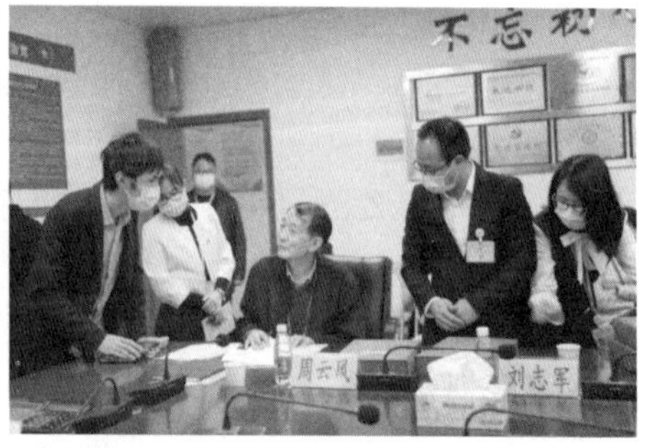

绩效考核专家现场查阅资料

医院持续为老百姓提供优质、便捷的中西医医疗健康服务，坚持绩效考核结果为导向，加强学科和人才队伍建设，推动中医药传承创新发展，打造中西医结合特色专科，争取在将来的绩效考核中再上台阶。（医院公众号 / 通讯员：陈珂）

★　2021 年

医院连续两年获国家三级公立医院绩效考核 A 级

2021 年 3 月 30 日，国家卫健委公布 2019 年度三级公立医院绩效考核结果。广州市中西医结合医院在全国三级中西医结合医院类别中排名 13 位，继续保持国家监测指标等级 A 级的优异成绩。

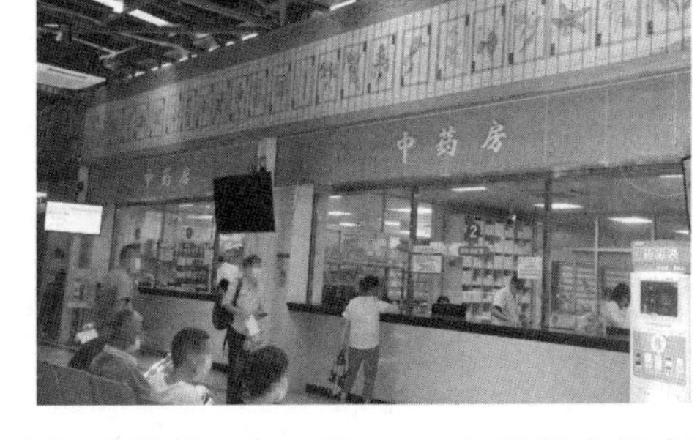

我院在 2018 年已获得 A 级，在此基础上继续努力在 2019 年监测考核指标总得分 701，较 2018 年的得分提高了 19 分。在医疗质量、医院运营方面提升明显。

今后，医院将继续坚持以公立医院绩效考核作为医院发展与管理的“指挥棒”，科学运用绩效考核结果，围绕医疗质量、运营效率、持续发展、满意度评价四个核心维度不断改进，通过系统化、标准化、制度化、精细化管理促进医院高质量发展和可持续发展。（医院动态 / 通讯员：王晓彤）

④ 受理群众投诉

医院设置医患关系办公室，配备专线投诉电话，由专人负责接待患者的来访、来信、来电与 12345 热线投诉，切实施行“首诉负责制”，针对投诉的定性分类明确，发放至相关科室并跟踪回访。有效投诉处理率 100%，满意率 85.7%。

◎第四章 改善医院服务行动启示

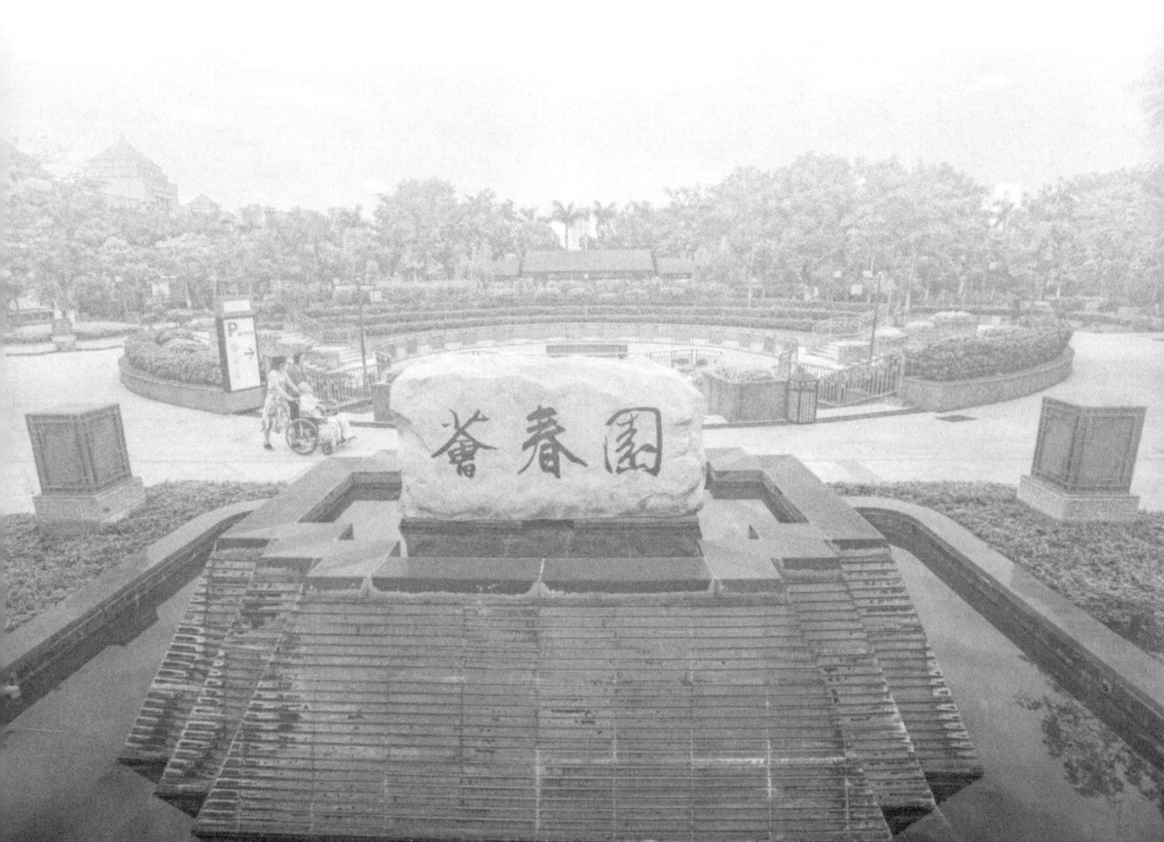

12 改善医院服务的综合目标
——改善患者体验

急患者所急、需患者所需、想患者所想、愉患者所愉，才是给患者以美好的体验。

★ 2015 年

记我院肾内科举办第六届肾友联谊会

11 月 29 日，我院肾内科在门诊会议室举办第六届肾友联谊会，近 200 名血液透析及腹膜透析肾友与肾内科的医务人员欢聚一堂。

马振主任主持并致开幕词，感谢多年来肾友对肾内科的支持与信任。医护人员通过生动有趣的演讲，向广大肾友宣传肾病防治知识，耐心地回答肾友们提出的问题。课间穿插了抽奖和有奖答题环节，激励了肾友们对专科知识的渴求。科室还体贴地为肾友们准备健康可口的午餐。轻松、愉快的会议流程调动了肾友们对生命积极乐观的心态、让大家感受到了肾内科这个大家庭的温暖。（医院动态 / 通讯员：黄慧敏）

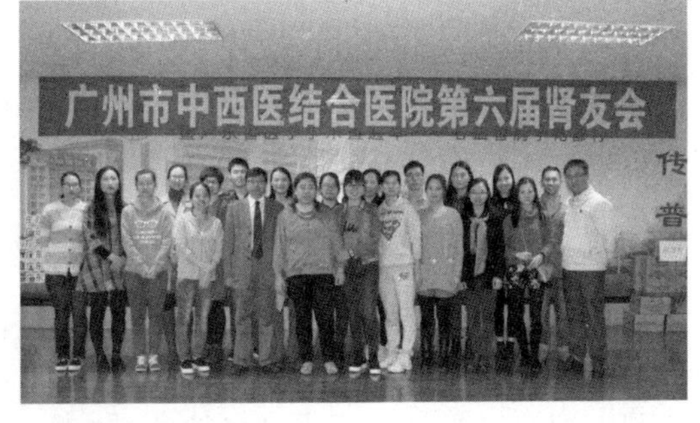

★ 2018 年

门诊楼改造公共厕所项目通过验收

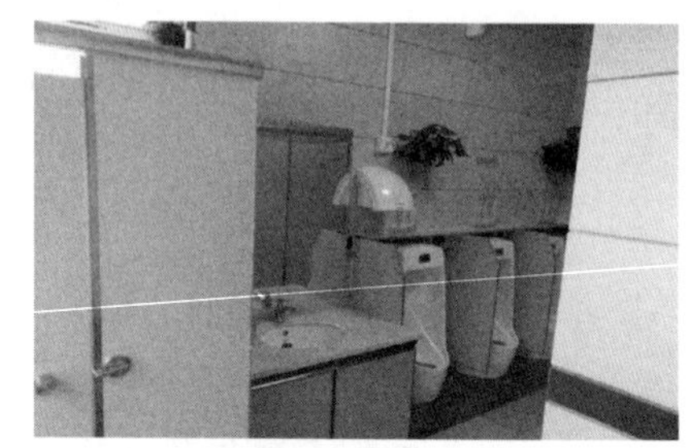

6 月 25 日下午，由广州市中西医结合医院总务科、纪检监察室、门诊部相关科室负责人、保洁部经理以及施工单位代表等共同组成的验收小组，共同验收了门诊楼全楼层公共厕所的升级改造项目。

门诊楼各楼层公共厕所使用年限已久，许多配套设施老旧，卫生环境比较差。经过两个月的精心改造，医院把原来木质门框替换成现在的铝合金门框，厕所隔板全部更换为全新防潮防水门板，洗手盆也改造成大理石台面，以及配置了感应水龙头，整体改造焕然一新。

此次改造，医院共投入约 13 万元，改造了 7 个女厕所、7 个男厕所以及 1 个无障碍厕所，全部符合健康卫生的环境标准，方便患者使用。（医院动态 / 通讯员：詹钦勋）

★ 2020 年

移动护理车将护士站推到病床前

3 月 4 日，脑病科一区启用物资配备齐全、功能先进的移动护理车。

移动护理车是集配药、治疗、护理、电脑于一体的多功能护理车，功能好比一个二级护理站，可以随时随地移动。移动护理车功能除了安装利器盒、消毒剂、污物桶和椅子等，还配备了电脑，可以处理医嘱、记录书写病历、完成各种护理操作、处理医疗垃圾等。

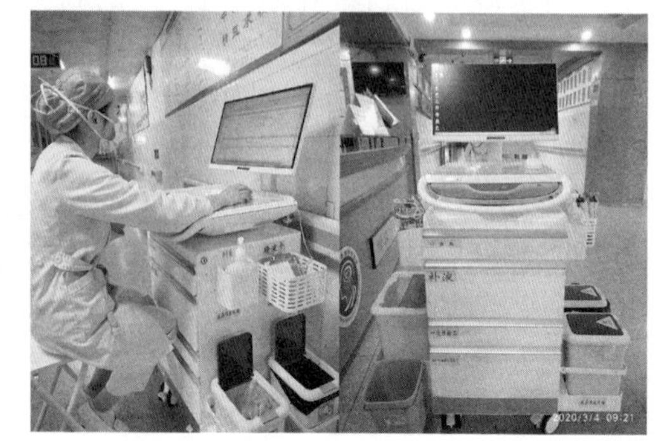

移动护理车正式投入使用，在病房内可以看到，护士推着移动护理车来到 21 床病人身旁，

为患者张女士测量体温、血压，挂上补液，询问饮食、睡眠等情况。随后护士打开电脑，一一输入记录，为病房内所有负责病人完成相关护理后，护士便将移动护理车停放在病房门口，取下车上的椅子，坐在病房门口继续工作。当有病人“呼叫”换瓶，就从车上的抽屉取出药液，快速到位更换，并在车上完成医疗垃圾处理，十分便捷。（医院动态 / 通讯员：曾芷怡）

★ 2020 年

改善就医环境，智能抽血系统启用

2020 年 3 月 9 日起，广州市中西医结合医院智能抽血系统正式启用，抽血处也由原来二楼检验科前迁移到一楼急诊旁边，大大缓解了原来抽血、心电图和验单打印等人群聚集的问题。

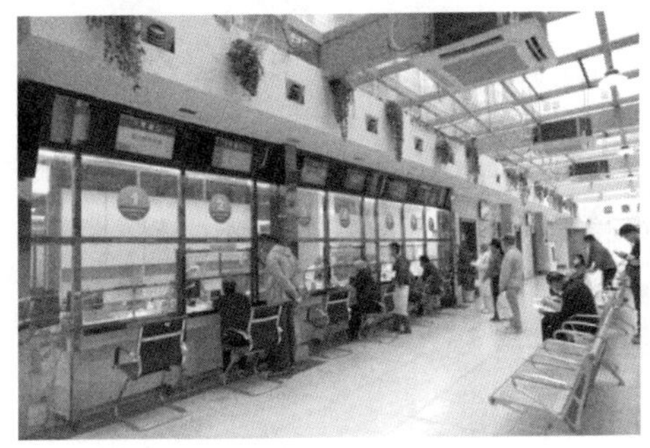

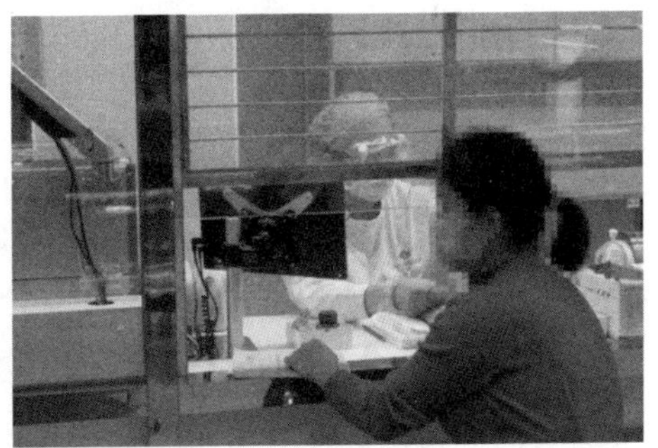

智能抽血系统启用后，医生开具验单后，系统将会自动根据医嘱产生识别条码，杜绝了抽血过程中人为造成漏抽血的差错，自动产生的识别条码也提高了抽血护士的工作效率，减少病人的等候时间。

经过环境改造，增加孕妇优先窗口，抽血处环境更为整洁明亮，采用叫号抽血的方式，病人可以在等候处坐着等候叫号抽血，病人不用再站着排队，大大改善了病人的就医体验。（医院动态 / 通讯员：熊妙华）

★ 2020 年

肿瘤科专科“无呕病房”建设启动会

广州市中西医结合医院肿瘤科是一个以突出中医药疗法为主的“中医药

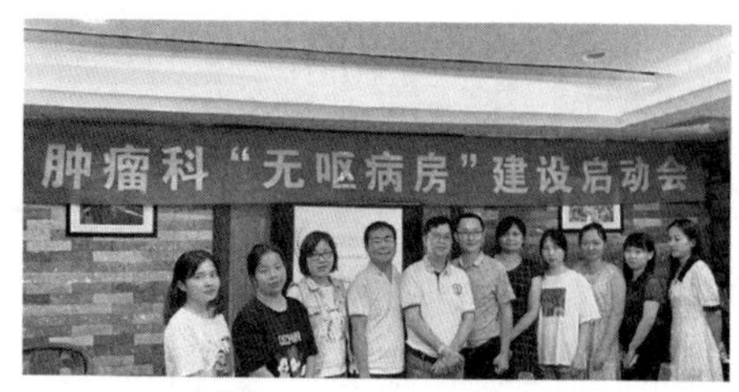

+化疗+微创”的综合治疗肿瘤的科室，2008年开始创建“无痛病房”。

2020年8月7日下午广州市中西医结合医院肿瘤科邀请南方医科大学珠江医院肿瘤科的吴刚教授，为我们开展了关于“广东省CINV在临床中的管理和实践暨无呕病房标准操作流程”的相关内容讲解。

“无呕病房”的创建将进一步促进肿瘤患者临床治疗个体化、精细化，提高患者对抗肿瘤治疗的耐受性，改善患者的生活质量。（医院动态/通讯员：樊霞）

★ 2021年

开展无痛胃肠镜检查让患者不再谈“镜”色变

为了进一步改善患者的就医体验，推行舒适化医疗的发展模式，广州市中西医结合医院胃肠专科和麻醉科联合开展无痛胃肠镜检查技术，检查者将在一次麻醉下，做胃镜或结肠镜检查（或联合检查），既避免了恶心、呕吐、腹痛等不良反应，也避免了重复预约、二次检查，为对胃肠镜检查有恐惧心理、有需要做胃肠镜检查的重点人群带来福音。

4月2日，第一批患者来院体验了无痛胃镜检查，整个检查耗时约5—10分钟，患者清醒后表示感觉良好，“睡一觉就检查完了，真好”。（医院动态/通讯员：郭雄图）

★ 2021年

老人刷身份证就能验健康码

4月8日广州市中西医结合医院门诊进口处健康码识别神器正式启用，未使用智能手机的老人可以通过刷身份证、刷医保卡来查验健康码，快速进入医院就诊。

针对目前老年就医服务需求以及疫情防控常态化的实际情况，广州市中

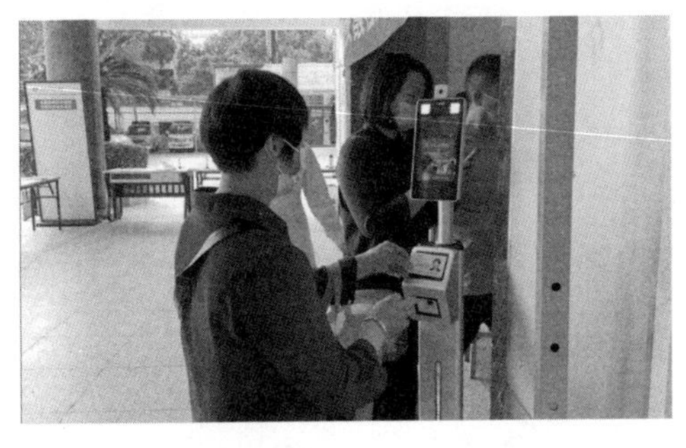

西医结合医院不断完善健康通行码政策标准，推进多“码”融合。针对老年人在运用智能技术方面遇到的困难，坚持传统服务方式与智能化服务创新并行，为老年人提供更周全、更贴心、更直接的便利化服务做出部署。在医院现场工作人员的指引下，老年人将身份证放在识别设备上方停留 2 秒，“粤康码”信息实时出现在电脑屏幕上，绿码的市民快速有序通行。（医院动态 / 通讯员：黄力君）

13 改善医院服务的灵魂基石

——崇尚人文关怀

患者面对病痛折磨或死亡威胁，心情沮丧、恐慌、绝望，甚至失去生活的勇气和信心，或许我们终究改变不了什么，但可以让他们看到，我们的真诚、我们的不放弃、我们的感同身受和我们带给他们的美好。

★ 2016年

医者仁术　从人文角度求解医患纠纷

2016年1月6日下午，我院邀请国内知名卫生法研究专家、北京大学医学人文研究院院长助理、医学伦理与法律研究中心副主任王岳副教授到我院作《从医学人文视角求解医疗纠纷与医患关系》的专题讲座。会议由黄华副院长主持。院领导、全中层干部，及部分医务人员聆听了讲座。

王教授运用丰富的法律与医学理论和实践知识旁征博引，对新形势下的医患关系、医学人文精神、职业信仰等进行了深刻的解读，让大家深刻的体会到了人文精神对医学、医院发展的重要性，使大家受到了一次深刻的素质教育和思想启迪，开阔了视野，以全新的视角和观念重新认识了医患关系与医患沟通，对今后的工作将起到积极的指导作用。（医院动态/通讯员：陈小平）

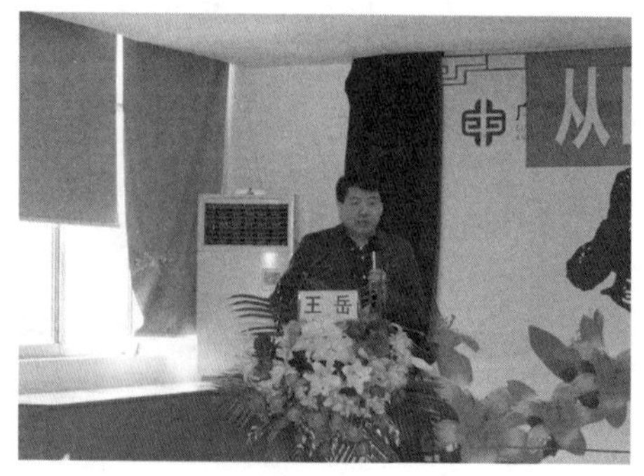

★ 2017 年

患者突患心肌梗死医院联系家属被疑诈骗

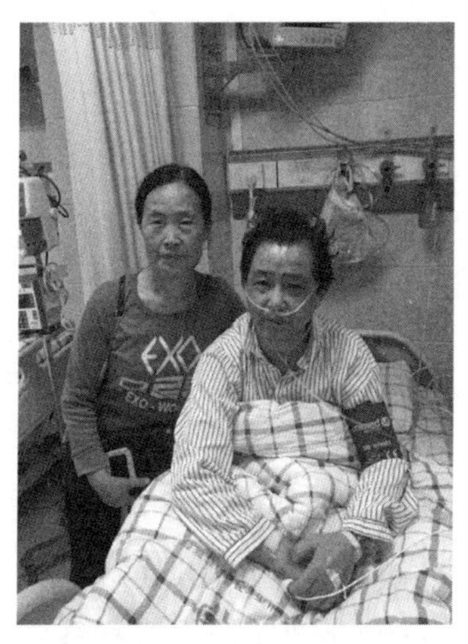

最近，广州市中西医结合医院收治了一名急性心肌梗死患者。患者同事、医生相继通过手机通讯录联系上患者的妻子，却不料对方一口断定是诈骗并心安理得地挂断了电话。这是怎么一回事呢？

老邓今年 51 岁，从事厨房工作。1 月 9 日上午老邓如常在厨房上班，11 点左右突然感到胸痛，很快便失去意识倒地不起，身边的同事见状马上拨打 120 求助。急救人员将老邓送到广州市中西医结合医院急诊科，初步诊断为急性心肌梗死，心跳低至每分钟 40 次并出现低血压休克。医院为其开通绿色通道，第一时间准备转送手术室开展紧急心脏介入手术。

因手术签字，送老邓过来的同事用他的手机拨通了老邓妻子的电话，没想到电话刚说到一半，对方说了一句“骗子”就挂断电话。值班医生见状马上再次拨通了电话并表明身份跟家属说明病情的危急程度，然而电话的那头却传来“你们这帮骗子，我现在要上厕所，没时间理你们。”随后电话再也打不通了。无奈之下医护人员一面进行积极抢救，一边联系其他家属。在挨个拨打老邓其他亲戚的电话后，最终患者侄女把医生的话听进去并第一时间赶往医院签署了同意书。

被问及为什么电话里不相信医生一事，老邓的妻子显得不好意思：“早上看他出门还很精神，加上以前遇到过骗子，又看到过太多骗局，以为这次也是骗人的。”直到接到侄女的电话后才匆忙赶到医院。（1 月 11 日《今日花都》/ 通讯员：黄力君）

★ 2017 年

用爱心点燃患者希望

——医院救治帮扶川籍外伤病人侧记

1 月 28 日，时值大年初二，大家都沉浸在新春的喜悦中，平时繁忙的花都城区随着异乡人的归家显得有些空寂。40 岁的四川宜宾籍女清洁工洪大姐在回家的途中被歹徒跟踪抢劫，致头部手部重伤。

女清洁工受侵　医院开通绿色通道

昏迷休克的洪大姐被路人发现后紧急送往广州市中西医结合医院，医院立即启动绿色通道，进行全力救治。医院 ICU 迅速开展补液扩容、抗休克、止血、输血等一系列积极抢救治疗，并实施广泛头皮撕脱伤清创缝合术。经过积极治疗，洪克春转危为安。患者头皮血运差出现头皮广泛坏死，头部 4 大块头皮缺损，颅骨外露。预估整个治疗需费用 7~8 万元。虽然当晚歹徒落网，但肇事方也十分贫穷，无法支付医药费用。

爱心无价　让绝望者燃起希望

伤者一家为四川宜宾的困难户，每月领取政府补贴。医院领导在协调会诊转科及手术治疗前了解到患者自身的困难和案件的特殊性，表示即使病人无钱也要帮其完成手术。社工部启动个案工作程序，全面介入协助患者。一方面为患者提供心理辅导及安抚工作；另一方面协调社会各方资源争取解决患者目前所面临的困难和问题。

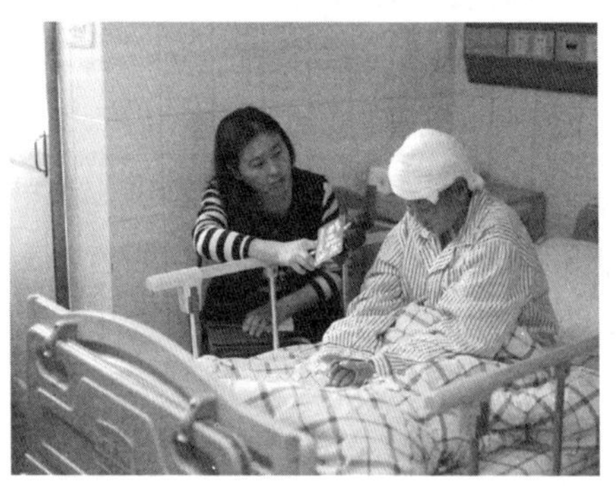

经过近两个月的治疗，洪大姐终于康复出院，新头皮长好了，获得第二次生命。医院出力又出钱，不单垫付医疗费，还通过社会各界及筹资平台解决其实际困难。（4 月 5 日《今日花都》/ 通讯员：林培顺）

★ 2018 年

北京大学王一方教授开展“医学人文与职业素养”讲座

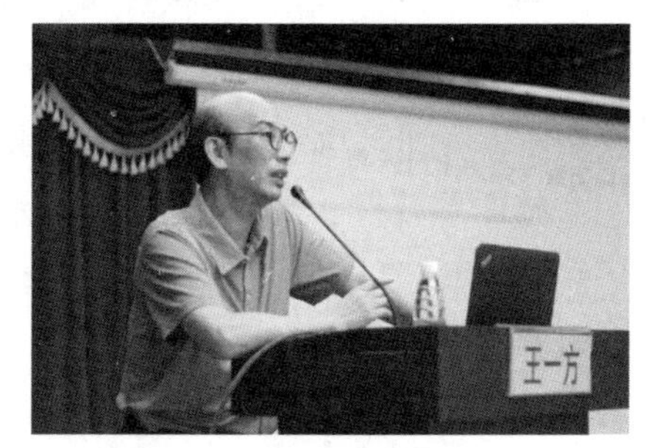

6 月 20 日下午，广州市中西医结合医院体检中心的学术报告厅举办了“医学人文与职业素养”专题讲座，特邀请北京大学医学人文研究院王一方教授莅临主讲。医院中层干部及近 150 名医务人员参加讲座。

讲座中，王教授围绕医学人文如何走进临床为主题，介绍了叙事医学的定义，引经据典、有理有据、声情并茂的进行了讲解，从医院文化和医学人文的重要性、多数人对医院文化的片面性理解和当前医生面临的四大困惑入手，用思考和剖析引导听课者共同探讨问题的根源，从哲学研究和辩证角度帮助和教导医务工作者如何在纷繁复杂的医患关系中寻求出路。

王教授以美国梅奥医院的医疗服务模式，患者医疗服务和医院文化为案例，对影响职业幸福感的决定性因素进行了系统讲解，分析了医护人员在心理上存在的共性问题，他告诉我们重要的不是医院承诺了什么，而是患者感知到了什么；无形的照顾与关爱，满足患者的隐私、舒坦与尊严，远远胜过有形的药物及手术。（医院动态 / 通讯员：叶淑芳）

★ 2018 年

携手中医肿瘤大咖共建人文关怀医院

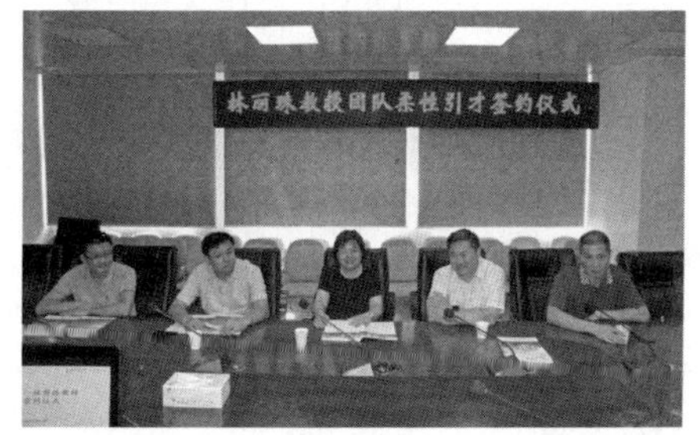

8 月 21 日，广州市花都区柔性引才项目“林丽珠教授专家团队”签约仪式在广州市中西医结合医院举行，广州中医药大学第一附属医院肿瘤中心主任、十九大党代表、全国最美中医、广东省名中医、全国中医肿瘤重点专

科学术带头人林丽珠教授率领团队精英广州中医药大学肿瘤中心副主任曹洋教授、陈汉锐教授正式进驻花都区医疗领域。广州市中西医结合医院领导班子及相关科室负责人参加了活动仪式。

刘瑞华院长表示，签约林丽珠教授团队将实现看名医不出区，让本地市民能在家门口接受更优质医疗服务。另外广州市中西医结合医院即将组建医疗集团，如何实现分级诊疗及做强做大医疗集团是医院一个艰巨的任务。

林丽珠教授一直以来非常关心广州市中西医结合医院肿瘤科的发展，与医院肿瘤科已结下深厚情谊，会上林丽珠教授分享了在肿瘤治疗、康复及学科建设、人文病房等方面的经验，并表示全力开展深度帮扶与合作，努力造福花都区内肿瘤患者。（医院动态 / 通讯员：赵永心）

★ 2021 年

医院获省级“爱心妈妈小屋”优秀示范点称号

2020 年 12 月，广州市中西医结合医院爱心妈妈小屋获评广州市 5A 级女职工休息哺乳室，并获评广东省示范点。

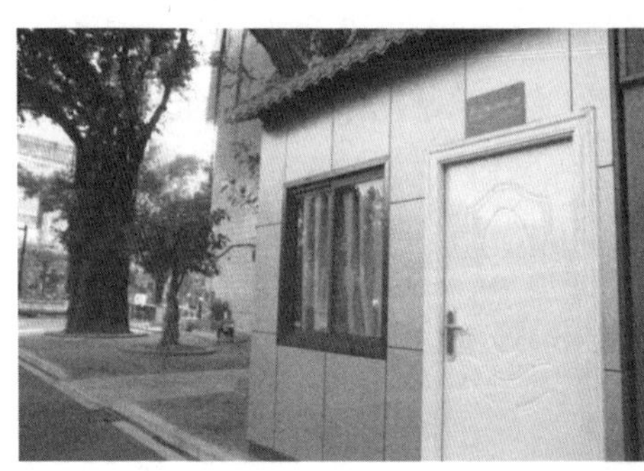

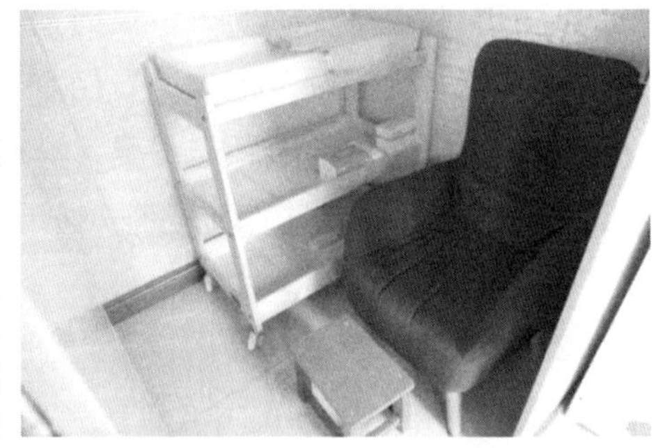

我院的“爱心妈妈小屋”旨在为孕哺期的妈咪们提供一个私密、安全、舒适的休息场所，让妈咪们在特殊的生理阶段也能够获得人性化的温馨服务。小屋不仅配备了空调、饮水机、消毒柜等设备还准备了湿巾、防溢乳垫等常用物品。每天专人打扫消毒，并定期查看设备和物资使用情况，确保母婴用品的及时补充和更新。（医院动态 / 通讯员：徐桂坚）

14 改善医院服务的核心关口
——践行精益医疗

精益医疗就是要做到诊断精准、抢救及时、因病施治、对症下药、手术圆满，它是患者的衷心期盼，也是医院管理者和医务工作者矢志不渝的追求。

★ 2016年

运用3D打印技术为患者恢复塌陷面部

“原以为保住命就不错了，没想到还能恢复到差不多原来的样子”。日前，一名男性患者在我院口腔医疗中心出院时喜出望外地说。口腔中心通过运用3D打印技术（计算机辅助导航系统 Computer Assisted Navigation System，CANS）为患者进行颌面部复杂骨折整复术，取得意想不到效果。这是花都地区首例运用3D打印技术实施精准医疗的成功案例。

该患者三十来岁，因外伤致右侧面部明显塌陷毁损，入院经结合颌面部三维CT重建，诊断为右侧颧眶复合体及上颌骨粉碎性骨折。通过术前上下颌骨CT收集数据，进行技术处理、建模，然后运用3D打印技术“镜像”出右侧颧眶复合体以及上颌骨模型，进行预成型个性化钛网，完成右侧颧眶复合体及上颌骨粉碎性骨折的整复术。

据口腔医疗中心主任医师邵军介绍，患者右侧颧眶复合体以及上颌骨粉碎性骨折，造成面型不对称以及咀嚼功能障碍，通过传统手术方式难以完全恢复。而3D打印技术可以患者完好一侧脸颊为映像，实施整个脸型个体化设计，打印出三维模型，让医生可以“照葫芦画瓢”进行手术，获得传统手术所无法比拟的精准手术效果，为患者术后面型对称提供可靠保障。（2 月 20 日《今日花都》/ 通讯员：朱勇武、林英梅、甄恩明）

★ 2016 年

医院为百岁老人成功进行骨折闭合复位手术

“我今年 106 岁啦，耳朵不好使，谢谢你们！”面对春节期间来访的广州市中西医结合医院医护人员，百岁老人毕桂枝喃喃地说到。4 年前，平时身子骨硬朗的毕老太太不小心摔了一跤，一直捂着左髋部直喊疼。家中老小被吓坏了，赶忙把老太太送到广州市中西医结合医院检查。

检查结果显示左侧股骨骨折，疼痛让老太太彻夜难眠，翻身困难，甚至一度晕厥。经专家们讨论，一致认为老太太必须尽快进行手术。提到手术，

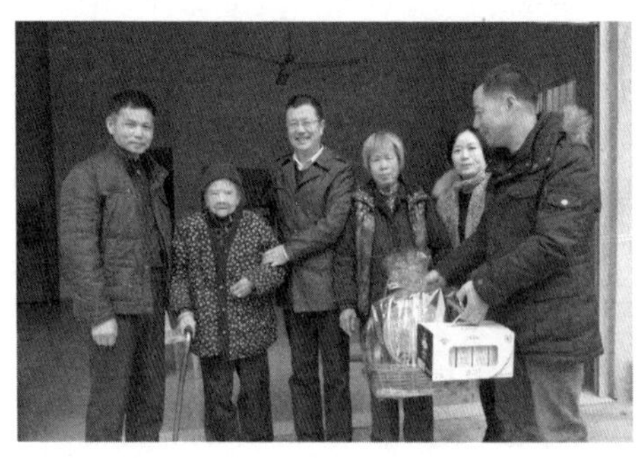

家属显得有些抗拒。老人当时已 102 岁，手术过程如有任何闪失后果无法设想。为了解除家属的疑虑，医护人员反复与家属沟通。面对手术过程中可能出现的风险，医护人员做了详尽的术前准备，并邀请多个科室的专家联合会诊，最终确定最安全的手术方案。焦锋副院长主刀为老太太进行左侧股骨骨折闭合复位微创内固定术。手术成功，术后恢复良好，老太太顺利出院。（2 月 25 日《今日花都》/ 通讯员：黄力君、张宏艺）

★ 2016 年

针康助力小博博重获新生

小博博一岁七个月大，是一个聪明可爱勇敢的小男孩。但是由于患有先天性脊髓栓系综合征，导致他双下肢运动功能损伤，不能像正常的小朋友一样行走奔跑，同时直肠和膀胱功能出现一定的障碍。2015 年 9 月在广州行脊

髓栓系松解术 + 脂肪切除术，但是术后双下肢运动功能及膀胱直肠功能并未明显改善。

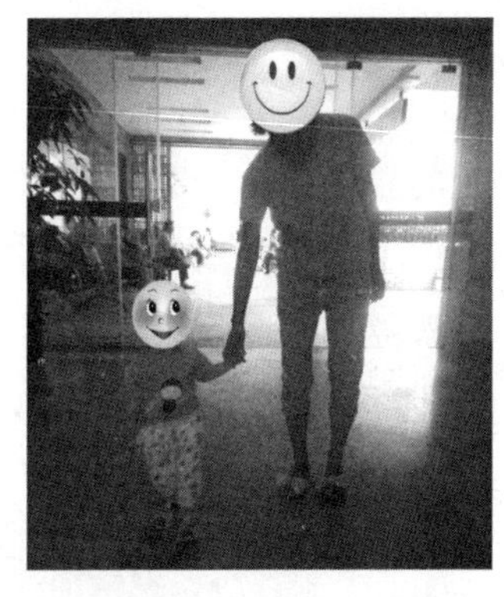

今年 3 月和 5 月小博博先后 2 次来我院针灸康复科住院治疗。黄智胜主任根据小博博的病情，通过针灸、肢体功能训练、神经功能治疗等多种康复手段，再配合饮食的指导，小博博现在足外翻的情况明显好转，下肢功能明显改善，可以独立行走奔跑。小便频数及大便困难的症状也得到了一定的缓解。家属对我们的治疗效果非常满意。（医院动态 / 通讯员：姜殷）

★ 2016 年

肝胆胰外科完成一例巨脾切除术

近日，我院成功为一名溶血性贫血、脾功能亢进的患者实施巨脾切除术，术后患者恢复良好，已康复出院。

患者徐某某，女性，41 岁。确诊溶血性贫血 10 余年，本次以全血细胞减少，脾进行性肿大入院。术前陈元岩副主任医师组织院内专家对该病例进行了充分讨论，制定周密的手术方案。对预防性抗生素使用、术中及术后出血预防及控制、术中麻醉、手术切口设计、感染和静脉血栓等术后并发症防治一系列问题做好充分术前准备。

10 月 19 日上午，陈元岩副主任医师为该患者施行了巨脾切除术。术中患者切口及创面渗血，脾脏脏面粘连，巨脾致脾门结构暴露困难，团队沉着冷静，配合默契，缩短手术时间，患者平稳度过手术。术后测量脾脏约 30cm × 20cm，重达 12 斤。术后患者恢复良好，第 2 天进食，第 3 天下床活动。（医院动态 / 通讯员：王业增、陈元岩）

★ 2016 年

男子突发心梗及时获救

12 月 12 日上午，广州市中西医结合医院门诊二楼一名手抱鲜花、锦旗的小伙子来到门诊医生赵影的诊室，跟在他身后的是电视台的记者和摄影师。

小伙子姓刘，据他介绍，12 月 2 日上午他父亲老刘先生来医院挂赵影医生的号看门诊，突然间感到心脏很闷然后就倒地不省人事。赵影医生见状马上停下了手中的工作上前施救，在检查了患者的呼吸与脉搏后初步判断是心脏骤停，赵医生第一时间对患者进行胸外心脏按压并叫护士通知急诊科，在旁边诊室的张润希医生和卢慕舜医生也马上投入抢救当中。急诊医生赶到后马上为患者进行人工呼吸、气管插管、电除颤等一系列紧急救治，病人成功复苏。患者转入心血管内科后确诊为突发性心梗。医院开通了绿色通道，老刘先生被第一时间送上了手术台进行支架置入手术。术后血管顺利再通，患者痊愈出院。（医院动态 / 通讯员：黄力君）

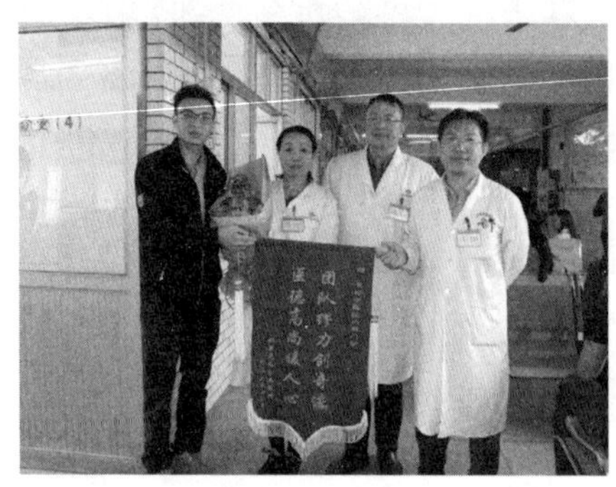

★ 2017 年

74 岁心梗患者成功获救

1 月 22 日上午，74 岁的老年患者胸痛 8 小时后才来到广州市中西医结合医院，广泛的前壁心肌梗死，让老人生命垂危。医院心血管科介入团队与急诊科医生沟通后，立即通过医院的心肌梗死绿色通道，从急诊抢救室直推介入室。

冠脉造影的结果提示三支血管重度弥漫病变，加之患者长期高血压、糖尿病，风险极高。时间异常紧迫，患者频繁的室早，休克的血压也预示着随时都有室颤、猝死的风险。介入团队争分夺秒、与死神赛跑，终于顺利开通“罪犯”血管。手术顺利结束。

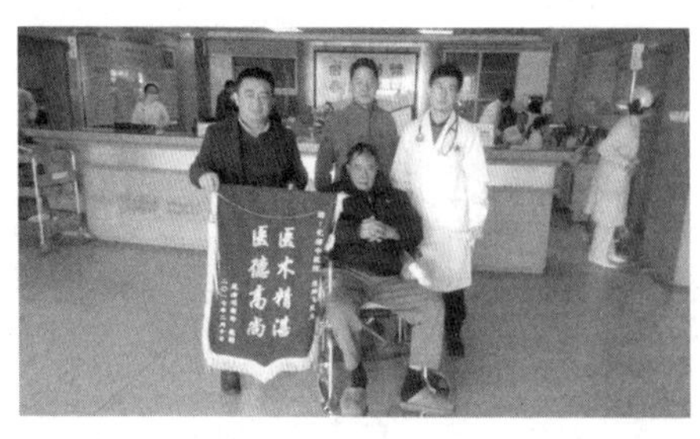

术后患者因基础病多，多支病变、缺血时间长，心房颤动发作，心率一直高达 180 次 / 分，房颤诱发了心衰。

以蒋守涛主任为首的内二科团队和聂鹏飞管床医师采用电复律并获得成功，生命指征从死亡边缘恢复到正常。（医院动态 / 通讯员：李幸洲）

★ 2017 年

肿瘤科成功开展肝癌肝动脉栓塞化疗术

近日，广州市中西医结合医院肿瘤科钟灼主治医师成功进行一例巨大肝癌肝动脉化疗栓塞术，术程顺利，术后患者恢复良好出院。

患者李某，因反复纳差、腹胀来医院就诊，刚从中山大学附属肿瘤医院进修归来的钟灼主治医师接诊了该患者，经钟灼医师仔细询问病史后怀疑该患者患有巨块型肝癌，遂接诊入院，完善肝肿瘤标志物及影像学检查后，证实了之前的判断。钟灼医师利用肝癌微创介入治疗技术，结合目前国际上先进的用药理念，为该患者实施了改良版肝动脉化疗栓塞术。

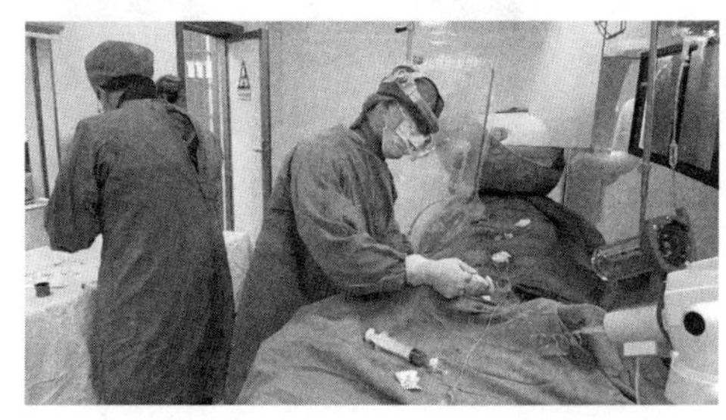

巨块型肝癌术风险相对稍大、对主刀医师的技术要求更高，再加上该患者术中伴有血管变异，更加大了手术的难度的微创介入手，但钟灼医师凭借过硬的介入操作技术、经细心、耐心操作，最终成功完成该手术，术后三天复查肿瘤标记物下降一半以上，患者恢复良好出院。（医院动态 / 通讯员：樊霞）

★ 2017 年

巧取“腓骨”代“颌骨”重建患者自信笑容

“现在能吃能喝，还没毁容，真的是太幸福了！”日前，一位中年男性患者在广州市中西医结合医院口腔医疗中心出院时高兴的感叹！口腔医疗中心颌面外科应用显微外科技术吻合血管，取患者自身左侧下肢腓骨瓣移植修复重建患者左侧下颌骨较大范围缺损，重建患者的左侧下颌骨。重建区域现外形、功能均非常好，切取患者腓骨瓣的下肢运动及负重功能也恢复良好。据悉这是花都区首个成功案例。

据悉，患者五十多岁，过去的两年是让他痛不欲生的两年，患有下颌骨成釉细胞瘤的他因为反复感染流脓，使他苦不堪言。食不知味，寝食难安，生活质量毫无保障。

口腔医疗中心邵军主任介绍，该患者入院后，口腔医疗中心组织颌面外科医生认真研究了他的病史并与当前国内外同类技术进行了综合比较。游离髂骨、肋骨移植因其手术简单易行，常常用于下颌骨缺损的修复，但其局限性是抗感染能力差，提供的骨量有限。显微外科的介入使下颌骨重建取得了突破性进展。目前已成为下颌骨较大缺损重建中应用最重要的方法之一，但由于这项技术难度大、风险高，国内仅有几家实力较强的大医院开展，在国内处于领先地位，在我区也仍处于空白领域。（医院动态 / 通讯员：甄恩明）

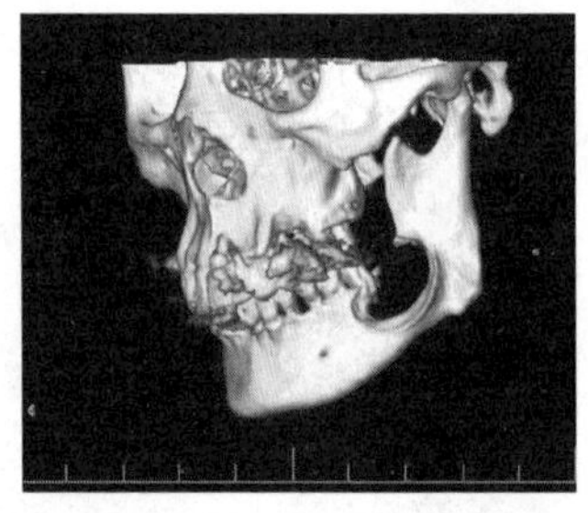

术前 CT：左侧下颌骨成釉细胞瘤

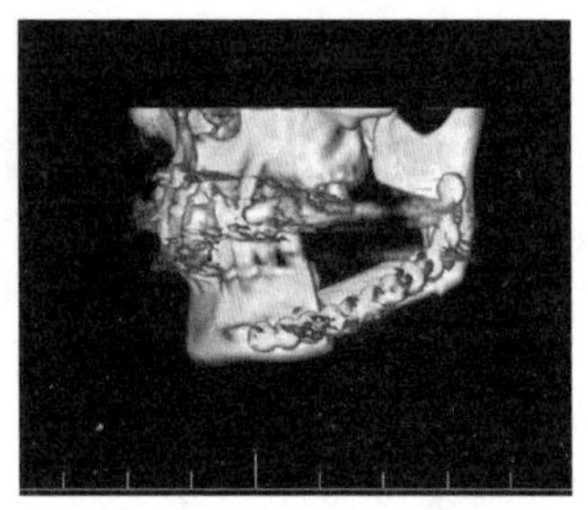

术后 CT

★ 2017 年

胎儿患罕见脐动脉栓塞医生全力抢救化险为夷

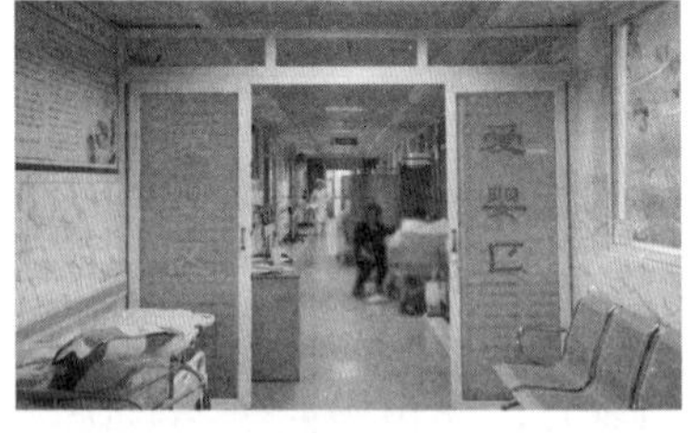

11 月 27 日下午，一位即将临产孕妇因感觉胎动明显减少，在家人的陪同下，到广州市中西医结合医院产科进行检查。医生检查发现，胎儿疑似出现罕见的脐动脉栓塞。

完成血常规、肝功能等一系列产前检查后，在胎儿脐动脉栓塞、胎儿窘迫的情况下，医生很快通过剖宫产将孩子从母体中取出。傍晚六时许，这名新妈妈顺利分娩出一名男婴，家属跟医护人员都松一口气。

产后检查脐带时，可以看到一侧动脉血管呈紫褐色，栓塞严重，所幸发现及时，才保住了这个珍贵的小生命。因为这个宝宝属于高危儿，目前正在医院新生儿科接受进一步检查。（医院动态 / 通讯员：王晓彤、薛渊博）

★ 2017 年

九旬老人骨折，手术助其康复

12 月 14 日，是 96 岁的黄娣婆婆骨折术后第三天，在病房里被医生和护士“赶”下床走路，看着老人在骨折后第一次在脸上露出的笑容，家属们都感到欣慰。

原来在上周黄娣婆婆在家里不慎摔伤，当时即觉左髋疼痛，家属商量后立即将黄娣婆婆送到广州市中西医结合医院骨二科，拟“左股骨颈骨折”收入院。

12 月 11 日，由骨二科罗东斌主任主刀，经过 40 多分钟的手术时间，成功为黄娣婆婆实施了左人工股骨头置换术。

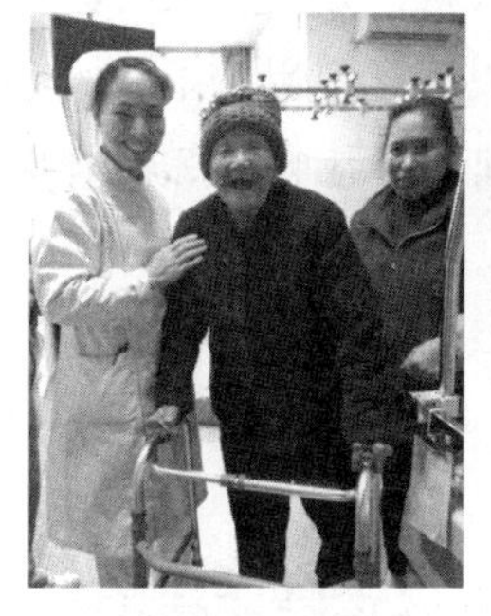

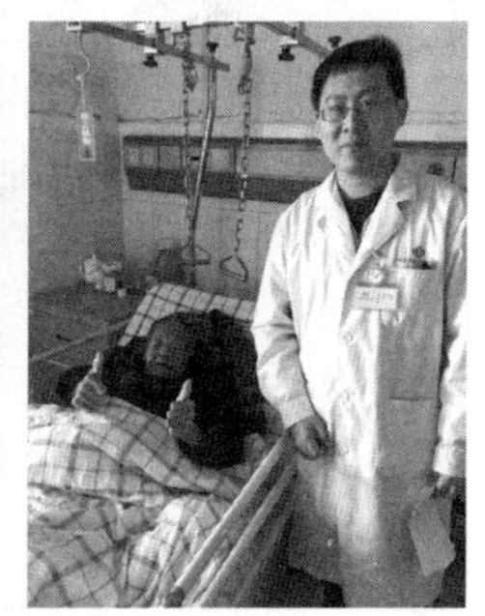

术后第二天，老人精神状态很好，黄娣婆婆的家人更是握着医生的手，激动地说：“真的非常感谢你们，老母亲出了手术室没多久就清醒了，眼睛四处看，还能跟我们聊天呢。”在出院当天，家属为表示感激，给骨二科的医疗团队送上了一面锦旗。

近年来医院科室每年实施手术的高龄老人越来越多，今年 70~89 岁的老人就有 120 位左右，90 岁以上的老人有 20 位左右，在我科成功实施手术的病人年龄最大的是 102 岁。（医院动态 / 通讯员：刘淑娴）

★ 2018 年

肌肉骨骼超声让诊断更精准

2018 年 5 月 8 日，广州市中西医结合医院肌肉骨骼超声（肌骨超声）诊断工作室在超声科举行了揭牌仪式，仪式由林培顺副院长主持，刘瑞华院长

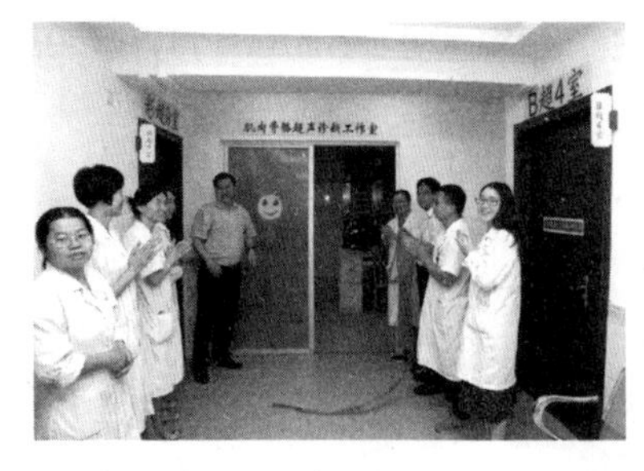

为工作室揭牌。广州市中西医结合医院肌骨超声诊断工作室的成立同时也填补了花都区在这方面的空白，为肌肉、骨骼系统疾病的患者增加了一种便捷有效的诊治方式，提高了诊断的准确率、治疗的有效率。

肌骨超声可实时观察体内组织器官的运动情况，非常适用于与运动密切相关的肌骨系统。超声可在患者主动、被动或抗阻运动状态下实时显示关节、骨骼、肌肉及肌腱的形态变化与相互间作用，有助于运动性疾病及撞击综合征的诊断，而且肌骨超声无明确禁忌证，无放射性损伤，还可一次对多个关节进行检查，对于多关节病变省时而高效，还易于双侧关节对比检查，便于发现某些细微的病变。

肌骨超声可对肌骨系统大部分组织成像，包括肌肉、肌腱、韧带、关节、神经和软骨等，能准确显示这些组织的解剖位置、毗邻关系、形态大小、结构纹理、血流分布以及运动状态，并能对发生于这些组织器官的解剖变异、炎症、退行性变、创伤以及肿瘤等病变进行准确评价。（医院动态 / 通讯员：谢永林）

★ 2018 年

准确诊断明病因　手法复位去顽疾

“衷心感谢贵院的环境营造了这么优秀的医生，这是一个名副其实的好医院。”近日，广州市中西医结合医院收到一封感谢信，这是一名名耳石症患者，详细讲述了自己的就诊经历和对医务人员医术的认可，字里行间流露真情，表达了对医护人员的诚挚谢意。

“早在 2009 年，在南京我就发生过同样的症状，曾去过多家医院就诊，一直误认为是颈椎的供血不足引起的眩晕，吃了很多药，也做过推拿等物理治疗，但在很长的时间都消除不了症状。”包教授如是说。

包教授病发来到广州市中西医结合医院就诊。包教授自己怀疑是颈椎问题，于是挂号骨科就诊。骨科医生诊断后认为，这与颈椎引起的眩晕表现不同，建议他到耳鼻喉科就诊排查。

“这位医生能将眩晕的现象与他所从事的骨科之外的原因相联系，丰富的想象力应源于他广博的学识、精湛的医术：他当时也可以不建议我换号，完全可以给我开一些活血化瘀的药，把我打发走，这样他就可以很轻松地获得了工作量，但是他没有这么做，深感他医德高尚。”包教授如是说。

随后，经过一系列检查后，医院耳鼻喉科郭宏主任诊断包教授所患病症为——耳石症，又称良性阵发性位置性眩晕。

“衷心感谢郭宏主任找到了我多年被误诊的眩晕症的根源，并得到了及时的对症治疗，解除了我的痛苦；他胆大、心细、手巧、为病人吃苦耐劳的整个治疗过程使我深受感动；衷心感谢贵院的环境营造了这么优秀的医生，这是一个名副其实的好医院！”（医院动态 / 通讯员：王晓彤）

★ 2018 年

胸外科成功开展全腔镜微创肺癌根治术

近日，广州市中西医结合医院胸外科团队完成了广州花都区首例全胸腔镜下左肺肺癌根治术，应用国产器械在全腔镜下微创进行，取得圆满成功。

据胸外科刘云主任医师介绍：患者男性，49 岁，平时身体状况良好，有吸烟嗜好，体检时行胸片提示左肺部肿物，建议到专科医院进一步检查。遂到广州市中西医结合医院呼吸内科门诊就诊，行胸部 CT 平扫，提示左下肺占位，考虑左下肺周围性肺癌可能性大。

刘云主任医师组织全科病例讨论并麻醉科会诊后，在气管双腔插管全麻下行全胸腔左下肺叶切除 + 淋巴清扫术。在胸腔镜下行微创肺叶切除，术中快速冰冻病理提示高分化鳞状细胞癌，在胸腔镜下完成淋巴清扫，手术顺利。手术最大切口仅有 3.5cm。

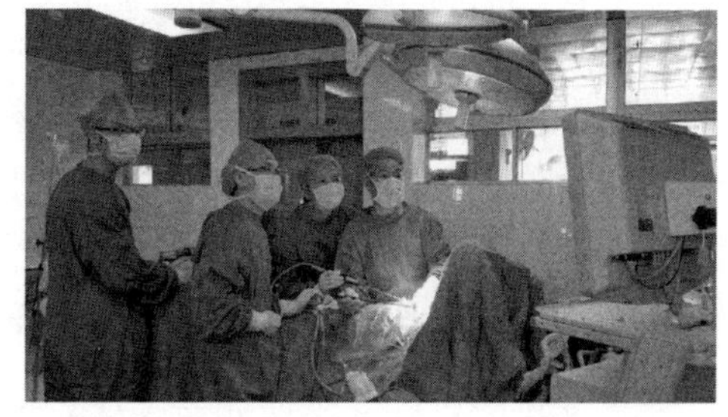

目前广州市中西医结合医院是花都区唯一一家依靠自己的力量在全腔镜下行肺癌根治术的医院。（医院动态 / 通讯员：姚智元）

★ 2018 年

妙手回春治顽疾　患者感恩送锦旗

12 月 26 日上午，乳腺科上演了温馨的一幕，患者家属手捧一面写着“医者仁心 医德高尚医术精湛”字样的锦旗，再三替自己已身在异国恢复健康的家人感谢我科胡玉萍主任、袁南贵医生、闫雪静医生及科室全体医护人员对的精心治疗和护理。

患者胡某，常年与丈夫在西欧某国料理生意，半年前，左侧乳头突发血性溢液，在当地医院多次就诊无果，夫妻二人遂决定回国治疗。11 月 20 日，患者来到我院门诊就诊，经检查，果不其然，乳管镜检查结果为乳头状瘤可能，遂立即安排病人住院手术。胡玉萍等专家结合患者情况制定手术治疗方案，当天下午即为病人实施手术，标本送检半小时后，术中快速病理报告为乳头状瘤，患者及家属悬在胸口的大石终于放下了。手术后第 3 天，患者出院了。一周后，患者完全康复并返回西欧。（医院动态 / 通讯员：闫雪静）

★ 2019 年

手臂型输液港提高患者生存质量

5 月 27 日，广州市中西医结合医院乳腺科医护合作成功为一名晚期乳腺癌患者植入了手臂型输液港。整个过程在超声引导、床边心电监护下进行，从置管、缝合到固定，只用了半小时便就完成全部步骤，术后患者情况良好，复查胸片提示导管位置非常理想。

手臂型输液港是经手臂静脉植入输液港，将港座埋置于手臂内侧皮下，长期留在体内的闭合静脉输液系统，该技术为国内近几年发展迅速的新型静脉输液技术。与目前常用的胸壁植入式输液港相比，它具有港体轻、创伤小、操作难度低、皮下隧道短、输液港座位置隐秘等优点，还能有效预防穿刺置管引发的血胸、气胸和导管夹闭综合症等并发症发生。患者洗浴等日常生活完全不受影响，其安全便捷、美观、并发症低，也大大提高了患者的舒适度和生活质量。（医院动态 / 乳腺科：袁南贵）

15 改善医院服务的前沿手段
——推进智慧医疗

现代医学发展日新月异、不断进步，凭经验、靠手工的做法已经落伍。面对高密度的病人群，想解决看病难问题，推进智慧医疗是必由之路。

★ 2017 年

市中西医结合医院医改系统实现平稳切换

加班加点　全力确保医改顺利推进

“昨晚你回家了吗”，周六上班许多同事一见面都会这样问，因为好些个同事刚刚度过了一个不眠之夜。

根据《广州市医改办关于广州地区公立医院综合改革启动有关事项的紧急通知》，医院于 7 月 15 日零时启动医改，于 15 日 1 时完成取消药品加成、价格数据、收费及信息系统切换，截至 15 日 8 时，系统运行正常。

为确保医改系统平稳切换，从 7 月 14 日下午下班起至 15 日 1 时期间，市中西医结合医院相关负责人亲自指挥，及时应对处置系统切换过程中可能出现的有关问题。信管、医务、财务等部门负责人坚守岗位，加强协调，一直奋战至奋战至 15 日凌晨 4 时多，全力保障医改系统平稳、有序运行。

医改首日　窗口运行波澜不惊

7 月 15 日，医改首日，恰逢星期六，该院门诊量与平时没多大变化。但与往日不同的是，当天早上不到 8 时，医院收费大厅已是人头攒动，略显拥堵，还一度出现挂号排长队现象。

据了解，由于取消药品加成、价格数据、收费及信息系统刚刚完成切换，除了窗口工作人员需要时间适应全新系统操作外，众多患者对于医疗价格调整的不理解则是另一重要原因。以往，为方便患者就诊，没有预先收取挂号费，取号即走。现在，挂号需缴纳或10元或20元不等的诊查费，患者表示不理解，在窗口反复询问，使挂一个号需2至4分钟，是平时所用挂号时间的数倍，才导致挂号排长队现象的出现。

当天，市中西医结合医院相关科室负责人在现场密切关注窗口运行情况，及时开展解释和现场疏导工作，使窗口秩序明显好转，全天运行波澜不惊。

专题研究　应对医改后首个人流高峰

针对医改后即将迎来的首个（7月17日）人流高峰，7月16日，医院组织相关部门召开临时会议，对7月15日零时启动医改以来发生的问题作了系统汇报、分析、梳理，专题研究提出改进意见，将通过加强现场宣传；增加收费窗口，充实收费人员；实行分流，设置专门的预约病人缴费窗口；组织引导，合理安排人力到窗口担负咨询和分诊任务以及简化流程，白内障患者及孕检人员凭证暂停收取诊查费等系列举措，积极应对首个人流高峰的到来。

多管齐下　医院总体运行回归常态

17日上午7时，医院班子全体领导及相关职能部门人员已早早到岗。

此时，挂号患者还不多，而在门诊大厅及各楼层收费窗口上方，悬挂着醒目的横幅，温馨提醒患者：自7月15日起，预收门诊诊查费10元，副主任医师诊查费20元、主任医师诊查费30元。收费窗口前，距窗口一米远的地面上贴上了醒目的警戒线，保安人员不时提示患者在警戒线以外排队。在尚未投入使用的自助挂号缴费机前面，新增了新开卡窗口，信管科工作人员现场为患者办理新开卡业务。西药房、中药房工作人员和各科室医师也做好了相应准备，等待患者取药和接诊患者。

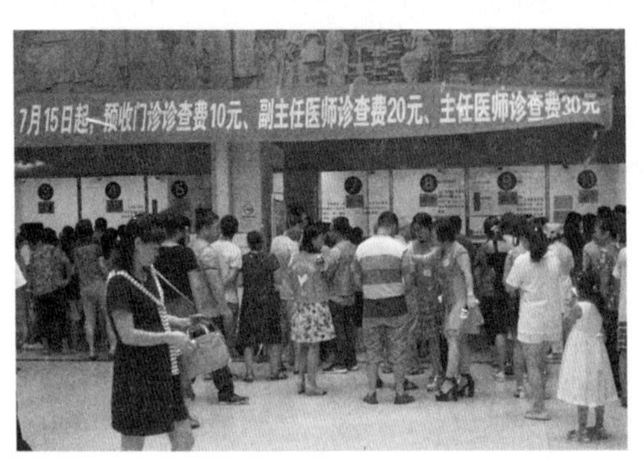

8时过后，医院挂号患者骤增，至9时渐入高峰。超过100名身着志愿者服装的工作人员来回穿梭于各楼层，忙着提供询问、登记、疏导等服务，全力为患者

营造良好的就诊秩序和环境。

根据统计，当天的门诊量达 4180 人次，是周六（医改首日）的 1 倍多，也是一周的高峰。截止至发稿时，该院窗口运行秩序趋于平稳，总体运行回归常态。（7 月 19 日《今日花都》/ 通讯员：朱勇武）

★ 2017 年

医院数字化医院建设工作纪实

2017 年花都医改工作的重要内容之一就是在广州市中西医结合医院完成花都区域医疗数字化医院建设项目。该项目已于 2017 年 10 月 9 日开始正式部署。目前项目正处于攻坚阶段。

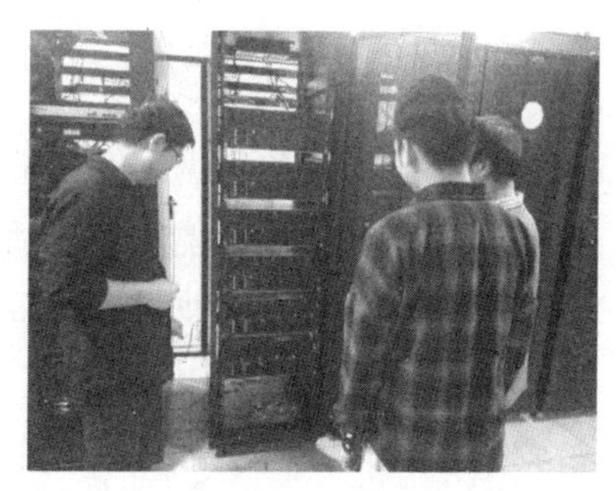

近年来，受管理信息系统相对落后的影响，医院信息化工作发展缓慢，系统应有的功能不能得到添加和完善，许多先进的系统接入也受到制约。为扭转这一局面，医院根据花都区医改工作部署，依托花都区区域医疗项目，提出全面提升广州市中西医结合医院信息化水平，三个月内完成医院医疗管理核心系统的更换，为建立数字化医院打下坚实基础的宏伟目标。（医院动态 / 通讯稿：吕勤业）

★ 2017 年

区域智慧医疗数字化项目上线

花都区智慧医疗建设项目，数字化医院建设子项目于 12 月 7 日在广州市中西医结合医院首先实现上线。

新系统上线后，通过不断改善和调整，广大市民在该院就诊将获得更好的体验。无论是院内挂号、缴费、取药还是自助服务将更为简便，就诊过程更为快捷。通过该平台，医院还将和第三方合作，逐步实现先就诊，后付费信用服务模式，这样无论预约还是现场挂号及在院内进行的检查、检验、诊疗、取药，均不需要当时缴费，回家支付即可，如果不想排队拿药，也可送药到家。

市民在区内、市内各家医院就诊的记录和检查结果都可以通过智慧医疗系统实现共享。通过依托新的医疗信息化平台广州市中西医结合医院将为广大市民提供更为优质的医疗服务。（医院动态 / 通讯员：吕勤业）

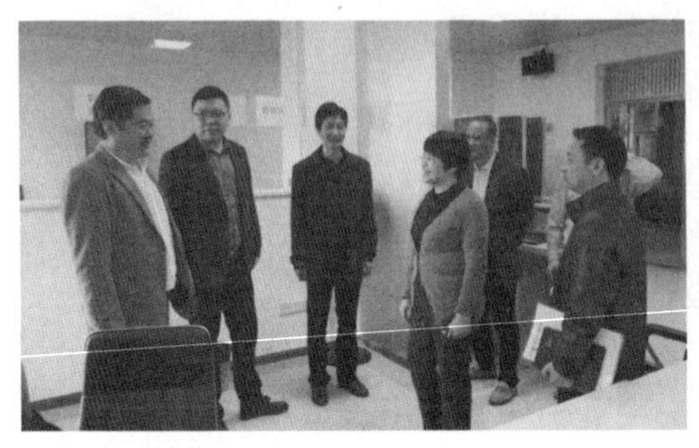

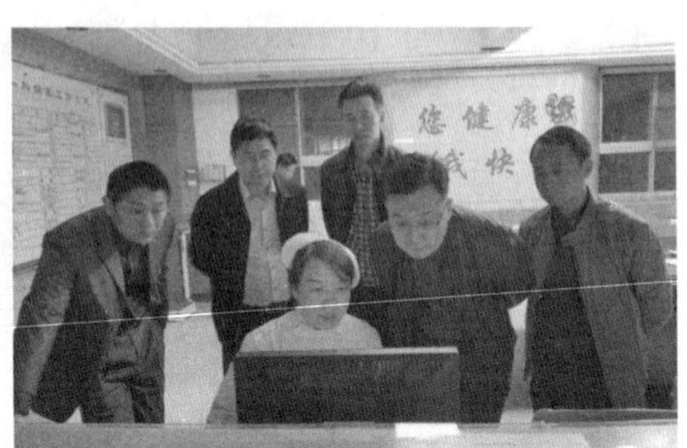

★ 2018 年

适宜技术推广平台高清网络视频系统通过验收

为加强省级和县级中医药适宜技术培训基地稳步发展，保证培训效果，广州市中西医结合医院依照省适宜技术培训平台的建设方案要求，在门诊五楼示教室安装了适宜技术培训基地高清网络视频会议系统。3 月 17 日上午，平台设备技术人员前来医院对已安装的高清视频系统进行验收，医院设备科吕勤业科长、陈利杰工程师及科教科相关人员共同完成了验收工作。

此高清视频会议系统是为了推广中医药适宜技术、提高基层中医药人员的中医药适宜技术水平而采取的一种新模式教学，通过此种模式，使基层人员在当地就能接受到培训与指导，为学员提供了大大的便利。广州市中西医结合医院作为广东省县级中医药适宜技术训基地之一，于上年底完成视频系统安装工作，目前该系统已经通过了技术验收，后续将会逐步投入使用，有望为花都地区医务人员掌握中医适宜技术的新知识、新进展起到良好的推动作用。（医院动态 / 通讯员：叶淑芳）

★ 2018 年

语音录入系统上线　高效“听写”病历

在医生的日常工作中，无论是在门诊看诊、住院查房，还是做检查、做手术，都要把病人的情况细致、规范地写到电子病历中，为后续治疗提供全

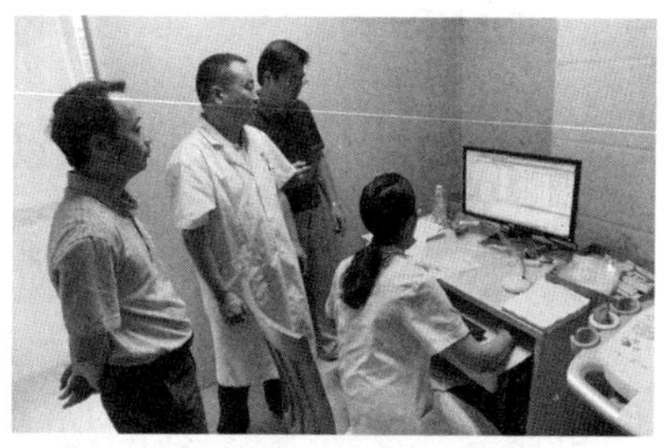

面信息。但是，如此频繁、大量且要求规范化的病历书写，占据了医生大量的时间与精力。近日，广州市中西医结合医院上线“医疗智能语音录入系统”，覆盖内科门诊、超声科、急诊科等多个科室。

走近广州市中西医结合医院可以发现，不少医生胸前多了一个小夹子，医生通过语音说明患者病情，即可将语音实时转化成文字，自动输入到电脑里。

今年起，医院与科大讯飞股份有限公司建立合作，引入“医疗智能语音录入系统”。胸前的小夹子为外置麦克风，“小夹子”可自动获取医生的声音，然后通过医疗专用的语音识别模型识别语音，让医生能自由、精准、快速地用语音书写病历。

引入语音录入系统后，一方面，医生无须长时间手动录入病例，减低了肩颈疾病等“职业病”的患病率；另一方面，提高了文字录入效率，降低了文书工作强度，把更多的时间放在与患者沟通上。（医院动态 / 通讯员：王晓彤）

★ 2019 年

医院电子健康码上线

2019 年 11 月 12 日，广州市中西医结合医院正式推出电子健康码服务。居民可以通过手机下载广州健康通 APP 进行安装或微信关注广州健康通公众号，或到医院挂号窗口办理即可获得自己的电子健康码。通过电子健康码目前可实现预约挂号缴费、报到和支付。

电子健康码是由国家卫健委由牵头的国家级工程。电子健康码是今后居民医疗健康服务的唯一标识，将贯穿于居民全生命周期，一人一码，一次认证，全国通用。居民可在全国范围内实行电子健康码的医院进行预约挂号、支付和信息查询等。

申领完自己的电子健康码后，若在窗口或服务台挂号预约扫码器上扫描自己的电子健康码就挂号了。这里需要注意的问题是，电子健康码 5 分钟自动刷新，如遇到在窗口等待挂号排队时间较长的情况，请重新打开你的电子健康码。（医院动态 / 通讯员：吕勤业）

★ 2020 年

医院启动电子病历五级建设

1 月 6 日 16：00 广州市中西医结合医院与东软软件公司召开了电子病历五级建设启动会议，参加此次会议的有广州市中西医结合医院领导班子成员、职能部门负责人、病历管理委员会委员及东软公司对该项目建设的负责人等。

广州市中西医结合医院推动电子病历建五级建设的目标为方便群众、提高办事效率、提升医院的管理能力、优化业务流程、减轻工作强度、防范工作失误、提高宏观决策能力等。通过此次电子病历五级建设实现各部门能够利用统一的信息和知识库，提供临床诊疗规范、合理用药、临床路径等统一的知识库。利用此系统解决此前从不同的统计口径得出不同统计数据结果的问题，实现了全院各数据能够按统一的医疗数据管理机制进行信息集成，并提供跨部门集成展示工具；部署有完备的数据智能化工具，支持病历、报告等结构化智能化书写；实现基于集成的患者信息，利用知识库实现决策服务，并能够为医院的医疗管理和临床科研提供数据支撑功能。

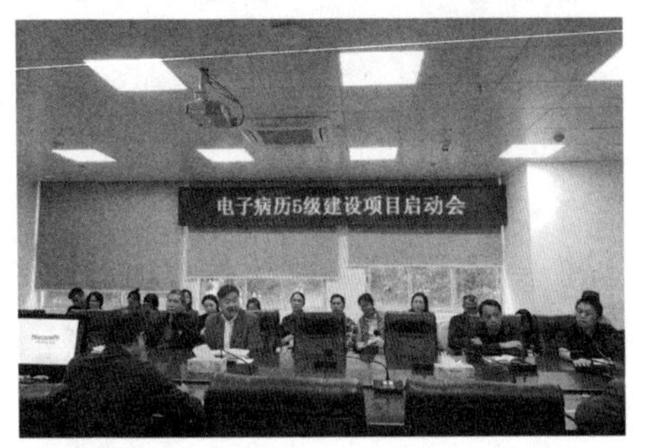

广州市中西医结合医院计划于 2020 年 10 月份完成电子病历五级标准评审，根据评审标准，此次电子病历五级的建设主要涉及以下十大方面内容：急诊分诊信息系统、护理 PIO 系统、临床辅助决策系统（CDSS）、检查预约系统、治疗预约系统、一般治疗管理系统、危急值管理系统、传染病管理系统、过敏管理系统、抗菌药物管理系统。（医院动态 / 通讯员：熊妙华）

★ 2020 年

HRP 系统持续推进，完善医院管理

3 月 17 日下午，医院召开 HRP 项目推进会。总会计师周云风主持会议，财务科、信管科、望海工程师相关人员参加会议。

会上，望海工程师对已上线的业务基础平台、会计核算管理系统、科研

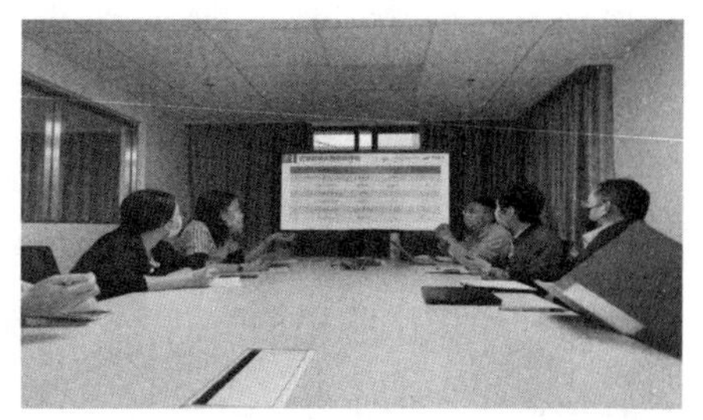

管理系统、固定资产管理移动APP盘点系统、物流管理系统和供应宝平台做了简要总结和汇报，并对2020年第一季度望海工程师的主要工作进行汇报。

周云风总会计师强调，近期即将推进几大系统，希望各相关部门积极推进和配合，加强和望海工程师的沟通，及时解决问题。HRP系统的不断完善，可以使医院财务工作更有序，使医院管理更规范，是医院信息化水平提高的体现。（医院动态 / 通讯员：谢妙颜）

★ 2020年

脑病科推行“移动护理车” 将护士站推到病床前

随着信息化发展，医院也与时俱进。3月4日，脑病科一区开始正式启用物资配备齐全、功能先进的移动护理车。通过移动护理系统的运行和使用，将不断提高我院优质护理服务质量，帮助我们实现“贴近病人，贴近临床”的护理目标。

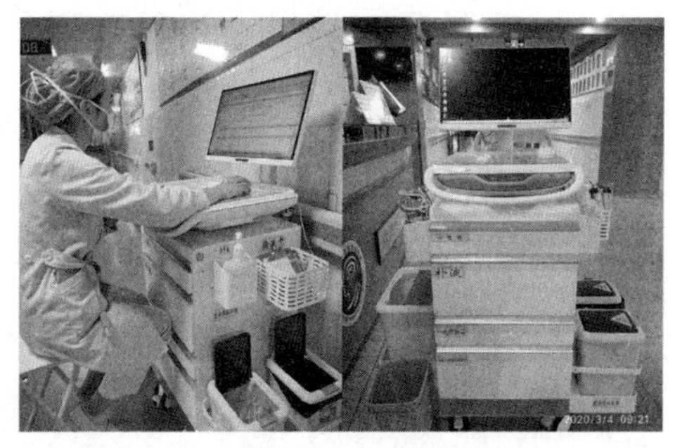

移动护理车是集配药、治疗、护理、电脑于一体的多功能护理车，功能好比一个二级护理站，可以随时随地移动。与老旧的护理车相比，移动护理车功能全面升级并智能化，除了安装利器盒、消毒剂、污物桶和椅子等，还配备了电脑，可以处理医嘱、记录书写病历、完成各种护理操作、处理医疗垃圾等。同时，还可根据科室特色对移动护理车进行功能改造。移动护理车如今已成为护理人员的“新助手”。移动护理车的投入使用，不仅提高我们的工作效率，也给病人带去了更好的服务。

移动护理车正式投入使用，这是医院深化提高医疗水平、打造智慧医疗的又一项重要举措。在病房内可以看到，护士推着移动护理车来到21床病人身旁，为患者张女士测量体温、血压，挂上补液，询问饮食、睡眠等情况。

随后护士打开电脑，一一输入记录，为病房内所有负责病人完成相关护理后，护士便将移动护理车停放在病房门口，取下车上的椅子，坐在病房门口继续工作。当有病人“呼叫”换瓶，就从车上的抽屉取出药液，快速到位更换，并在车上完成医疗垃圾处理，十分便捷。以前，我们要不停地奔跑在护士站、治疗室、垃圾房和病房之间，才能完成这些工作，如今一辆移动护理车就可以轻松搞定，护士驻扎在病房门口，奔跑时间少了，距离也短了，还有利于及时观察病人的病情变化，保障患者安全。

移动护理车的使用可以更好地帮助护理人员提升病人的安全感和满意度，真正落实“将时间还给护士，将护士还给病人”的优质护理要求，也能帮助刚上临床的年轻护士，在专科知识不断累积丰富的过程中，能够实时的得到参考和帮助。我科移动护理车刚刚上线，在使用过程中可能会遇到一些我们未知的问题和困难，但我相信，本着我们想要更好地为患者实施优质护理的初心和我们对新事物不断学习的进取心，我们能克服临床使用的困难，不断精业务，促发展。（医院动态 / 通讯员：曾芷怡）

★ 2020 年

医院与海康威视数字技术公司签署战略合作协议

12 月 23 日，医院与海康威视数字技术股份有限公司签订战略合作协议，建立智慧医院联合实验室，深化双方在医院信息化建设的进一步合作。

刘瑞华院长与海康威视公司刘海燕总裁代表双方单位签订战略合作协议，并共同为智慧医院联合实验室揭牌。会上，双方讨论在现有院内智能监控系统已实现视频监控、人流统计、人员密度统计、人脸识别、轨迹定位、人员布控等功能的基础上，继续深化合作，拓宽视频监控系统的院内应用，争取利用信息化手段为患者提供更好的医疗服务。（医院动态 / 通讯员：叶锦坚）

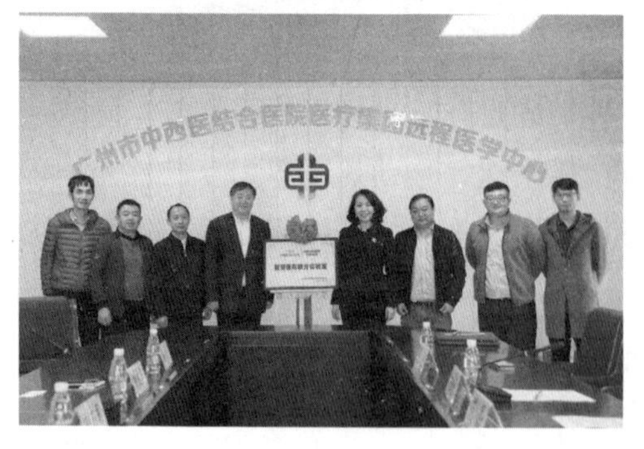

16 改善医院服务的创新模式
——打造诊疗特色

尽管医疗资源还存在不充分、不平衡的问题，但地处城区的患者，在就医选择上空间还是很大的。一家医院没有特色，看不好相应的病，迟早被患者淘汰。

★ 2017 年

探索治病新模式医院专病门诊启用

3 月 22 日，广州市中西医结合医院专病门诊举行揭牌仪式，标志着该门诊正式投入使用。医院推行“专病门诊”的目的合理配置医疗资源，使病人按病种找到最擅长治疗自己病症的医生，同时使有一定专长的医生得以充分利用。

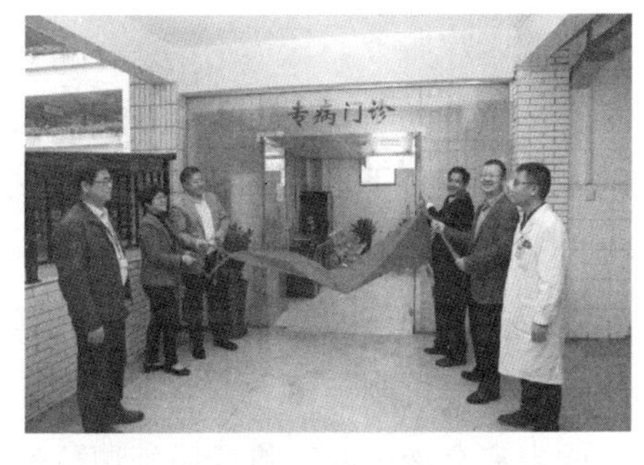

医院把专科门诊建设作为医院服务创新和内涵建设的重要内容之一，在原本业务用房紧缺的情况下在门诊二楼显著位置设立专病门诊。针对专家主攻专病的区别，第一批专病门诊开设以风湿关节病、肩颈腰腿痛、内分泌调理等 9 个专病门诊，向特定群体提供更加专业化、个性化的诊疗服务，更加突显医院专业特色，同时让患者可以及时对症挂号就诊，极大地方便了患者就医。

专病门诊是现代医院创新服务的重要方向，对医技水平要求很高，要求医生对某种疾病诊疗有一技之长。医院今后将根据医疗业务的不断发展，加强人才培养，持续扩大专病门诊涵盖范围，把专科专病做精、做细、做强，以一流的技术为患者提供更加专业、优质、高效的医疗服务。（4 月 5 日《今日花都》/ 通讯员：黄力君）

★ 2017 年

我区首家医疗机构搭建医特专家会诊中心平台

8 月 22 日，广东省医院协会、广州市中西医结合医院医特专家会诊中心正式挂牌，成为花都地区首家搭建医特专家会诊中心平台的医疗机构。区卫计局、省医院协会、广州市中西医结合医院相关负责人出席了活动。

该院相关负责人介绍，搭建医特专家会诊中心平台，实现分诊、远程诊断、转诊等线上医疗功能，以及患者术前检查、诊断、手术、术后护理康复等线下医疗，既是适应新形势深度发展互联网医疗的需要，更是应对新常态提高医院医疗水平的需要。

据了解，7 月 15 日，按照部署，我去公立医院全面完成，取消药品加成、价格数据、收费及信息系统切换，实现广州地区公立医院综合改革平稳启动。但要破解基层看病难，解决分级诊疗问题，让广大人民群众享受专业、高效、便利的医疗服务，还需不断、全方位地推进医疗改革。

区卫计局主要负责人表示，医特专家中心正是以国家政策为导向，在互联网 + 医疗条件下的一种新的就医方式。它采用远程网络技术，打造高效专业的分诊平台，值班医师全程跟踪，专家快速响应会诊。它汇聚国内顶尖学科带头专家，运用创新的互联网机制，以高效快速的分诊机制，建立覆盖全省公立医院的专家会诊中心，将优质资源价值最大化，促进与地区医院的医疗与学术交流。建设医特专家会诊中心，是广东省医院协会推进医改的重要创举，是惠及更广泛社会大众的好事情。（8 月 26 日《今日花都》/ 通讯员：朱勇武）

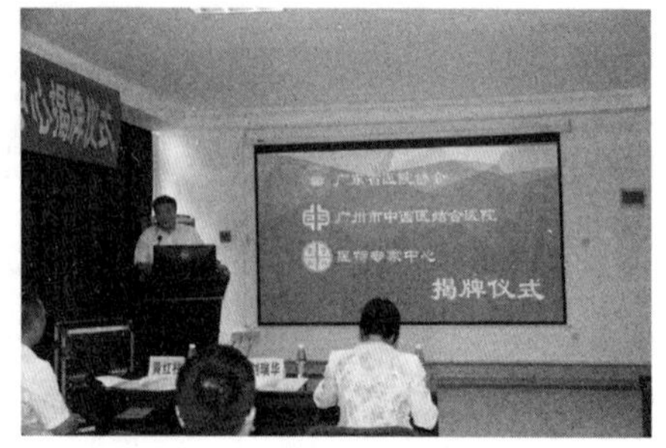

★ 2018 年

名医馆再添 2 名省名中医

1 月 23 日，焦锋、龙德省名中医揭牌仪式在广州市中西医结合医院名医馆举行，刘瑞华院长等院领导参加了本次揭牌仪式。

广州市中西医结合医院名医馆于 2017 年 8 月 1 日正式投入使用，医院安排省名中医陈朝俊教授等院内专家和柔性引才外院专家定期出诊，半年来在整合优质医疗资源，发挥中医药诊疗特色上发挥着重要的作用。2017 年 10 月，医院焦锋、龙德教授喜获广东省名中医称号。为了进一步加强名中医药宣传工作，打造医院中医药品牌，医院为 3 位省名中医统一制作了“广东省名中医”牌匾，并由院领导举行揭牌活动。（医院动态 / 通讯员：黄力君）

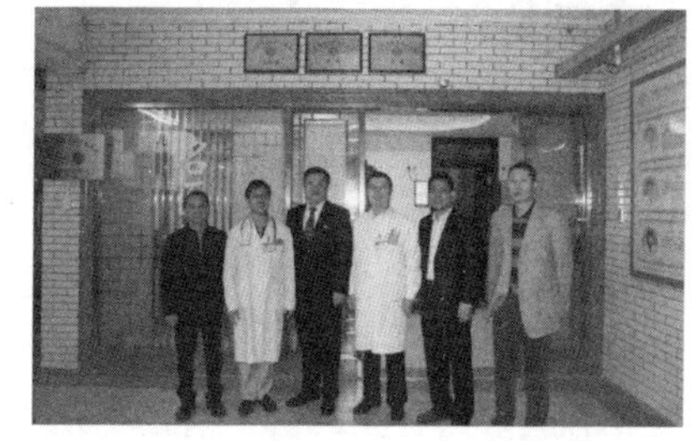

★ 2018 年

医院成立蛇伤救治中心

日前，广东省广州市中西医结合医院花都区蛇伤救治中心揭牌。该中心的建立填补了广州北部地区蛇伤救治的空白，为蛇伤患者争取宝贵的黄金救治时间，降低病残率、病死率创造了条件。

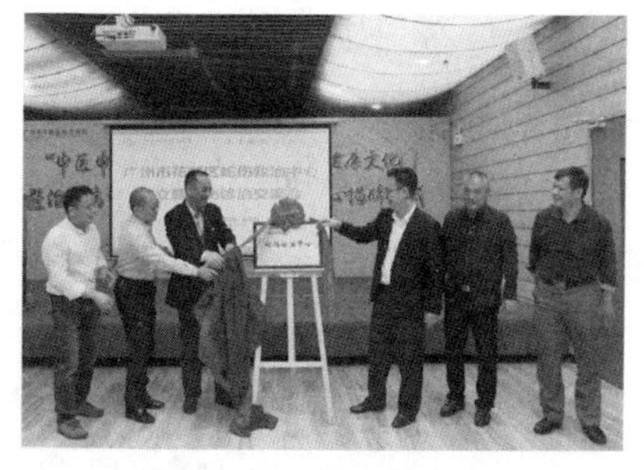

因广州北部地区植被覆盖率较高，每年 5 到 10 月蛇伤患者明显增多，毒蛇咬伤后 4 小时内注射对应蛇毒血清是最有效的救治方法。花都区蛇伤救治中心储备抗蝮蛇、五步蛇、眼镜蛇、银环蛇蛇毒血清，结合传统中医药蛇伤救治经验，采用中药内服、外熏等手段，以“清、下、汗、消”为治法，中西医并重治疗蛇毒咬伤。（4 月 9 日《中国中医药报》/ 通讯员：黄力君）

★ 2018 年

医院入列全国“消化道肿瘤筛查及早诊早治项目协作中心”

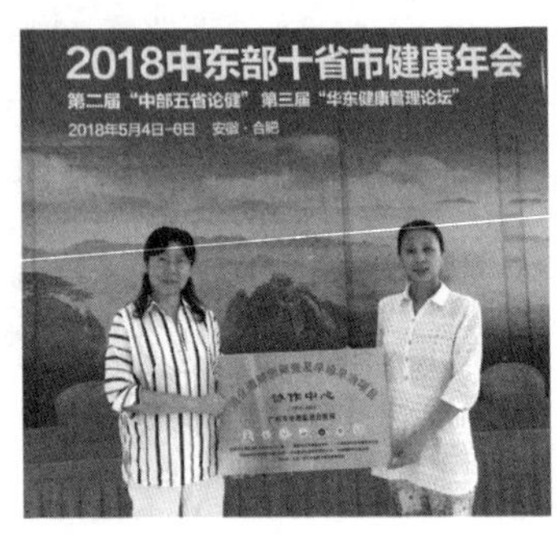

全国“消化道肿瘤筛查及早诊早治项目”启动会对首批授予协作中心的医疗机构进行授牌，广州市中西医结合医院位列其中，医院医务科陈小平科长和体检中心兰丽琴主任代表医院参加大会授牌。

广州市中西医结合医院作为全国首批“消化道肿瘤筛查及早诊早治项目协作中心（2018—2023）”，将不负殊荣，多学科联动，认真做好消化道肿瘤的早筛、早诊、早治工作，为我国消化道肿瘤的有效防治做出贡献，让更多的民众受益。（医院动态 / 通讯员：兰丽琴）

★ 2020 年

再增专病，提高专病诊治能力

为更好地服务花都区群众就诊需求，发挥中医治疗优势，突出专病专治特色。广州市中西医结合医院经过专病委员会讨论，在原来基础上再次增加六个特色专病。增设面瘫专病、神经康复专病、足踝专病、高血压专病、肩关节专病、眩晕耳鸣专病。在原有专病的基础上再增加医生出诊，并且周六早上也有专病出诊，大大方便群众就医。大部分专病以中医为主，配合针灸、推拿、膏方等治疗，大力弘扬中医药文化。会议还决定整合皮肤中心，将原有皮肤科和皮肤美容科整合，新增设疤痕专科和痤疮专科。开展激光美肤、美白、祛斑等美容项目，逐步扩大皮肤疾病在区内影响力。（医院动态 / 通讯员：郭雄图）

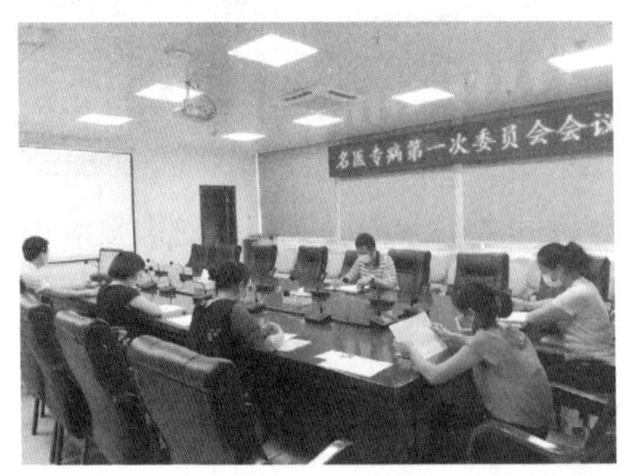

★ 2020 年

医院建成省急性上消化道出血救治快速通道

2020 年 10 月 22 日，广州市中西医结合医院作为“2020 年广东省急性上消化道出血救治快速通道协作救治基地”申请单位，圆满完成现场评审工作。中国急诊医学会总干事周荣斌教授一行莅临我院，对急性上消化道出血快速通道建设项目的开展情况进行现场评估。焦锋副院长、急诊科主任练志明、急诊科副主任熊承文、急诊科护士长卢绮妮、消化科副主任邱李华等参加迎检。

走访过程中周荣斌教授一行重点考察急诊科 120 绿色通道、抢救室、EICU、急诊病房，以及消化科内镜室、介入科等平台的建设情况。

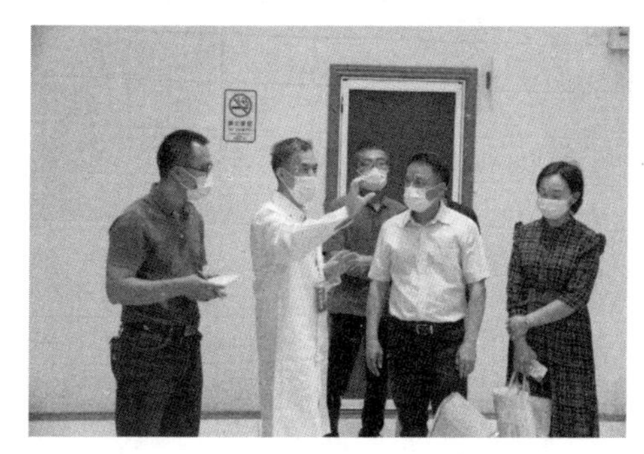

焦锋副院长对广州市中西医结合医院的基本情况做了汇报，重点阐述我院学科建设、运营理念等，指出广州市中西医结合医院从实际出发，打造精准管理之路，提升服务效能；医院急诊科是花都区急救系统的龙头科室，创建了胸痛中心、卒中中心、蛇伤救治中心、创伤中心，自 2017 年起连续三年急诊出车量全区第一。

周荣斌教授对我院“急性上消化道出血快速通道建设项目的开展情况”给予高度认可，从院领导高度重视、技术力量均衡、学科建设完善等方面肯定了项目建设具有良好的条件保障。同时也提出意见和建议，指出做好技术普及培训；建立患者数据库和病情评估分层；将急性消化道通道辐射到基层医疗单位等，一步步实现健康中国规划。（医院动态 / 通讯员：孟楠）

★ 2022 年

医院不孕不育专科联盟挂牌

广州市中西医结合医院不孕不育专科联盟 2022 年 1 月 8 日挂牌，医院领导班子及广州医科大学附属第三医院专家代表出席了挂牌仪式。

不孕不育专科联盟为患者提供“绿色通道就诊”，为避免患者因旅途奔波而增加负担，降低就医成本，联盟提供绿色就诊通道。针对需行试管治疗患者，广医三院生殖中心与我院验单互认，患者男、女双方基本所有检查项目均可在我院完成，而部分需在广医三院生殖中心检查的项目，患者通过绿色通道预约医生后，便可在就诊当天完成，有条件的患者同时可在当天建档并进入治疗周期，行取卵与移植手术，手术后回诊至我院治疗。（医院动态 / 通讯员：刘凯娅）

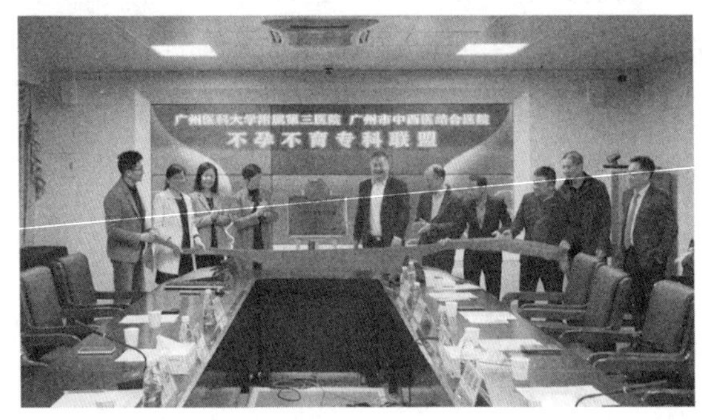

17 改善医院服务的稳健战略

——塑造医院品牌

成功的品牌意味着知名度、影响力和真正实力，是单位价值的有力体现，对于宣传自身、推销自身，以便获得患者认可，具有莫大好处。

① 名院

★ 2016 年

我院获“爱婴医院”称号

4 月 27 日，区 2016 年妇幼健康工作会议在区卫计局九楼会议室召开。广州市中西医结合医院被授予“爱婴医院”称号，我院刘树华副院长，医务科陈小平科长，产科韩俊主任，儿科钟青主任，预防保健科毕倩波参加了会议。

我院自 2012 年创建爱婴医院以来，始终坚持“母亲安全、儿童优先”的服务宗旨，并按照创建要求制定本院制度措施。我院对全院职工进行母乳喂养政策和知识、技术培训，通过开通母乳喂养咨询服务电话，开设孕产妇学校，定期举办讲座等形式倡导母乳喂养和自然分娩。

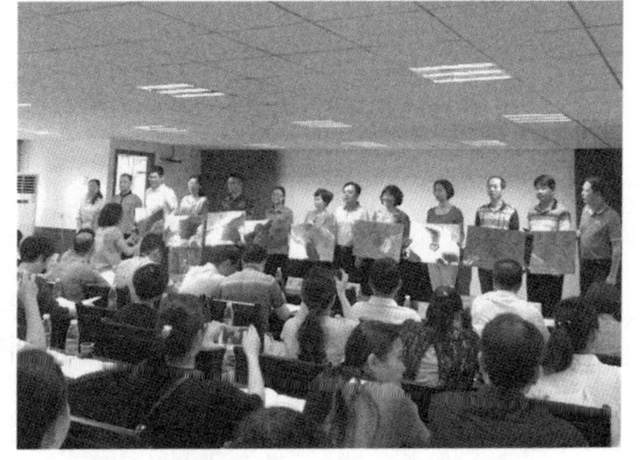

我院将继续通过优质的服务来维

护爱婴医院形象，使其成为群众满意、值得信任的品牌。（医院动态 / 通讯员：毕倩波）

★ 2016 年

医院通过国检成为“国家重点中西医结合医院”

近日，国家中医药管理局网站公布第三批重点中西医结合医院建设项目评估验收合格单位名单，广州市中西医结合医院榜上有名。

该院于 2012 年 1 月被列入第三批国家中医药管理局重点中西医结合医院建设项目，创建周期为 4 年。4 年来，医院围绕创建工作，积极推进医疗卫生体制改革，深入开展三级医院持续改进以及党的群众路线教育实践活动，不断提升内涵和整体服务能力水平，顺利通过国家三级甲等中西医结合医院评审，获得国家首批中医住院医师规范化培训基地资质认定，荣膺广州市“健康医院”、花都区创建全国文明城市“积极贡献单位”“文明单位”“平安医院”“爱婴医院”“诚信服务窗口”等多项荣誉，成为我省乃至全国中西医结合医院建设发展中的佼佼者。2015 年底，医院接受国家中医药管理局专家评估验收及答辩，并获得通过。（5 月 19 日《今日花都》/ 通讯员：朱勇武）

★ 2016 年

我院成为首批“健康医院”授牌医院

6 月 21 日，广州市健康城市工作联席会议办公室对广州市健康医院进行了牌匾颁发，广州市中西医结合医院榜上有名，成为广州市首批健康医院单位。

2014 年 6 月，我院被列为 2014—2015 年花都区创建健康医院单位。按照广州市建设健康城市工作联席会议办公室《关于印发广州市花都区创建健康社区（村）健康单位工作方案（2014—2015 年）》要求，医院成立了健康促进工作领导小组，制定实施医院健康促进规划制度。进一步加强医院健康环境建设，丰富健康教育内涵，组织并开展了一系列形式多样、蕴含中医特色的健康教育活动。（医院动态 / 通讯员：毕倩波）

② 名科

★ 2016 年

医院三个专科被确定为市中医重点专科建设项目

日前，广州市中西医结合医院骨伤科、中西医结合脑病科、针灸康复科被确定为广州市中医重点专科建设项目，项目建设周期为 3 年。

市财政将对每个项目资助 100 万元，医院将按照 1∶1 的比例配套建设经费，为重点专科建设的设备配置、人才培养、科研、场地等方面给予重点扶持，保证建设任务顺利完成。

据悉，该院一贯重视学科建设，此次三个专科确定为广州市中医重点专科建设项目，是对其在学科建设工作方面所做努力的肯定，为该院专科业务能力的提升创造了良好的契机。（6 月 2 日《今日花都》/ 通讯员：黄力君）

★ 2016 年

骨伤科肿瘤科入选广州市“十二五”中医重点专科

根据《广州市卫生和计划生育委员会关于确定广州市“十二五”中医重点专科（专病）名单的通知》（穗卫中医〔2016〕19 号）精神，广州市中西医结合医院骨伤科、肿瘤科通过评估验收，被确定为广州市“十二五”中医重点专科。

医院长期以来重视学科建设，在优化就医环境、改善病人就诊体验、医疗器械投入和加强人才引进等方面做了大量工作，这次骨伤科、肿瘤科顺利通过“十二五”中医重点专科评估验收是对医院学科建设工作的肯定，医院服务能力和综合实力再上新台阶。下一步，医院将继续做好重点专科建设各项工作，不断提升中医药服务能力和水平，更好地满足人民群众对中医药服务的需求。（医院动态 / 通讯员：叶锦坚）

★ 2016 年

全市女职工创新工作室我区占两席

12 月 27 日，广州市中西医结合医院的袁亚娣口腔微创治疗工作室正式揭牌，区人大常委会副主任、区总工会主席陈孝安，区总工会及区卫计局相关负责人出席活动。据悉，今年全市获得女职工创新工作室称号的单位，我区占了两个席位，突显了我区女职工在提升创业自主创新能力中的主力军作用。

与袁亚娣口腔微创治疗工作室获得同一称号的还有春藤之花工作室。据介绍，创建和评选女职工创新工作室，旨在培育女高技能人才，为打造创新创业创造宜居宜业的枢纽型幸福美丽花都提供必要的智力支持。袁亚娣口腔微创治疗工作室主要以口腔微创治疗为主要目标，分别在微创树脂填充、微创牙周治疗、微创拔牙、微创全瓷修复等方面进行技术攻关；同时优化临床操作流程，改进材料、设备的性能，便于医护临床操作，达到改善疗效的目的。

创新工作室的成立，将会紧贴实际，定期开展职工技术攻关、技能培训交流等活动，普及创新理念、创新技术和创新方法，使女职工创新工作室成为激发职工创新活动的“发动机”、最大限度发挥女职工创新工作室的标兵引领作用。（12 月 30 日《今日花都》/ 通讯员：黄力君）

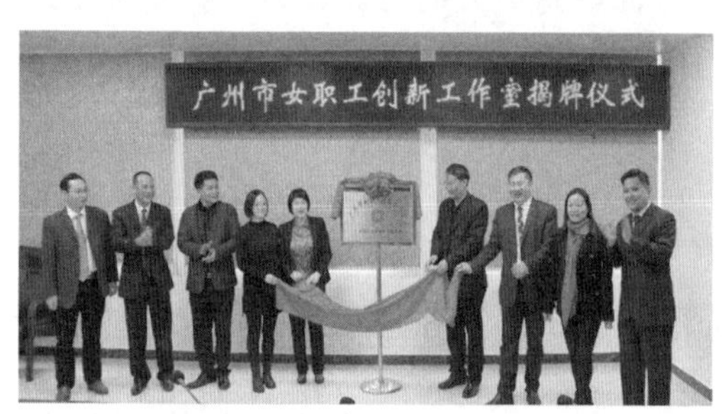

★ 2017 年

医院 5 个专科通过区临床重点专科项目验收

近日，花都区卫生和计划生育局发布花卫字〔2017〕165 号文《关于花都区临床重点专科和花都区基层临床重点专科建设项目评审结果的通报》，广州市中西医结合医院脑病科、肿瘤科、肾病科、骨伤科、针灸康复科 5 个科室通过花都区临床重点专科项目验收。

重点专科的建设是个系统的大工程，涉及科室的基础条件、技术队伍、医疗服务能力与水平、医疗质量状况、科教等方面，需要院领导的运筹帷幄，需要临床科室和职能管理部门通力合作，不能一蹴而就。医院长期以来重视专科建设，这次脑病科、肿瘤科、肾病科、骨伤科、针灸康复科 5 个科室顺利通过花都区临床重点专科项目验收，是对医院专科建设工作的肯定，医院服务能力和综合实力再上新台阶。（医院动态 / 通讯员：何明钎）

★ 2017 年

广州市中西医结合医院通过中国胸痛中心认证

本报讯 广州市中西医结合医院胸痛中心正式被中华医学会心血管病学分会、中国心血管健康联盟、中国胸痛中心认证工作委员会授牌成为“中国胸痛中心”，这也是广东省内通过该认证的唯一一家中医系统医院胸痛中心。

广州市中西医结合医院胸痛中心采用区域共建的胸痛急救网络新模式，充分发扬中医药优势，运用中西医结合方法，为以急性胸痛为主要临床表现的危急重症患者提供快速诊治通道。

目前，该院与包括 120 急救指挥中心在内的 19 家医疗机构签署了胸痛中心区域协同救治网络建设合作协议书，结合网络、微信等通信工具实时同步患者心电图等诊疗参考数据，做到“患者未到，信息先到”，大大缩短急性心肌梗死患者救治时间。（9 月 27 日《中国中医药报》通讯员：黄力君 王晓彤）

★ 2018 年

医院中国“卒中中心”揭牌

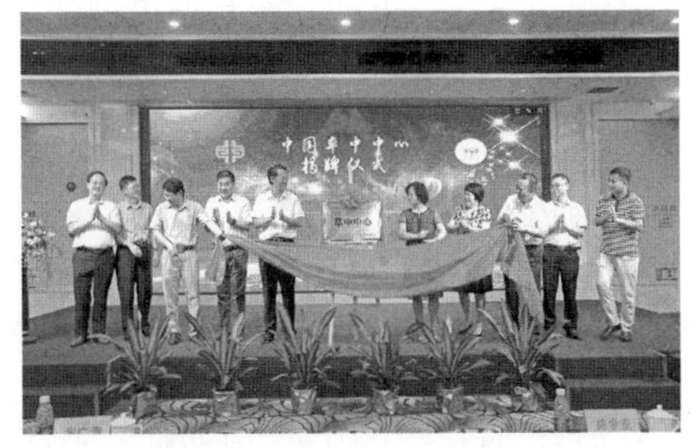

8 月 18 日上午，广州市中西医结合医院脑病科的中国“卒中中心”授牌仪式暨广州市中西医结合医院卒中绿色通道启动仪式在华钜君悦酒店广州厅隆重举行。广州市花都区人大副主任陈孝安、花都区卫生局局长曹扬、医院党委书记黄红柱、院长刘瑞华、副院长林培顺等领导出席了本次会议。

随着我国经济发展，生活水平逐年提高及快速进入老年化社会，脑卒中的病死率已居于首位，远高于排名第二、三的冠心病与COPD，其防治工作十分重要。因此卒中中心已成为国家卫健委强力推行二级医院以上必须建设的“五大中心”之一。

本次会议，标志着医院院内卒中绿色通道与院前急救将做到无缝对接，进一步缩短患者发病到静脉溶栓时间或进入介入室手术时间。同时在花都区内建立1小时卒中急救圈，可以更好地规范医联体的脑卒中诊疗，提高医联体脑卒中诊疗水平，使脑卒中病人得到及时合理的诊疗，降低本区域脑卒中致死率和致残率。（医院动态 / 通讯员：贾翔）

★ 2019年

健康管理中心获颁“健康管理学科建设与科技创新中心”授牌

8月31日，第九届健康管理学科建设与科技创新中心建设研讨会在千年古都南京拉开帷幕。广州市中西医结合医院健康管理中心喜获2019年度“健康管理学科建设与科技创新中心”（原名“全国健康管理示范基地”）称号，医务科陈小平主任代表医院，由白书忠终身荣誉理事长教授手中接受授牌荣誉。

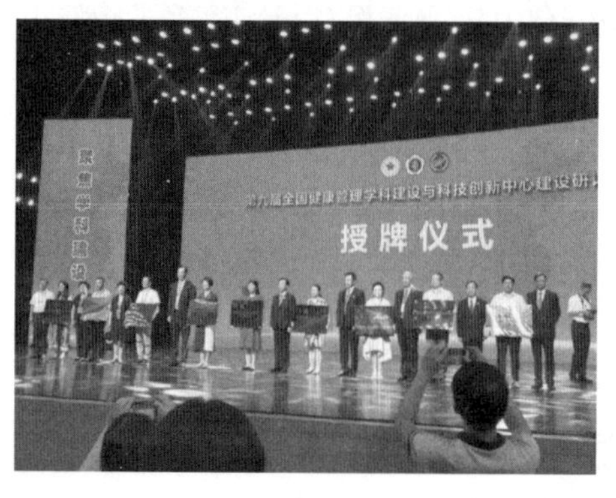

获评“健康管理学科建设与科技创新中心”的机构将成为行业标杆，促进健康管理适宜技术和产品的创新与落地，推动健康管理机构的规范建设和学科发展，引领健康管理学科高水平、高质量、创新型发展。（医院动态 / 通讯员：黄辉）

★ 2019年

医院添2个省重点专科建设项目

近日，广东省中医药局发布了《关于公布“十三五”中医重点专科、特色专科建设项目名单的通知》（粤中医函〔2019〕472号）文件，广州市中西医结合医院康复科、临床药学两个专科获得了广东省“十三五”中医重点专科建设项目立项，建设周期为三年。此前，医院已验收通过广东省“十二五”中医重点专科 3 个（脑病科、骨伤科、肾病科），而临床药学更是花都地区首次获得重点专科建设项目的药学专科，这标志着医院的专科建设又迈上了新的台阶。

截至目前，广州市中西医结合医院有 1 个国家级中医重点专科、3 个省级中医重点专科、1 个省级中医特色专科、5 个市级中医重点专科；2019 年先后又增添了 8 项市级中医重点（培育）专科建设项目、2 项省级中医重点专科建设项目。近年医院在专科建设方面取得了喜人的成绩，这离不开医院对专科建设的高度重视，采用多措并举方式，积极完善人才培养体系，强化学术队伍建设，鼓励科研和业务创新工作，建立多渠道投入机制，加大专科建设经费投入等保障措施，为医院专科建设提供了有力的保障。（医院动态 / 通讯员：叶淑芳）

★ 2019 年

广州市中西医结合医院成为市级治未病中心

11 月 15 日，在广东省广州市卫生健康委召开的广州市中医治未病服务建设项目启动会上，中医治未病服务体系发展总体规划公布，广州市中西医结合医院被确定为 4 个市级治未病指导中心之一。

在积极配合全市治未病工作的基础上，该院长期致力完善中医治未病服务体系，牵头成立中医医疗集团，提升基层中医药服务能力，以方便群众看中医为出发点，全方位、全周期保障当地群众健康。（2019 年 11 月 21 日刊载于《中国中医药报》/2019 年 11 月 15 日刊载于《广州日报》/ 通讯员：王晓彤）

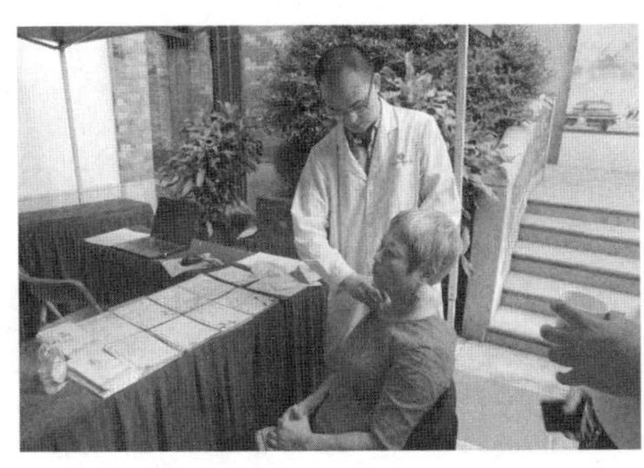

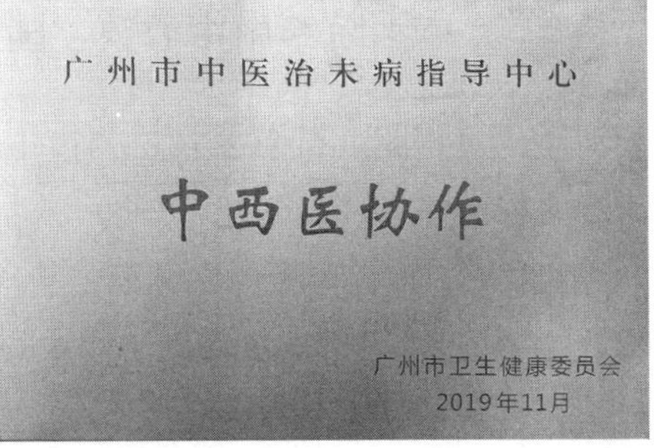

★ 2019 年

医院添 3 个广州市重点专科

12 月 30 日下午，广州市中西医结合医院骨伤科被评为广州市中医高水平重点专科，脑病科及康复科被评为广州市中医特色专科。另外广州市中西医结合医院重症医学科、针灸科、肾病科、急诊科、肿瘤科等五个科室被评为广州市中医特色专科培育项目。

广州市中西医结合医院作为一家公立三级甲等中西医结合医院，一直支持以公益为导向，此次的获奖是一个新的开始，而非结束，今后仍会继续以《三级中西医结合医院评审标准》及“现代医院管理制度”为建设和管理蓝本，以发展重点学科为引擎，继续推进中医药创新和传承工作，突出中西医结合特色优势，夯固基本、改善服务、提升内涵、扩大影响，以振兴中医药事业为己任，扎实推进重点专科建设，规范建设经费的管理，严格按照建设计划实施进度，合理安排培育项目发展，确保各项建设项目顺利完成。（医院动态 / 通讯员：熊妙华）

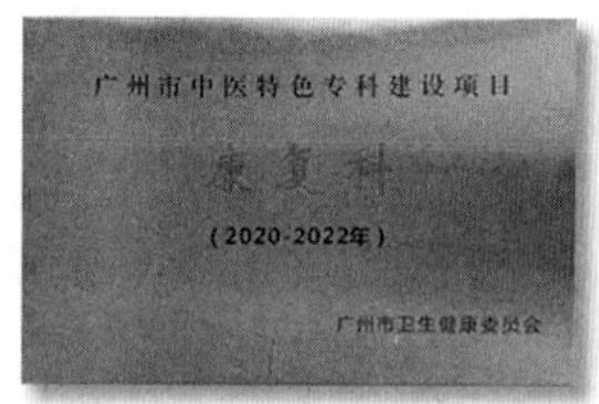

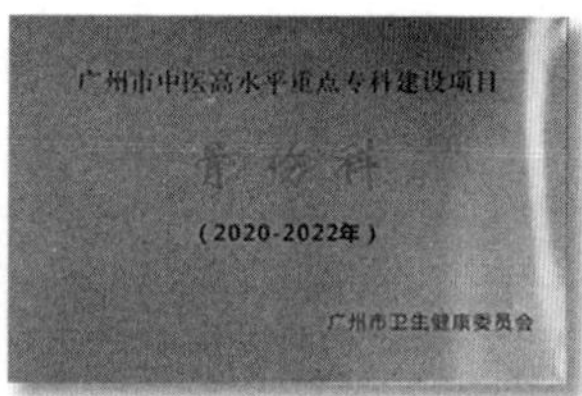

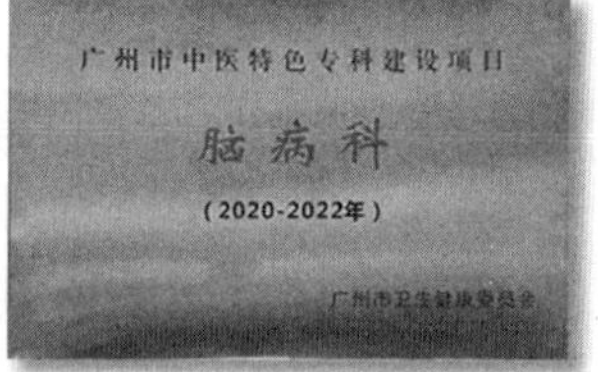

★ 2020 年

医院卒中中心获“国家高级卒中中心”认证

重磅，广州北部首家！广州市中西医结合医院正式通过认证，成为“国家高级卒中中心”！

11 月 16 日，国家卫生健康委脑卒中防治工程委员会（国家脑防委）正式发布 2020 年第一批国家高级卒中中心单位名单，广州市中西医结合医院正式被授予“国家高级卒中中心”。

2019 年 12 月，广州市中西医结合医院卒中中心成为“国家高级卒中中心建设单位”，经过短短半年时间的努力，于 2020 年 7 月通过脑防委专家现场评估。

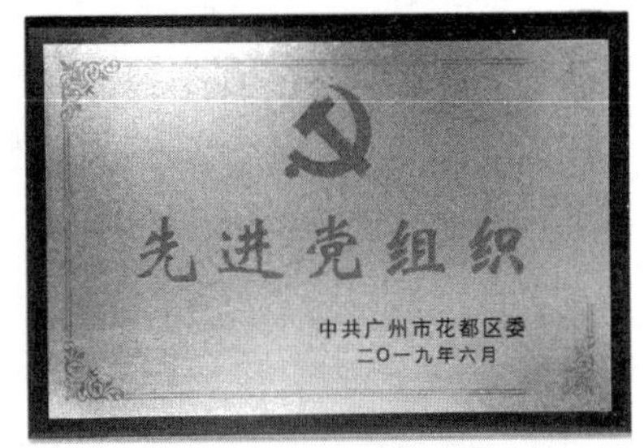

获“国家高级卒中中心”，意味着在广州市中西医结合医院卒中中心，卒中救治不是以神经内科为主体的卒中单元的扩大版，更不是神经内、外科与相关学科简单机械地“物理拼凑”，而是整合院前 120 急救、社区卫生服务中心和院内相关科室的脑血管病相关优质医疗资源，建立起一个包含急性期救治、早期康复、二级预防、出院随访等功能于一体的相对独立的学科联合体系，通过脑病、颅脑外、急诊、介入、康复、心血管、内分泌等学科的密切合作，实现院前与院内的无缝对接，优化卒中救治流程。

DNT(door to needle time) 时间是指患者到医院到静脉溶栓给药时间，是评价高级卒中中心脑卒中救治能力关键指标。以 DNT 时间为例，该院在高级卒中中心建设中，DNT 时间平均数从 2018 年 126 分钟下降到 26 分钟，位居全国先进行列。（医院动态 / 通讯员：郑友康）

★ 2020 年

口腔中心入选全国健康口腔推广基地

10 月 15—17 日，中国牙病防治基金会联合中国口腔清洁护理用品协会在云南昆明国际会展中心召开了“聚焦口腔 呵护健康”为主题的“2020 健康口腔大世界”大型公益活动。活动期间，广州市中西医结合医院口腔中心顺利通过，获得“健康口腔推广基地”称号。

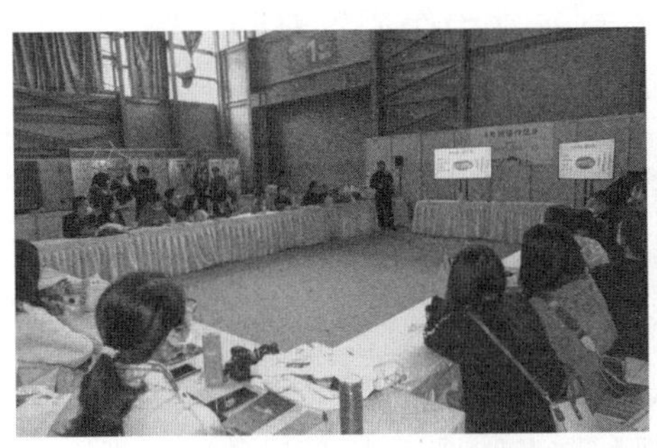

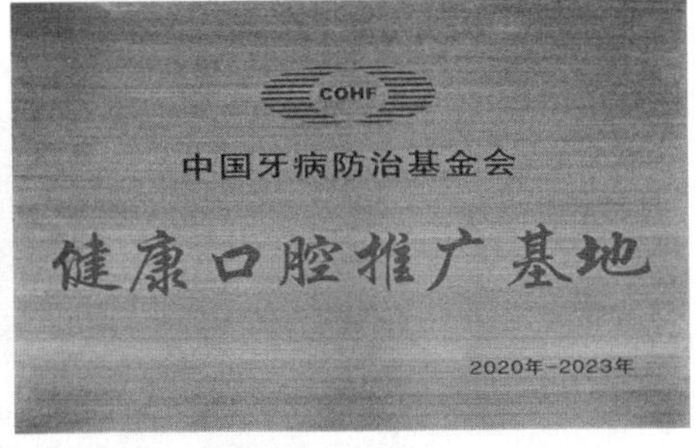

口腔疾病预防工作是造福群众的公益事业，口腔中心从 2018 年首批申报

全国“健康口腔推广基地”，2019 年派 4 名医护到武汉参加中国牙病防治基金会的口腔推广大使的考核并顺利通过，在中国牙病防治基金会的指导和监督下，2020 年口腔中心前前后后精心筹划，开展了多次“健康讲座进校区”“iTero 口腔扫描免费体验活动”“健康口腔线上义讲活动”“9.20 爱牙日口腔义诊活动”等社会公益性活动，落实了口腔推广大使的职责，为广州北部地区的口腔健康贡献出自己的力量，经过这 3 年的努力，最终口腔中心不负众望，顺利通过中国牙病防治基金会的重重考核，被授牌评为全国首批“健康口腔推广基地”。（医院动态 / 通讯员：林英梅）

★ 2020 年

医院获批国家级住院医师规范化培训基地

2020 年 12 月 3 日，国家第三批住院医师规范化培训基地名录正式公布，全国共有 264 家医院上榜，广州市中西医结合医院位列其中，成为花都区唯一一家国家级住院医师规范化培训基地。

医院 2014 年由国家中医药管理局认定为首批中医住院医师规范化培训基地，成为广东省首批 13 个中医住培基地之一。

十年树木，百年树人，此次成功申报国家级住院医师规范化培训基地是对医院住院医师规范化培养工作的巨大肯定，标志着医院住培建设工作迈上了新台阶。医院将以此为契机，严格按照国家的标准和要求，不断完善培训条件和规章制度，加大规范化培训管理力度，加强培训对象的过程管理，确保培训质量，将规范化培训工作落到实处，为全地区及周边区域医疗机构培养更多更优秀的医疗卫生人才，以更好的医疗技术、医疗质量服务于广大人民。（医院动态 / 通讯员：何明钎）

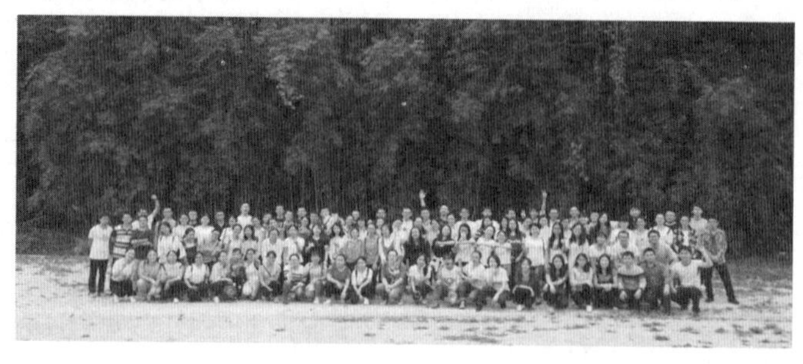

★ 2021 年

心脏康复中心获国家认证

2021 年 12 月 1 日由全国心血管健康联盟、苏州工业园区心血管健康研究院及全国心脏康复中心总部联合评审的全国第四批次心脏康复中心通过认证名单公示，广州市中西医结合医院心脏康复中心榜上有名，成为此次通过的 13 家单位之一，自此医院再添一国字号招牌。

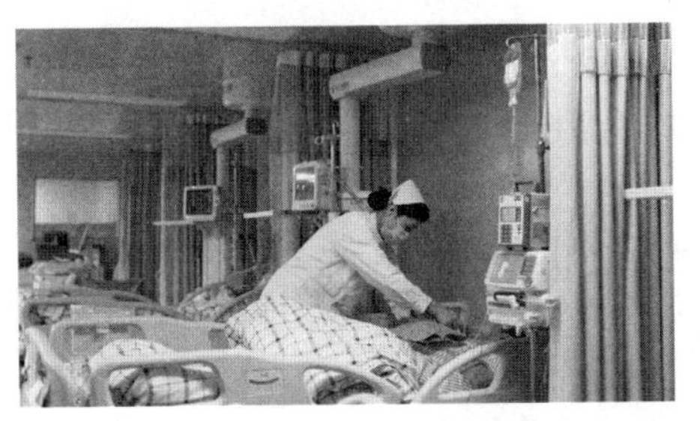

广州市中西医结合医院心脏康复中心由心血管科徐玉莲博士负责组建，配备了运动平板、心肺功能试验仪、无创心排、数字化六分钟步行系统等先进评估设备及各种阻抗训练设备、体外反搏仪等，该心脏康复中心融合了运动康复训练、心肺功能评估、饮食及生活习惯指导等，通过监测各项健康指标，对患者制定个体化康复指导方案，使患者在住院及出院后均能获得专业化的全程康复指导，提高心血管疾病患者的康复率，尽快恢复身心健康再次回归社会。（医院动态 / 通讯员：熊妙华）

③ 名医

花都名医陈朝俊

陈朝俊同志是花都区中西结合脑病研究所所长，全国中医经典“学习标兵”。在如此繁重的业务工作状况下，仍然创造了连续 9 年无医疗事故、无有效投诉及有过错赔偿的好成绩。

2004 年脑病科开科之初，就把当时国际上最先进（现在仍然是）的理念，植入到科室的设计和管理之中。率先把卒中病人的单元化管理与中医辨证论治理论有机地结合在一起，创建中风病六步疗法，把中风的中西结合治疗，系统化、规范化，超早期针灸康复理疗介入治疗，并充分发挥中药复方制剂多功能、多靶点的作用优势，中、西、康复理疗三箭齐发，使作用于中风病各个不同的病理环节，既符合中医辨证论治的原则，同时又符合现代医学对本病的认识与进展，进一步丰富和完善了卒中病人的单元化管理的内容和效能。（2016 年 10 月 24 日《今日花都》/ 通讯员：区卫宣）

★ 2016 年

花都名医黄智胜

黄智胜现任广州市中西医结合医院针灸康复科主任，擅长运用针灸结合龙氏正骨手法治疗颈肩腰腿痛；中西医结合治疗中风后遗症，神经损伤的康复治疗；风湿类疾病的治疗与康复。

黄智胜把每位患者都真正当成自己的亲人，无论多晚只要患者有问题他都第一时间出现在科室。每天他都是第一个出现在门诊，却是最后一个关门的，每天中午 12:00 之前他从来都没有下过班，节假日也不例外。

黄智胜主任还具有较强的专科管理经验和理念，他带领的针灸康复科获得广东省中医名科和广州市中医名科。所带领的康复团队，在广州北部康复领域取得了卓越的成绩，得到广大患者的一致好评。（2016 年 10 月 24 日《今日花都》/ 通讯员：区卫宣）

★ 2016 年

花都名医焦锋

他是骨伤科建设与发展的奠基石，为学科建设、人才培养、学术发展呕心沥血；他带领的团队树立了医院科室规范管理的标杆。他严肃、稳重、不苟言笑，这是不少人对他的第一印象；而真正了解他的人，却是另一番感受：严谨、和蔼、医者仁心！他，就是焦锋教授，现任广州市中西医结合医院副院长、骨伤科大科主任。

焦锋教授不仅有精湛的医术，更有着高尚的医德，而且始终坚持：为医者，当心系病患，别无杂念。常常教导学生：病人至上，敬畏生命，是做一名好医生的基本素养。每次接诊，他都对病人亲切地微笑，聊聊家常，做完检查，也不忘顺手为病人拉好衣服。焦锋教授带领团队率先开展该院双膝表面置换术、完成复杂髋关节翻修术等，根据临床经验研发的消肿定痛合剂和骨伤消痛贴疗效十分突出，先后三次获得花都区科学技术奖，凭借精湛医术，成为广东省“十二五”中医重点专科建设项目。（2016 年 10 月 27 日《今日花都》/ 通讯员：区卫宣）

★ 2016 年

花都名医龙德

龙德，广州市中西医结合医院肿瘤科科主任，国家“十二五”重点肿瘤专科建设单位学科带头人，主任医师。2012 年因连续 3 年考核为优秀而被花都区政府记三等功，2013 年被列为“广州市优秀科技人才”，2015 年评为“广州市高层次卫生人才”，2016 年评为“花都名医”。

他从医 30 年余，一直从事中医、中西医结合临床研究，擅长中医、中西医结合治疗中晚期恶性肿瘤，尤其中医药结合微创治疗各种恶性肿瘤。主持、参与、指导各级科研课题 9 项，获得市级科研成果奖 2 项，区级 1 项，公开发表论文 30 多篇。治疗晚期肿瘤，形成了他自己的学术风格，局部治疗与全身治疗有机结合，重视患者生存质量的前提下，不断延长患者的生存期，最终实现延长有意义的生命。目前治疗的晚期肿瘤患者中，延长的生存期最长已超十年，并赢得众多肿瘤患者的信赖。由于他治疗肿瘤善用“微创针”，而被喻为“花都一针”。（2016 年 10 月 27 日《今日花都》/ 通讯员：区卫宣）

★ 2016 年

花都名医刘瑞华

刘瑞华，广州市中西医结合医院院长，外科主任医师，擅长：普通外科、腹腔镜外科。

刘瑞华医生在花都率先开展胰十二指肠切除等特大型跨专业，的手术，多次多项填补了区、院手术及技术空白，在临床取得了满意的疗效，在群众中有较高的声望。先后参与多项省、市级科研项目，取得了成果。在工作期间，没有发生医疗事故，也无医德医风的不良记录。

自1999年起，刘医生着力推动花都区微创外科事业的发展，对花都区的微创外科在普及与提高方面有较大的贡献，是区微创外科的奠基者之一，勇于创新，先后为区的普通外科、小儿外科、妇科等专业的开展腹腔镜微创业务开展做出了巨大的努力，先后开展数十种各专业手术，目前花都区内各医院开展微创外科技术已成为常规技术。腹腔镜处理急腹症技术曾在省内处于领先水平，腹腔镜技术应用与推广取得了不俗的成绩。（2016年10月28日《今日花都》/通讯员：区卫宣）

★ 2016年

花都名医胡建芳

胡建芳，广州市中西医结合医院脑病科，主任中医师，擅长：脑血管疾病的诊治。

胡建芳医生不仅具有精湛的医疗技术，而且具有良好的医德医风。她热爱本职工作，有强烈的事业心和责任感，尤其在当下医患关系日趋恶劣的大环境下，仍不改初心，医生这份职业让她有着无穷的动力，在她心中医术可以前行，但医者不能忘本，“有病人，才能实现医生的人生价值”，对“医生”的坚守，她看得比什么都重。病人一声“医生”真情的呼唤，总会让她动容，因为那样的呼唤满含信任与依赖，是最纯朴的东西，融入血液，化作生命，是自己不断前进的动力！面对病人，不论贫穷、脏乱与否，她都一律平等对待，态度始终如和风细雨。遇到疑难病变，经常废寝忘食地查找资料，想方设法地为病人解除疾苦，真正做到“急病人之所急，想病人之所想”。（2016年10月28日《今日花都》/通讯员：区卫宣）

★ 2016年

花都名医邵军

邵军现任广州市中西医结合医院口腔医疗中心副主任，并任中华口腔医学会老年专业委员会委员，广东省医学美容学会口腔分会副主任委员等职务，专业领域是口腔颌面外科、口腔种植及面部整形，擅长口腔疑难病例的解决。

邵军主任不断加强人才队伍的培养，组建了以主任医师、副主任医师为主的专家队伍，积极开展科研创新，创造了花都区口腔多个第一，如第一例口腔癌的根治，第一个口腔界的硕士生导师，第一个港澳台学生实习基地，第一个引进海归博士等等。如今，在他的带领下，口腔医疗中心已被打造成一个大型的集口腔临床，教学，科研为一体的人才培养基地。并成为省级重点学科的培育科室，实现了科教研跨越式的发展，为下一步的腾飞打好了坚实的基础。他不忘从医初心，始终把关爱牙齿健康作为不懈的追求目标，带领团队投身公益事业。（2016 年 10 月 28 日《今日花都》/ 通讯员：区卫宣）

★ 2017 年

焦锋、龙德获评“广东省名中医”

近日，为加快推进中医药强省建设，根据《广东省发展中医条例》规定，广东省人民政府发文授予 80 位同志广东省名中医称号。其中，广州市中西医结合医院焦锋、龙德两位教授荣登红榜，成为第四批广东省名中医。

焦锋，现任广州市中西医结合医院副院长、骨伤科大科主任。1984 年毕业于甘肃中医学院，已从事骨伤科临床、科研和教学工作 32 年。他是医院骨伤科建设与发展的奠基人，1995 年经人才引进到花都，积极参加医院的建设和发展，经过 22 年的辛勤耕耘，带领骨伤科全体医护人员，使骨伤科从无到有，从小到大，从弱到强。焦锋教授擅长运用中西医结合方法治疗骨与关节损伤，开展的微创中西医结合治疗高龄患者髋部周围骨折等项目居国内领先地位，对股骨头坏死和膝骨关节炎亦有深入的研究；现担任中国中医药研究促进会骨伤科分会创伤专委会副主任，中国中医药研究促进会专科专病建设工作委员会常务委员。

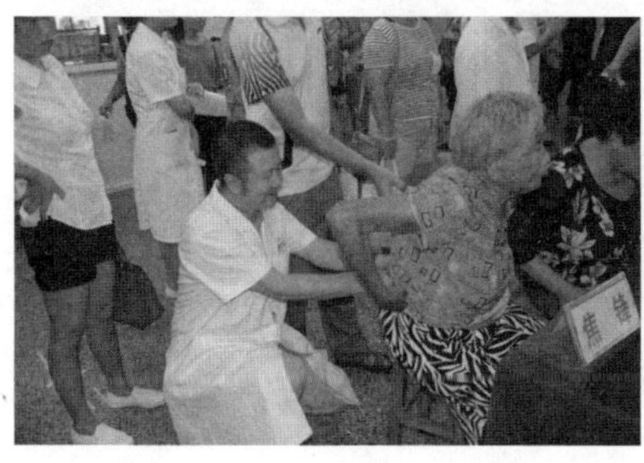

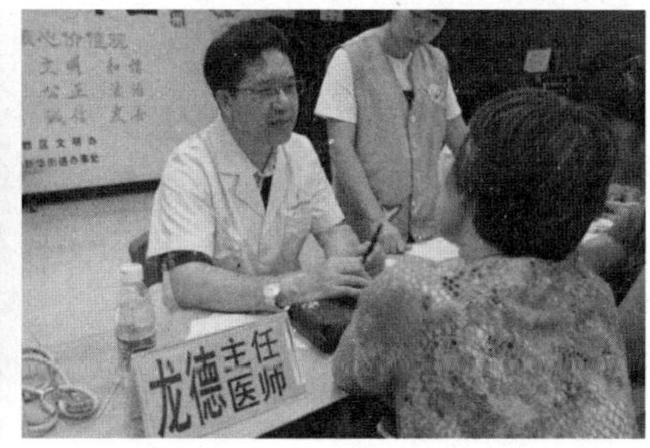

龙德，广州市中西医结合医院肿瘤科科主任，学科带头人，现任中华中医药学会肿瘤分会常委，广东省中医药学会肿瘤专业委员会副主任委员。1985年毕业于广州中医药大学，先后在广东省中医院、北京协和医院、广州市中医药大学附一院与中山大学附属肿瘤医院进修学习。从医32年，一直从事中医、中西医结合临床研究，擅长中西医结合治疗中晚期恶性肿瘤，尤其中医药结合微创治疗各种恶性肿瘤，强调肿瘤要“西医辨病，中医辨证，各取所长，综合治疗”，注重中医治疗的切入点，重视患者生存质量的前提下，不断延长患者的生存期，把真正意义上的中西医结合治疗肿瘤演绎得淋漓尽致，已取得社会与群众效应。（10月28日《今日花都》/王晓彤）

④ 名护

★ 2015年

脑病科荣获广东省中医护理特色优秀科室

在2015年全省“广东省第二届中医护理特色优秀科室评选活动”中，我院脑病科荣获“广东省中医护理特色优秀科室”，这是花都区卫生系统首次获此殊荣，为我院的中医护理工作赢得了极大荣誉。

多年来脑病科在护理质量及中医护理特色上下功夫，立足于中医为主，中西医结合的临床护理实践，通过探索各种中医护理措施的过程中，总结出一套从理论到临床的辨证施护方法和具有中医特色的易操作、适用范围广、疗效快、经济适用的护理操作技术，同时也打造了一支具有中医特色的专科护理团队，已经形成了先进仪器与传统中医相结合的具有中医特色的护理体系。脑病科具有代表性的技术有：八段锦运动以调节身心，中药热奄包以

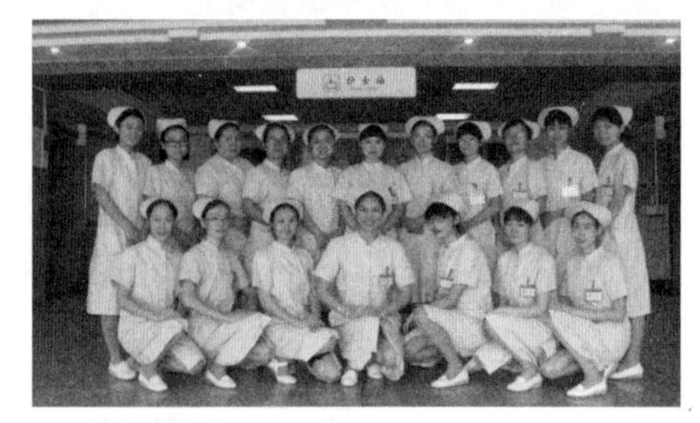

减轻疼痛，穴位注射以增加疗效，耳穴压豆减轻眩晕，拔火罐以活血通络等操作，配合中药熏洗、中药外敷等。极大地丰富了护理内容。提高了护理服务质量，赢得了社会认可。（医院动态 / 通讯员：杜敏）

★ 2016 年

脑病科护理单元喜获市巾帼文明岗称号

3 月 3 日上午，区妇联在秀全街市民广场举办了“展巾帼风采、做最美家庭、建幸福花都”暨纪念“三八”妇女节 106 周年主题活动。活动中表彰了一批先进集体和个人，我院脑病科护理单元喜获广州市巾帼文明岗荣誉称号。

我院脑病科护理单元现有护士 17 名，女性比例 100%。正是这样一支娘子军，用她们的辛勤耕耘撑起了脑病科医疗工作半边天。为每一位患者带来真诚的服务，全心全意为患者排忧解难是她们的服务宗旨。多年来，护士们在岗位上夜以继日地为患者提供贴心护理，加班熬夜已经是她们工作中的常态。为进一步提高服务水平，她们一直在护理质量及中医护理特色上狠下功夫，总结出一套具有中医特色的护理操作技术，同时也打造了一支具有中医特色的专科护理团队。2015 年脑病科被评为广东省中医护理特色优秀科室，杜敏护士长也被评为花都区优秀护理管理者。今年三月，经卫生局妇委会推荐，广州市妇女联合会授予脑病科护理单元市巾帼文明岗称号。（医院动态 / 通讯员：黄力君）

⑤ 名药

★ 2015 年

医院制剂被《广东省医疗机构制剂规范》收录

近日，代表广东省医疗机构制剂标准的《广东省医疗机构制剂规范》（第一册）正式出版发行，其中我院参七脉心通胶囊和益气复元合剂两个制剂品种被收录。

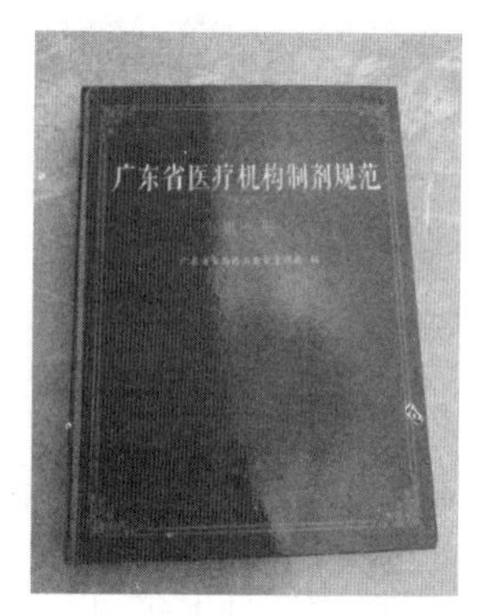

该制剂规范由广东省食品药品监督管理局编审，第一册共收录中药制剂品种 177 个，化学药制剂品种 24 个，是我省医疗机构制剂研制、生产、使用和监督管理等均应遵循的法定标准。它客观反映了我省当前医疗机构制剂及检验水平，它的出版将对提高全省医疗机构制剂质量，发挥积极而重要的推动作用。此次收载我院两个中药制剂品种，是广东省食品药品监督管理局对我院多年来开展制剂工作成绩的充分肯定，体现了我院医院制剂使用的价值和特色。（医院动态 / 通讯员：梁欣健）

★ 2017 年

市中西医结合医院自有制剂获国家发明专利

今日花都讯，11 月 23 日，接到国家知识产权局《发明专利证书》，广州市中西医结合医院一种治疗妇科炎症的中药洗剂——妇洁康洗剂获得发明专利授权（专利号：ZL201510153450.9），这是我区医院自有制剂类的首例国家发明专利。

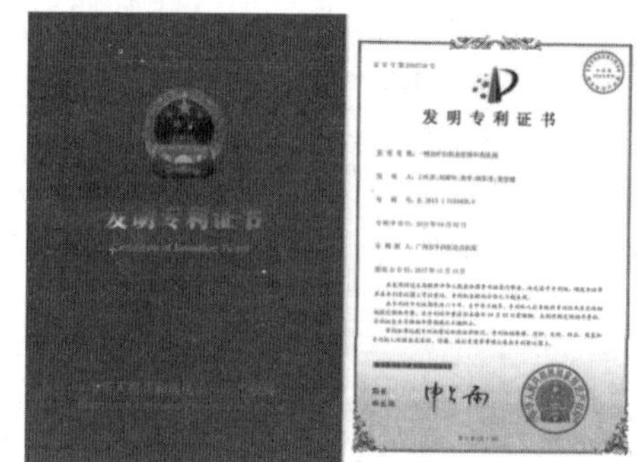

这款由广州市中西医结合医院自行研发的妇洁康洗剂，通过 14 种中药精妙配伍，排兵布阵得当，能够杀灭导致阴道感染的病原体和恢复阴道生态环境，具有“治养结合”的双重效果，共奏清热解毒、杀虫止痒、祛风燥湿、散瘀止痛的功效。通过对药理、制剂工艺、质量标准、临床疗效观察等方面全面评价，在确保有效性及安全性的基础上转化投入临床应用。

据了解，“妇洁灵洗剂”年产值超过 200 万元，累计总产值超过 4000 万

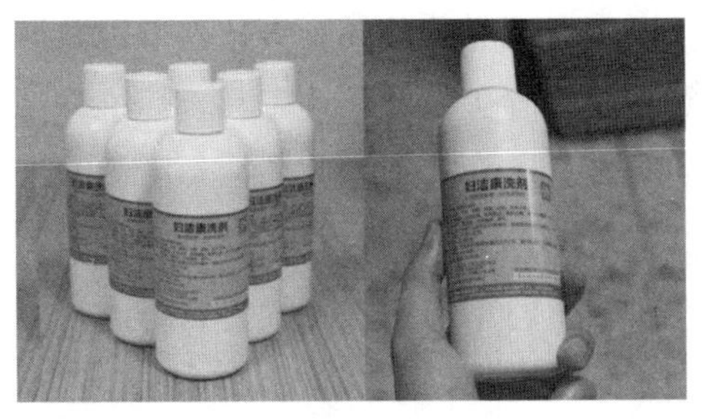

元，惠及患者近 30 万人次。它以出色的疗效、低廉的价格深受医患者好评，荣获广州市花都区科技成果二等奖及“广州市优质制剂品种”称号；通过广东省中医药局及广州市卫计局科研课题立项，在发挥中医药特色优势、保障人民健康、弘扬祖国传统医学上发挥积极作用。（2017 年 12 月 3 日《中国中医药报》、2017 年 11 月 27 日《今日花都》/ 通讯员：朱勇武、梁欣健）

★ 2021 年

深圳宝安区人民医院来我院参观学习传统膏方制作技艺

2021 年 1 月 15 日，深圳宝安区人民医院廖朝峰总药师、中医科沈维增主任一行 6 人，来我院参观学习传统膏方制作技艺，由我院药剂科欧阳勇主任、陈积优副主任接待。

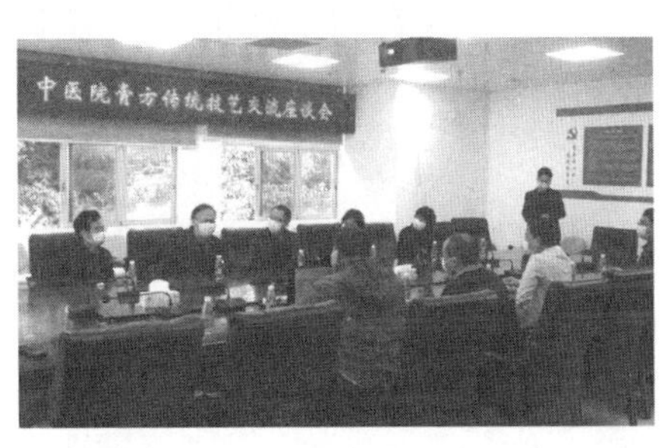

欧阳主任代表医院对廖总药师等人的到来表示了热烈的欢迎，廖总药师等人首先聆听了梁欣健主管中药师关于我院膏方业务开展情况的汇报，了解传统膏方制作工艺中的重点要点难点。

廖总药师针对深圳宝安区人民医院开展膏方业务中遇到的一些困难提出了 6 大问题，欧阳主任、陈主任一一进行了详尽地解答。廖总药师对我院膏方业务产值年年增长，并在 2021 年初获得花都区第五批非物质文化遗产等良好发展情况表示了极高的赞赏。

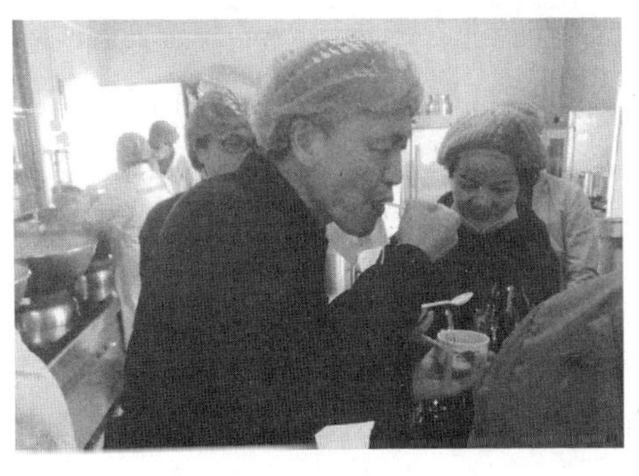

深圳宝安区人民医院的人员在

陈积优副主任和梁欣健主管中药师的陪同下参观了我院的膏方室，近距离参观了传统膏方制作的过程，详细了解了我院传统工艺、传统工具、传统方法制作传统膏方的整个流程。

廖总药师等人还品尝了我院膏方的特色产品——补肝益肾膏，并对我们膏方黑如漆、其亮如镜、食之无渣、入口即化的工艺特点大加赞赏，同行人员均表示膏方口感极佳。

在参观膏方制作，现场品尝完膏方成品后，深圳宝安区人民医院的人员结束了我院参观交流的行程，廖总药师等一行人均表示收获满满，学习到了很多有用的知识，对他们开展膏方业务具有很大的帮助。

我院药学部自开展膏方业务以来，不但致力于为广大市民的健康保驾护航，2020 年医院全年膏方使用量超过 4.7 万人次，总产值约 1100 万元。更不遗余力地推广传播传统膏方的技艺技术，先后举办 6 届膏方节，7 次膏方交流学习班，省内外约 50 个单位超过 200 人次先后前来我院学习膏方制作技术，传统膏方的制作技艺已在全国各地多家单位推广使用。

药学部在 2020 年申请将“传统膏方制作技艺”列为花都区非物质文化遗产项目，并于 2021 年 1 月 5 日正式成功获批为第五批区级非物质文化遗产。在未来，药学部将继续推广使用传统膏方，惠及更多的市民朋友。（医院动态 / 通讯员：袁勋）

★ 2022 年

医院非遗项目“传统膏方制作技艺”参与专题展览

5 月 19 日，2022 年“遇见非遗”系列专题展在花都区美术馆举行，广州市中西医结合医院的非遗项目“传统膏方制作技艺”的相关展品参与了展出。

本次展览由广州市花都区文化广电旅游体育局主办，广州市花都区文化馆（花都区非物质文化遗产保护中心）承办，涵盖国家、省、市、区级 30 个非遗项目，展现花都非遗的独特魅力，给广大市民群众们带来沉浸式、互动性的非遗体验。

以广州市中西医结合医院作为主体保护单位的非遗项目“传统膏方制作技艺”，其相关的产品、制作工具等也参与了展出。据悉，由医院送去展出的铜锅、铜勺、木铲等传统膏方的制作工具，是医院使用多年的实物，铜锅内部仍然锃光瓦亮，外部残留乌黑的烟火气息，仍然可以让人体会到其所经历的浴火锤炼，感受到一代代中医药匠人所付出的功夫和汗水。

匠心之醇，器物之美。非遗文化不仅是博物馆里的记忆，更是一种“看得见、摸得着”的“活”文化。“天有时、地有气、工有巧、材有美，合此四者，然后可以为良。”一门技艺、一项绝活承载着一代又一代人的悠悠岁月和文化记忆。

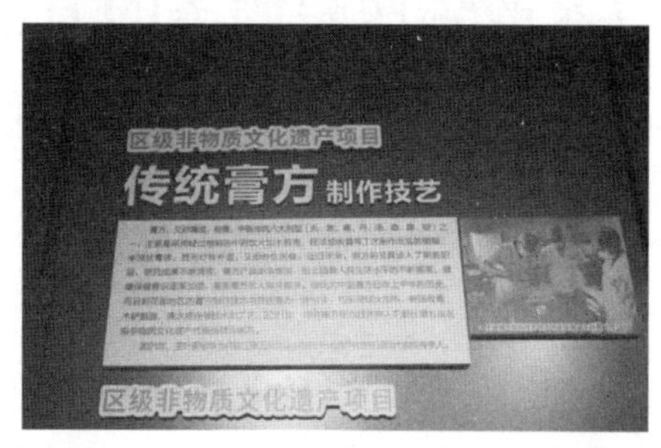

图1 非遗项目“传统膏方制作技艺”的相关介绍

长期以来，广州市中西医结合医院作为广州北部地区中医龙头单位，一直注重传统中医药的传承和发展，致力于推广普及传统膏方，先后2次成功举办国家中医药管理局中医药继续教育项目培训班，2次广州市级中医药继续教育项目培训班，7次膏方交流学习班，全国各地约60个兄弟单位，逾200人次先后前来学习传统膏方制作技术，历年来成功举办7次膏方节和5次中医药文化节，积极向市民宣传推广传统膏方和中医药文化。

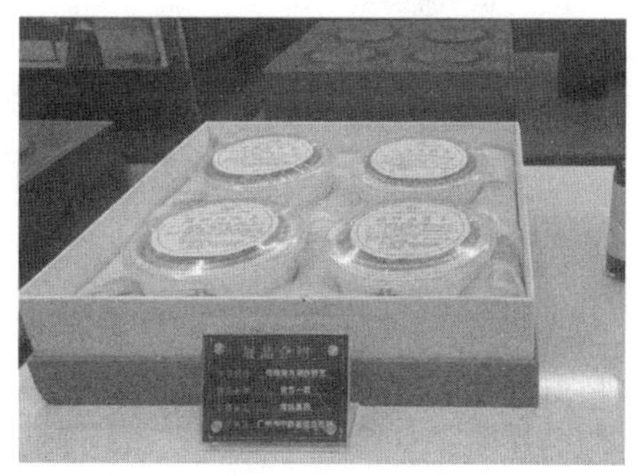

图2 非遗项目“传统膏方制作技艺”的相关产品

未来医院将继续深入整理挖掘特色的中药疗法，践行守本正道、传承创新的理念，体现新时代中医药人的担当，用实际行动践行中医药的工匠精神，全面提升中医药服务综合能力，不断发展和丰富医院中医药学的学术内涵，传承和发展中医药文化，保障人民健康，让更多老百姓“看上病，看好病，体面地看病”（医院动态 / 通讯员：梁欣健）

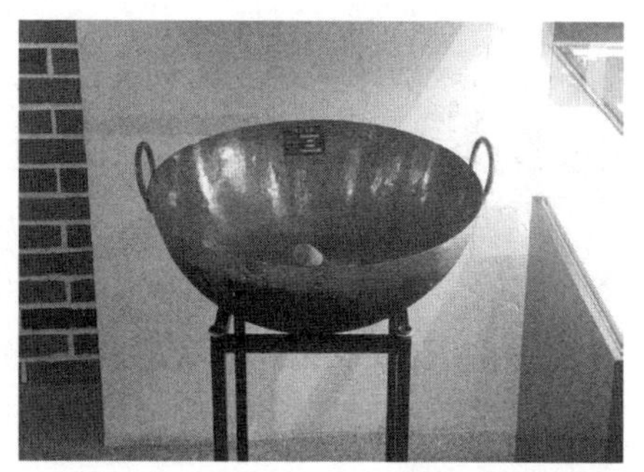

图3 非遗项目“传统膏方制作技艺”的相关制作工具

18 改善医院服务的力量源泉
——提升员工素养

措施再有力，终要靠人执行；制度再完善，终要靠人遵守。提升员工素养，是改善医院服务的力量源泉，对于贯彻落实改善医院服务行动举措具有举足轻重的作用。

① 培训条件与教学能力

★ 2016 年

我院与万方医学合作踏入“数字图书馆”时代

今年 6 月起，我院与万方医学合作搭建网络镜像数据库平台，从此标志我院踏入“数字图书馆”时代。目前我院“数字图书馆”的外网数据库账号和中医药系统账号已可以投入使用。

万方医学网收录有海量、高品质中文医学期刊资源，内容涵盖医学领域各个分支，并且独家收录“中华医学会”和“中国医师协会”系列期刊全文资源，是目前国内最全面的中医药知识数据库。通过“数字图书馆”，可以即时在医院内网电脑或医院图书馆内查阅本专业及相关专业的医学期刊文献，并进行编辑或下载，还可以在下班后，利用医院提供外网账号进行资源的共享，实现了 24 小时随时随地进入医院“数字图书馆”查阅学习的便利。我院“数字图书馆”利用现代化网络使用医学期刊题录索引和全文数据库，极大地方便了医务人员利用医学信息数据，为医务人员在临床、科研、教学等方面都提供了一个快捷方便的学习平台。（医院动态 / 通讯员：叶淑芳）

★ 2017 年

医院获 4 项国家中医药继续教育项目

近日，国家中医药管理局中医药继续教育委员会公布了 2017 年度国家级中医药继续教育立项项目，其中，广州市中西医结合医院喜获 4 项中医知识技能类别年度项目的立项，其中分别是由骨伤科焦锋主任中医师主持的《中西医结合微创治疗骨关节疾病实用技术培训班》、脑病科陈朝俊主任中医师主持的《痿证的中西医结合诊疗研究进展学习班》、肾病科马振主任中医师主持的《糖尿病肾病中西医结合治疗新进展学习班》和梁敏副主任医师主持的《高血压肾病中西医结合治疗新进展学习班》，据悉，医院此次获批的 4 项国家级继续教育项目包揽了广州地区市属及以下单位的全部项目。（医院动态 / 通讯员：叶淑芳）

★ 2017 年

肾内科获 2 项国家中医药继续教育立项

国家中医药管理局中医药继续教育委员会公布了 2017 年度国家级中医药继续教育立项项目中，广州市中西医结合医院肾内科喜获 2 项中医知识技能类别立项，分别是肾内科马振主任主持的《糖尿病肾病中西医结合治疗新进展学习班》和梁敏副主任医师主持的《高血压肾病中西医结合治疗新进展学习班》。据悉，此次获批的国家级继续教育项目中，广州地区市属及以下单位仅有 4 项，而广州市中西医结合医院肾内科占据 2 项，这是肾内科暨 3 项市级继续教育立项后取得的重大突破，提示医院肾内科的临床能力、教学能力及学术影响力达到较高的水平。（医院动态 / 通讯员：杨国文）

★ 2017 年

医院获批国家中药临床药师培训基地

日前，广州市中西医结合医院获批国家中药临床药师培训基地，使广州市中西医结合医院在科教研工作方面又上新台阶。医院目前已完成招生并开课。

据介绍，广州市中西医结合医院由中华中医药学会批准为全国第二批中药临床药师培训基地，系广东省 5 家中药临床药师培训基地之一。按照相关规程规范，该院面向全国招收半年通科培训学员，通过笔试、面试，录满 3 个名额学员。

广州市中西医结合医院是国家三级甲等中西医结合医院、国家重点中西医结合医院、国家中医住院医师规范化培训基地及广东省中医名院。该院药学部集职能、业务、教学、科研于一体，承担药事管理、临床药品供应、药品调剂、中药煎煮、合理用药、院内制剂生产、膏方调配、科研带教等药学技术工作；年调配用药门急诊患者 112 万人次，住院患者 2.4 万人次，日均调配用药处方超 3000 份；有院内制剂品种 20 个，年产值超 300 万元；承担省级科研项目 2 项，市级科研项目 2 项，区级科研项目 7 项；获国家发明专利 1 项，设计专利 6 项，广东省科技成果三等奖 1 项，广州市科技成果二等奖 5 项，花都区科技成果奖 2 项；发表论文 40 多篇，其中 SCI3 篇。（10 月 22 日《健康报》/ 通讯员：朱勇武）

★ 2017 年

医院图书馆以全新的面貌试运行

为给广州市中西医结合医院广大职工、住培学员、进修和实习人员创造一个舒适安静的学习研究环境，提高学习的积极性和加强中医文化熏陶，在医院领导的关心和支持下，广州市中西医结合医院图书馆于 2017 年 11 月 22 日以全新的面貌开始试运行。

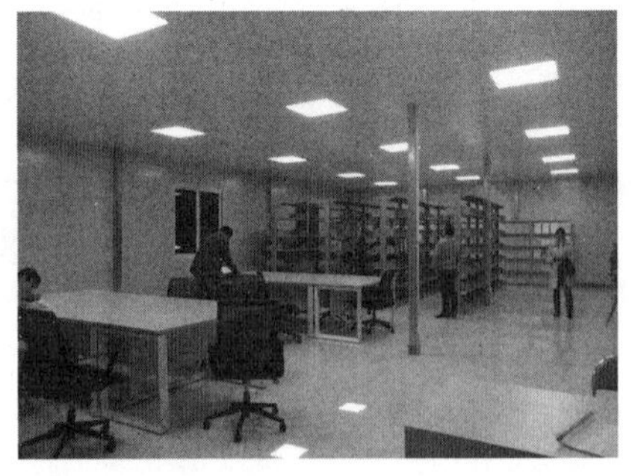

现医院图书馆由网考室及藏书阁两部分组成：网考室配备 48 台计算机终

端，在平时兼备电子预览室功能，对外可联通互联网查阅各种新闻信息，对内可联通医院内网各系统，如住培系统、万方医学数据库等进行各种资料文献的查询和学习；藏书阁为新建部分，独具中医文化的装修和宽敞明亮的读书空间，目前工会已发动捐书活动，让全院职工加入医院的文化建设行动中。

科教科将会根据图书馆试运行情况，调整图书馆布局，增添各种设施，并设置住培勤工俭学岗位，在帮助家庭经济困难学员的同时，鼓励住培学员融入医院文化建设，提高学习的积极性。（医院动态 / 通讯员：何明钎）

★ 2018 年

医院获批继续医学教育项目 35 项

近日，在国家、省、市相继公布的 2018 年度首批继续医学教育项目中，广东省广州市中西医结合医院通过国家级继续医学教育项目 5 项，通过省级继续医学教育项目 15 项，通过市级继续医学教育项目 15 项，共计 35 项，比 2017 年超出 11 项。

广州市中西医结合医院近年来十分重视该项工作，不断加大对开展继续医学教育的投入，获批的继续医学教育项目逐年增加。（3 月 14 日《中国中医药报》/ 通讯员：朱勇武）

★ 2018 年

医院获批广州市管道护理专科护士培训基地

近日，广州市护理学会发文公布 2018 年广州市管道护理专科护士培训基地遴选名单，广州市中西医结合医院顺利通过评审，被正式确立为广州市首批“管道护理专科护士培训基地”，成为广州市 6 家培训基地之一。

该基地的评审通过，标志着医院专科护理在专业领域迈上新台阶，充分体现了护理部在提升专科护理水平以及教学水平中付出的努力，展示了近年来医院从专科护理人才培养、知识普及到学术交流所做的大量工作及取得的成绩。广州市中西医结合医院旨在用专业精深的服务和追求卓越的匠心，铸就一个优质护理品牌。（医院动态 / 通讯员：王晓彤）

★ 2018年

市管道专科护士培训基地揭牌

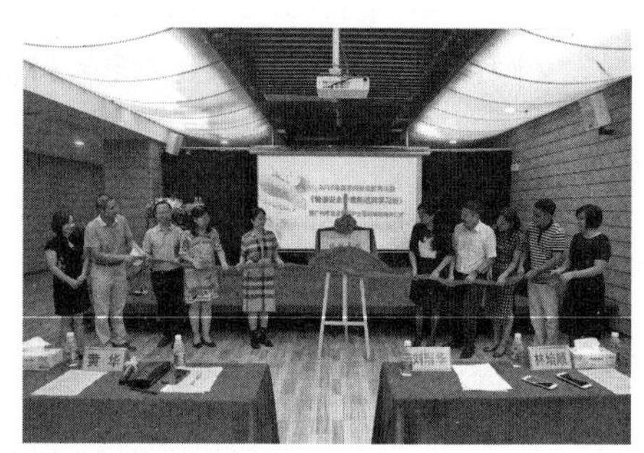

9月29日，广州市中西医结合医院举办国家级继续教育项目《管道安全护理新进展学习班》暨广州市管道专科护士培训基地揭牌仪式。区卫计局党组副书记、副局长符惠，广州市管道护理专业委员会主任委员李淑霞女士、秘书冯飞先生、广东省中医院大内科总护士长丁美祝以及医院领导班子参加了仪式。

今年7月，广州市中西医结合医院顺利通过遴选成为广州市首批6个管道护理专科护士培训基地之一。这是继成为国家中医住院医师规范化培训基地、国家重要临床药师培训基地后，医院在教学工作上的又一重大突破，既彰显了护理团队整体的实力，又标志着专科护士培训工作再上新的台阶。（医院动态 / 通讯员：王晓彤）

② 培训交流与应急演练

★ 2015年

我院举办中医护理适宜技术推广应用学习班

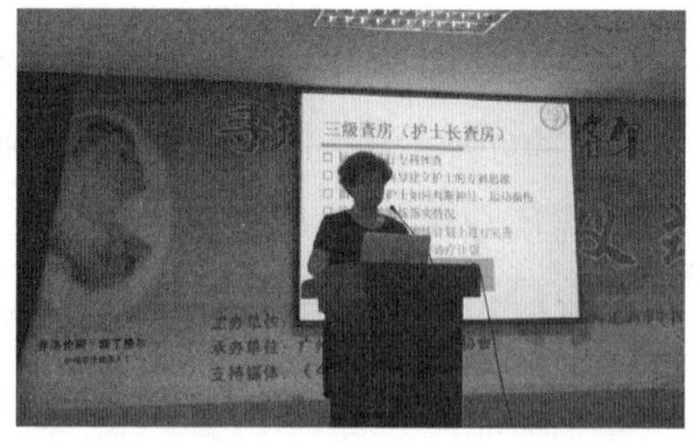

7月4日下午，我院举办了广州市继续教育学习班“中医护理适宜技术在基层医院的推广应用”。院领导参加开班仪式，近百名护理同仁参加了学习班。

广东省中医院张广清主任护师、我院陈碧贤副主任护师、李红副主任护师、卢绮妮主管护师分别就优势病种中医护理方案在临床实施、八段锦在亚健康人群的保健作用、中药熏蒸在骨科的临床应用、艾灸及耳穴压豆在临床运用进行了精彩演讲。（医院动态 / 通讯员：陈碧贤）

★ 2015 年

首期国家中医住院医师规范化培训开班

9 月 10 日，我院首期国家中医住院医师规范化培训在市中西医结合医院开班，市卫生局中医处、区卫生局领导、部分兄弟单位领导及市中西医结合医院领导班子出席开班典礼。来自国内五个省份的 65 名学员参加开班仪式。开班仪式结束后，学员们将在这里进行为期 3 年的系统化、规范化培训。

据介绍，中医住院医师规范化培训是促进卫生事业改革发展、提高医疗服务质量、建设卫生人才队伍的重要途径，是实现我国医师培养标准化、规范化、同质化的重要保证。我院为三级甲等中西医结合医院，“全国重点中西医结合医院”建设单位。医院师资力量雄厚，是广州地区中西医结合临床、科研、教学、培训基地，拥有高级职称 156 人、硕博士研究生 143 人，有 46 人受聘为广州中医药大学教授、副教授，3 人受聘为广州中医药大学硕士生导师。2014 年，我院按照相关规范和标准筹备和申报中医住院医师规范化培训基地资质，并于同年 11 月通过国家中医药管理局认定，成为首批广东省 13 家中医住院医师规范化培训基地之一，是广州市中医系统具有该资质的唯一一家。

据悉，国家卫计委、省卫计委出台的《关于建立住院医师规范化培训制度的指导意见》和《广东省临床住院医师规范化培训工作实施方案》明确提出，从 2014 年起，所有拟从事临床工作的本科及以上学历医学专业毕业生，必须按照国家卫计委新颁发的《住院医师规范化培训内容与标准（试行）》参加住院医师规范化培训。培训的主要模式为“5+3”，即完成 5 年医学类专科本科教育的毕业生，在培训基地接受 3 年住院医师规范化培训，经考核合格

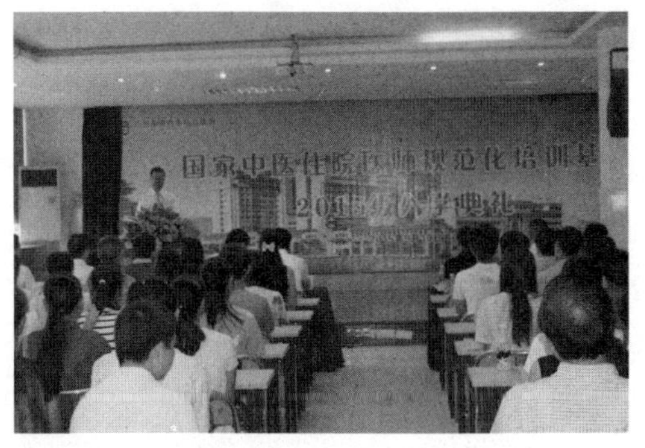

后，颁发国家卫计委统一制式的《住院医师规范化培训合格证书》。（2015年9月15日《今日花都》/通讯员：朱勇武）

★ 2015年

规培系列讲座——医患沟通与人文关怀

11月16日下午，我院2015年中医住院医师规范化培训系列讲座“医患沟通与人文关怀”在门诊楼六楼会议室举行。会议由我院普外科副主任医师袁明主讲，科教科科长何明钎主持，医院规培学员、实习生及各教研室人员、医护人员参加了讲座。

袁主任根据多年的临床带教经验旁征博引、生动形象地阐明了医患间沟通的重要性及详细介绍了沟通技巧的方式方法，期间与学员进行了积极活跃的课堂互动。此次培训规范了我院医患间沟通方式，丰富了我院医患沟通技巧及人文关怀，受到大家一致好评。（医院动态/通讯员：何华栋）

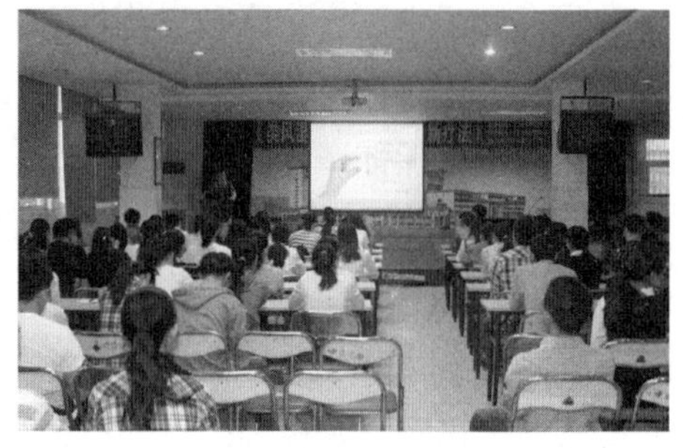

★ 2015年

药学部邀专家开展麻醉药品管理使用培训

11月25日，医院邀请广东省第二中医院药学部张诚光主任中药师为医务、护理、药剂等职能部门人员以及规培、进修及实习学生进行《麻醉药品管理及癌痛规范化治疗》培训讲座。

张诚光除了介绍麻醉药品基本概念、相关法律法规、麻醉药品管理使用经验以及作为评审专家到各大医院开展检查时发现的常见管理使用问题外，还通过生动例子讲述三阶梯癌痛治疗用药的比较，对临床药师在癌痛病人规范化治疗中癌痛用药进行指导。此次培训使我院麻醉药品管理与癌痛规范化用药治疗水平得到有效提升，受到医务人员好评。（医院动态/通讯员：余应嘉）

★ 2016 年

徐丽华副主任参加耳穴技术操作规范研讨会

1 月 14—16 日，针灸康复科徐丽华副主任作为合作单位负责人参加了国家中医药管理局《中医治未病技术操作规范——耳穴》项目合作单位专家研讨会及一致性检验培训会。

该项目由佛山市中医院承担，我院及全国各地十四家单位为合作单位。

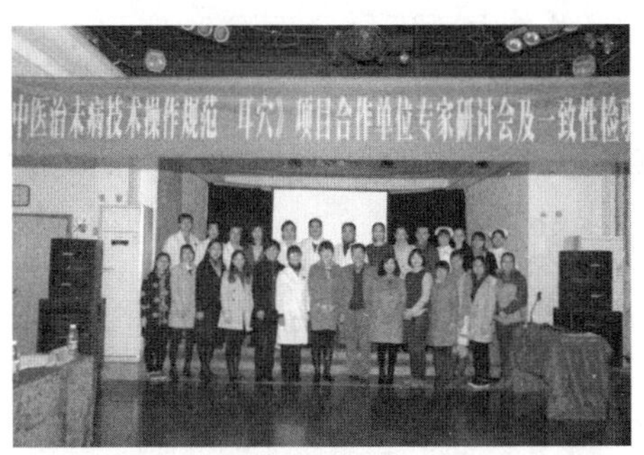

项目启动以来，经过合作组通力合作，拟定出耳穴技术操作规范初稿并已通过中华中医药学会组织的中期评审及专家组审核，准备进入同行实践评价阶段。本次会议上，来自全国各地的 14 家医疗机构本着严谨的态度热烈讨论，各抒己见，对耳穴技术操作规范初稿、即将开展的一致性测试所需的测试表及评分细则提出了修改意见并形成了定稿意见。会议还对操作录像逐一进行了修订，商讨了技术操作中所涉及的诊疗器具选择等问题。（医院动态 / 通讯员：徐丽华）

★ 2016 年

发挥中医药特色培训护士中医药知识和技能

3 月 21 日，我院 2016 年中医药基础知识和中医护理技能护士培训班开班授课。此次培训班由护理部主办，课程周期为 1 周时间，课程以中医药基础知识、中医护理技能为重点培训内容，邀请门诊部主任郭奕文副主任中医师，梁欣健中药师，陈碧贤副主任护师、卢绮妮护长等进行授课。我院新入职护士 85 人参加培训学习。

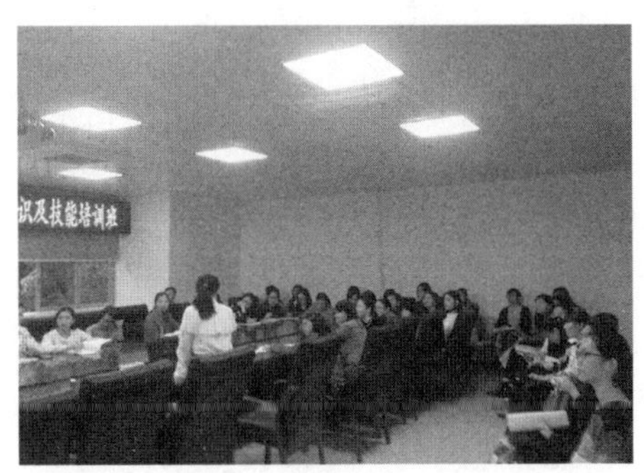

此次培训班旨在加深护理人员对中医药基础知识的了解，掌握中医护

理技术，发挥中医在护理工作中的作用和优势，从而促使护理人员更好地掌握并运用中医护理知识为患者服务，切实做到理论与实践相结合，进一步突出我院中医特色优势，全面提高我院护理质量管理水平。（医院动态 / 通讯员：陈碧贤）

★ 2016 年

我院举行职业健康监护技术学习班

2016 年 3 月 26—27 日、4 月 1 日，广州市中西医结合医院和广州市第十二人民医院联合举办了为期 3 天的职业健康监护技术应用及技术推广培训班，我区三家医疗机构及 50 余人参加了学习。我院刘树华副院长亲自带队全程参加了此次的业务培训。

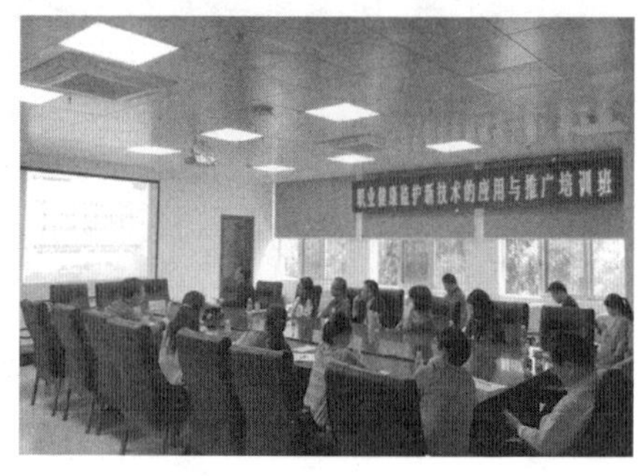

职业健康检查是为及时发现劳动者的职业禁忌和职业性健康损害，对劳动者进行有针对性的定期或不定期的健康体检。我区目前需要进行职业健康检查的从业人员约为三万人次，但具有职业健康检查资质的医疗机构仅花都区疾病预防控制中心。目前，我院积极开展职业健康检查项目。（医院动态 / 通讯员：陈小平）

★ 2016 年

开展危重症病例研讨提升孕产妇救治能力

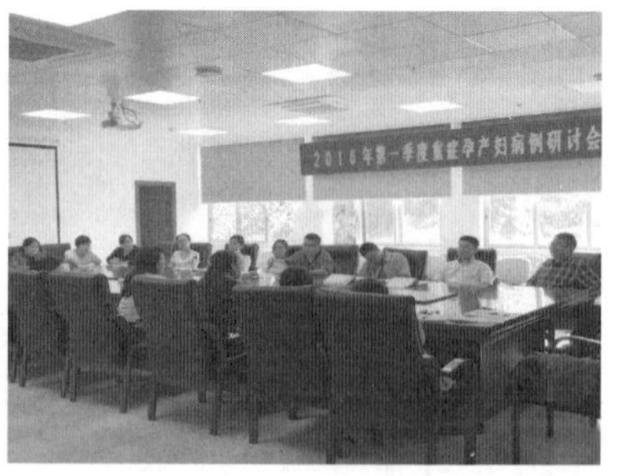

为更好地落实急危重症孕产妇病例讨论制度，加强我院危重孕产妇管理，提高产科诊疗水平和服务质量，广州市中西医结合医院在 4 月 18 日举行了第一季度危重孕产妇病例院级研讨会。医务科、预防保健科、妇产科、ICU、颅脑外科、肝病科、麻醉科等多

个科室参加了研讨会。

研讨会上对我院 2016 年第一季度四例危重孕产妇病例展开了全面的讨论和深入的分析。各级医师踊跃发言，从不同角度对病例进行分析，针对讨论问题提出了独到的见解，完善的处理方法及需要加强改进的地方。（医院动态 / 通讯员：毕倩波）

★ 2016 年

举办登革热知识培训加强登革热诊疗防控能力

5 月 24 日下午我院举办了两场次登革热诊疗防控知识培训讲座，共 200 余名医务人员参加了本次学习。

培训会上，急诊科张军主任深入浅出地介绍了登革热的预防、病原学、流行病学特征，讲解了诊断、治疗、个人防护、医院感染控制、疫情报告和现场防控等相关知识。张主任重点强调，目前尚没有治疗登革热的特效药物，所以，预防是防治登革热的关键措施。日常生活中应做好防蚊、灭蚊工作，应及时清理垃圾及积水，做好隔离病房纱窗蚊帐等安装工作。（医院动态 / 通讯员：毕思明）

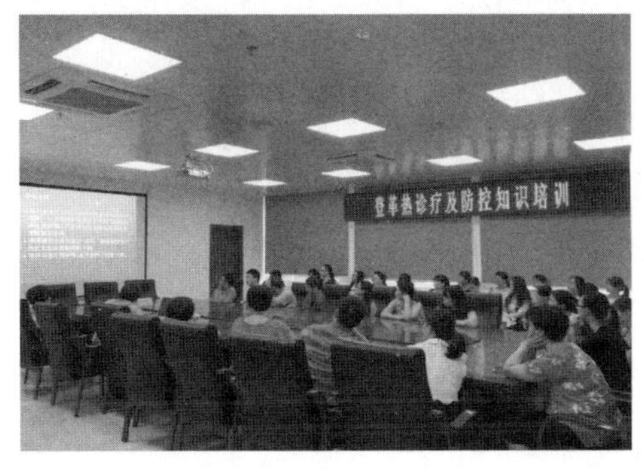

★ 2016 年

护理部举办《中医护理技术在基层医院临床应用》培训班

6 月 18 日，我院护理部经过前期的精心筹划，成功举办了广东省中医药继续教育项目。本次继续教育项目的内容为《中医护理技术在基层医院临床应用》，护理部陈碧贤副主任主持了开班仪式，焦锋副院长列席。我区基层医院和社区卫生服务中心共 182 人参加学习。

本次培训班特邀广东省中医院副书记张广清主任护师就热敏灸的临床应

用进行授课。我院护理部陈碧贤副主任、外一科李红护长、儿科卢雪芬护长、针灸康复科姚湘玲护长等护理专家就基层医院的实际情况进行了针对性授课，对中医护理技术的临床应用进行了系统指导，骨三科李肖媚护长和肛肠科卢绮妮护长现场示范操作。（医院动态 / 通讯员：陈碧贤）

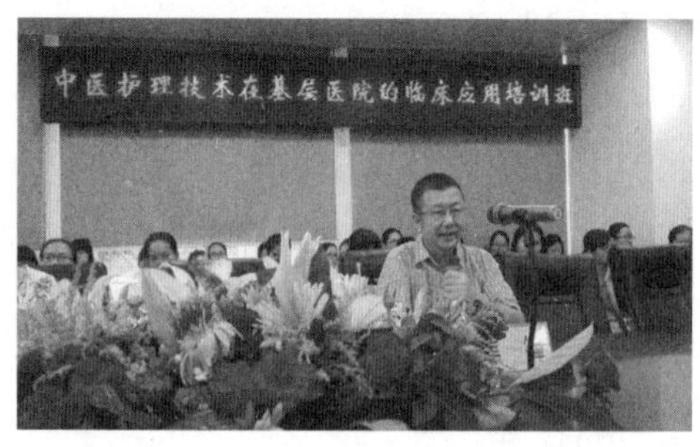

★ 2016 年

提高服务效率　收费员接受专业培训

2016 年 7 月 27 日，广州市中西医结合医院财务科邀请中国银行花都支行的客户经理为我院收费科全体员工进行了相关业务培训。

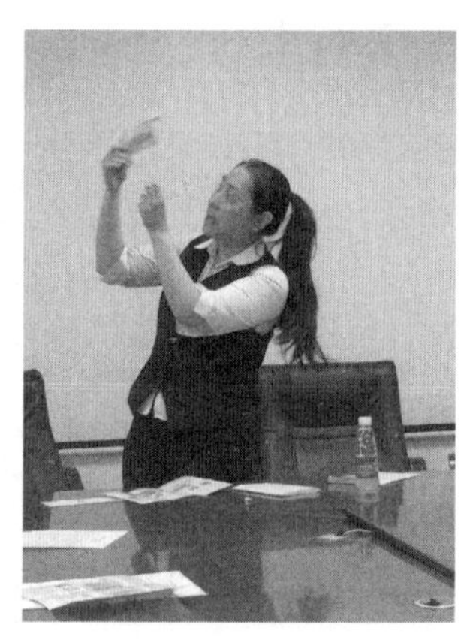

客户经理主要围绕如何鉴别新版 100 元纸币和旧版 100 元纸币的真伪、反洗钱知识讲解、收费员对银行人员上门收钞的注意事项这三方面展开培训。对于旧版的 100 元纸币的真伪鉴别，大部分的收费员也很熟知，通常采用“一看、二摸、三听、四测”的方法。对于新版的 100 元纸币，客户经理提到，这次中国人民银行的印钞技术非常高超，较难复制或克隆，目前市面上还很少见到假钞，主要有光变镂空开窗安全线、光彩光变数字、人像水印、胶印对印图案、横竖双号码、白水印、雕刻凹印等 7 个防伪标志。（医院动态 / 通讯员：周云风）

★ 2016 年

护理部举办护士职业礼仪培训

9 月 28 日下午，护理部在门诊楼 5 楼临床技能训练室举办了护士职业礼

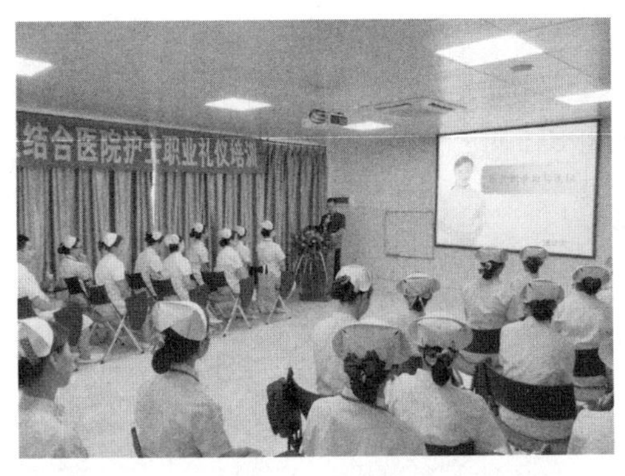

仪培训。我院 40 余名骨干护士参加了此次培训。培训特别邀请广州鼎源管理咨询有限公司高级培训师唐定芳老师授课。

培训内容包括护理职业礼仪的理论授课、职业化妆指导、形体培训指导三部分。唐老师就礼仪文化以及护理职业礼仪的意义进行了详细的讲解，通过理论讲述与现场演示相结合的互动式培训方式为学员逐一掌握职业化妆的要点，对护理工作中标准的站姿、坐姿、行姿、蹲姿、点头礼等礼仪形体动作也进行了一遍遍细致的讲解与演示指导。（医院动态 / 通讯员：黄海荣）

★ 2016 年

医院承办院前急救及新进展省级培训

12 月 17 日，广州市中西医结合医院在花都区海豚俱乐部承办院前急救及新进展学术班，本次学习由广东省中西医结合学会灾害医学专业委员会主办，花都区医学会、区 120 中心等协办，来自我省医疗机构的 200 多名急诊医学技术人员共同探讨国内外院前急救技术、管理及中西医结合诊疗的最新进展。

我区经济社会的快速发展对医疗特别是急诊医学技术及服务提出更高更好更快的要求。近年来广州市中西医结合医院急诊科完善区域流程、组织人员培训、院前急救能力和综合救治能力有明显的提升，今年 8 月 31 日花都七人爆炸伤事件，该院全部独立完成救治任务并取得良好效果。7 月 16 日上午经急诊多科室协作救治的“钢筋穿身”伤者完全康复，标志着该急诊科综合救治能力、院前急救、公共卫生事件的处置等达到广州地区的先进水平。（医院动态 / 通讯员：林培顺）

★ 2016 年

科教科开展临床医学技能 SimMan 综合模拟人培训

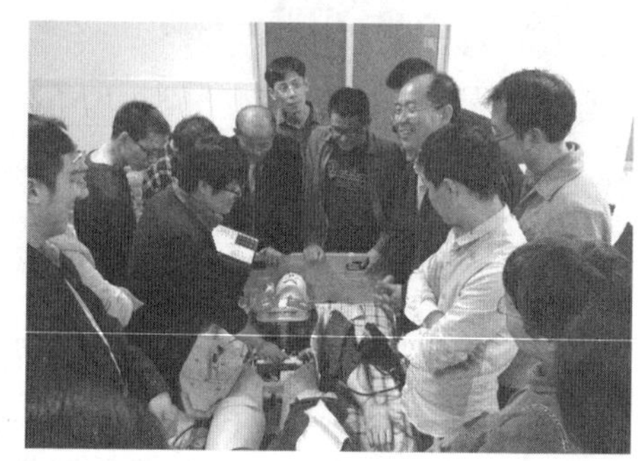

为加强医院临床师资建设，不断提高临床带教老师的临床技能教学水平，广州市中西医结合医院科教科于12月20日下午开展临床医学技能SimMan综合模拟人培训。

此次培训主讲人由公司临床教育专员郑雪老师担任，主讲人分别就听诊、前腔静脉采血方法、病史采集和病例分析、急救等专题及技术进行讲解及应用示范，来自全院内科、外科、骨伤科、妇科、急诊科等各个教研室科教学秘书和师资骨干共15人参加了培训。

此次培训不仅为规范特色技术操作，形成统一的临床操作指引，对培养医学生临床动手能力和临床综合诊断治疗等技能具有重要意义。（医院动态/通讯员：李健）

★ 2017 年

王心旺教授莅临医院开展临床疗效研究的学术讲座

2月21日下午，广州医科大学全科医学与继教学院王心旺副院长、教授莅临广州市中西医结合医院门诊五楼会议室开展关于《临床疗效评价的金标准》的学术讲座，院内100余名医务人员参加了此次讲座。讲座由医院科教科郭奕文科长主持，他代表医院对王教授的到来表示热烈的欢迎和诚挚的感谢！

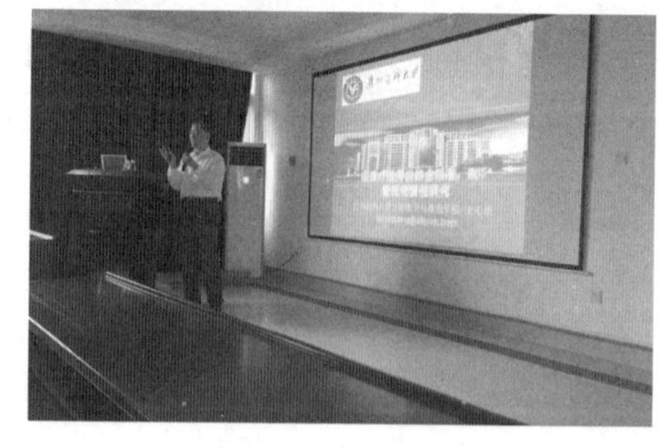

讲座中，王教授就如何设计理想的临床疗效研究进行了讲授，并提出随机对照试验（RCT）这种观察性研究在临床疗效研究中

的重要性以及介绍了 RCT 研究设计的实例。讲座内容丰富，王教授用诙谐幽默的语言，结合日常工作中的所见所闻，为大家做了深入浅出的讲解，让参会的人员受益匪浅，为以后我院医务人员在临床疗效研究的工作开展拓宽了思路和奠定了基础。（医院动态 / 通讯员：叶淑芳）

★ 2017 年

药学部进行 18 项医疗核心制度培训

根据医院相关规定及深入推进三甲复审工作要求，3 月 23 日下午 17：00 广州市中西医结合医院药学部由余应嘉药师对本科室人员进行 18 项医疗核心制度内容的培训。

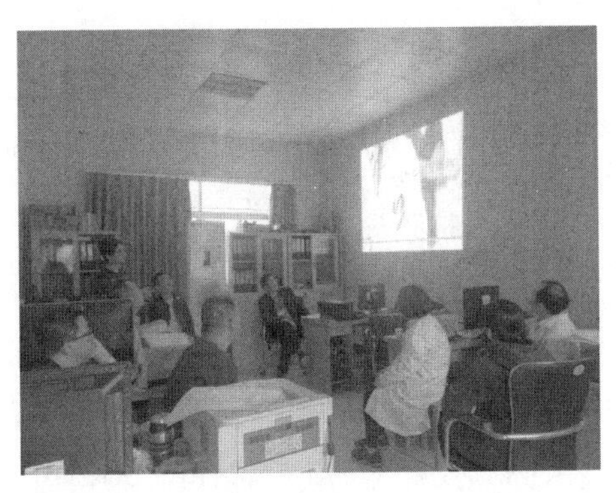

18 项医疗核心制度是确保医院医疗护理质量，规范诊疗行为，杜绝医疗事故发生的重点规范制度，也是医务人员正常医疗活动中必须遵守的工作规则。余药师首先介绍了记忆 18 项医疗核心制度的方法，并对 18 项医疗核心制度中各项制度的重点内容进行了解读，尤其对与药学部药师工作密切相关的查对制度（药品“四查十对”）、抗菌药物分级管理制度进行了详细分析及培训，需结合实际工作理解制度内容，同时应重视各项医疗核心制度的学习和落实。

通过此次培训，使药学部人员对 18 项医疗核心制度有了深入的理解，为药学部全面贯彻三甲复审工作精神及落实医疗安全具有一定促进作用。（医院动态 / 通讯员：余应嘉）

★ 2017 年

医院“解剖”感染管理系统功能

医院感染管理系统不仅仅是工具，更是推进医院感控工作事业前进的利器。为使全院医护人员对医院感染管理系统的应用流程及模块功能，更进一步的熟练掌握，提高院感相关信息报表上报的时效性、准确性、完整性。3 月 28 日下午，广州市中西医结合医院对全院医护人员再次进行了医院感染管理系统 V6.0 的使用培训。

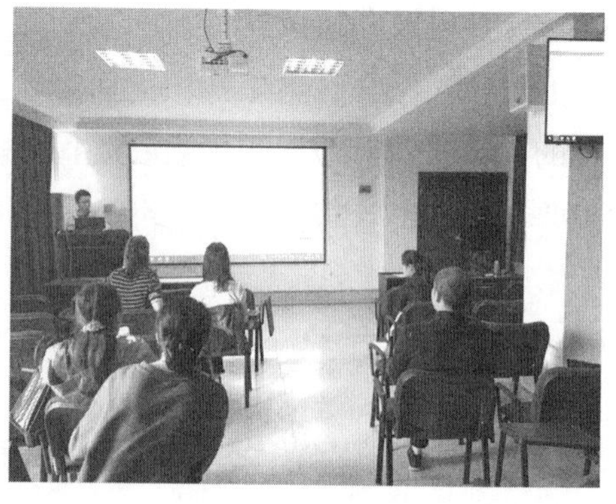

此次培训目的，全面提高临床科室院感工作效能、有效降低发生医院感染的风险，保障医疗质量和医疗安全，四月份开始，我院院感管理工作进入网络信息化时代，迈上新台阶。（医院动态 / 通讯员：阳艳）

★ 2017 年

医院举办《精益管理与 PDCA》培训

广州市中西医结合医院于近日特邀广州医学院附属第三医院医务科黄东健科长在海豚俱乐部为 200 多位医院骨干讲授《精益管理与 PDCA》。

课上，黄科长详细介绍精益管理的概念与精髓之处——精益思维。“以最小资源投入，为顾客提供新产品和及时的服务，同时把浪费降到最低程度”。黄科长还讲解了精益管理与传统 PDCA 的不同，从精益管理的角度，把医院组织架构的搭建细化到逐条核心制度、患者安全等细则逐一剖析，让在座的同事在全新的角度看待医院管理、服务、改进工作。此次授课有益于我们今后日常持续改进工作从新的角度看问题、解决问题，参课同事均反应受益匪浅。（医院动态 / 通讯员：肖彩宏）

★ 2017 年

开展财务制度培训加强财经纪律规范

为加强和规范医院财务管理，明确各个部门的职责范围，提高资金使用效益，8 月 22 日下午，在医院门诊 5 楼规培示教室，由广州市中西医结合医院财务科牵头组织了一场财务制度的培训。培训由财务科副科长周云风主持，焦锋副院长、刘志军副院长列席，同时全院中层干部以及多个行政部门代表等 80 余人参加了本次培训。

本次培训的内容有首签负责制、“三公”经费管理办法、误餐费、夜餐费管理规定、差旅费管理办法、专项资金管理办法、科研经费管理办法等 7 个管理制度，这些管理制度是结合最新的财经法规和医院的实际情况，在医院原有的财务制度基础上做了更新和补充。培训分别由财务科三位工作人员详细解读 5 个财务新规的详细内容，其中重点的部分着重强调。同时，科教科郭奕文科长就科研经费管理和继续教育办班管理的内容展开培训。（医院动态 / 通讯员：曾佳丽）

★ 2017 年

举行疑似院感暴发应急演练提升医院院感应急处置能力

8 月 31 日下午，广州市中西医结合医院举行疑似院感暴发应急处置演练。演练由黄华副院长担任总指挥，院感科、医务科、护理部、药剂科、总务科科、检验科、临床各科室等多部门参与演练。各科室主任、护长及感控员，医院保洁及护工管理人员均到现场观摩学习。

演练开始后，内一科疑似多重耐药菌院内感染暴发，科室向院感科汇报疫情，启动应急预案，各部门立刻响应，按分工履行各自的职责。各部门紧密协作，同时落实医院感染控制措施、组织院内专家会诊救治病人、流行病学、环境卫生学调查、样本检验等措施。

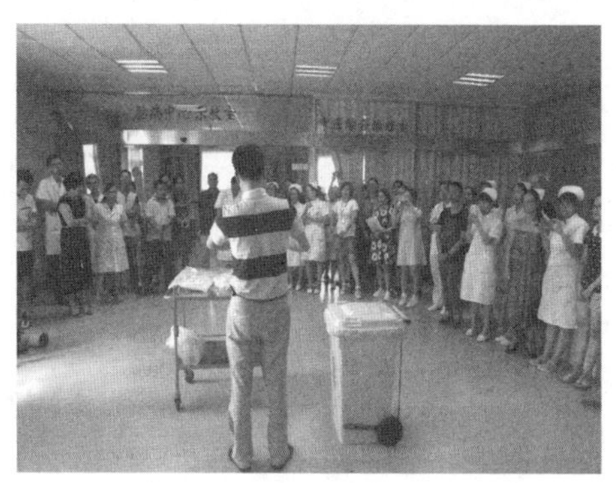

随后，院感科作调查报告，其他部门就演练中自己履行的职责及工作中应注意的事项进行汇总报告。最后，内一科刘天福医生熟练地演示医护人员的标准防护措施。（医院动态 / 通讯员：毕思明）

★ 2018 年

医院开展军民共建学术交流讲座

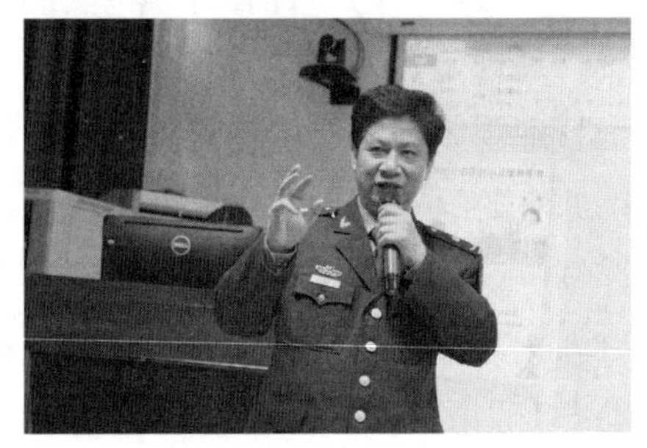

3月7日下午，广州市中西医结合医院邀请了广州军区总医院医务部吴勇主任、中医科李晓昊副主任医师、心血管科张金霞副主任医师来院开展军民共建医院学术交流讲座。刘瑞华院长、焦锋副院长、科教科郭奕文科长以及医院相关的科室负责人和高年资医师都出席了本次学术交流讲座。

交流会上，三位专家分别就《痛风的中西医防治及健康管理》《微创针刀镜技术的临床应用》及《肺栓塞的溶栓及抗凝治疗》进行了生动且实用的授课，并与现场听课人员就相关问题进行了交流和探讨，为在座的医务人员在痛风防治和肺栓塞的诊疗上提供了新的思路。

长期以来，医院与广州军区总医院一直保持着有良好的合作关系。两家医院缔结军民共建关系，为区内军人及市民提供了不少实惠。根据军民共建协议，广州市中西医医院积极做好当地驻军医疗服务，设立“军人优先”窗口，为当地军人提供优质的医疗服务；广州军区总医院重点提供技术指导，不定期选派医疗、护理专家到市中西医结合医院开展技术交流，协助做好疑难疾病的会诊、手术指导及新技术的开展，提升危机重症患者的诊治水平。（医院动态 / 通讯员：叶淑芳、王晓彤）

★ 2019 年

开展医院感染暴发演练 提高医护人员应急能力

9月18日，广州市中西医结合医院医疗集团举办医院感染暴发应急演练，本次演练由广州市中西医结合医院院感科牵头，联合医务科、护理部、总务科、检验科、药剂科、设备科、骨二科等多学科合作。

首先，由骨二科院感医师高健建向院感科、医务科和护理上报科室近期

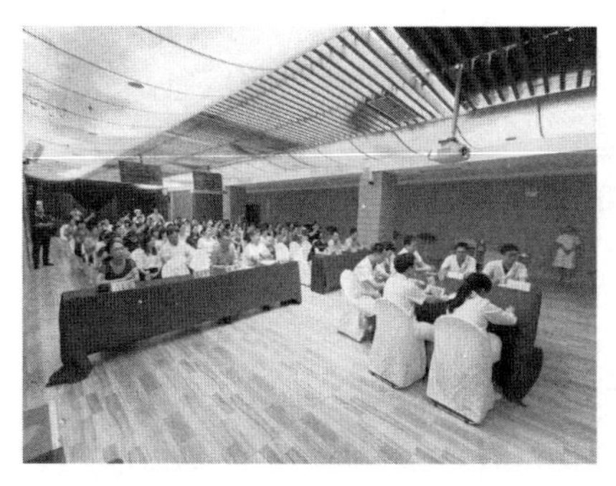

内同时出现三例深部术口 MRSA 感染，疑似院感暴发，请求协助处理。院感科在接到报后经初步判断，疑为院感暴发，立即报告主管焦锋副院长，焦锋副院长宣布启动应急预案，封锁现场、限制人员流动、护理部调配人员负责将病人进行集中隔离，严格落实接触隔离措施，指派固定的医护人员承担治疗护理工作；院感科派出专职调查人员对现场物品进行采样做细菌培养，进行院感暴发的流行病学调查；医务科负责组织多学科会诊；检验科派出专人协助完成调查中的细菌培养工作，要求培养结果及时回报。

随后由医务科组织多学科会诊专家紧急到位，对疑似院感暴发的病例进行会诊，各位参与会诊的专家就这三例病人的诊断、治疗、护理及隔离措施等展开了热烈讨论。讨论的过程中，ICU 丘文军副主任医师就医院感染的判断进行了详细分析，骨科汤永南副主任医师对术前预防性使用抗菌药物进行了剖析，外科副主任医师郭雄图对有植入物手术病人的感染预防做出了评判和指导，抗感染临床药师余应嘉对 MRSA 引起手术部位感染病人的治疗用药做出了全面的点评，为临床在治疗 MRSA 引起手术部位感染用药方面做出了详细的指导，最后，医务科陈小平主任总结了各位专家的会诊结果，根据病人的情况制定出符合患者个人病情的治疗方案。多学科会诊结束后，焦锋副院长对多学科专家会诊诊疗方案进行点评，充分肯定了多学科会诊搭建一个高效的学术交流平台，在治疗疑难病例方面起到的重要作用。

花都区卫健局曾建新调研员和医政科管平良主任亲自参观演练，观摩演练的还有医院的领导、各职能部门负责人、部分中层干部、医疗集团成员代表，其他医疗单位及本院医护人员等，共 200 余人。（医院动态 / 通讯员：毕思明）

★ 2019 年

广州市中西医结合医院开展应急演练季活动

医院于 2019 年 10 月 30 日开展重大交通事故医学救援演练。

随着一声紧急的电话铃声，医院急诊科接到 120 指挥中心紧急电话，在大广高速山前旅游大道芙蓉段发生重大交通事故，医院救援小组紧急出动，并将情况逐级上报，同时立即启动重大公共卫生突发事件应急预案。

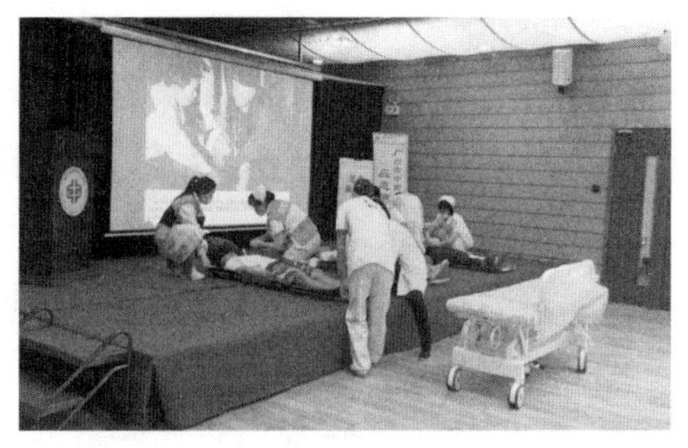

救援队到达车祸现场后，有条不紊地进行分检工作及院前急救，并指挥协调救护车迅速将伤员送往广州市中西医结合医院救治。

接到救援通知后，医院内开通救治绿色通道、腾空抢救床（开放应急处置区）。准备好各种抢救仪器设备、并请院内相关专家在急诊科严阵以待，对先后到达的 2 名红卡伤员、1 名黄卡卡伤员进行多学科诊治，第一时间保障患者生命安全，同时对 5 名绿卡伤员安排医疗小组一对一检查治疗。

多学科参与，第一时间抢救患者生命经过急救队的初步救治，8 名伤员的情况基本稳定，演练圆满结束。（医院动态 / 通讯员：齐玲）

★ 2019 年

举办 PDCA 精讲培训　提升管理工具应用能力

为发现和解决管理中存在问题，提升管理水平，持续改进医疗服务质量，广州市中西医结合医院于 11 月 6 日上午举办 PDCA 精讲培训会，邀请南方医科大学珠江医院质量管理科主任许大国教授进行授课，培训由焦锋副院长主持，刘瑞华院长、25 名科室医护质控骨干参加。

许大国教授从 PDCA 重要性、实战流程、应用问题对策、工具运用等多个方面入手，进行理论知识和业务能力相结合的培训，着重讲授 PDCA 循环的实战流程图，在原有质量管理方法的基础上深入分析每一个操作步骤的重点难点和相互关系，明晰日常开展 PDCA 活动的基本逻辑，提供方法解决可能造成 PDCA 流程不畅或无效的关键问题。

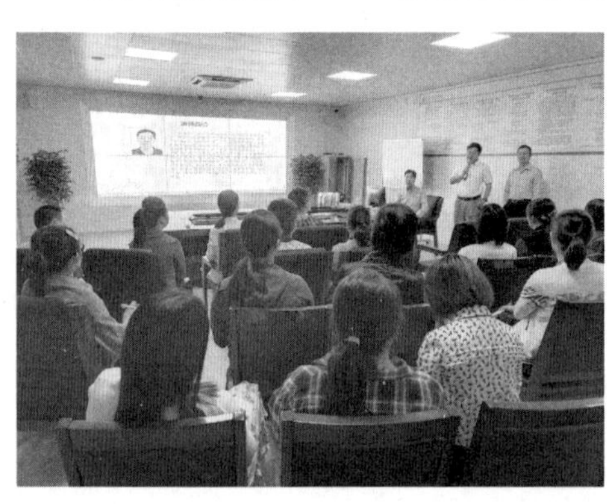

刘瑞华院长提出，管理工具的高质量应用，是医院持续改善医疗质量服务水平的重要抓手之一，也是现代医院建设的要求之一，未来医院将投入更多资源，常抓不懈，为医院医疗质量和服务水平提供有力的保障。（医院动态 / 通讯员：叶锦坚）

③ 廉政及医德医风教育

★ 2017 年

加强医德医风教育筑牢廉洁行医防线

为了提高广州市中西医结合医院医务人员对廉洁行医重要性的认识，增强自律意识，提高服务意识，6 月 16 日下午医院党总支黄红柱书记对新入职员工进行医德医风教育及廉政谈话，现场 60 余名新入职员工签署了廉洁行医承诺书。

会议上黄红柱书记宣读了医务人员“九不准”等相关行业纪律、法规，要求新入职员工认真学习并严格遵守医院的各项规章制度，做好个人管理并管好自己八小时以外的生活，清清白白做人，干干净净做事；要树立“以病人为中心”的观念，提高主动服务意识，为患者提供优质的服务；遵守廉洁行医承诺，做到清正廉洁工作，为医院的发展贡献自己的力量。（医院动态 / 通讯员：江敏时）

★ 2017 年

长鸣反腐警钟　弘扬廉政清风

为深入推进党风廉政建设和纪律教育学习月活动，9 月 19 日和 9 月 20 日下午，广州市中西医结合医院党总支组织全院党员干部共 150 余人分四批赴花都区检察院警示教育基地参观。

大家先后参观了“谆谆教诲、勤廉风载、贪腐鉴录、法纪经纬”四个主题展览板块。案例播报展区选取了广州市、花都区两级检察机关近年来查办的部分职务犯罪典型案件，进行了重点展示；贪官忏悔展区精选了部分贪官的判决书、忏悔书等实物图片，再现了贪腐官员走进铁窗、追悔莫及的悔罪心理；监狱场景模拟更使大家直观地感受了“只因一念之差，就与自由一墙之隔”的真实境况，切身体会到牢固树立“贪廉一瞬间，悲喜两重天”的深刻意义。

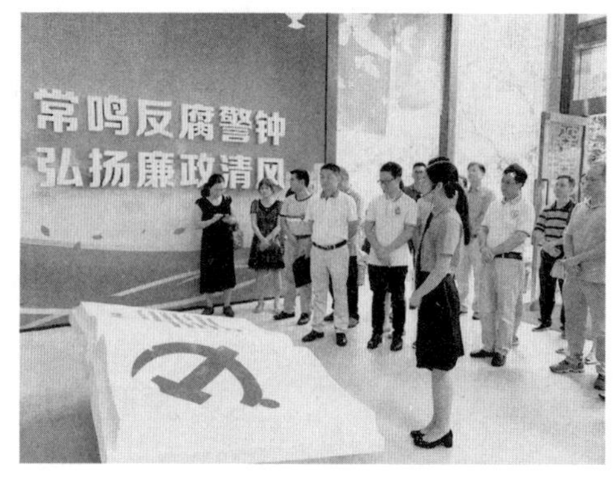

参观学习后，大家纷纷表示，在今后工作和生活中，要牢记把纪律和规矩挺在前面的重要性，常怀律己之心，常思贪欲之害，扎实做好本职工作，切实做到自重、自省、自警、自励。（医院动态 / 通讯员：凌琦）

★ 2018 年

认清反腐形势　坚持廉洁从医

为了加强党风廉政建设，提高医务人员对廉洁行医重要性的认识，增强医院员工的自律意识，筑牢抵制商业贿赂的防线， 12 月 22 日上午中共广州市中西医结合医院委员会召集全体领导班子、党委委员、纪委委员、中层干部，开展了《认清反腐形势坚持廉洁从医》廉政教育。

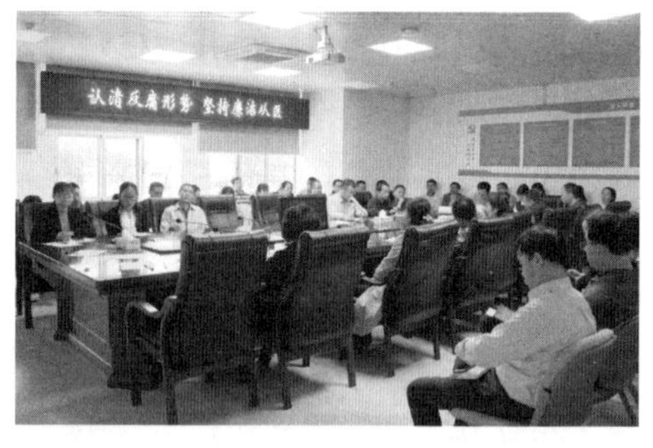

会议上纪委书记焦锋做了报告，对国内的反腐形势做了精准的分析，用典型的案例为大家上了一堂生动的廉政教育课，职务犯罪人员的真实案例为党员领导干部敲响了警钟。焦锋书记强调：反腐倡廉，教育为先。要认清形势，正确把握党风廉政建设和反腐败斗争新动向、新要求；正视问题，切实增强廉洁从医的紧迫感；严于律已，努力做清正廉洁的白衣天使。每一位公职人

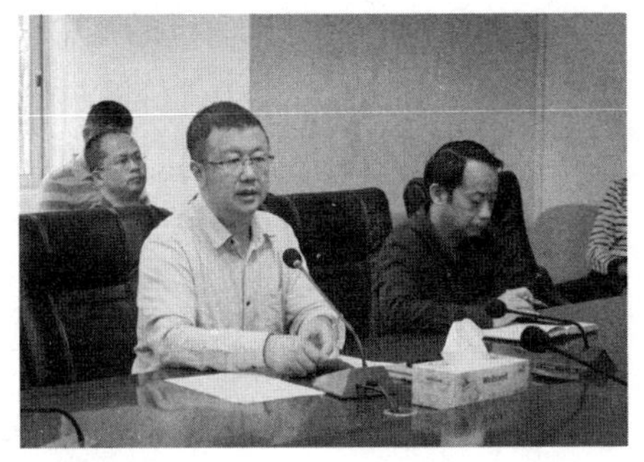

员应从这些腐败案例中吸取教训，引以为戒，时刻绷紧廉政这根弦，坚守理想信念，严守职业道德，遵守法律法规，不断增强自律意识，主动接受监督，努力做清正廉洁、人民满意的医务工作者。

医院对全体员工提出了以下要求：一是加强对法律法规的学习，知法懂法才能守法；二是要有底线意识，坚持廉洁行医；三是认真钻研业务，全心全意为人民服务；四是积极参加医院举办的文娱活动，养成良好的生活情趣；五是科主任要落实“一岗双责”，管好业务同时要管好科室的党风廉政建设。

今后，医院要持续深入开展党风廉政建设，为医院员工营造风清气正的整体环境，让廉洁行医的理念深入人心。（医院动态 / 通讯员：江敏时）

★ 2019 年

推进医院行风建设专项整治“红包”“回扣”

为进一步加强医院行风建设，切实纠正医药购销领域和医疗服务中的不正之风，1 月 18 日，广州市中西医结合医院召开传达落实广州市卫生计生委关于开展严禁医疗机构从业人员收受“红包”“回扣”专项整治行动动员会议，纪委书记焦锋主持了会议，院领导班子、中层干部百余人出席本次会议。

纪委书记焦锋于 2019 年 1 月 19 日召集医院专项整治工作领导小组成员召开专项整治行动协调会，部署相关工作，明确了整治违规收送“红包”“回扣”行为是落实全面从严治党主体责任的重要内容，要坚决遏制医院从业人员收受“红包”“回扣”的势头，对损害群众利益的行为坚决予以纠正，对医药购销和医疗服务中的不正之风坚决予以查处，依法依规追究责任。医院坚持把深化“红包”“回扣”

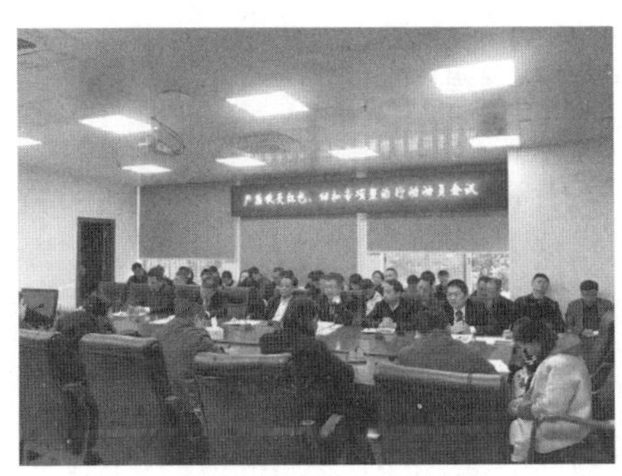

整治工作作为医院行风建设的重中之重，持续发力，努力创建无“红包”“回扣”、群众满意的医院，贯彻以德行医的理念，树立风清气正的医疗行业新风尚。（医院动态 / 通讯员：江敏时）

★ 2019 年

医院举行“责任书 + 承诺书”签订仪式

2 月 21 日，广州市中西医结合医院在附属二楼会议室举行了“党风廉政建设责任书、廉洁行医诚信服务承诺书”签订仪式。这是医院推动党风廉政建设和反腐败工作向纵深发展的重要举措，也是医院落实廉政风险防控工作的有力抓手。

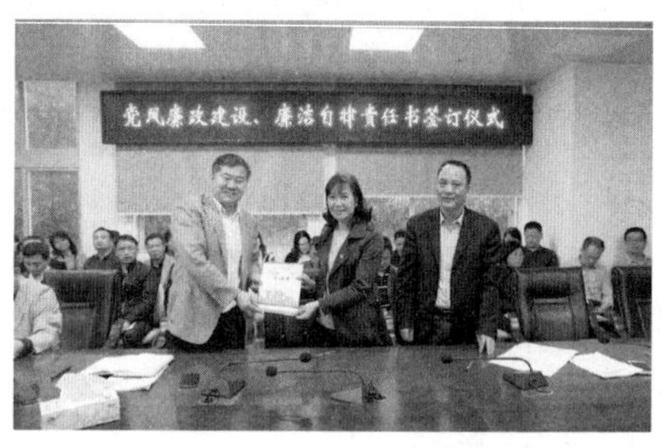

签订仪式由纪检监察室副主任江敏时同志主持，会上，院领导分别与各分管科室负责人签订了 2019 年的党风廉政建设责任书，党政一把手分别与中层干部及重点部门关键岗位的工作人员签订了廉洁行医诚信服务承诺书。

市中西医结合医院通过签订“责任书”，增强了拒腐防变能力，强化权力运行监督制约，进一步落实“一岗双责”，在职工思想观念中筑起了一道反腐倡廉、廉洁行医的防线，促使医务人员真正做到“自我净化、自我完善、自我革新、自我提高”，共同营造风清气正的工作氛围。（医院动态 / 通讯员：凌琦）

★ 2019 年

医院召开整治医疗乱象专题会

7 月 5 日，刘瑞华院长主持召开整治医疗乱象专题会议，全体中层干部参加。

刘瑞华院长对医疗乱象专项整治行动进行了说明和工作部署，根据相关文件要求，本次专项整治将严厉打击出租、出借、转让“执业证书”，超出执业登记范围开展诊疗活动，使用非卫生技术人员从事医疗卫生技术工作，

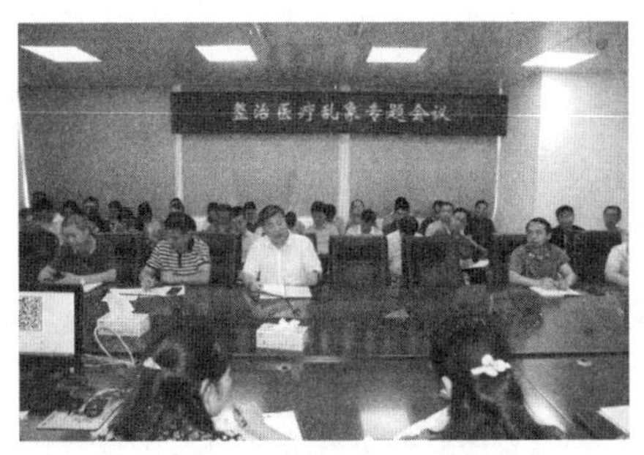

出具虚假医学证明文件，以医疗名义推广销售所谓“保健”相关用品等违法违规行为；重点查处未经批准、卫生健康局审查和违反《医疗广告审查证明》规定发布医疗广告的行为；坚决查处不规范收费、乱收费、私收费、诱导消费和过度诊疗行为。前期以医保整治为核心内容，范围逐渐扩大至卫生健康、网络安全、发展改革、公安、市场监督、医保等相关范围，医院各科室应引起重视。

刘瑞华院长强调，医院工作人员要严守底线，履行职业操守，掌握刷卡权、置换权的科室强化管理，结合纪委监委有关民生领域腐败与工作作风问题典型组织学习，对标核查问题，一一清理自身情况，严格按照上级卫健主管部门关于医疗乱象专项整治行动的工作方案扎实有序开展，强化担当意识，积极配合、主动参与，以实际行动推动专项整治行动取得实效。（医院动态 / 通讯员：叶锦坚）

★ 2021 年

廉洁行医，住培医师拒收红包

2021 年 12 月 20 日早晨，广州市中西医结合医院 2019 级住培医师成杏芳和带教老师秦丰伟值完夜班，参加完晨交班会开始早查房。

查房的时候，一位腰腿痛的患者提出希望安排联系会诊保守治疗，并突然从随身的背包掏出来两个红包塞到两位医师手里。两位医师和患者解释说，入院的时候是签过协议不能收患者红包的，也不会因为患者送不送红包而区别对待，让她放宽心治疗，让她把红包收回，但是患者依然坚持。

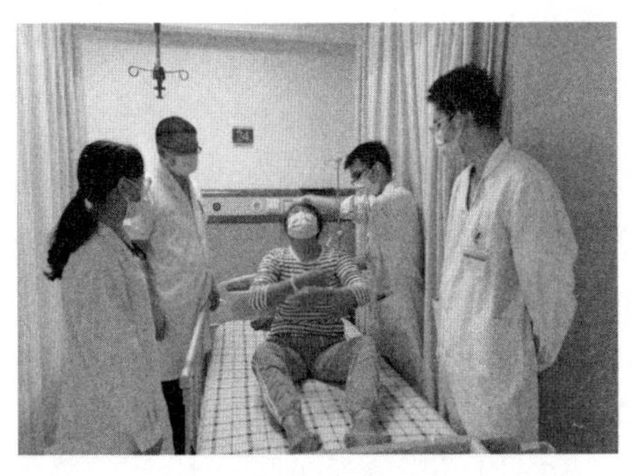
成杏芳住培医师对患者进行专科查体

为了照顾患者的心理需求，住培

医师和带教老师暂时把红包“收下”，将红包原封上交护士长，充到患者的住院押金里，并报告纪检监察室。

纪检监察室江敏时向住培医师开展钉钉线上医德医风与廉洁行医教育医德医风的培养是住院医师规范化培训的关键要素之一，广州市中西医结合医院住培办要求住培医师认真学习并严格遵守医院的各项规章制度，清清白白做人，干干净净做事，树立“以病人为中心”的观念，遵守廉洁行医承诺，为医院的发展和人民的健康贡献自己的力量，对于表现突出的住培医师，将记入年度评价加分项给予鼓励。（医院动态 / 通讯员：何明钎）

19 改善医院服务的凝心出路
——增强文化积淀

没文化的医院没有内涵底蕴和品质，注定不能长久。医院要保持长足后劲，实现健康可持续发展，须以文化底蕴作支撑。而文化底蕴来自于员工参与度高、遵从性好、仪式感强，并逐步积淀成固化模式下的文化活动载体。

① 管理文化

★ 2020 年

四梁八柱

近年来，刘瑞华院长在对现代医院管理制度的思考与实践中，探索出一套适合医院特点的“1248”管理模式，即四梁八柱，开启了医院的现代化管理之路。

“1”代表使命。作为三级公立医院，要以最小的投入产生最大的社会效益，确保公立医院的公益属性。“2”代表当前医院发展最重要的两个方向：现代医院管理制度和医院诚信体系建设。法治与德治相结合。“4”代表维护公立医院公益性的四个方面，包括医疗服务的公平性及可及性、适宜性、质量和效能。统称为医院建设的“四梁”。“8”代表公立医院承担的八大社会责任，包括中医药责任、服务责任、患者责任、安全责任、质量责任、人才责任、员工责任、环保责任等。统称为医院建设的“八柱”。

八大责任中，医疗质量与安全主要表现在以下几个层面。一是质量文化，医院推行心理安全文化、人人有责文化、以数据为依托的文化、持续改进追求卓越的文化、公开透明的文化、共同分享的文化、合作与连接的文化等。二是患者责任文化，主要体现在以患者为中心的文化，包括患者隐私等权利保护。为此医院建立医患关系办，在细节上为患者提供良好的服务。如医院在2015年即推行厕所革命，提供厕纸、洗手液、消除异味等，致力于打造舒适、放松、明亮的医院环境文化；在医院院区内已做到无任何车辆停放，建设荟春园等中医药特色的一园二廊的“花园式”医院。三是安全责任文化，将安全责任全面落实到员工、患者、环境、医院运行以及医院应急管理等诸多方面。（《中国医院院长》/刘文生）

“四梁八柱”成为医院落实“一切以病人为中心”理念的重要抓手，也为医疗质量持续改进与提升提供了源源不断的动力。

一系列创新举措之下，广州市中西医结合医院门诊人次、住院人次及经济体量已连续多年居广州市属中医院首位。2018年全省住院医疗服务综合评价中（医院DRG能力指数评价），医院位列全省中医系统第八位，学科能力建设3.5分，远超平均水平。

管理网格

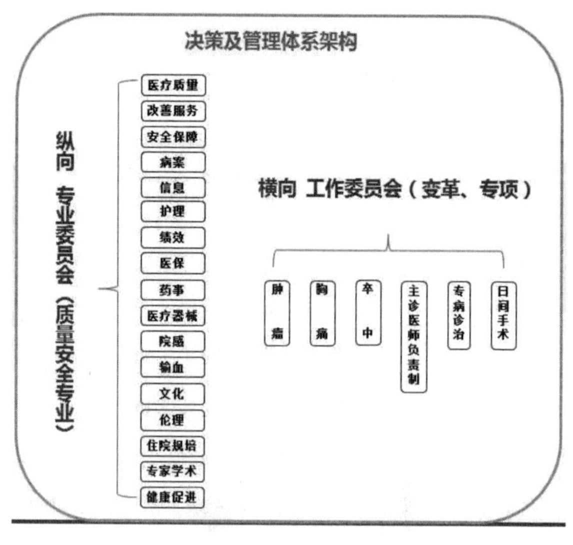

十七横六纵

一考两培

即逢进必考，新入职员工岗前培训、新入职护士轮科培训。

★ 2016 年

招聘员工　逢进必考医务监督委员会首次开展医务监督

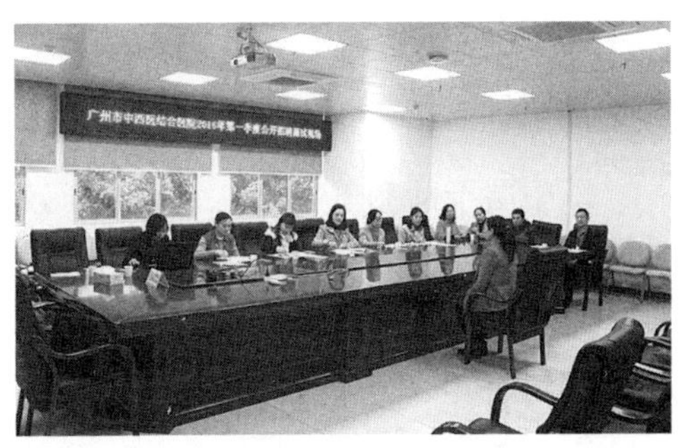

3 月 16 日，我院医务监督委员会针对医院 2016 年第一季度公开招聘工作开展医务监督。

根据上级有关文件精神，我院于 3 月 2 日成立了医院医务监督委员会。为保障专业技术人才招聘工作公开公平进行，根据《广州市中西医结合医院医务监督委员会章程》，医务监督委员会成员针对本次招聘中人机对话和面试环节分别开展医务监督工作，这是我院医务监督委员会 3 月 2 日成立以来首次开展医务监督工作。（医院动态 / 通讯员：郭奕文）

★ 2021 年

新入职员工暨住培生岗前培训结业典礼

2021 年新员工暨住培生岗前培训结业典礼于 11 月 05 日上午在 4 号楼（新旧住院大楼之间）隆重举行，全体院领导、新入职员工代表及住培生共 130 多人参加。

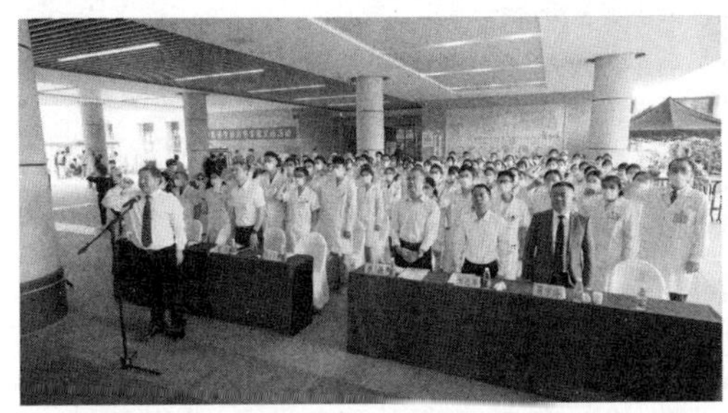

新入职医生宣誓

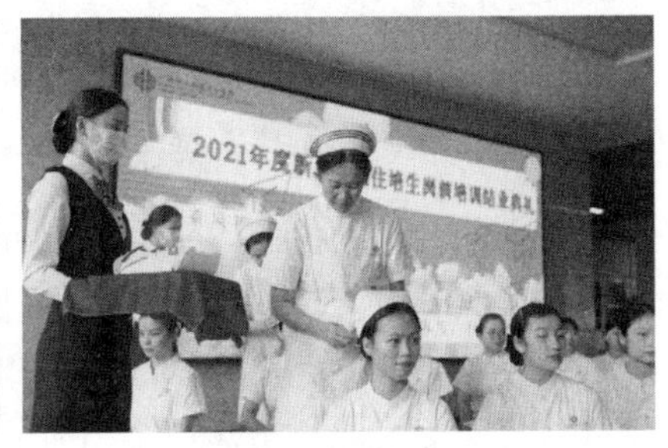

新入职护士授帽仪式

刘瑞华院长对新员工的加入表示祝贺和欢迎，对新员工的家人和母校表示感谢；并希望新员工在踏上工作岗位后，能够在逐梦路上志存高远、志向坚韧，做中医药文化事业的传承者和坚守者。练就仁术，常常与医学经典为伴，与真知灼见同行，在临床中上下求索，融会贯通，丰厚底蕴，为中国医学事业的发展和人类身心健康奋斗终生。未来，相信各位新员工将以广州市中西医结合医院一员的身份，正式开启新的波澜壮阔的人生旅途。让我们同心协力，共筑医院的下一阶段的灿烂美好辉煌！（医院公众号 / 通讯员：苏强）

一竞三述

即中层干部竞争上岗，领导班子述职述廉、中层干部述职、员工年度考核述职。

★ 2016 年

开展中层干部竞岗演讲与民主测评

根据区卫计局审核同意的竞岗方案日程安排，广州市中西医结合医院于 11 月 24 日和 29 日分别举行了护士长、副护士长职位及医务科副科长等其他 8 个职位的竞岗演讲与民主测评会，会议由黄华副院长主持。

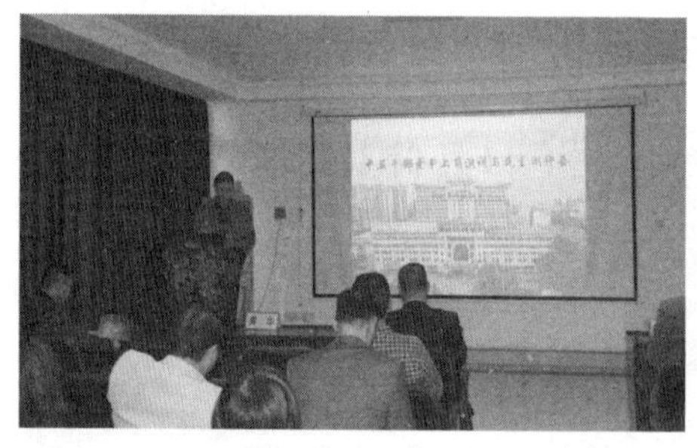

黄华副院长主持

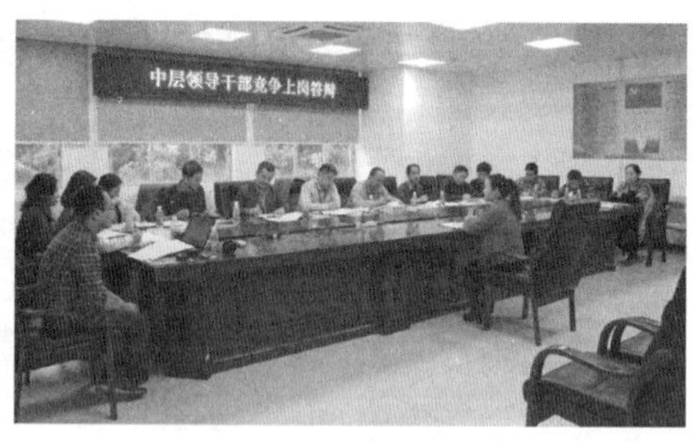

中层干部竞岗答辩

通过竞争上岗选拔中层干部是医院的一项重要人事制度，也是关系医院发展的一件大事。本次竞岗方案由医院领导班子结合中层干部队伍建设的实际并在区卫计局的严格审核下形成。演讲当天，参与竞岗的同事按照相关要求分别从自我介绍、岗位认识、个人优缺点与未来工作思路几方面进行阐述，充分展现出他们过硬的思想素质和超强的工作能力。在场的中层干部根据竞岗者演讲水平和平时德才表现，本着对医院高度负责和实事求是的态度认真严肃地行使了自己手中神圣的一票。

此外，医务监督委员会全程参与本次的竞岗的讲与民主测评会，确保本轮竞岗环节的公平公正公开。（医院动态 / 通讯员：周丽嫦）

★ 2019 年

中层干部述职暨民主评议

为创新医院管理机制，检验全院中层干部履职能力和管理水平，1 月 11 日，广州市中西医结合医院在四号学术厅举行 2018 年度中层干部述职暨民主评议会，医院班子成员及各科室负责人参加本次会议，办公室朱勇武主任主持会议。

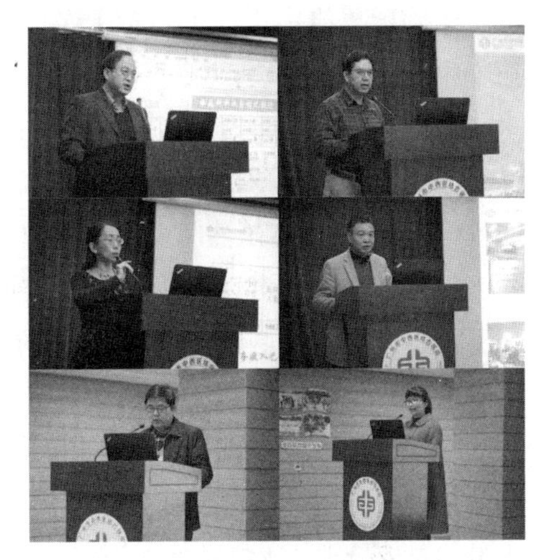

中层干部述职

办公室朱勇武主任首先宣布本次述职的流程与规则。汇报采用 PPT 展示形式，临床科室限时 4 分钟，行政科室限时 2 分钟。45 位临床医技科室主任和行政职能部门负责人对 2018 年个人履职情况、科室工作成绩等进行了述职，并就 2019 年的工作思路、不足之处与改进措施作了认真汇报。（医院动态 / 通讯员：王晓彤）

② 节日文化

一年五节

即护士节、中医药文化节、医师节、中医养生膏文节、文体节。

★ 2018 年

护士节再展巾帼风采

今年，为纪念国际护士节，在院领导的带领下，广州市中西医结合医院护理部组织开展了国际护士节活动周，5 月 4 日，在广州市中西医结合医院体检中心举行“综合病例下站点式”护理技能大赛，以拓展护士临床思维能力，提高护士专业临床技能。

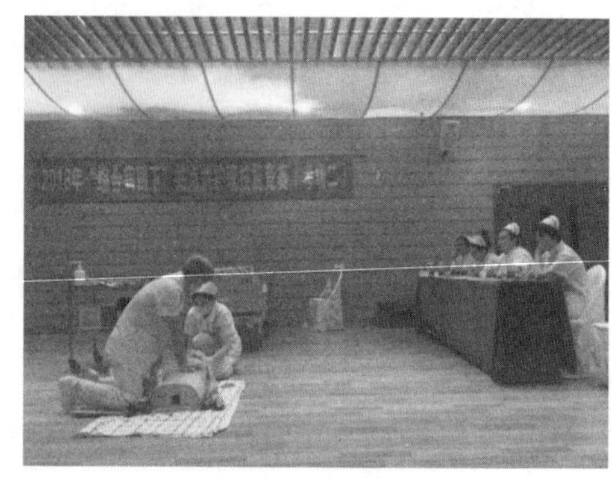

护理部组织准备赛前工作，赛前进行随机抽签，并按抽签结果进行分组并排序；考试期间依次进行用物准备、比赛操作。比赛规定每组护士操作时间规定为 15 分钟，虽然时间紧迫，护士护理操作中仍有条不紊地进行着各项繁多护理操作，面对患者从容有序，突发心搏骤停时更是冷静理智应对、忙而不乱，快速进行心肺复苏，积极配合医生使患者转危为安，此过程充分展示了护士的专业技术、应急能力及临床思维能力，发扬了护士的南丁格尔精神。

本次活动不仅体现了护士高超的专业技能，提高了护士的临床思维与应变能力，展现了护士的专业素质，同时，促进了广州市中西医结合医院护理人员的整体护理、人文关怀意识。（医院动态 / 通讯员：赵丹）

★ 2018 年

广州市中西医结合医院举办中医药文化节

为庆祝《中医药法》实施一周年，更好地传播中医药文化，近日，广东省广州市中西医结合医院举办了第二届中医药文化节。

小朋友表演的京剧《红灯记》为文艺表演拉开了序幕，医院员工为大家表演了古筝合奏等节目。文化节现场还设置了中医药展示区、膏方展示体验区、治未体验区、中医理疗体验区、中医护理体验区，供市民亲身体验中医药文化的博大精深和独特魅力。

该院负责人表示，该院的三伏天灸是“冬病夏治”的典型保健疗法，每年都会吸引大量市民前来体验。《中医药法》的颁布和实施，对于继承和弘扬中医药，促进中医药事业健康发展具有重要意义。

该院是广州北部地区的中医药龙头单位，将以此为契机，让中医药健康养生文化深入民心，为市民提供更好的中医药诊疗服务。（7 月 20 日《中国中医药报》/ 通讯员：黄力君）

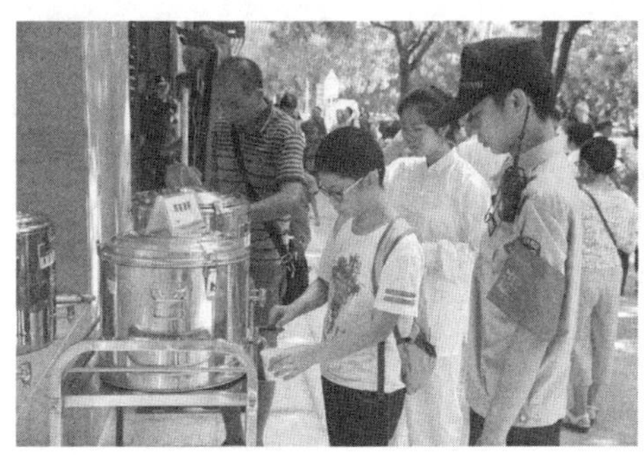

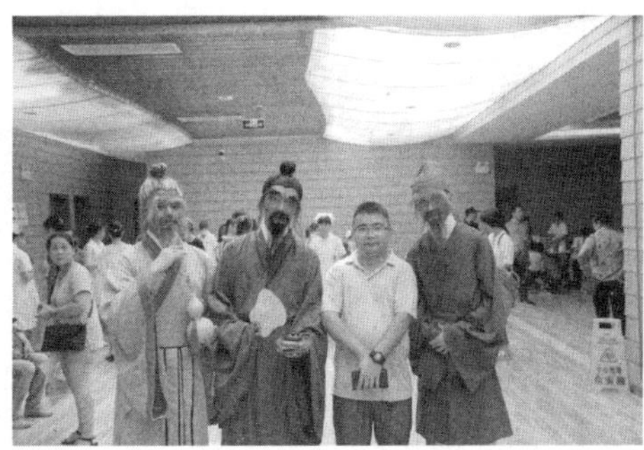

★　2019 年

广州市中西医结合医院庆祝医师节

8 月 15 日，广州市中西医结合医院举办活动庆祝医师节，活动通报中国医师节系列活动演讲和优秀病历评选成绩，表彰医院名医、最美医师和岗位能手。

8 月 19 日是第二届中国医师节，在庆祝活动中，除了为演讲优秀病历和医院名医、最美医师、岗位能手颁奖外，医护人员还在“守初心、担使命”的签名墙上签名。此外，一台精彩的文艺节目还将医院的文化传承带到观众中去。该院相关负责人表示，活动主要大力弘扬救死扶伤，全心全意为人民群众健康服务的精神，践行“敬佑生命、救死扶伤、甘于奉献、大爱无疆”的职业追求，提升医师活力，更好的为人民健康服务。（8 月 21 日《今日花都》/ 通讯员：朱勇武）

★ 2019 年

医院举办第五届中医养生膏方节

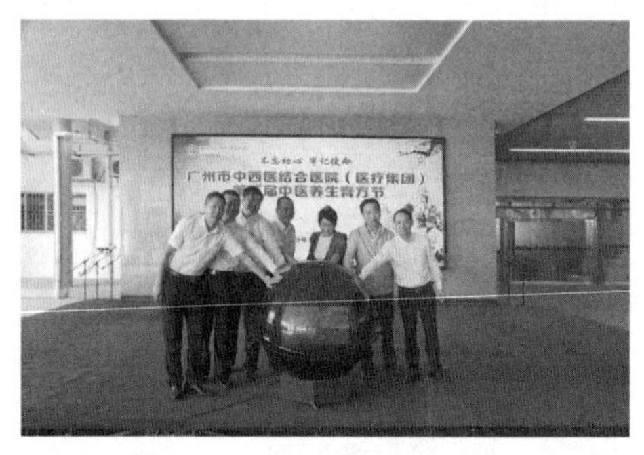

11 月 8 日，正逢立冬节气，广州市中西医结合医院（医疗集团）在“不忘初心，牢记使命”的学习浪潮中立足中医药事业发展，举办第五届中医养生膏方节暨广州市中医治未病中西医协作指导中心揭牌、广州中西医结合卒中防治联盟授牌仪式。

为贯彻落实全国中医药大会精神，推动中医药健康服务优化升级，广州市中西医结合医院不断丰富升华冬夏两个中医节的内涵，改善群众的参与体验，将传统的膏方节升级为中医养生膏方节，现场设置体验区、免费义诊、中医经典朗诵、中药鉴定知识讲解，举办膏方养生讲座，传播冬季养生及膏方的相关知识，全方位让广大群众亲身体验中医治未病体系的巨大魅力。

活动邀请了省名中医以及多位中医专家到场免费义诊。龙德、庄晓鸣、邱峻、龙艳、谢丽英等五位专家参与其中，为前来参加活动的市民，把脉问诊、讲解冬季养生及膏方的相关知识，针对不同体质、健康状况，开具个体膏方调理方案，指导市民如何正确养生保健。义诊活动得到大众热烈欢迎，活动还没开始，就可以看到不少市民早早就前来等候。（11 月 15 日《广州日报》、11 月 11 日《今日花都》/ 通讯员：王晓彤）

★ 2020 年

第十一届文体节羽毛球比赛圆满落幕

12 月 4 日第十一届文体节羽毛球比赛在湖畔羽毛球馆圆满落幕。

比赛为男女混合团体赛，项目包括男双、女双、混双，第一阶段为小组赛，第二阶段为淘汰赛，由第一阶段小组第一对阵另一小组的小组第二，胜者进入决赛，争夺冠亚军。

在比赛中，选手们遵循友谊第一、比赛第二的原则，团结一致，奋力拼搏，灵活运用各种战术，充分展现了参赛队员的不凡球技，现场对决紧张激烈，比赛精彩纷呈。赛场上，换上运动装的员工，变成了活力四射的运动员，尽显风采，将高远球、扣杀、劈杀、吊球等各路球技展现得淋漓尽致；赛场下，大家又是尽职的啦啦队员，喝彩声、加油声、欢呼声此起彼伏。

经过三晚的比赛，最终门急诊荣获冠军，药影亚军，外科和针康并列第三名。

★ 2020 年

超燃超开心，迎国庆中秋游园暨第四届趣味运动会

为助力全国文明城市创建活动，激发医院员工爱国热情，丰富员工文化生活，增强员工的凝聚力和向心力，在国庆中秋双节即将到来之际，9 月 28 日下午，游园会活动在 4 号楼广场举行。

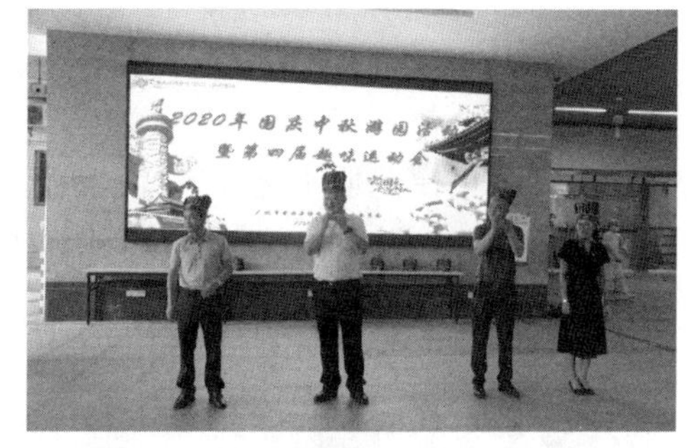

工会主席朱勇武主持开幕式，院长刘瑞华、书记黄红柱、副院长刘志军、总会计师周云风出席并参与了“诸葛亮吃糖”游戏，现场笑声一片，快乐和激情被瞬间点燃。

活动现场设置了10个游戏活动区，形式多样，趣味十足，工会还设置了“创文小知识”“垃圾分类”“听曲识红歌”这样颇具巧思的游戏，在娱乐中学习，在快乐中激发爱国热情。

每个活动项目前都人流攒动，4 号楼广场变成了一片欢乐的海洋，阵阵助威声、加油声、喝彩声、欢笑声将游园活动的快乐气氛不断推向高潮。

活动结束后，医院员工纷纷表示玩得尽兴，感谢工会准备如此多彩有趣的活动，丰富大家的业余生活。

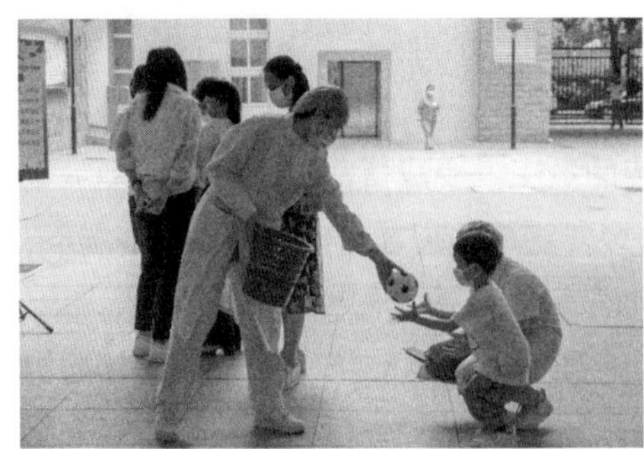

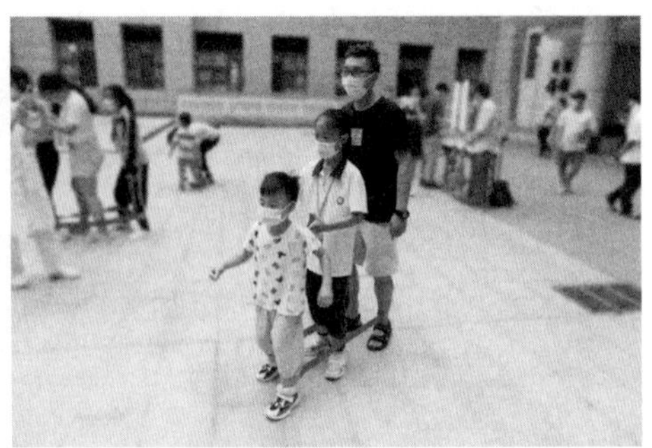

③ 员工文化

一家十二团

即广州市模范职工之家，组建有合唱团、舞蹈团、器乐团、瑜伽团、五禽戏团、读书社团、演讲社团、棋牌社团、篮球社团、足球社团、乒乓球社团、羽毛球社团等十二个社团。

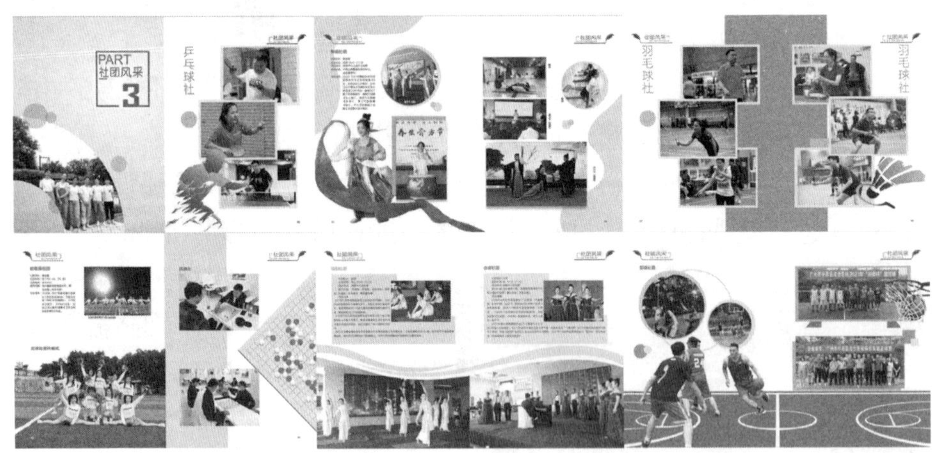

④ 特色文化

三园四廊

即荟春园、百草园、青蒿园，中医药文化廊、中医药诗词廊、模范典型廊、健身廊。

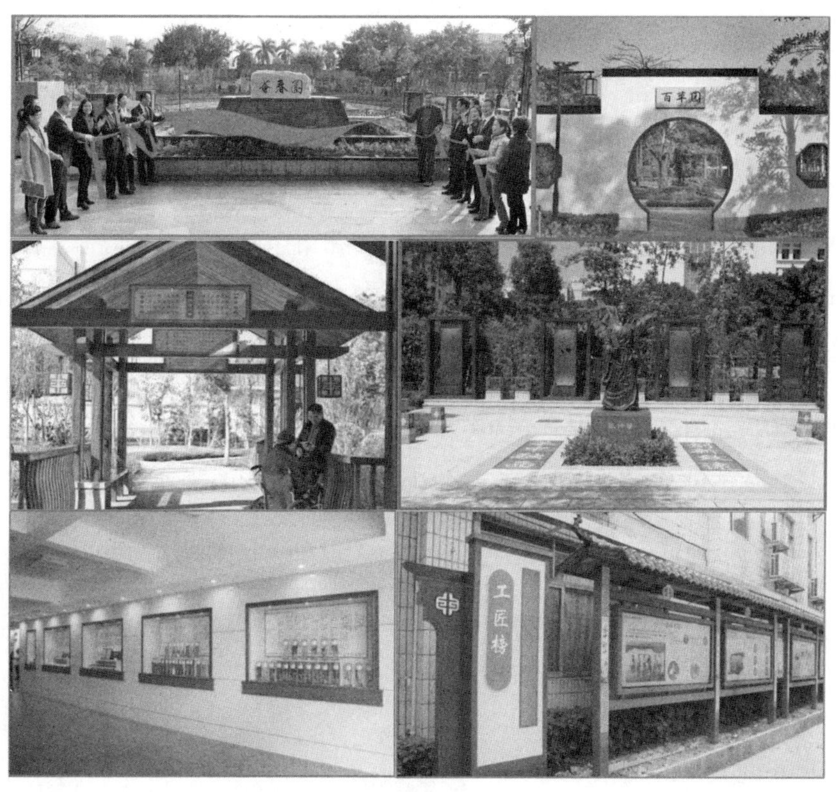

★ 2015 年

冬日春色　荟春园开园迎客

12 月 16 日，我院文化景观“荟春园”正式开园，地下停车库同时试用泊车，医院为此举行简朴而动感多彩的开园仪式。医院领导班子、文化委员会委员、职能科室代表等参加本次活动。

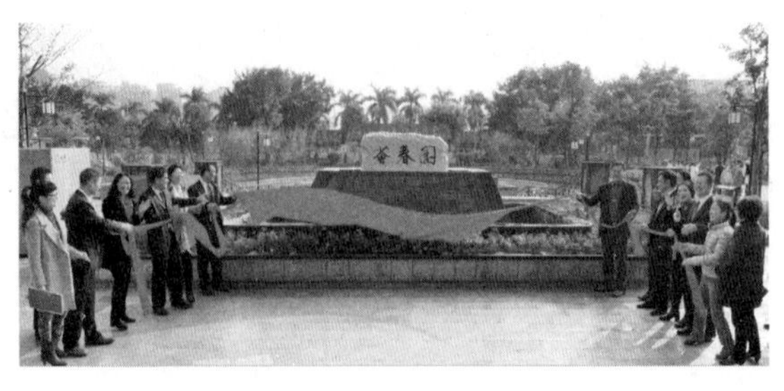

开园活动主要举办惠民的名医义诊、中药鉴别等，揭牌仪式以文艺汇演（现代音乐及民乐、潮乐）、太极拳和瑜伽表演助兴添彩。本次活动大部分节目由爱心团队和医院员工团体义务演出，旨在推广健康的生活习惯、快乐生活和普及科学的养生保健知识。（医院动态 / 通讯员：黄力君）

★ 2016 年

加强传统文化建设　荟春园浮雕与诗廊景观竣工

为响应广东省建设中医药强省号召，广州市中西医结合医院多年以来一直注重传统文化建设，将中医药传统元素融入我院整体建设布局当中。10 月 1 日，我院荟春园浮雕和诗廊景观竣工并开放供市民观赏。

荟春园浮雕景观秉承我院“承中融西，创新致远”的院训，通过现代的艺术手法，利用玻璃钢技术重现古代中医针灸、拔罐、刮痧、灌肠等传统疗法场景，让市民对中医药有更直观的认识。诗廊景观分为地下停车场芙蓉诗社诗词联展和中医药诗廊两部分。其中芙蓉诗社诗词联展是我院与花都区芙蓉诗社联手打造的中国诗词之乡建设项目，诗词均为花都地区芙蓉诗社成员原创，题材以我院文化景观和传统中医药文化为主，营造浓厚的传统文化氛围。（医院动态 / 通讯员：黄力君）

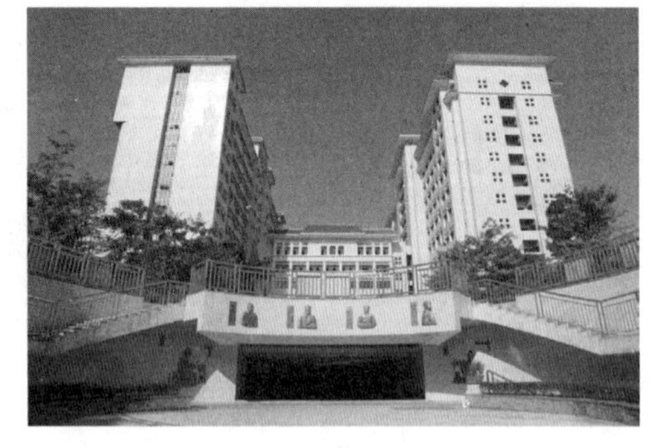

★ 2016 年

广东省诗词学会一行来我院考察“诗词之乡”创建工作

10 月 14 上午，广东省诗词学会常务副会长廖启良一行 6 人在芙蓉诗社任洪涛和罗彩霞副社长的陪同下莅临我院考察“诗词之乡”创建工作。

考察团一行在林培顺副院长的陪同下以游园的方式参观了我院荟春园中医药文化园建设，并重点参观了芙蓉诗社诗词联展和中医药诗廊。期间，林培顺院长详细介绍了荟春园中医药文化园的创建理念及诗词入园的布局构思。

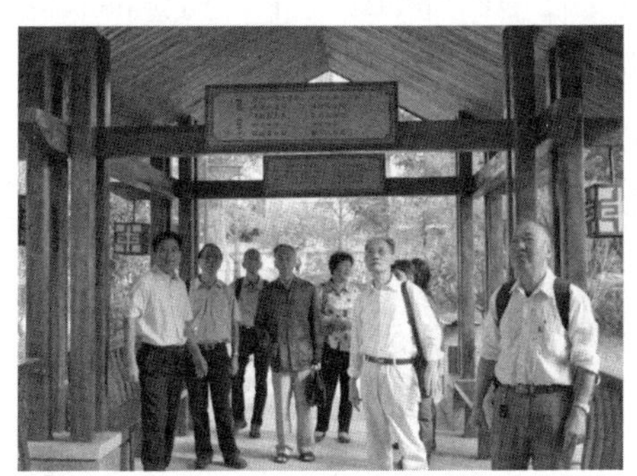

考察团一行大力赞赏了我院将传统医学、传统文学与自然景观进行有机融合的创举，也对展出的诗词佳作提出了客观理解和改进意见。下一步，我院将根据整改意见继续提升荟春园中医药文化园的内涵建设，为花都区创建省级“诗词之乡”贡献自己的一分力量。（医院动态 / 通讯员：胡赛赛）

★ 2016 年

荟春园全民健身项目建成

11 月 5 日下午，在花都区文广新局的关心和支持下，由中国体育彩票公益金资助，广州市体育局、花都区文广新局（体育局）共建的全民健身项目在广州市中西医结合医院荟春园顺利完工。据悉，今年下半年花都区全区共获建设 22 套健身项目的指标（每个项目需安装 13 种器材），医院一次性建成两套健身项目是花都区文广新局今年以来实施的单体规模最大的公益全民健身项目。

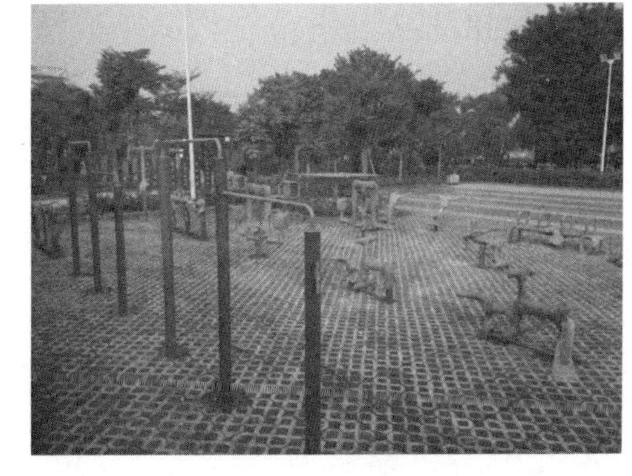

经过几个月的筹划和紧张施工，两套24件健身器械已整齐安装在荟春园东南侧区域，一周保养期后，这些健身器械将全面正式投入使用。医院荟春园全民健身项目的建成，将为广大患者及附近群众增添了一个环境优美的免费健身锻炼场所。（医院动态 / 通讯员：郭奕文）

★ 2018年

药学部建设青蒿园

2018年4月11日，在药学部王叶茗主任中药师的带领下，药学部联同保卫科在广州市中西医结合医院住院大楼门前的绿化景观用地上，种植上400余棵青蒿，为医院建设又一个中医药文化宣传阵地——青蒿园。

本园是为纪念国内著名中医药学家屠呦呦教授发现青蒿素，获得诺贝尔奖而建，她发现的青蒿素为人类对抗疟疾做出了伟大的贡献，并于83岁高龄获得诺贝尔生理医学奖，这是第一个由中国人取得的诺贝尔奖，也是第一个中医药文化获得的世界最高级别大奖。

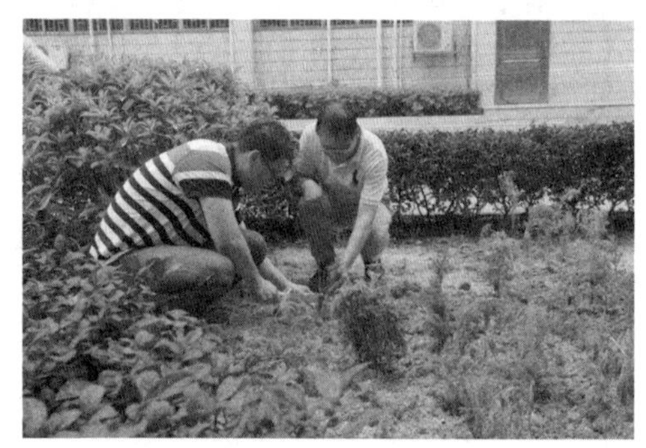

经过前期的规划设计和研究后，药学部王叶茗主任中药师和梁欣健中药师，专门到国内青蒿的地道产区湖北、四川一带寻找青蒿的药用植物资源，将优质的青蒿种苗带回本院培育，经过一段时间的精心照料，种苗全部成活，青蒿园内一片生机。（医院动态 / 通讯员：梁欣健）

⑤ 品牌文化

一季一刊

即每年第一季度编制年度《公益性报告》、第二季度编制年度《足迹》、第三季度编制年度《我们的家》、第四季度编制年度《杏苑义工》。

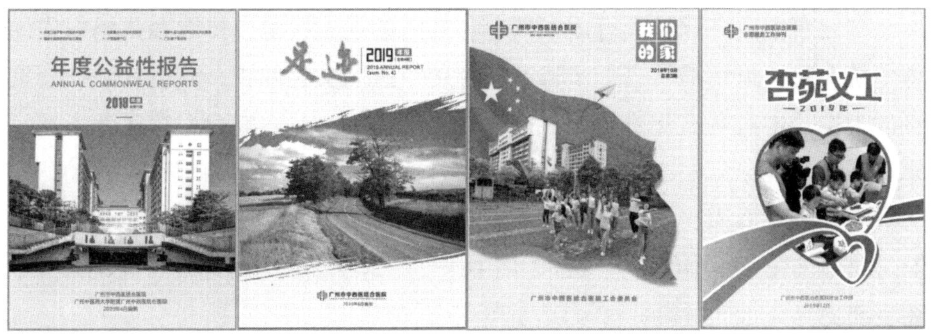

杏林学堂

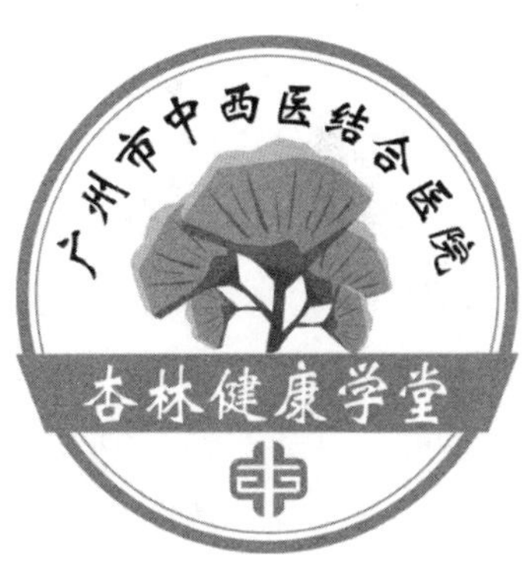

中医药作为我国独特的卫生资源、潜力巨大的经济资源、具有原创优势的科技资源、优秀的文化资源和重要的生态资源，在健康促进中发挥着重要作用。新中国成立后特别是改革开放以来，党中央、国务院高度重视中医药工作，制定了一系列政策措施，推动中医药事业发展取得了显著成就。深化健康促进工作的开展，迫切需要在构建中国特色基本医疗制度中发挥中医药独特作用。适应未来医学从疾病医学向健康医学转变、医学模式从生物医学向生物—心理—社会模式转变的发展趋势，迫切需要继承和发展中医药的绿色健康理念、天人合一的整体观念、辨证施治和综合施治的诊疗模式、运用自然的防治手段和全生命周期的健康服务。

2016 年 7 月 1 日，习近平总书记在庆祝中国共产党成立 95 周年大会上指出“文化自信，是更基础、更广泛、更深厚的自信。”一年后的 7 月 1 日，

《中华人民共和国中医药法》正式颁布实施，广东中医药发展迎来天时、地利、人和的大好时机。这个大好时机最根本在于总书记、党中央的高度重视，根植于中华民族伟大复兴的历史进程，来自于中医药日益凸显的独特优势和粤港澳大湾区建设提供的难得机遇。

中医药文化是一种健康快乐的“人”的文化，中医药文化的目的，是要让人们首先树立健康快乐的观念，然后形成健康快乐的、适合自己的生活方式，从而达到不生病、无疾善终的境界，这与健康促进的理念有着异曲同工的关系。中医药文化的传播普及对于未病先防以及既病防变、愈后防复具有重要意义，对于“健康中国”建设具有成本低、收效高的强大优势。传承和弘扬中华优秀传统文化，迫切需要进一步普及和宣传中医药文化知识，营造良好社会氛围。为推动中医药文化进校园、进社区、进机关企业，充分发挥医务人员、志愿者积极性，广州市中西医结合医院打造杏林健康学堂品牌系列活动，充分利用医院荟春园、中医药文化长廊及各种科教设施传播中医药文化知识，努力培养市民“信中医、爱中医、用中医”的浓厚氛围，为建设“健康中国”不懈努力。

实践经验

1. 别具一格的健康教育学堂。经过前期讨论和精心策划，2017 年 1 月广州市中西医结合医院整合医院预防保健科、治未病中心、体检中心、社工部、宣传科筹建健康促进委员会并正式推出“杏林健康学堂”简称“杏林学堂”品牌系列活动。杏林健康学堂以医院荟春园及中医药文化长廊为主基地，园区占地 1.3 万平方米，分为休闲活动区、中草药文化区、康乐健身区三部分。通过前期的精心改造，园内已建成中草药种植区、名家雕塑、文化浮雕、中医摆件、草药石刻、中医典故、芙蓉诗社诗词联展和中医药诗廊等中医药文化景观，为杏林健康学堂提供有力的教学场地保障。随着相关科普工作的不断开展，荟春园先后获评市花都区科学技术科普基地、广州市科学技术普及基地和广东省青少年科技教育基地。市民可以通过“中医药文化长廊”“青蒿园”“南药园”识别日常生活中具有药用价值的草药；透过候诊大厅上的“中医药发展简史”了解中医药发展的逸闻趣事；在等比针灸铜人身上寻找身体上对应的穴位。通过不断的尝试与创新，杏林健康学堂努力让中医药文化渗透到医院的每个角落，使每位踏进广州市中西医结合医院的市民更直观地感受中医药文化的博大精深，努力培养市民健康的生活、饮食习惯。

2. 灵活多样的健康促进模式。杏林健康学堂自 2017 年成立以来通过不断的探索与总结，形成了以医院编制的《中医药传统文化核心价值观读本》为核心教材；以形式多样的公益健康讲座、中小学夏（冬）令营、科普开放日、社区义诊等为主要形式；以每年的中医药文化节、膏方节系列活动为切入点；以“中医零距离”“杏林典故”“荟春辨药”“中医药诗词鉴赏”“四季养生”等为主要活动项目的成熟运作模式。学堂有专属的策划团队、固定的师资队伍、品牌 LOGO 和统一的视觉识别系统。杏林健康学堂每年年初制定全年的活动计划，通过微信公众号、医院网站，联系社区居委会等形式提前向广大市民推送学堂活动预告。活动结束由工作人员收集受众反馈意见，整理汇总并持续改进。

3. 健康促进的科普员和教练员。杏林健康学堂不但向市民普及中医药文化知识，更发掘、培养了一大批中医药科普、健康促进人才。早期学堂的师资主要由医院高年资业务骨干担任，其中包括广东省名中医、花都区名医、学科带头人等专业人才。随着专题讲座的增多，原有师资力量需要补充新鲜血液。杏林健康学堂通过开展讲解员竞选的形式发掘了一批年轻的健康促进业务能手。通过统一培训，这批年轻的讲师在传承老一辈专家丰富的专业知识外，更能融入丰富多样的教学手段和轻松幽默的授课方式，多次荣获国家、地区科普奖项，为杏林健康学堂的教学质量提供强有力的保障。讲师们通过对市民提出的健康问题，包括饮食、生活习惯等进行专业指导，有效推动区域健康促进工作顺利开展。

初步成效

1. 普及健康理念。向市民普及“治未病”理念，让市民了解未来医学从疾病医学向健康医学转变、医学模式从生物医学向生物—心理—社会模式转变的发展趋势。倡导中医药的绿色健康理念，使市民了解中医天人合一、辨证施治和综合施治的诊疗模式，接受中医药运用自然的防治手段和全生命周期的健康服务理念。

2. 推动健康促进。健康促进就是要使人们尽一切可能让他们的精神和身体保持在最优状态，宗旨是使人们知道如何保持健康，在健康的生活方式下生活，并有能力做出健康的选择。通过杏林健康学堂形式多样的活动向市民普及健康促进基本知识，培养市民良好生活、饮食习惯，为疾病早期排查和抢救争取宝贵的时间，提高生存率和愈后生活质量。自 2017 年开展以来杏林健康学堂开展各类科普讲座、义诊 81 次，参与人数超过 9000 人。

3. 拓宽参与人群。通过中医药知识进校园系列活动使中小学生有机会亲身体验中医药的博大精深，从小埋下“中医药文化”的种子。学堂自 2017 年 7 月开展中医药文化夏（冬）令营、科普开放日活动 18 次，累计接待 800 余名市民参加相关活动。

4. 实际行动践行。《中华人民共和国中医药法》第一条明确指出，中医药法制定的目的是为了继承和弘扬中医药，保障和促进中医药事业发展，保护人民健康。杏林健康学堂积极响应国家政策，用实际行动践行中医药法，通过一系列的活动，不断向广大市民普及中医药文化，为中医药法的传播添砖加瓦。

杏苑义工

随着经济社会发展和生活水平提高，人民的健康需求不断增长，推进中医药文化事业发展是更好满足人民群众健康需求、提高群众中医药健康文化素养的重要目标任务之一。普及中医药知识，推广中医药文化对于传承发展中华传统文化、提高民族认同感和文化自信有着重要意义。

广州市中西医结合医院社会工作部（即青年志愿者服务队），在医院党委的领导下，针对群众多样化、差异化的健康需求，开展中医药文化科普志愿服务项目，组织专业医护人员利用休息时间参与中医药文化科普工作，通过编制中医药文化宣传资料、下基层进学校开展中医药文化宣讲活动、组织策划“传承中医药 文化再启航”青少年冬夏令营活动等，让公众近距离接触和了解中医药事业的发展，感受中医药在疾病干预、康复治疗方面的独特作用，推广中医药文化。

实践模式

1. 发挥阵地优势。院内建有以弘扬中医药文化为主题的大型景观场所——荟春园，园内种植有百余种中草药植物，设置有中医名家雕塑、中医文化浮雕、中医药诗廊景观等设施，现为广东省科普教育基地、广东省青少年科技教育基地、广州市科学技术普及基地及花都区科学技术普及基地，在开展中医药文化科普活动方面具有阵地优势。

2. 打造双向模式。项目以“引进来 + 走出去”模式，一方面吸引市民走进荟春园，组织科普志愿者带领市民参观，讲解中医药知识，另一方面积极走进基层，走进校园，开展中医药文化宣讲展示活动，创新中华医学的传承形式。

3. 建设科普品牌。项目与辖区内的社区、学校建立了稳定的合作关系，现有杏林健康学堂、“传承中医药 文化再启航”冬夏令营活动、中医药文化节、中医养生膏方节等品牌科普活动，科普受众群体广。

主要做法

1. 组建科普队伍。积极探索机关党建工作融入中心、服务中心的方式方法，发挥党员的模范带头作用，招募有中医药学背景知识的医务人员组建科普讲解员队伍，以主题党日活动形式开展中医药文化宣讲展示活动，带动更多的医护人员参与中医药文化科普志愿服务。

2. 定制健康活动。与社区、学校、社工站建立科普工作的对接关系，了解群众需求，为受众量身定制杏林健康学堂专题讲座、爱心义诊专场活动，普及健康教育知识，推广中医药文化。

3. 创新传播形式。“线上 + 线下”的活动形式，扩大受众层面。在原有的线下科普活动基础上，通过制作微视频、发布科普推文、开展线上科普讲座等形式，打破时空的限制，丰富科普活动的形式。同时，严格落实疫情防控要求，有序开展线下科普活动，组织学校学生到基地参观；积极参与地市级的“科普帮扶”“科普四进”系列活动，丰富公众在中医药方面的互动体验，选派优秀科普志愿者，进入校园开展中医药文化宣讲展示活动，培养青少年对中华医学的兴趣。

初步成效

1. 立足人民群众的健康需要，结合中医药文化特色，通过该项目提高社会公众对中医药文化历史发展的认识，掌握简单实用的中医药知识，传播中医“治未病”理念，提高自我保健的意识，增强自我保健的能力。

2.2017 年至今，项目共开展了 36 场“传承中医药 文化再启航”冬夏令营活动，免费接待了 1586 名学生；每月开展 4 场杏林健康学堂讲座活动，全年听众超过 3000 余人次；定期开展中医药文化节、中医养生膏方节等大型科普宣传活动，服务超过千余人次。

3. 项目获得花都区 2021 年新时代文明实践慈善公益志愿服务项目大赛三等奖。

4. 在该项目的持续推动和各兄弟单位的共同努力下，2021 年，花都区顺利通过国家中医药管理局办公室组织的全国基层中医药工作先进单位的复审，继续保持“全国基层中医药工作先进单位”荣誉称号。

★ 2016 年

社工志愿服务架起医患沟通桥梁

在广东省广州市中西医结合医院每天都活跃着这样一个群体，他们身着特制绿色小马褂，穿梭在大堂、诊室、病区，或搀扶、引导病人，或为病人取药……有病人需要的地方就有他们的身影，他们就是广州市中西医结合医院的社工志愿者。

为改善和提升医疗服务水平，传递社会关爱和弘扬社会正气，该院在开展社工志愿服务上做了大胆探索和有益尝试。2015 年，该院志愿者团队达到 809 人，参与志愿服务累计 4990 人次，服务时数 10547 小时，惠及群众及患者 29863 人次，有效促进医疗投诉较 2014 年下降 38%，重大群体性医疗纠纷归为零。这一活动的开展不仅对改善医疗服务、促进医患和谐发挥重大作用，而且成为该院在改善医疗服务行动上的一大亮点。2016 年上半年，该院社工组织荣获共青团广州市委员会“青年文明号”荣誉称号。

搭建平台　实行常态管理

早在 2010 年初，按照卫生部等八部委联合下发《关于开展 2009 年国际志愿者日“志愿服务在医院”活动的通知》，广州市中西医结合医院即于当年开展志愿者服务活动，但与大多数同行一样，活动一阵风尚未见成效便偃旗息鼓了。随着社会进步和文明程度提高，同时也受西方志愿精神的影响，“志愿者”与“志愿服务”概念正逐渐被社会及行业管理者认同，志愿服务不断发展成为一项具有广泛公众基础的社会事业。

成立社会工作部。医院志愿服务帮助他人、服务社会，有效地拉近人与人之间的心灵距离，减少疏远感，缓解医患纠纷及社会矛盾，促进社会稳定，其作用和成效显而易见。正是基于此，广州市中西医结合医院于 2014 年 8 月联合共青团花都区委、花都区总工会、妇联、街道办事处、居委会以及区卫计局共青团委再次启动“志愿服务在医院”行动，并成立花都区卫生系统内首个志愿者服务职能部门——社会工作部，将志愿服务工作纳入常态化管理。

志愿服务常态化。社会工作部承担医务社会工作及志愿服务工作，面向社会招募志愿者及义工，经面试、培训合格后进行门诊导医协助、病区探访、协调医患关系等，同时参加义工队、志愿者服务队从事就医帮助、病区俱乐部活动、义诊、文明倡导（协助维护就诊秩序，开展控烟宣传、健康宣教等）、服务社会等。医院在业务用房本就紧张的门诊大厅腾出场地为志愿服务提供专门的工作场所，并投入 1 万多元，制作统一的志愿者服装。

建立机制　构建服务体系

社会工作部统筹志愿服务工作，组织制订《广州市中西医结合医院志愿者服务管理条例》，对志愿服务工作流程以及目的、内容、管理办法等进行明确，并逐步建立和完善志愿服务工作长效机制。

坚持培训上岗。在开展志愿服务之前，采用单个培训与集体培训相结合的方式，对所有志愿者进行一定程度的培训。通过观看视频、参观，参加座谈会、讨论、角色扮演、案例研究等阶梯式的能力培训与实践，让志愿者了解医院环境、工作流程，接受医院理念，获得工作所需的知识、技术和积极的工作态度，引导志愿者选择合适工作，增强自信心。完成培训后，对经过培训的志愿者进行考核，确定其具有在医院进行志愿服务的基本素质和技能后即安排到相应工作岗位。

实行量化考核。志愿者服务组织建设坚持自愿参与和完成指令性任务相结合的原则，既尊重广大医务人员和社会群众参与志愿服务的意愿，又强调医务人员和公民的社会责任。医院鼓励所有员工积极参与志愿服务，对副高职称以下医疗、药剂、医技、护理人员实行志愿服务达标制，即每年度必须完成规定的志愿服务时数，否则不予安排次年进修、主持和参与各级科研项目、职称晋升考试、职称聘用定岗调级。在志愿者开展服务的同时，每天对志愿者进行督导，了解志愿者服务进程及工作表现，从而及时调整志愿服务的方向和质量，努力使志愿服务得到持续的改善。

落实激励机制。对于本院员工，将年度完成志愿者服务时数情况与评选优秀员工、先进科室、职称晋升及聘用挂钩。非本院员工志愿者就医凭志愿者工作证免普通门诊挂号费，优先加挂专家门诊号，由医院提供当班免费午餐。医院向志愿者免费开放健康教育、学术讲座等，有求职意向的，优先考虑聘用。召开年度总结表彰大会，对年度志愿服务表现优秀的予以表彰。

广泛开展宣传。2015年医院印制和发放宣传小册子、招募海报8000余份，制作展板4期，笑脸墙一幅。在医院网站建立志愿者专栏，对志愿者项目进行宣传；在《今日花都》《花都文艺》期刊以及电视节目中对医院志愿者项目进行宣传；制作志愿服务年度专刊《杏苑添香》。

立足需求　广泛开展活动

帮助患者促和谐。按照医院志愿服务工作模式，院内志愿服务主要从事引导就诊、办理健康卡及讲解使用方法，填写、核对门诊病历，维持门诊大厅（办卡、挂号、交费、取药）秩序，为行动不便的伤者及老人、妇女、儿童提供帮助，劝阻吸烟等工作，另外，借助3.15.全国科普日等特殊日子以及传统节日配合开展义诊、病房慰问等活动。志愿者以第三方身份协助患者顺利完成医疗活动全过程，拉近患者与医院距离，促进了医患和谐，减少医患纠纷，受到患者广泛好评。

公益活动送爱心。在院外公益活动中，社工部联合当地骏威社区服务中心开展“幸福花都，爱在行动”学雷锋义诊活动；到大陵新村开展低视力筛查和白内障检查义诊活动；在狮岭镇双龙社区组织开展“幸福社区 快乐童年”健康咨询活动；在培英社区开展“心向阳光 健康有约”义诊活动；多次到新雅、花山敬老院为社区居民、孤寡老人量血压，为老年人冬季预防感冒、注意保暖等方面提供专业咨询和指导，还载歌载舞为老人们献上文艺表演，让老人们在寒冷的冬日里洋溢着浓浓的暖意。（2016年10月23日《中国中医药报》/通讯员：朱勇武）

20 改善医院服务的成效评估
——看老百姓口碑

“金杯银杯不如老百姓的口碑，金奖银奖不如老百姓的夸奖”。只有时时刻刻把患者的生命和健康权益放在首位，才能赢得老百姓发自肺腑的褒扬。

★ 2017 年

一封感恩的信寻找那位不知名的好医生

“对这位医生我一直心存感激，不是他，就没有后来的对症治疗，但非常遗憾，我忘记了他的名字……”5 月 28 日，广州市中西医结合医院收到一封感谢信，写信人提出一个特殊的请求，希望找到一位不知名的好医生表达谢意。

写信人包女士，是本地一所高校的教授，近十年来一直受反复的“眩晕症”折磨。这个病虽无生命危险，但每次发作起来天旋地转，平时也常有晕乎乎的感觉，已经使得包教授生活质量大大下降，更折磨人的还有产生巨大的心里恐惧。

“早在 2009 年，在南京我就发生过同样的症状，曾去过多家医院就诊，一直误认为是颈椎的供血不足引起的眩晕，吃了很多药，也做过推拿等物理治疗，但在很长的时间都消除不了症状。”包教授曾多次到各地医院就诊，接受过药物、物理等多种治疗，到底得的什么病，始终也说不上来。

2017 年 9 月 24 日深夜，包教授再次突发眩晕，被急救车紧急送往附近医院救治，做完脑部 CT 等一系列检查后，依然未能找出准确病因。十数日后，包教授再次病发，来到广州市中西医结合医院就诊。包教授自己怀疑是颈椎问题，于是挂号骨科就诊。

接诊的骨科医生诊断后认为，这与颈椎引起的眩晕表现不同，建议他到耳鼻喉科就诊排查。经过一系列检查后，医院耳鼻喉科医生诊断包教授所患病症为——耳石症，又称良性阵发性位置性眩晕。磨包教授多年的耳石症终于找到病因，并得到及时有效的治疗，解除痛苦。即将结束在广州工作的她，特意来信致谢。

“对这位医生我一直心存感激，不是他，就没有后来的对症治疗，但非常遗憾，我忘记了他的名字……”心存感恩的包教授一直惦记着当时接诊的那位骨科医生，后来也曾多次到医院想当面感谢，回到当时的诊室却没有看到那张熟悉的面孔，经过多方打听，终于了解到当时那位医生原来是医院骨三科李常威医生，目前，他正在梅州市平远县中医院进行为期半年的对口帮扶工作。（医院动态 / 通讯员：王晓彤）

★ 2017 年

德艺双馨　患者感恩赠锦旗

“郭主任的医德和医术都让我非常感动，真正的德艺双馨的好医生，妙手仁心……”

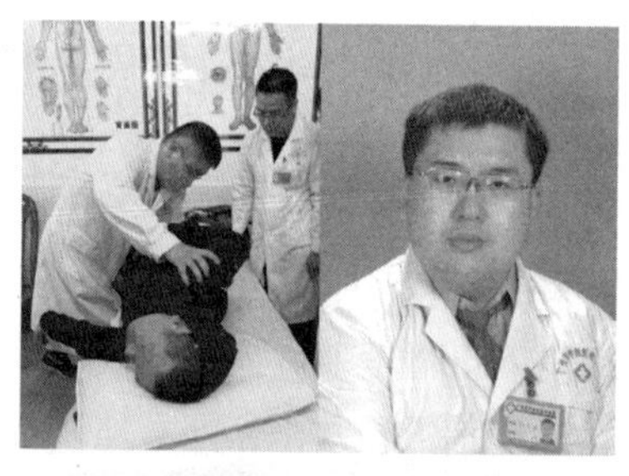

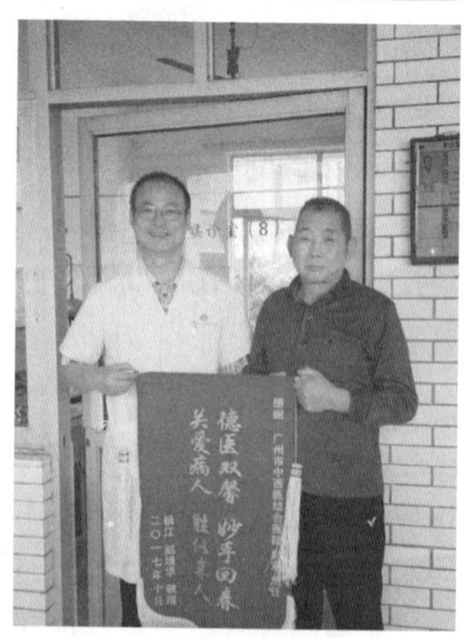

10 月 24 日上午，赵培华叔叔跟在其家属的陪同下，来到广州市中西医结合医院耳鼻喉科，将一面印有“德医双馨妙手回春，关爱病人胜似亲人”的锦旗送到耳鼻喉科郭宏主任手上，感谢郭主任的精心治疗以及医护人员对其的贴心照顾。

赵培华今年 63 岁，右耳自出生时就带有一色素痣，随着年纪增长，色素痣生长速度加快，有渐成肿瘤块之势。经多方咨询，医生建议手术切除，以避免将来发声恶性病变的可能。对比了区内多家医院，考虑医院综合实力、就医环境、医护人员的服务态度后，选择了在广州市中西医结合医院耳鼻喉科进行手术。（医院动态 / 通讯员：王晓彤）

★ 2017 年

您的健康，是我一生的守候

“我要亲手把这面锦旗交到医生和护士长手里。”近日，患者马某，在家人的陪同下回到广州市中西医结合医院，怀着感激的心情亲手将一面写着“仁心仁术、妙手回春”锦旗交到骨二科医护人员手里，并且对医院医务人员良好的医德医风给予高度的赞誉，感激之情溢于言表。

马某说：“罗主任、董医生不仅医术好，治好了我的病，而且医德好，总是很耐心的解答我们提出的问题，很感动也很感激。多谢医护人员在我住院期间的用心照料。”说着她把手中的轮椅作为礼物赠予骨二科，希望它发挥更大的作用，给需要的人更多的帮助。“作为医护人员，患者最好的回报就是你们的信任。您的健康，是我们一生的守候。”罗主任如是说。（医院动态 / 通讯员：张宏艺）

★ 2018 年

患者对医生的感情都在“谢谢”里

3 月 22 日下午，外一科刘移峰医生像往常一样利用休息时间做志愿者服务工作，忽然被一名眼噙泪水、面带笑容的中年男子紧握住双手。男子望着刘医生，反复不停地说着“谢谢”二字，着实让刘医生愣了一下才反应过来。陪同男子的中年妇女称，此次是特意来当面感谢主治医生的。

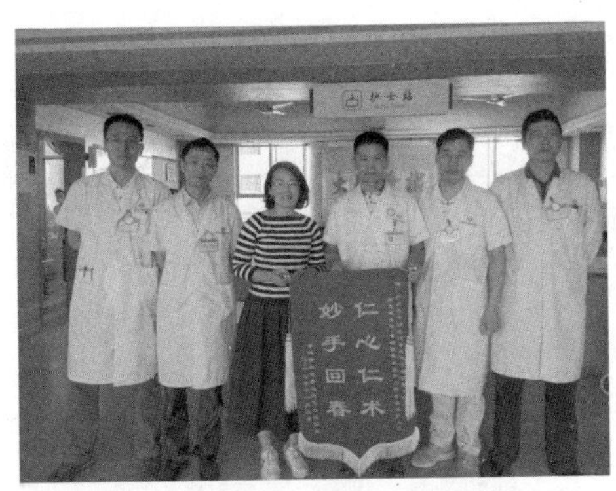

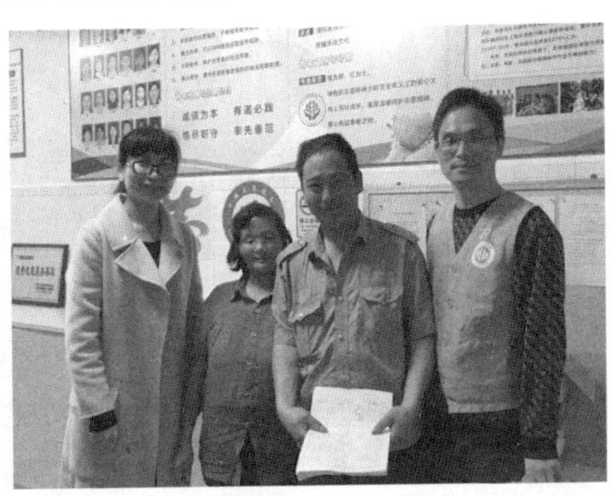

2017 年 1 月 28 日，41 岁的四川宜宾籍清洁工洪某在回家途中遭歹徒跟踪施暴抢劫致头部手部重伤，被送往广州市中西医结合医院急诊科抢救。在

该院脑外科、烧伤科、ICU 等科室的通力协作，洪某得到了最好的救治。当时由于家庭困难，交不出住院费和治疗费用，考虑洪某实际情况，院方先为其垫付医疗费，院领导及医院员工也为其慷慨解囊，医院社工部还帮其家属建立微信轻松筹，呼吁社会人士献爱心，最后筹到 3 万多元救治资金，令洪某夫妇感动万分。（医院动态 / 通讯员：冯秀莲）

★ 2018 年

贵州省政府来信致谢对口帮扶工作

日前，贵州省人民政府特通过广东省中医药局、广州市卫生和计划生育委员会转发来《感谢信》，对广州市中西医结合医院等广东省内的 6 所中医院开展对口帮扶工作给予肯定并致谢。

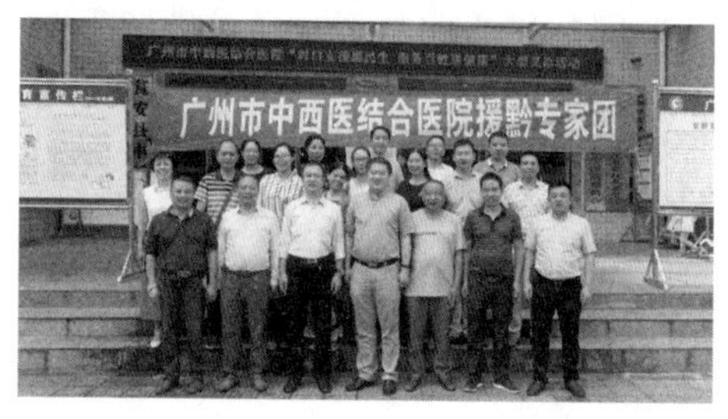

来信指出，在开展医疗卫生对口帮扶工作上，广州市中西医结合医院“发扬扶危济困的高尚品格，积极参与并大力支持，从政策指导、人才培养、技术提升和物资捐赠等方面给予了无私帮助，把爱心播撒在黔山秀水之间，把温暖送到贫困群众心间，值得称道、令人感佩”。（医院动态 / 通讯员：朱勇武）

★ 2018 年

医德高尚　拾金不昧暖人心

4 月 11 日针灸康复科 1 区针灸医师黄少琼及王月涓在患者结束治疗后像往常一样收拾诊区及治疗床，突然一个金色的物件映入眼帘，两人一看居然是一块价值不菲的手表，她们第一时间想到就是患者不见了东西应该非常着急，妥善保管好物件同时并积极联系失主黄先生。

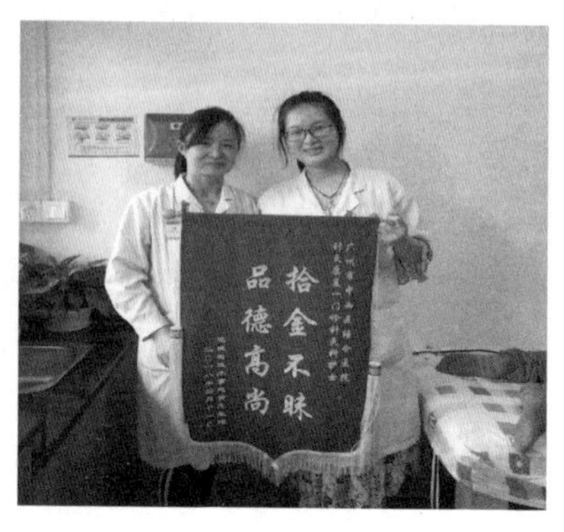

拾金不昧是中华民族的传统美德，作

为创建文明城市的窗口行业，医德医风建设是医疗精神文明建设的主要组成部分，广州市中西医结合医院自开展进一步改善医疗行动、强化医德医风、加强行风建设以来，不断加强全员综合素质建设和职业道德修养，提升整体服务水平。（医院动态 / 通讯员：白艳甫）

★ 2018 年

一封亲笔信讲述医患温情

2018 年 4 月 18 日，广州市中西医结合医院结合医院针灸康复科二区收到一封来自患者家属的亲笔感谢信。信中表达了对该科危国通医生浓浓的感激之情，朴实的字迹、真挚的语言给医患之间增添了浓浓暖意。

“当天危医生的预约已满，危医生急患者所急，想患者所想，立刻给孩子做推拿，为了减少患者等待的时间，从上班忙到下班，对每位患者充满耐心、爱心，作为患者家属内心十分感动。”患儿家属来信写道。

“在陪伴孩子做推拿期间，目睹了医生们每日紧张忙碌的工作过程，令我感叹不已。危医生在工作中用真成的微笑和一颗善良的安抚和温暖了患儿及家属的心灵。”患儿家长如是说。（医院动态 / 通讯员：王晓彤）

★ 2018 年

五面锦旗　花马医疗保障完美收官

4 月 20 日下午，广州市中西医结合医院召开花都摇滚马拉松医疗保障总结会暨突发公共事件医疗应急保障工作会议。

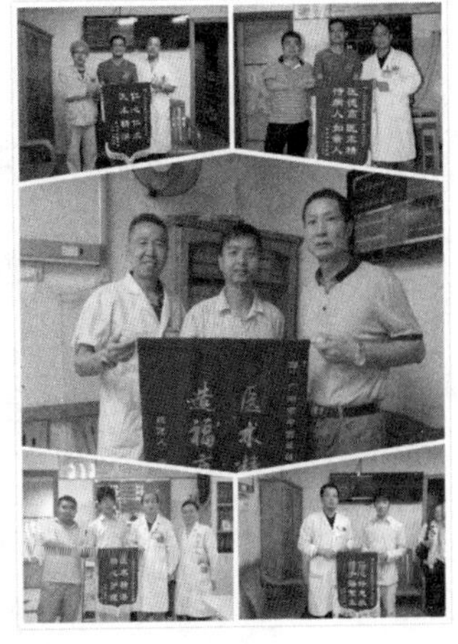

从会上获悉，今次花马 3 名中暑意识障碍病人，均入住该院重症医学科监护治疗。3 名患者均已痊愈出院，均无后遗症。患者及其家属均对组委会的组织保障、对广州市中西医结合医院的医疗救治表示满意及衷心感谢，三名患者出院时，分别向医院重症医学科、急诊科总共赠送了 5 面锦旗表示感谢。

据悉，今次花马，广州市中西医结合医院共计 10 多名医护人员，参与本次现场医疗保障的所有环节的保障：医疗（站）点、赛道急救组、救护车组、医疗志愿者以及医疗急救跑者。同时，医院被指定为赛事第一定点救治医院。医疗保障团队，现场共处置各种各类不适、损伤 224 人，情况较重被送往医院救治者总计 18 人，广州市中西医结合医院共计接收其中 16 人（88.9%），重症患者均送到该院救治。（医院动态 / 通讯员：王帅）

★ 2018 年

这是一面来自同行的锦旗

“他们的专业技术水平是相当高，为人也非常的谦逊，我们觉得他们是医德、医术双好。”日前，现年 63 岁的杨阿姨与她的医生女儿将一面锦旗送到广州市中西医结合医院内二科——“医德高尚技精准，妙手回春暖人心”，并紧握医生的手致以感谢。（医院动态 / 通讯员：王晓彤）

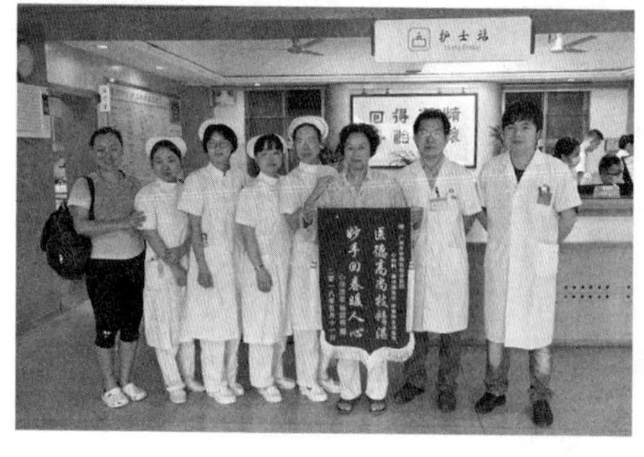

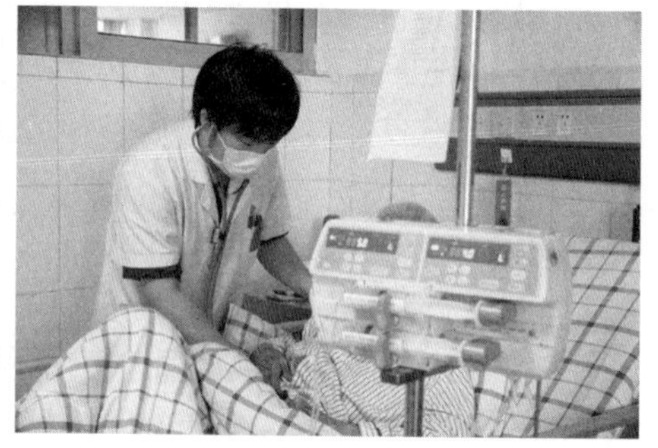

★ 2018 年

医术精湛护理用心获患者赠信表谢意

今年 8 月 5 日，陈阿姨因为车祸导致胫腓骨骨折收入广州市中西结合医院骨二科住院，经过手术治疗、精心护理、快速康复，住院十天后准备出院。照顾陈阿姨的护工说她前一天晚上很认真地在写感谢信，给医生护士们准备了“惊喜”。

陈阿姨说：“我当时受伤那么重，入院的时候害怕以后都站不起来，要坐轮椅。想不到入院后一检查完就马上安排手术，第三天我就能坐起来，恢

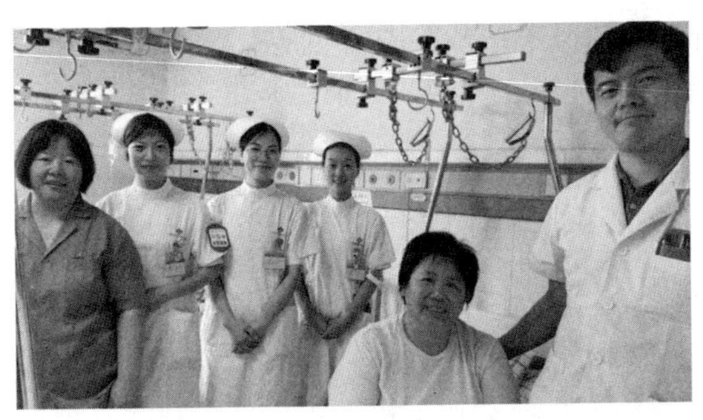

复很快。特别是我的主管医生费医生，他每天都会过来查房，询问我的情况，每一项治疗都跟我解释得很清楚。”

虽然这是一封语言质朴的感谢信，但是字里行间透露出了患者对骨二科医疗护理团队的认可，患者的满意正是大家前进的动力。（医院动态 / 通讯员：赖玉洁）

★ 2019 年

一封 11 岁“老患者”的感谢信

“从您的身上，我看到了人最善良的一面！虽然我不能为您做些什么，但我依然要真诚地对您说一句：刘医生，真的谢谢您！”近日，广州市中西医结合医院儿科收到一封手写感谢信，笔迹稍显稚嫩，但翔实真挚的文字感动了不少医护人员。这封信，来自于该科一位 11 岁的小患者琦琦，

“从小到大，我的身体一直不强壮，常被病毒击倒，因此特别害怕医院与医生。”

偶然有一次，琦琦妈妈听朋友介绍市中西医结合医院儿科刘俭青医生擅长儿科中医治疗，抱着试一试的态度，琦琦妈妈带着她到医院希望找刘医生看诊。

刘俭青医生友善地接待了琦琦，仔细询问了病情，给琦琦做了检查之后，对症开了中药。经过几次调理后，琦琦的病情得到了控制，逐渐康复。

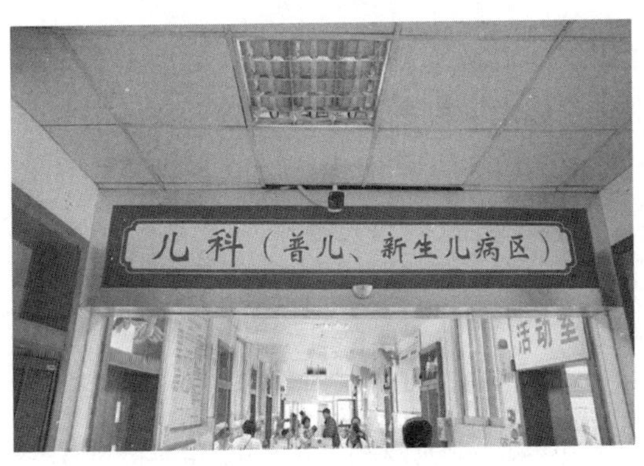

“妈妈告诉我，这并不在您的工作范围内，您就算拒绝也是情理之中的事。我们这样的‘不速之客’，您也一样用心地去接待，而不是粗暴拒绝

或是草草了事。您做的一切，都让我感激不尽！”琦琦如是说。（医院动态 / 通讯员：王晓彤）

★ 2019 年

中西医结合“战胜”重症肺炎九旬老人亲笔致谢

“住院十三天，在主管医生梁培干和护士邓玉玲的正确诊治和精心护理下，病情很快好转，疗效十分显著。出院数天后，仍需带拐杖协助步行，但一周后，已不必用拐杖了，可以自己个人在公园走数千步。一周过去后，竟连咳嗽一声也没有，体质康复极快。”近日，广州市中西医结合医院受到一封手写感谢信，感谢内二科梁培干医生、邓玉玲护士的正确诊治与悉心照料，字迹工整，真情暖人。

92 岁的老人，连续使用多天的抗生素，难免会体虚，所以出院时，医生建议梁老伯带一些中药回去调理身体。梁培干医生说：“除了疏风、化痰、止咳的一些中药，我还特地加了益气养阴的中药，就是四君子汤，但是当中的党参换成了太子参，因为太子参除了益气还有生津、养阴的作用。”

据梁老伯信中称，出院之后他的身体恢复得很好，一周后已不必用拐杖了，可以自己一个人在公园走数千步，各个方面精气神都很好了。（医院动态 / 通讯员：王晓彤）

★ 2019 年

一封来自护士的特殊感谢信

近日，广州市中西医结合医院受到一封特殊的感谢信，这封信来自本院口腔科护士石嘉欢。“是你们让我感受到大家庭的温暖，使我在花一般的年纪没有枯萎和凋谢，使我在这生死时速的三十六小时内将我从死神手中抢救回来，让我重获第二次生命，让我感受到了正能量和大爱。”

事情发生在今年 4 月 18 日，现年 23 岁的护士石嘉欢突发“急性爆发性心肌炎”。

在医院领导及多位护长协助下，马上就为其打开绿色通道进行抢救，医院工会、护理部、口腔科等科室负责人第一时间到现场了解情况并协助救治。

随后，家属根据医院会诊情况，决定转送至南方医院进行下一步 ECMO 治疗。

在医院领导支持下，医院工会在全院范围发起爱心捐款活动，希望让微薄之力汇聚，积沙成塔，帮助同事渡过难关，截至 26 日，前后两次募捐共筹集 47000 余元，解阿欢燃眉之急。终于，在各方努力下，这个美丽幸运的姑娘从死神手上被拉了回来。经过两周的治疗，她病情好转，心脏功能恢复，成功脱机。脱机卧床 3 周后，嘉欢终于病愈出院了。（医院动态 / 通讯员：王晓彤）

★ 2020 年

为匠心牙医点赞

一封来自患者的手写感谢信

“感谢广州市中西医结合医院口腔科张小友医生治好本人的口腔顽疾。”近日，广州市中西医结合医院收到一封手写的感谢信，字里行间折射出的是感动与真情，见证着医患之间的深情与信任，患者对医院医护人员认真严谨负责的态度给予了高度的赞扬。口腔科张小友医生高度负责的态度和细致周到的治疗，让患者感受到了体贴和温暖。

患者梁伯今年 72 岁，是花都区退休教员。此前，梁伯曾两次到别处看过病，但考虑到高龄及风险大等原因，梁伯都被婉拒了。“因我年老，满口残齿。患冠心病长期服抗凝药，又出血风险，两个医生都婉拒，我也十分理解。”梁伯如是说。2019 年 12 月 9 日，因口腔不适到医院口腔科张小友医生处就诊。

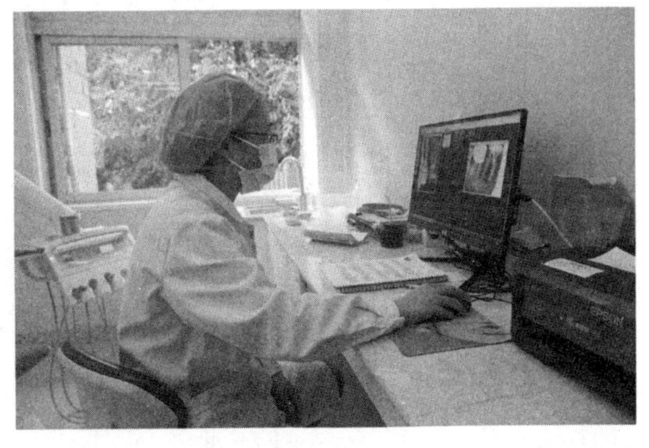

面对梁伯的复杂病情，经过仔细地检查，站在病人的角度上，充分为病人考虑，耐心地为病人拟定了详尽的治疗计划，治疗、咬模、设计、制作、佩戴、调整……张医生将每一个细微之处都尽可能考虑到，为梁伯安上了一副全新的活动假牙。“打磨残齿会令病人不寒而栗，心惊肉跳，但我整个过程都很舒畅，义齿取回后，12 月 25 日磨合操作一次过关，且新义齿比旧义齿好用得多。”梁伯如是说。（医院动态 / 通讯员：王晓彤）

★ 2020 年

为年迈患者送药上门平凡中的不凡坚守

“疫情无情人有情，感谢宿医生！感谢中西医结合医院全体医务工作者！”近日，一面写着“医术精湛，医德高尚”锦旗送到了广州市中西医结合医院眼科宿玉芳主任医师的手上，并对她致以高度赞扬。

家住花都区云峰社区的王叔今年已过八旬，身患眼疾的他常年年需要到医院开药。王叔的独生子不在广州，其他亲人也都不在身边，“在全国抗疫情的日子里我行动不便，还要去开药，非常困难。”王叔说。

宿玉芳主任偶然得知王叔这个情况，便主动伸出援助之手，为其排忧解难。“两个月来送医送药到小区家门口，尽心尽责，情暖人心。”王叔如是说。（医院动态 / 通讯员：王晓彤）

★ 2020 年

80 后重获新生 7 面锦旗难表感激之情

6 月 1 日凌晨，一位 80 后小伙酒后出现意识不清被送到花山社区医院，当班医生立即行心肺复苏术，争分夺秒与死神赛跑。经合力抢救后才刚有脉搏，但室颤又来袭，死神再下狠手！当班医生立即电复律，继续胸外按压和再次电除颤、予肾上腺素及胺碘酮静推，汗珠流到眼里顾不上擦，湿透了白大衣只为挽留这个年轻的生命。医者们在急救现场的全力以赴，终于让死神暂且退却，但随时有可能再次卷土重来。

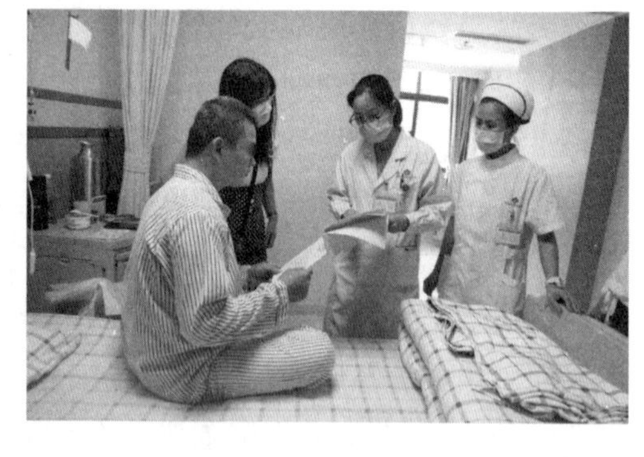

病人病情极其危重，在手术中再次出现心脏骤停、频发室颤及心源性休克，介入团队分工合作，紧张有序地同时进行桡动脉造影和股动脉植入 IABP（主动脉球囊反博），护理团队紧密配合电击驱赶死神。造影结果提示冠脉前降支（心脏最重要的大血管）开口齐头闭塞——最棘手的“寡妇制造者”。

术后患者使用抗凝药后有不良反应，出现大口咯血并偶有呕血。在心内科团队周密的治疗和护理措施下，第三次击退了死神的赶追。

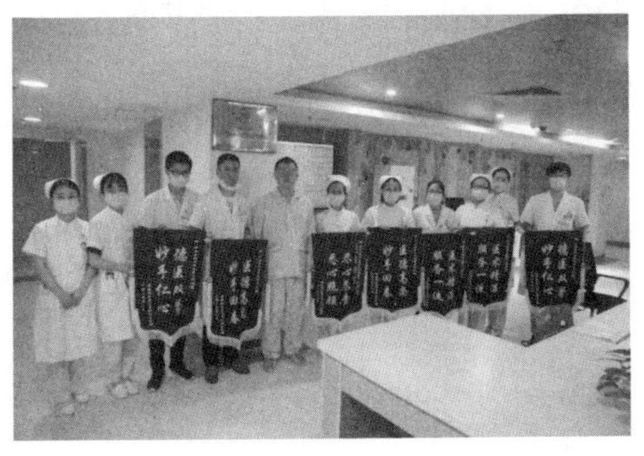

住院期间在护士长侯燕青带领下的护理团队，精心耐心细心照顾该患者，给予最大限度的人文关怀，真正在践行了“治心更要知心”理念，让患者重拾康复信心。（医院动态 / 通讯员：李幸洲）

★　2020 年

亚硝酸盐中毒获救四锦旗感救命恩

9 月 4 日广州市中西医结合医院里来了两位患者家属，给急诊科和重症医学科一口气送了四面锦旗，家属紧紧握着医护人员的手，眼眨泪光地说：“谢谢你们！谢谢救命之恩！”

8 月 24 日上午，一位 39 岁的男性在家突发晕厥，时间就是生命！曾国根副主任医师、徐婉斯护师火速赶往事发现场，立即予进行心肺复苏术，以最快的速度转运到医院。仅仅用了 18 分钟，现实版的生死时速在真实上演。经过院内多学科会诊协作，确定患者为亚硝酸盐中毒！千辛万苦地把这名患者从鬼门关拉了回来。（医院动态 / 通讯员：曾国根）

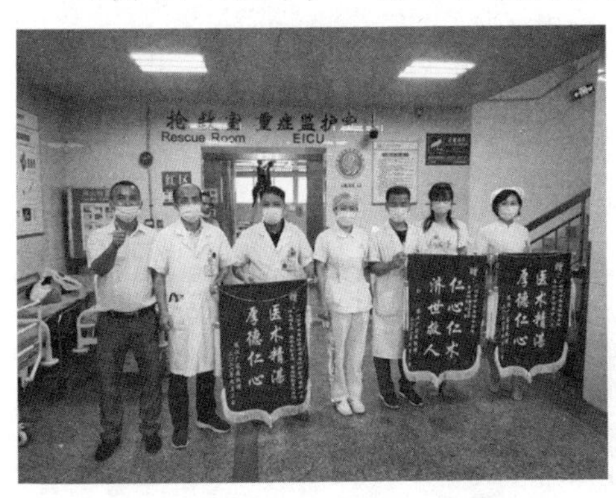

★　2020 年

锦旗再多，也难表救命谢意！

9 月 15 日，一位年仅 38 岁，曾在我院得到最及时救治的心肌梗死病人，带上家属和 5 面锦旗、携着最真心的感谢，来到了广州市中西医结合医院的急诊科和ICU，患者眼泛泪光，用颤抖的双手，紧紧握住练志明主任的手，久久不愿松开，连声跟急诊的医务人员说：“谢谢！谢谢！非常感谢各位的救命之恩。”（医院动态/通讯员：曾国根）

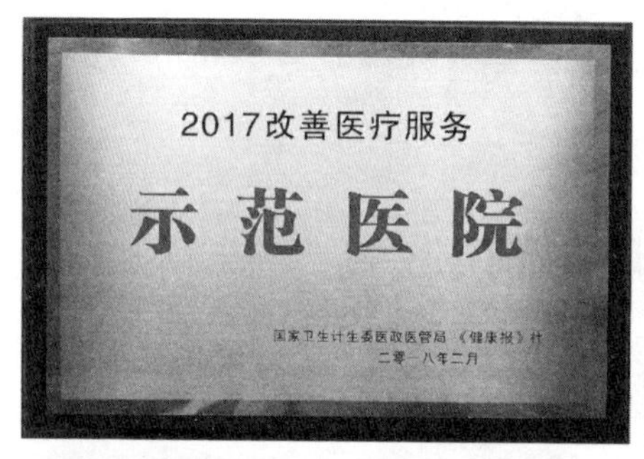

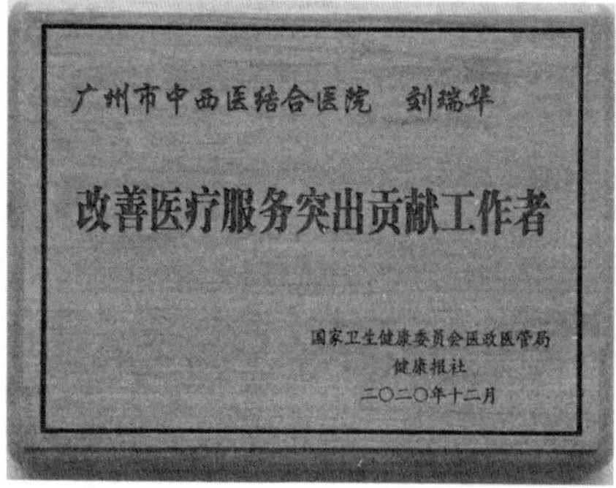

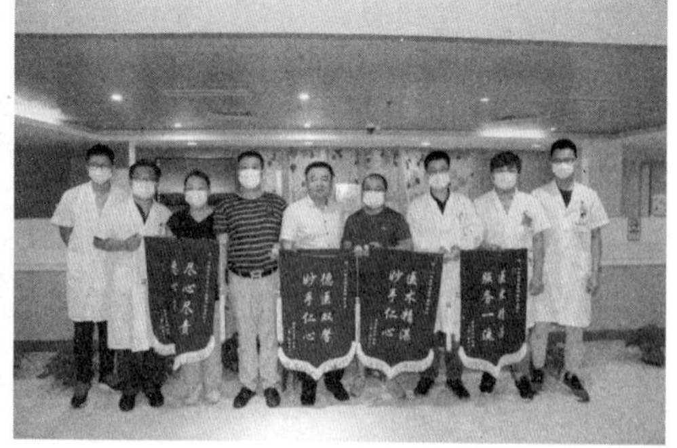

国家中医药管理局

国中医药办医政函〔2021〕80号

国家中医药管理局办公室关于通报表扬中医药系统2018-2020年改善医疗服务先进典型的通知

各省、自治区、直辖市中医药主管部门，新疆生产建设兵团卫生健康委：

在总结推广2015-2017年改善医疗服务有效做法的基础上，我局联合国家卫生健康委共同实施了2018-2020年进一步改善医疗服务行动计划。3年来，全国中医药系统广大干部职工以新形势下党的卫生与健康工作方针为指引，坚持以人民为中心的发展思想，坚持新发展理念，努力提高中医药服务能力和水平，解决影响人民群众就医体验的突出问题，涌现出一大批改善医疗服务先进典型集体和个人。他们通过实施“方便看中医、放心用中药”行动，创新医疗服务模式，不断满足人民群众中医药服务新需求，医院门诊和住院患者满意度持续保持在较高水平，为实施健康中国战略、促进中医药传承创新发展创造了有利条件。

按照《关于印发进一步改善医疗服务行动计划（2018-2020

山东中医药大学附属医院西区急诊科护士站
鄂州市中医医院南丁格尔志愿护理服务队
广州市中西医结合医院社工部
钦州市中医医院安宁疗护病房
温江区公平街道社区卫生服务中心中医科

汪新妮　武汉市中医医院
李　巍　湘潭市中医医院
刘瑞华　广州市中西医结合医院
唐福宇　柳州市中医医院（柳州市壮医医院）
萨　仁　三亚市中医医院

结语

和谐之道

朱勇武

改善医院服务，只有进行时，没有完成时；只有做得不够，没有做得足够；只有更好，没有最好。改善医院服务成败，医患是否和谐是“试金石”。

近些年，广州市中西医结合医院着力于开展改善医院服务，持续加大资金投入，不断强化内部管理，积极采取各类措施，取得显著成效。花园式院区内，只有人流，杜绝车辆，标识清晰醒目，环境整洁优雅。诊疗技术能力水平显著提升，诊疗条件设施明显改善，诊疗流程优化渐趋合理。患者就医体验感受满意度有所提升。但也应看到，成绩掩盖不了问题。医院还存在诸如信息化手段设施使用率不高，就医便捷度感受不大好，部分流程还存在缺陷等问题，特别是做了大量的改善服务工作，而患者投诉率仍然呈增长趋势。做得多错得多？非也。经过梳理，其实高达七成以上的投诉问题最终可归结为服务态度问题，做十件好事也抵不上一次恶劣态度的抹杀，希望引起管理者及员工的思考和重视，并做好改进工作。如何处理好医患关系？

不妨多一些考虑自身存在的问题。就医院层面来说，为改善医院服务，主观上许多医院确实投入了大量人力、物力、财力，想了很多办法，采取了很多措施，做了大量卓有成效的工作。但客观上适不适合病人、方不方便病人、是方便工作人员还是方便病人，大家心里并不是很有底。何况，问题总比办法多，形势总赶不上变化。病人需求想法不一，院方总有做得不到位的地方，须常思量。就工作人员层面来说，有人认为工作压力大，制度规定要求严，发生问题总是被苛责的一方，烦恼委屈憋心里，仿佛自己才是弱势群体。也有人认为，医生也是人，不是机器，医生也需要吃饭、需要休息，医生也有情绪和苦恼却无处发泄，还要强装笑脸。确实，这些想法都不无道理。但是，

医患矛盾并不是患者单方面就能造成的，也不是患者所乐意见到的。医方自认为有道理、据理力争，这恰好说明你根本没有认识到自身存在的问题。“秀才遇到兵”，医方作为高素质群体的“正常”人，你去跟“病人”争长短，有必要吗?

不妨多一些换位思考患者的感受。工作在医院，你熟悉医院的环境和诊疗流程，掌握着患者所不可能具备的医疗信息资源，拥有丰富的人脉资源，偶尔还可以享受一下工作便利带来的个人便利。对于你来说，形形色色的人和事见得多了，在医院接受治疗的危急重症患者多了去了，见到一般的病痛患者，心里甚至都不会起一丝波澜。你会说，每天面对那么多的患者，我很忙、很累，希望患者给予理解和支持。可是大家知道，患者同样有无奈。患者为病痛苦为钱忧，患上重大疾病绝望无助，患上一般大病焦虑彷徨，即便是普通感冒发烧也会情绪低落。他们渴望医生是救星救死扶伤挽救生命，期盼医生是专家药到病除解决痛苦，希望医护是白衣天使能予抚慰和关爱。不是所有的人都常往医院跑，许多人不了解医院的情况，他们渴望得到知情人的指引解惑。病人到医院的愿望，是希望看好病，得到应有的康复指导，受到应有的尊重和关爱。

不妨多一些沟通避免无谓的矛盾。患者及家属对病情享有知情权，详细了解病情现状、发展态势、后果影响、诊治流程以及采取怎样的防治措施无可厚非，作为医生理应耐心解释让其信服配合。患者无非是多问一些，甚至以非专业见识质疑你的专业权威，你没必要因此“惜字如金”甚至“无语”，因为或许多讲一两句话，就可以让患者明白顿悟，更不至于被患者打上“服务差”的标签，甚至引起医患矛盾。哪怕是超出了你的解释能力范围，你也可以寻求上级医生的支持。或许，咨询你的患者插队不合规矩，倘若一两句话说得清的，就没必要上纲上线。如果需要占用一些时间，你可以说，“这个情况三两句话说不清，我手头的工作不好中断，再说，您看大家都在排队”，或者“您得等会儿，这个情况我要详细跟您说”。每个人都有自己的处事原则和做人底线，最好不要拿自己的标准眼光去衡量评价别人。

不妨多一些微笑赢得相互的尊重。“伸手不打笑脸人”。人都有着急上火、情绪失控的时候，这个时候你能坚持微笑迎对，或许不会发生什么事。但倘若你认为自己的尊严受到挑衅“看不惯”而冷脸相对，这就有可能成为引发医患矛盾的导火索，引发医疗投诉，成为因你而起的问题。患者投诉只会说你如何如何，而从不会说自己有问题。有的人总说“我不善言笑”“我工作忙没心情笑”，那么可以断定，经常受到投诉的就是这些人了。学会微笑，并不有多难，可以想想你面对上级时的态度、面对尊长时的态度，以及面对多年未曾见面好朋友时的态度。奉献一份微笑，便是给予别人一份尊重。

尊重别人，便是尊重自己；予人方便，便是予己方便。